Physiotherapie
Band 1

Physiotherapie
Taschenlehrbuch in 14 Bänden

Herausgegeben von
A. Hüter-Becker, H. Schewe, W. Heipertz

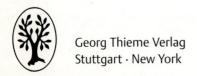

Georg Thieme Verlag
Stuttgart · New York

Band 1 Biomechanik, Ergonomie, Arbeitsmedizin

292 Abbildungen
 47 Tabellen

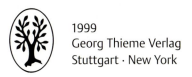

1999
Georg Thieme Verlag
Stuttgart · New York

*Die Deutsche Bibliothek –
CIP-Einheitsaufnahme*

Physiotherapie : Taschenlehrbuch in 14
Bänden / Hrsg. A. Hüter-Becker . . . –
Stuttgart ; New York : Thieme

Bd. 1 Biomechanik, Ergonomie, Arbeitsmedizin / Heidrun Schewe. – 1999

Umschlaggestaltung:
Matthias Winkler, Thun/Schweiz

Illustrationen:
F. Hartmann, Nagold
J. Hormann, Stuttgart

Geschützte Warennamen (Warenzeichen) werden **nicht** besonders kenntlich gemacht. Aus dem Fehlen eines solchen Hinweises kann also nicht geschlossen werden, daß es sich um einen freien Warennamen handele.

Das Werk, einschließlich aller seiner Teile, ist urheberrechtlich geschützt. Jede Verwertung außerhalb der engen Grenzen des Urheberrechtsgesetzes ist ohne Zustimmung des Verlages unzulässig und strafbar. Das gilt insbesondere für Vervielfältigungen, Übersetzungen, Mikroverfilmungen und die Einspeicherung und Verarbeitung in elektronischen Systemen.

© 1999 Georg Thieme Verlag
Rüdigerstraße 14
D-70469 Stuttgart

Printed in Germany

Satz und Druck:
Druckhaus Götz GmbH, Ludwigsburg
Gesetzt auf CCS Textline (Linotronic 630)

ISBN 3-13-101251-X   1 2 3 4 5 6

Wichtiger Hinweis: Wie jede Wissenschaft ist die Medizin ständigen Entwicklungen unterworfen. Forschung und klinische Erfahrung erweitern unsere Erkenntnisse, insbesondere was Behandlung und medikamentöse Therapie anbelangt. Soweit in diesem Werk eine Dosierung oder eine Applikation erwähnt wird, darf der Leser zwar darauf vertrauen, daß Autoren, Herausgeber und Verlag große Sorgfalt darauf verwandt haben, daß diese Angabe **dem Wissensstand bei Fertigstellung des Werkes** entspricht.

Für Angaben über Dosierungsanweisungen und Applikationsformen kann vom Verlag jedoch keine Gewähr übernommen werden. **Jeder Benutzer ist angehalten,** durch sorgfältige Prüfung der Beipackzettel der verwendeten Präparate und gegebenenfalls nach Konsultation eines Spezialisten festzustellen, ob die dort gegebene Empfehlung für Dosierungen oder die Beachtung von Kontraindikationen gegenüber der Angabe in diesem Buch abweicht. Eine solche Prüfung ist besonders wichtig bei selten verwendeten Präparaten oder solchen, die neu auf den Markt gebracht worden sind. **Jede Dosierung oder Applikation erfolgt auf eigene Gefahr des Benutzers.** Autoren und Verlag appellieren an jeden Benutzer, ihm etwa auffallende Ungenauigkeiten dem Verlag mitzuteilen.

Weitere Bände

Band 2 Physiologie, Trainingslehre

Band 3 Psychologie, Pädagogik, Soziologie, Berufslehre, Wissenschaftliches Arbeiten, Geschichte

Band 4 Untersuchungs- und Behandlungstechniken

Band 5 Praxis der physikalischen Therapie

Band 6 Massage, Gruppenbehandlung, Hygiene, Erste Hilfe, Verbandtechnik, Allgemeine Krankheitslehre

Band 7 Orthopädie

Band 8 Chirurgie, Frauenheilkunde

Band 9 Traumatologie, Querschnittlähmungen

Band 10 Innere Medizin

Band 11 Neurologie, Psychiatrie

Band 12 Pädiatrie, Neuropädiatrie

Band 13 Sportmedizin

Band 14 Prävention, Rehabilitation, Geriatrie

Anschriften

Reihenherausgeber:

Hüter-Becker, Antje, Hollmuthstr. 20, 69151 Neckargemünd

Schewe, Heidrun, Dr., Franklinstr. 21, 10587 Berlin

Heipertz, Wolfgang, Prof. Dr. med. (Universität Frankfurt), Mozartstr. 18, 65779 Kelkheim

Mitarbeiter:

Cornel, Stefan, Friedrich-Ebert-Str. 48, 69151 Neckargemünd

Duelli, Brenda, Dr., Geiselgasteigstr. 3, 81545 München

Felder, Hanno, Dr., Olympiastützpunkt Rheinland-Pfalz/Saarland, 66123 Saarbrücken

Heidinger, Florian, Dr. oec.-troph., Ergonomie Institut München, Rosenheimer Str. 30, 81669 München

Hocke, M., Dr.-Ing., IfaErg, Oefelestr. 5, 81543 München

Jaspert, Bodo, Dr. Dipl.-Ing., Ergonomie Institut München GbR, Rosenheimer Str. 30, 81669 München

Klein, Dieter, Dipl.-Ing., Orthopädische Uniklinik, Abteilung Orthopädische Physiologie, Albert-Schweitzer-Str. 33, 48129 Münster

Matschisch, Mario, Am Herrenweg 10, 76863 Herxheim

Pressel, Gerhard, PD Dr. med., Gartenweg 1 A, 55583 Münster-Ebernburg

Schomacher, Jochen, Physiotherapie-Schule Ortenau, Birkenstr. 5, 77731 Willstätt

Voelker, Britta, Erzgießereistr. 18, 80335 München

Vorwort der Herausgeber zum Gesamtwerk

1959 wurde das Lehrbuch der Krankengymnastik erstmals von Lindemann, Teirich-Leube und Heipertz herausgegeben, ein damals vierbändiges Werk, das vielen Schülern und Lehrern eine wertvolle Lern- und Unterrichtshilfe war.

1979 wurde das Konzept erneuert: Aus vier gebundenen Bänden wurden elf Taschenbücher mit neuen Autoren und erweiterten Inhalten. In der Nachfolge von Lindemann war H. Cotta Herausgeber und mit ihm W. Heipertz – spiritus rector der Erstausgabe – sowie A. Hüter-Becker und G. Rompe. Auch dieses Lehrbuchkonzept hat sich über viele Jahre mit mehrfachen Aktualisierungen der Einzelbeiträge bewährt.

1994 ist das neue Gesetz über die Berufe in der Physiotherapie verabschiedet worden und ebenfalls eine neue Ausbildungs- und Prüfungsverordnung für Physiotherapeuten, die jetzt gesetzlich geschützte Berufsbezeichnung der bisherigen Krankengymnasten. Der Lehrgang in der Physiotherapie dauert nun drei Jahre, die Ausbildungsinhalte wurden dem erweiterten Spektrum und der gewachsenen Kompetenz des Berufsbildes angepaßt. Diese strukturelle und inhaltliche Neugliederung der Ausbildung war Anlaß, auch die Lehrbuchreihe völlig neu zu konzipieren:

Die wissenschaftlichen Grundlagenbeiträge wurden ergänzt durch die neuen Ausbildungsfächer Pädagogik, Soziologie, Einführung in wissenschaftliches Arbeiten, Rehabilitation, Prävention, Sportmedizin und Arbeitsmedizin. In die klinischen Fächer wurde die Geriatrie eingefügt; die krankengymnastischen Behandlungstechniken wurden erweitert. Der Umfang der Lehrbuchreihe ist auf vierzehn Bände gewachsen, die in einem zeitgemäßen Layout erscheinen.

Dieses neue Konzept wird verantwortet von einer Physiotherapeutin/Krankengymnastin – A. Hüter-Becker – sowie Prof. Dr. med. W. Heipertz und einer Expertin für Bewegung und Bewegungskontrolle – Dr. H. Schewe – als Herausgeber der Gesamtreihe. Die Einzelbände werden zusätzlich von Bandherausgebern betreut: bei überwiegend krankengymnastischen Inhalten von Physiotherapeuten, bei überwiegend medizinischen Inhalten von Ärzten.

Vorwort der Herausgeber zum Gesamtwerk

Die jetzt ausgeschiedenen Herausgeber des Taschenlehrbuches Krankengymnastik, H. Cotta und G. Rompe, haben über Jahrzehnte mit ihrer über die Grenzen Deutschlands hinaus anerkannten Fachkompetenz dem Lehrbuch der Krankengymnastik Geltung verschafft und dazu beigetragen, es als Standardwerk zu etablieren. Sie haben sich mit diesem Engagement um die Krankengymnastik verdient gemacht.

Auch dieses neue Lehrbuchkonzept lebt vom Austausch zwischen Herausgebern, Autoren und Lesern, zu dem wir Schüler und Lehrer der Physiotherapie ausdrücklich ermutigen wollen. Wir sind dankbar für alle Vorschläge, die dazu beitragen, diese Lehrbücher den Erwartungen derer, für die sie geschrieben wurden, anzugleichen, damit sie eine optimale Lern- und Arbeitshilfe werden.

Heidelberg, Berlin, Frankfurt, März 1996

Antje Hüter-Becker
Heidrun Schewe
Wolfgang Heipertz

Inhaltsverzeichnis

1 Biomechanische Grundlagen

1.1	Einführung	**1**
	B. Voelker	
1.1.1	Entwicklung der Biomechanik	**1**
1.1.2	Biomechanik in verschiedenen Anwendungsbereichen ..	**5**
	Biomechanik in Medizin und Physiotherapie	**5**
1.2	Physikalische, mechanische und mathematische Grundlagen	**8**
	D. Klein u. Mitarbeiter	
1.2.1	Kinematik – Dynamik – Statik – Kinetik	**8**
	Größen und Einheiten	**9**
	Messen – Darstellen – Berechnen	**11**
1.2.2	Mechanik fester Körper	**21**
	Kinematik, die Lehre von den Bewegungen	**21**
	Dynamik, die Lehre von den wirkenden Kräften	**29**
	Gewichtskraft eines Körpers	**32**
	Spezifisches Gewicht	**33**
	Dichte	**33**
	Kräfte als Vektoren	**34**
	Reibungskräfte	**43**
	Druck	**47**
	Drehmoment	**50**
	Hebel in der praktischen Anwendung	**52**
	Arbeit, Energie und Leistung	**59**
1.2.3	Mechanik der Flüssigkeiten und Gase	**62**
	Eigenschaften der ruhenden Flüssigkeiten (Hydrostatik)	**63**
	Eigenschaften der ruhenden Gase (Aerostatik)	**69**
	Eigenschaften sich bewegender Flüssigkeiten und Gase (Hydrodynamik, Aerodynamik)	**71**
	Strömung und Druck in bezug auf den menschlichen Körper	**76**
1.3	Mechanisches Gleichgewicht	**78**
1.3.1	Schwerpunkt, Schwerelinie und Unterstützungsfläche ..	**78**

	Schwerpunkt bestimmen	**79**
1.3.2	Gleichgewichtsarten	**81**
	Stabiles Gleichgewicht	**82**
	Labiles Gleichgewicht	**82**
	Indifferentes Gleichgewicht	**83**
	Metastabiles Gleichgewicht	**83**
1.4	Kinematik der Gelenke des menschlichen Körpers	**83**
1.4.1	Freiheitsgrade/Bewegungsumfang	**83**
	Gelenk ist nicht gleich Drehachse	**85**
	Einteilung der Gelenke	**85**
1.4.2	Gelenke stabilisieren	**87**
	Bedeutung der aktiven und passiven Stabilisierung in der Praxis	**88**
1.5	Statische und dynamische Bestimmung der Gelenkkraft	**90**
1.5.1	Gelenkkräfte bestimmen	**90**
1.5.2	Muskelmechanik/Muskelkraft	**92**
	H. Felder	
	Biologische Kraft	**92**
	Querschnitt	**100**
	Weitere Materialeigenschaften	**100**
1.5.3	Messung der Muskelaktivität	**101**
	D. Klein	
	Kraft des Muskels messen	**102**
1.6	Biomechanik von Gelenken (Muskeln, Sehnen und Knochen)	**103**
1.6.1	Arthrokinematik	**103**
	H. Felder	
1.6.2	Belastung, Beanspruchung	**103**
	D. Klein	
	Hüftgelenk	**104**
	Kniegelenk	**112**
1.7	Biomechanische Untersuchungsmethoden	**114**
	Winkelmessung an Gelenken	**114**
	Kraftmessung	**115**
	Positionsbestimmung von bestimmten Körperpunkten in Bewegung	**119**
	Bewegungs- und Haltungsanalysen (technische Möglichkeiten)	**120**

2 Biomechanik der Körperstrukturen

2.1	Gewebe und Kräfte, die auf sie einwirken	121
	J. Schomacher	
2.2	Biomechanik des Bindegewebes	123
2.2.1	Aufbau	123
	Grundsubstanz des Bindegewebes	124
	Fasern des Bindegewebes	125
	Zellen des Bindegewebes	128
	Bindegewebsarten	129
2.2.2	Reaktion des Bindegewebes bei chronischer Überbelastung	131
2.2.3	Reaktion des Bindegewebes bei akuter Überbelastung (Wundheilung)	132
	Phase 1 (Entzündungsphase)	132
	Phase 2 (Proliferationsphase)	134
	Phase 3 (Remodellierungs- oder Reorganisationsphase)	134
2.2.4	Reaktion des Bindegewebes bei Unterbelastung	135
2.2.5	Dehnung von Bindegewebe	136
	Konsequenzen für die praktische Durchführung des Dehnens	137
2.3	Biomechanik des Knochens	138
2.3.1	Aufbau	138
2.3.2	Reaktionen des Knochens auf Belastung bzw. Beanspruchung	140
2.3.3	Reaktionen des Knochens auf Überbelastung: Fraktur und Frakturheilung	142
2.3.4	Reaktionen des Knochens auf Unterbelastung	143
2.3.5	Der Knochen als Hebel	144
2.4	Biomechanik der Bandscheibe	144
2.4.1	Aufbau	144
2.4.2	Reaktionen der Bandscheibe auf Überbelastung	146
2.4.3	Reaktionen der Bandscheibe bei Unterbelastung	148
2.4.4	Belastungswaage an der Wirbelsäule	149
2.4.5	Die Gleitkräfte der Bandscheibe beim Stehen und Sitzen	155
2.5	Biomechanik des Knorpels	156
2.5.1	Aufbau	156
	Faserknorpel	156
	Elastischer Knorpel	157
	Hyaliner Knorpel	157
2.5.2	Mechanische Eigenschaften des hyalinen Gelenkknorpels	158

2.5.3	Reaktionen des hyalinen Gelenkknorpels auf Überbelastung	**160**
2.5.4	Reaktionen des hyalinen Gelenkknorpels auf Unterbelastung	**163**
2.5.5	Arthrose-Entstehung am Beispiel der Koxarthrose	**163**
2.5.6	Entlastungsmechanismen des Patienten mit Koxarthrose	**165**
	Duchenne-Hinken	**165**
	Trendelenburg-Hinken	**165**
	Gehstock und Einkaufstasche	**167**
2.5.7	Beispiele zu Gelenkkräften im Hüftgelenk	**168**
2.5.8	Einfluß des Antetorsionswinkels auf die Überdachung des Caput femoris	**170**
2.6	Biomechanik des Muskelgewebes	**171**
2.6.1	Aufbau des quergestreiften Skelettmuskels	**172**
2.6.2	Reaktionen des Muskels auf Überbelastung – Heilung von Muskelläsionen	**176**
2.6.3	Reaktionen des Muskels auf Unterbelastung	**177**
2.6.4	Muskeldehnung	**178**
2.6.5	Wirkung der Muskelkraft auf die passiven Strukturen des Bewegungssystems	**181**
	Wirkung der Muskelkraft auf die Biegebeanspruchung des Knochens: serielle und parallele Muskelkette	**184**
2.7	Biomechanik des Nervengewebes	**186**
2.7.1	Aufbau	**186**
	Nervensystem als durchgehendes funktionelles System	**190**
	Aufgaben des Nervensystems	**190**
2.7.2	Reaktionen des Nervensystems auf mechanische Überbelastung	**190**
	Reaktionen des Nervensystems bei übermäßiger Druckbelastung	**191**
	Reaktionen des Nervensystems bei übermäßiger Zugbelastung	**192**
2.7.3	Reaktionen des Nervensystems auf mechanische Unterbelastung	**197**
2.7.4	Physiotherapeutische Untersuchung der Beweglichkeit der neuralen Strukturen	**198**
2.8	Biomechanik des kardiopulmonalen Systems	**201**
2.8.1	Wirkungen von äußerem Druck und Zug	**201**
2.8.2	Das Strömungsverhalten im Blutkreislauf und in den Luftwegen	**202**
	(Von Prof. Dr. med. W. Schmidt-Kessen, Freiburg und Eckartsweier)	

Transportmechanismus **203**
Strömungen im Transportsystem **204**
Selbstreinigung des Atemwegesystems **208**
Lymphgefäßsystem **209**

3 Ergonomie und Arbeitsmedizin

3.1 Grundlagen **211**
G. Pressel
3.1.1 Begriffsdefinitionen **212**
F. Heidinger
Arbeitswissenschaft **213**
Ergonomie **216**
F. Heidinger
Arbeitsmedizin **217**
G. Pressel
Arbeitsschutz **218**
G. Pressel
Arbeitsphysiologie **219**
F. Heidinger
Arbeitswissenschaft aus der Sicht der Betriebe **220**
3.1.2 Ein erweitertes Verständnis der Arbeitswissenschaft ... **220**
F. Heidinger, B. Jaspert, B. Duelli
Verhältnis- und Verhaltensergonomie **222**
3.1.3 Historischer Rückblick **224**
G. Pressel
3.1.4 Arbeitsphysiologische Grundlagen **226**
F. Heidinger
Bewertungsebenen menschlicher Arbeit **227**
3.1.5 Arbeitsmedizinische Berufskunde **244**
G. Pressel
Körperlich schwere Arbeit **247**
F. Heidinger
Körperliche Unterforderung **248**
G. Pressel
Zwangshaltung **248**
Psychomentale Belastung **249**
Psychosoziale Belastung **250**
3.1.6 Arbeitsorganisation **250**
F. Heidinger, B. Jaspert, B. Duelli
Arbeitszeitgestaltung **251**
Arbeitsstrukturierung **261**
3.2 Ergonomie **269**
F. Heidinger, B. Jaspert, B. Duelli

3.2.1	Arbeitsplatzgestaltung	271
	F. Heidinger, B. Jaspert, B. Duelli	
	Menschbezogene Grundlagen	271
	Anwendungshilfen	287
	Umsetzung	289
3.2.2	Arbeitsmittel	296
	F. Heidinger, B. Jaspert, B. Duelli	
	Mensch-Maschine-Schnittstelle	299
	Kompatibilität (Sinnfälligkeit)	308
3.2.3	Arbeitsumgebung	309
	M. Hocke	
	Klima	311
	Lärm	317
	Beleuchtung	323
	Vibrationen	327
	Gefahrstoffe	333
3.2.4	Arbeits- und Arbeitsplatzanalyse	339
	M. Hocke	
	Rangfolgeverfahren (induktives Ordnungsprinzip)	341
	Lohngruppenverfahren (deduktives Ordnungsprinzip)	342
	Analytische Arbeitsbewertungsverfahren	343
	Ergonomische Arbeitsbewertungsverfahren	345
3.2.5	Angewandte Arbeitsplatzergonomie	360
	F. Heidinger, B. Jaspert, B. Duelli	
	Büro-(Bildschirm-) Arbeitsplatz	361
	Schüler- und Studentenarbeitsplätze	380
	Häuslicher Arbeitsplatz (Küche)	384
	Arbeitsplatz Kfz	391
	Bettsysteme	394
3.2.6	Verhaltensergonomie	404
	F. Heidinger	
	Heben und Tragen von Lasten	404
	G. Pressel	
	Richtig Sitzen	410
	F. Heidinger	
	Sitzen am Büroarbeitsplatz	413
	Sitzen im Kfz	415
	Anmerkungen zum Arbeitsplatz des Physiotherapeuten aus ergonomischer Sicht	418
3.3	Arbeitsmedizin	420
	G. Pressel	
3.3.1	Krankheit im Beruf	420
	Berufskrankheiten	420

	Arbeitsbedingte Erkrankungen	452
	Sonstige Erkrankungen mit Auswirkungen auf den Beruf	452
	Psychosomatische Erkrankungen und Beschwerden ..	454
	Versicherungsmedizin	455
3.3.2	Gruppen mit besonderer gesundheitlicher Problematik .	457
	Jugendliche	457
	Ältere Arbeitnehmer	460
	Frauen	460
	Schwangere, Mütter	461
	Ausländische Arbeitnehmer	462
	Schichtarbeiter	463
	Montagearbeiter, Auslandsaufenthalte	464
	Schwerbehinderte	464
	Alkoholiker, Drogenabhängige	465
3.3.3	Sozialmedizinische Aspekte	465
	Arbeitsunfähigkeit	465
	Erwerbsunfähigkeit	467
	Rehabilitation	467
3.3.4	Gesundheitliche Prävention im Betrieb	468
	Körperliche Eignung	470
	Vorsorgeuntersuchungen	471
	Innerbetriebliche Maßnahmen zur Erhaltung der Gesundheit	472
	Außerbetriebliche Einwirkungsmöglichkeiten	473
	Gesundheitsförderung im Betrieb	474
	Rechtsvorschriften (Übersicht)	474
Literatur	....	476
Sachverzeichnis	....	487

1 Biomechanische Grundlagen

1.1 Einführung

B. Voelker

„Jedes Bewegte wird durch ein anderes bewegt."
(Aristoteles, Buch VIII der Physik)

1.1.1 Entwicklung der Biomechanik

Die Biomechanik betrachtet die Bewegung von lebenden Systemen und ihren Strukturen unter mechanischen Gesichtspunkten. Diese Auseinandersetzung mit Bewegung erfordert die Kenntnis der Grundgesetze der klassischen Mechanik.

Schon Aristoteles (384–322 v. Chr.) versuchte, die Bedingungen beim Zustandekommen von Bewegung der unbelebten und belebten Körper zu erkennen. Seiner Lehre von der Bewegung zufolge ist dies als „Prozeß der Veränderung von Materie zu einer Form" zu verstehen (Buch der Physik, Metaphysik).

Unerläßlich war für ihn dazu die Klärung des Verhältnisses zwischen den Begriffen *Ort* und *Zeit*. Es interessierte ihn z.B. die äußere Form eines Körpers und ihr Einfluß auf die Bewegung sowie die Intensität und Wirkweise der Bewegungsursache. Auch die zu durchlaufende Strecke und der Widerstand, den ein mehr oder weniger dichtes Medium der Bewegung entgegensetzt, waren Gegenstand seiner Betrachtung. Schließlich beschäftigte ihn die Geschwindigkeit bzw. Geschwindigkeitsänderung (Beschleunigung) und mit dieser die für eine Bewegung benötigte Zeit.

Leonardo da Vinci (1452–1519 n. Chr.) wandte Regeln der Mechanik auf die Bewegungen des menschlichen Körpers, auf die Vorgänge beim Gehen, Laufen und Schwimmen sowie auf die Untersuchung seines Schwerpunktes an. Er versuchte mit Hilfe der Anatomie Bewegungen systematisch zu erfassen. In seinen Bildern spiegelt sich die Aktivität und das Funktionieren der Organe, Knochen und Nerven wieder. Sein funktionales und wissenschaftliches Interesse, das komplexe Bild des Lebens zu erfassen, führt über die Darstellung der „Maschine" menschlicher

Körper zur Erfindung von künstlichen Automaten und Maschinen im physikalischen und mechanischen Bereich. In unzähligen Experimenten mit Rollen, Hebeln, Spiegeln und Wasser untersuchte er die *vier Kräfte der Natur*, die er als **Bewegung, Gewicht, Kraft und Impuls** verstand.

Auch Giovanni Alfonso Borelli (1608–1679 n. Chr.) benutzte die Erkenntnisse der Mechanik zur Erklärung der Bewegungsvorgänge der Lebewesen. In seinen mechanistischen Interpretationen von Lebensvorgängen wies er nach, daß in lebenden Körpern dieselben Naturgesetze gelten wie in der unbelebten Natur („De motu animalium", biologisches Hauptwerk). Er untersuchte u. a. die Hebelwirkungen der Muskeln beim Gehen, Fliegen und Schwimmen und die Situation des Schwerpunktes (Abb. 1.1).

Der Begründer der klassischen Mechanik, Isaac Newton (1643–1727 n. Chr.), schließlich verwendete die grundlegenden Begriffe, um Bewegung in ihrer Eigenschaft zu beschreiben. Er formulierte die nach ihm benannten drei klassischen Gesetze der Mechanik.

Während Aristoteles noch hinter jedem Geschehen ein „göttliches Prinzip" sah, begann spätestens mit Newton die moderne Naturwissenschaft mit ihren allgemeingültigen Naturgesetzen. Auf den Newton'schen Gesetzen basiert auch die heutige Biomechanik.

In den 60er Jahren wurden Bewegungsabläufe von Körpern unter dem Einfluß der Kybernetik untersucht. Dieser Wissenschaftsbereich erkannte, daß lebende Wesen geregelte System darstellen. Ingenieuren und Biowissenschaftlern war es mit den Vorgaben der Regelungstechnik möglich, biologische Systeme zu beschreiben und die für ihren Ablauf notwendigen Faktoren gezielt zu suchen und zu beeinflussen. So beschäftigten sich zunächst vor allem Sportwissenschaftler und Ergonomen mit der Optimierung von Bewegungsabläufen.

Später rückte eine zunehmend orthopädisch-chirurgische Sichtweise der Biomechanik in den Vordergrund. Die Weiterentwicklung meßtechnischer Verfahren beschleunigte diese Entwicklung. Seither verhelfen elektronische Meßsysteme und Datenverarbeitung zu exakteren Analysen von Bewegung. Dreidimensionale Bewegungsanalysen wurden in ihrer Genauigkeit verbessert. Messungen von Zug- und Druckkräften im menschlichen Organismus sind heute möglich. Standen vor einigen Jahren noch weitgehend physikalisch-technische Überlegungen im Vordergrund, klären mittlerweile klinische Untersuchungen durch Rekonstruktion lebensnaher Situationen (Modellbildungen) in verschiedensten Anwendungsbereichen die Aufgaben und Funktionen einzelner Körperstrukturen im Gesamtspiel der menschlichen Bewegung.

Die Biomechanik ist heute aus dem Sport nicht mehr wegzudenken, so wie weitere Schwerpunkte heute in den Bereichen der Rehabilitation,

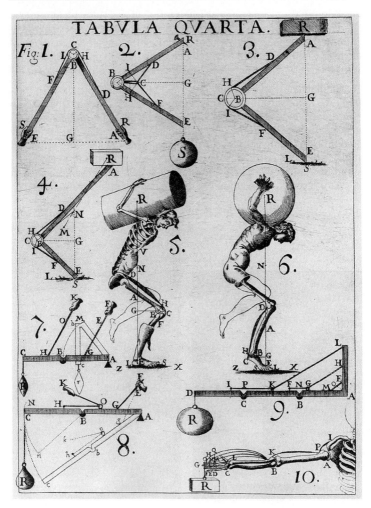

Abb. 1.1 Borelli untersuchte bereits im 17. Jahrhundert die Mechanik des menschlichen Körpers (aus Robin, The scientific image, Freeman & Company Publisher New York 1992)

Ergonomie und Orthopädie liegen. Damit ist die Biomechanik auch für die Physiotherapie unentbehrlich. Das biomechanische Forschungsinteresse erstreckt sich zur Zeit besonders auf spezielle Fragestellungen

1 Biomechanische Grundlagen

wie Körperhaltung und Gang, Wirbelsäule, Fuß und Fußbekleidung, Mechanik des Herzens, mechanische Bedingungen der Körperstrukturen, Zahnmechanik, Biorheologie (das Verhalten fließender Stoffe im Organismus), Zellmechanik (Einwirkung von den Kräften und den daraus resultierenden Veränderungen auf die Zelle und den Zellverband), etc.

Die Biomechanik im heutigen Sinn ist eine Wissenschaft, die dazu beiträgt, die Mechanismen der Bewegungskontrolle lebender Organismen zu untersuchen. Mit ihrer Hilfe wird versucht, die strukturellen Geheimnisse „funktioneller Einheiten" aufzudecken und Erkenntnisse für die Funktionsmechanismen des Körpers zu erschließen (Braune u. Fischer 1898) (Abb. 1.2a u. b). Störungen im Bewegungsverhalten werden erkannt und Grenzen der Belastungsfähigkeit bestimmt. Dadurch können Verletzungsmechanismen und Heilungschancen erfaßt werden.

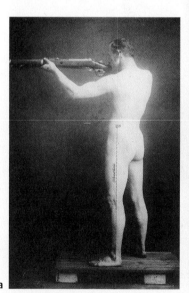
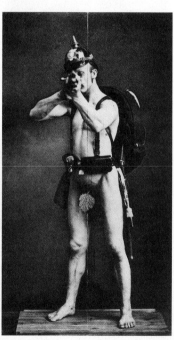

Abb. 1.2a u. b Auch militärische Haltungen und Tätigkeiten wurden früh biomechanisch untersucht (aus Braune, Fischer: Über den Schwerpunkt des menschlichen Körpers, Leipzig 1898)

1.1.2 Biomechanik in verschiedenen Anwendungsbereichen

Mit Hilfe der Biomechanik wird die Bewegung des menschlichen Körpers unter dem Aspekt zunächst der Schwerkraft, dann aller anderen auf ihn und in ihm wirkenden Kräfte betrachtet. Da der Mensch im Schwerefeld der Erde lebt, ist sein Körper einer ständigen Einwirkung der Schwerkraft auf jeden seiner Körperteile ausgesetzt. Die Erkenntnisse der Biomechanik finden in den folgenden Fachgebieten ihre Anwendung:

Funktionelle Anatomie: Es werden Skelettsystem, Gelenke und Muskeln als Voraussetzung der Bewegungen des menschlichen Körpers bezüglich ihrer Struktur und Funktion untersucht mit dem Ziel, Bewegungsabläufe in ihren mechanischen und ökonomischen Zusammenhängen zu verstehen, sowie Kondition und Technik von Bewegung zu klären.

Rehabilitation und Prävention: In der Rehabilitation werden z. Zt. hauptsächlich Bewegungsfunktionen wiederhergestellt. Das beinhaltet, den Zustand der Gewebe und Funktionen zu verbessern und ökonomische Bewegungsmuster unter den gegebenen Bedingungen wieder zu erlernen und/oder einzuüben. Ziel ist es, langfristig beschwerdefreie und beschwerdearme Formen anzuwenden. Kenntnisse der Neurophysiologie unterstützen diese Vorgänge. Die Prävention hat zum Ziel, mögliche Ursachen für die Beeinträchtigung von Bewegungsfunktionen rechtzeitig zu erkennen und den Organismus durch Training zu befähigen, Einschränkungen zu vermeiden, zu verzögern oder in ihrer Wirkung zu mildern.

Ergonomie: In der Ergonomie wird das Zusammenwirken der mechanischen Bedingungen der Arbeitsumgebung mit den mechanischen und bewegungskontrollierenden Voraussetzungen des menschlichen Bewegungssystems untersucht. Ziel ist es, unökonomische Belastungen weitgehend zu vermeiden und stattdessen Arbeitshaltungen und Bewegungen zu erlernen und auszuführen, die dem Organismus auch über eine lange Zeit (tägliche Arbeitszeit, Lebensarbeitszeit) nicht schaden.

• • • • Biomechanik in Medizin und Physiotherapie

Immer unter der Voraussetzung betrachtet, daß die menschliche Bewegung zwar nach mechanischen Prinzipien funktioniert, der Mensch jedoch keine Maschine ist, steht die Vermeidung ungünstiger Krafteinwirkung auf den menschlichen Organismus im Vordergrund. Bewegung im Hinblick auf Leistungsmöglichkeit und Belastung des Bewegungssystems zu beurteilen, unterstützt unter anderem die Analyse der Bewegungshaltung nach ergonomischen Prinzipien.

1 Biomechanische Grundlagen

Eine auch für die Physiotherapie gängige Bewertungsmethode der menschlichen Bewegung ist die Beurteilung des Gangablaufs. Der aufrechte Gang als artspezifische Fortbewegung des Menschen wird in der Biomechanik in Form der Ganganalyse praktisch untersucht. Pathologisches Gangverhalten wird gesundem gegenübergestellt bzw. individuelle Veränderungen verglichen. Der Gang wird nach kinematischen Parametern (die Betrachtung der Teilgeschwindigkeiten und Beschleunigungen des Gangs), nach kinetischen Parametern (Kraftverlauf, Momentenverlauf in den einzelnen Gelenken, Kraftübertragung zwischen den Körperteilen) und nach Bewegungsausmaßen in den Gelenken beurteilt. So wird die Lokalisation von Abweichungen im Gangverhalten und deren Ausmaße deutlich. Das Verständnis für den generellen Mechanismus des Gangverhaltens soll das Erkennen pathologischer Muster, mög-

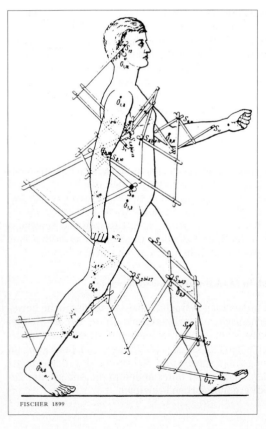

Abb. 1.3 Frühe Ganganalyse: Modell zur Bestimmung der Position des Körperschwerpunktes nach Fischer 1899 (aus Willimczik, Biomechanik der Sportarten. Rowohlt 1989)

liche Maßnahmen zu ihrer Verbesserung oder zumindest Vermeidung weiterer Schäden unterstützen (Abb. 1.3).

Generell gilt es mit Hilfe der Biomechanik:

- die Konsequenz der Behandlung jeglicher Art zu verdeutlichen sowie Therapie kontrollieren zu können,
- die Auswirkung von Versorgungsmitteln (z. B. Orthesen oder Prothese und deren Verbesserung bzw. Anpassung an die jeweiligen körperlichen Voraussetzungen) zu untersuchen,
- die Entscheidung in der Behandlung durch chirurgische oder orthopädische Eingriffe (z. B. OP bei Kindern mit Zerebralparesen) oder die Wahl von geeignetem Implantatmaterial sowie die Verbesserung bei Osteosynthesen- und Endoprothesentechnik zu beeinflussen,
- prinzipiell den Erkenntnisstand in allen diesen Punkten zu verbessern, so daß vor allem unnötige Maßnahmen vermieden werden können.

Ebenso werden Auswirkungen physiotherapeutischer Behandlung auf das Bewegungsverhalten bzw. die Gelenkbeweglichkeit und damit auf den Gangablauf nachvollziehbar und meßbar. Dies sollte die Auswahl bestimmter Techniken und Methoden in der physiotherapeutischen Behandlung beeinflussen. Auch fördert dies verbessertes Verständnis des Bewegungsgeschehens die Beurteilung von Bau und Funktion des Bewegungssystems und seiner Strukturen im einzelnen.

Die Biomechanik ermöglicht in der klinischen Forschung Erkenntnisse über Aufgabe und Funktion einzelner Strukturen. Bei Untersuchungen über das hintere Kreuzband (Race/Amis 1996) stellte sich z. B. eine sehr unterschiedliche Aufgabenverteilung dieser zweibündligen Struktur über den gesamten Flexionsbewegungsweg heraus. Daraus leitet man die Erkenntnis ab, daß bei einer hinteren Kreuzbandruptur eine vollständige Rekonstruktion nicht zwingend notwendig ist, um die Gelenkstabilität zu erhalten.

Messungen und graphische Darstellungen sowie die Modellierung von Strukturen erweitern die Fähigkeit zur Einschätzung realer Situationen. Auf diese Weise erhält man beispielsweise Antworten auf Fragen in der orthopädischen Chirurgie:

- Welche Strukturen müssen wiederhergestellt werden?
- Wie kann bei Verletzungen eine sinnvolle und notwendige Rekonstruktion der jeweiligen Struktur für die individuelle Belastung erfolgen?

Die Beschäftigung mit Biomechanik fördert das Verständnis der Physiotherapeuten für die mechanischen Zusammenhänge des menschlichen

Bewegungssystems. Neben den Grundlagen für eine systematisch aufgebaute Behandlung erhält er damit auch mehr Kompetenz, adäquate Hilfe für seinen Patienten zu finden und ihn zu „funktionellem" Bewegungsverhalten zurückzuführen. Dabei wird gleichzeitig die Wahrnehmung des Physiotherapeuten für Bewegungsabläufe geschult. Dies wiederum führt zur Verbesserung von Behandlungsmethoden im Hinblick auf Aktivität und Koordination der Muskulatur bei der Belastung des Bewegungssystems.

In medizinischen Zusammenhängen ist die Biomechanik eine notwendige Grundlage für effektivere Evaluation und Verbesserung des theoretischen Verständnisses sowie der praktischen Umsetzung von Behandlungsmethoden in der Physiotherapie.

1.2 Physikalische, mechanische und mathematische Grundlagen

D. Klein u. Mitarbeiter

1.2.1 Kinematik – Dynamik – Statik – Kinetik

Die Mechanik befaßt sich mit *Bewegungen* von Körpern. Kein Gegenstand bewegt sich ohne eine Veranlassung. Die Ursache von Bewegungen sind *Kräfte*. Sie können eine Bewegung hervorrufen, verändern oder sogar verhindern. Auch die Bewegungen des menschlichen Körpers sind sichtbare Wirkungen von Kräften und unterliegen daher mechanischen Gesetzmäßigkeiten.

Jeder Körper besitzt eine *Masse*. Diese verleiht ihm gewisse physikalische Grundeigenschaften wie Gewicht und Trägheit. Je nach ihrer Zusammensetzung beeinflußt sie auch die äußere Form dieses Körpers, bestimmt seine Verformbarkeit und sein Verhalten gegenüber äußeren Einflüssen wie Temperatur und Druck.

Die Lehre der Mechanik kennt zwei wesentliche Teilgebiete (Abb. 1.**4**):

- *Definition*:
Kinematik ist die Lehre von den Bewegungen; ohne Berücksichtigung von Masse und Kraft. Sie beschreibt nur die räumliche Bewegung in Abhängigkeit von der Zeit.

Kinetik ist die Lehre vom Zusammenhang zwischen Kraft und Bewegung. (Kraft als Ursache der Bewegung oder des Gleichgewichts.) Die Kinetik wird in Statik und Dynamik eingeteilt.

Statik: untersucht die Bedingungen, unter denen die Kräfte miteinander im Gleichgewicht stehen (keine Bewegungsänderungen).
Dynamik: untersucht die von Kräften hervorgerufenen Bewegungen.

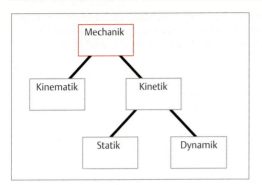

Abb. 1.4 Teilgebiete der Mechanik

•••• Größen und Einheiten

Um Bewegungen zu analysieren, müssen zunächst gewisse Betrachtungen vereinfacht werden, damit komplexe Vorgänge anschaulich werden, dargestellt oder berechnet werden können.

Solche Vereinfachungen sind beispielsweise:

- Idealisierung von Körpereigenschaften,
- Zerlegung von räumlich wirkenden Kräften in Einzelkomponenten,
- Aufteilung von zusammengesetzten Bewegungen in Einzelbewegungen oder
- Annahme von Drehachsen (Scharniergelenk) bzw. Drehpunkten (Kugelgelenk).

Zuerst muß eine Bewegung beobachtet oder aufgezeichnet werden. Dazu gibt es verschiedene mechanische, optische und elektronische Verfahren (s. 1.7 Biomechanische Untersuchungsmethoden, S. 114 ff).

Bewegungen sind Ortsveränderungen, deshalb basiert das Registrieren von Bewegungen auf der Messung von zurückgelegten Wegstrecken (Längen). Werden die Abstände auf einen festen Ausgangspunkt (Nullpunkt) bezogen, so repräsentieren Strecken und Winkel die Lage jedes gemessenen Körperpunktes im Raum.

Längen und *Winkel* werden dabei als *Grundgrößen* bezeichnet, ebenso wie die *Zeit*, die ebenfalls ein wichtiger Faktor für die Beschreibung von Bewegungen ist.

Ist die Länge einer Strecke und die zur Bewältigung der Strecke benötigte Zeit bekannt, kann daraus die Geschwindigkeit der Bewegung berechnet werden. Die Geschwindigkeit – als Längenänderung in einer bestimmten Zeitspanne definiert – ist also eine *abgeleitete Größe*.

1 Biomechanische Grundlagen

Grundgrößen werden auch *Basisgrößen* genannt und sind im Internationalen Einheitensystem (*SI-System*) festgelegt. Aus ihnen lassen sich alle übrigen Größen ableiten. Jede dieser Größen besitzt auch eine für sie typische *Einheit* (*Dimension*).

Basisgrößen und -einheiten der Mechanik sind in Tabelle 1.1, abgeleitete Größen und Einheiten in Tabelle 1.2 dargestellt.

Die Einheiten lassen oft die Definitionsgleichung erkennen. Die Angabe m^3 (Kubikmeter) läßt vermuten, daß es sich um die Multiplikation von drei Strecken handelt. Der Ausdruck m/s steht für die Division einer Strecke durch eine Zeitspanne.

Leider werden in verschiedenen Artikeln unterschiedliche Buchstaben in den Formeln benutzt wie z. B. für die Berechnung des Volumens mit den Längenangaben:

$$V = l \times b \times h \quad [m \times m \times m]$$

Eine eindeutige Zuordnung der Formelzeichen ist daher notwendig.

l = Länge [m],
b = Breite [m],
h = Höhe [m]
V = Volumen [m^3]

Tabelle 1.1 Basisgrößen und Basiseinheiten

Basisgröße		Basiseinheit	
Länge	s	Meter	[m]
Zeit	t	Sekunde	[s]
Masse	m	Kilogramm	[kg]
Temperatur		Kelvin (Grad)	[K]
el. Strom		Ampère	[A]
Stoffmenge		Mol	[mol]
Lichtstärke		Candela	[cd]

Tabelle 1.2 Abgeleitete Größen und Einheiten

Größe	Formel	Einheit
Geschwindigkeit	$v = s / t$	[m/s]
Fläche	$A = s_1 \cdot s_2$	[m^2]
Volumen	$V = s_1 \cdot s_2 \cdot s_3$	[m^3]
Dichte	$\varrho = m / V$	[kg/m^3]

Um Verwechslungen zwischen Formelzeichen und Einheiten zu vermeiden, werden die Einheiten in eckige Klammern gesetzt und während des Ableitens einer Größe mitgeführt. Dies ermöglicht eine gewisse Kontrolle über die eingesetzten Größen. – Im folgenden wird grundsätzlich so verfahren.

In einigen Fällen ist die Verwendung von Basiseinheiten nicht sehr übersichtlich, z. B. wenn große Entfernungen oder kleinste Durchmesser, lange Zeitspannen oder kurze Zeitunterschiede wie bei sportlichen Wettbewerben angegeben werden sollen. Hier werden meist *dezimale Vielfache* oder *dezimale Teile* der Einheiten (s. Tab. 1.**3**) verwendet.

Bei der Zeitmessung werden Minuten, Stunden, Tage, Monate und Jahre benutzt, um den Sachverhalt verständlich zu machen. Dabei handelt es sich jedoch nicht um dezimale Vielfache der Basiseinheit Sekunde.

■ *Merke:* Wert einer physikalischen Größe = Zahlenwert × Einheit.

Physikalische Größen können in verschiedenen Einheiten angegeben oder in diese umgerechnet werden, sie selbst aber bleiben dabei unverändert – sie sind *invariant* gegenüber dem Wechsel der Einheit.

■ *Beispiel:* 1 m = 100 cm, 50 km/h = 13,9 m/s

•••• **Messen – Darstellen – Berechnen**

Physikalische Größen lassen sich *messen*. Das geschieht zumeist durch *Vergleichen* mit bekannten im SI-System genau festgelegten Bezugsgrößen wie z. B. dem „Urmeter", „Urkilogramm" oder moderneren Definitionen der Längen über die Wellenlänge einer bestimmten Spektrallinie oder der Zeit über die Halbwertszeiten eines bestimmten Radionuklids (Abb. 1.**5**).

■ *Merke:* Messen heißt vergleichen.

Tabelle 1.**3** Einheiten

nm	Nano-Meter	10^{-9} Meter
μm	Mikro-Meter	10^{-6} Meter
mm	Milli-Meter	10^{-3} Meter
ms	Milli-Sekunde	10^{-3} Sekunden
cm	Zenti-Meter	10^{-2} Meter
dm	Dezi-Meter	10^{-1} Meter
km	Kilo-Meter	10^{3} Meter
kg	Kilo-Gramm	10^{3} Gramm
MHz	Mega-Hertz	10^{6} Hertz (Frequenz)
GHz	Giga-Hertz	10^{9} Hertz

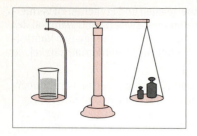

Abb. 1.5 Messen heißt vergleichen mit bekannten Größen

Beim Messen wird die Meßgröße mit ihrer Einheit verglichen. Die gemessenen Größen werden auch *Meßwerte* genannt.

Um Meßwerte anschaulich zu machen, werden Tabellen oder grafische Darstellungen mit Linien oder Punkten, die *XY-Diagramme*, auf der Basis eines rechtwinkligen (kartesischen) Koordinatensystems oder je nach Übersichtlichkeit auch Balken-oder Tortendiagramme, wenn es sich um die Darstellung von Mengen oder Verteilungen handelt, benutzt. Die Kurvenverläufe in den Diagrammen stellen auf einfache Weise die Ver-

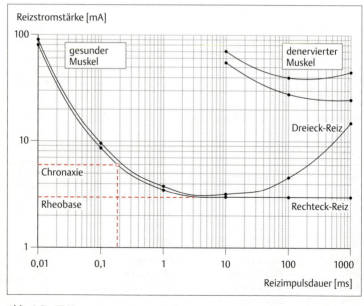

Abb. 1.6 IT-Kurve

knüpfung zweier oder mehrerer Größen dar, machen Zwischenwerte ablesbar und dienen zur Analyse von Gesetzmäßigkeiten oder Besonderheiten.

Auch die in der medizinischen Diagnostik häufig benutzte IT-Kurve ist ein XY-Diagramm. Sie stellt den Zusammenhang von erforderlicher Stromstärke (I) und Einwirkzeit (T) des Reizimpulses für die Auslösung einer Minimalzuckung dar (Abb. 1.6).

Aus solchen Kurvendarstellungen lassen sich relativ leicht wichtige Werte auf den skalierten Achsen ablesen; wie am Beispiel der IT-Kurve Rheobase und Chronaxie. Sind die Zusammenhänge mehrerer Größen bekannt, lassen sich anhand von Formeln aus den gemessenen Werten weitere Größen berechnen; so z.B.:

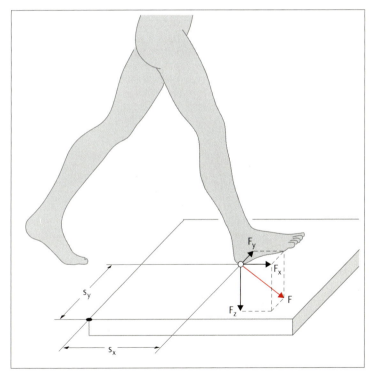

Abb. 1.7 Messung der Fuß-Boden-Reaktionskraft im dreidimensionalen Raum

- Volumen, Fläche,
- Kraft, Druck,
- Drehmoment, Arbeit, Leistung,
- Spannung, Widerstand,
- Frequenz.

Anhand der Bewegungsanalyse von Knie und Fuß und der gleichzeitigen Registrierung der auf den Fußboden übertragenen Kraft soll der Zusammenhang *Erfassen von Basisgrößen – Darstellen – Berechnen von weiteren Größen* noch einmal näher veranschaulicht werden (Abb. 1.7).

Zunächst werden Masse und Zeit außer acht gelassen und der Meßraum in drei zueinander senkrechte Komponenten *zerlegt*. Es ergeben sich in

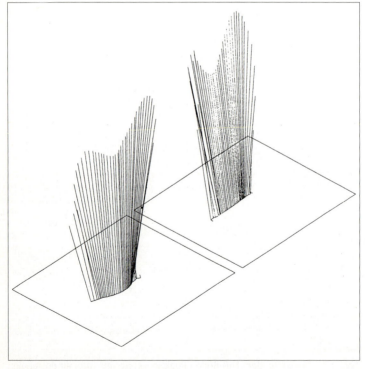

Abb. 1.8 Perspektivische Darstellung der Fuß-Boden-Reaktionskraft (Vektoren)

drei Richtungen Längenangaben (Strecken oder Wege), die als X-, Y- und Z-Koordinaten bezeichnet werden.

Die von einem Rechner erfaßten Bahnkurven der Markierungen an Knie und Fuß lassen sich ebenso wie die Meßwerte der Boden-Reaktionskraft perspektivisch darstellen (Abb. 1.8).

Dreidimensionale Darstellungen auf zweidimensionalen Medien wie Papier oder Computerbildschirmen sind nicht besonders übersichtlich oder hilfreich. Daher wird die räumliche Bewegung oder der Kraftverlauf als *Projektion auf jeweils eine Ebene*; z.B. Frontalebene oder Sagittalebene, betrachtet (Abb. 1.9).

Hier soll deutlich gemacht werden, daß mit Hilfe von grafischen Darstellungen die Zahlenwerte der erfaßten Meßgrößen schneller überschau-

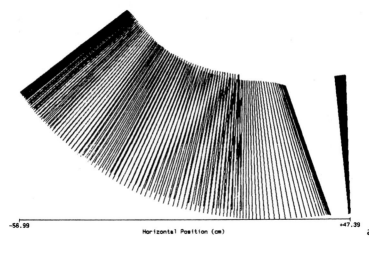

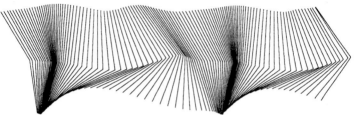

Abb. 1.9a u. b a Frontalebene: Abduktion des Beines
b Sagittalebene: Bewegung des gesamten Beines (ohne Fuß)

bar sind, Abweichungen von Geraden (Harmonien) erkannt werden und einfache Vergleiche möglich sind. Sie bauen auf der tabellarischen Erfassung der Werte auf und sind lediglich „optische" Hilfsmittel, denn die Projektion auf eine Betrachtungsebene stellt eine Vereinfachung dar und ist immer nur ein Teilaspekt.

Um eine Bewegung im Raum zu beschreiben, muß die örtliche Veränderung der markierten Punkte längs dieser Achsen gemessen oder die Entfernung zu einem definierten Punkt (Nullpunkt oder Ursprung des Koordinatensystems) und die entsprechenden Winkelangaben (in zwei Ebenen) angegeben werden.

Grundsätzlich stehen uns dazu zwei Koordinatensysteme zur Verfügung (Abb. 1.**10 a** u. **b**).

Die in der Biomechanik meist benutzten rechtwinkligen Koordinatensysteme machen es leicht, aus den Koordinatendifferenzen Weglängen zu berechnen (Abb. 1.**11 a** u. **b**).

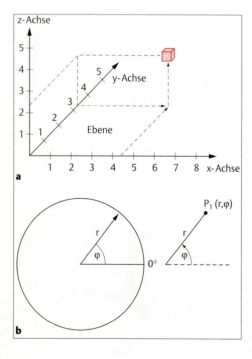

Abb. 1.**10 a** Koordinatensystem mit definiertem Punkt x, y, z **b** Koordinatensystem mit Winkel (φ) und Streckenangabe (r)

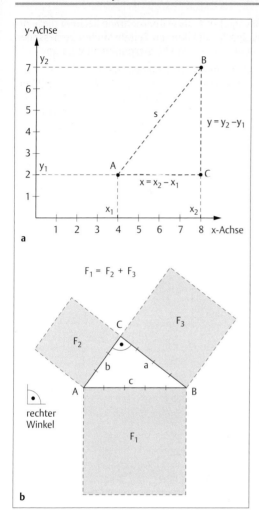

Abb. 1.**11 a** u. **b**
a Seitenberechnung im rechtwinkligen Dreieck
b Satz des Pythagoras

Mit der Anwendung des Satzes des Pythagoras ($a^2 + b^2 = c^2$) läßt sich die Strecke s berechnen:

$$s = \sqrt{x^2 + y^2}$$
$$s = \sqrt{(x_2 - x_1)^2 + (y_2 - y_1)^2}$$

Auf diese Weise lassen sich beliebig viele und beliebig kleine Geraden berechnen – auch im dreidimensionalen Raum.

18 1 Biomechanische Grundlagen

Bei der quantitativen Bewegungsanalyse übernehmen Rechner diese Arbeit und ermitteln aus den in sehr kurzen Zeitabständen gemessenen Raumkoordinaten die Bewegungen von Körperpunkten im Raum.

■ *Beispiel:* Kraftübertragung beim Abrollen des Fußes
In gleichen Zeitabständen wird der momentane Punkt der Kraftübertragung registriert. Dieser Punkt heißt Kraftangriffspunkt. In der Grafik „hinterläßt" er eine markante Spur innerhalb des Fußabdrucks. In Abbildung 1.**12** wird die Spur des Kraftangriffspunktes (Verlauf) von oben betrachtet.

Solche Aufzeichnungen ergeben sich mit Hilfe spezieller Meßplatten (Mehrkomponenten-Meßplatten). Jeder Punkt in der Grafik stellt eine gemessene Größe dar und läßt sich im Koordinatensystem der Meßplatte beschreiben (Abb. 1.**13**). Dazu müssen lediglich die Seiten der Platte

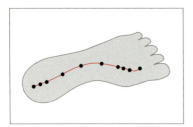

Abb. 1.**12**   Fußabdruck und Verlauf des Kraftangriffspunktes beim Abrollen (vgl. Abb. 1.**109**)

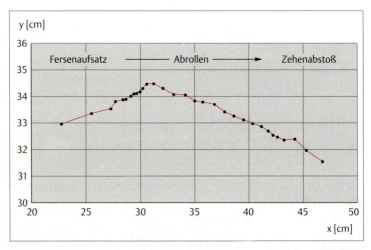

Abb. 1.**13**   „Spur" des Berührungspunktes der Fuß-Boden-Reaktionskraft als Diagramm

1.2 Physikalische, mechanische und mathematische Grundlagen

als Achse festgelegt und ihr Schnittpunkt (z. B. die linke untere Ecke) als Nullpunkt angesehen werden. Die Abstände zur X- bzw. Y-Achse (s_x, s_y) lassen sich dann sinnvollerweise in Millimeter angeben (vgl. Abb. 1.**7**). So ist jeder Meßpunkt durch seine Koordinaten definiert und grafisch reproduzierbar.

Die Angabe von kartesischen Koordinaten findet im Alltag häufig und fast schon unbemerkt Anwendung. Z.B. bei der klassischen Schatzsuche: von einem markanten Punkt 10 Schritte gerade aus, dann 5 Schritte nach links; oder die Markierung der Gas- und Wasserabsperrventile vor dem Haus (Abb. 1.**14a–c**) und nicht zuletzt bei Schachzügen (C3 nach D5) oder beim beliebten Schiffeversenken (D4).

Die Angabe von Richtungen (Winkelangaben) und Entfernungen – also Polarkoordinaten – sind im normalen Alltagsleben nicht so verbreitet. Sie finden Anwendung zur Kursbestimmung bei der Flugnavigation oder bei der Schiffahrt, denn hier macht es wenig Sinn, die Strecken rechtwinklig abzufahren. Mit Richtung (Winkel) und Längenangabe lassen

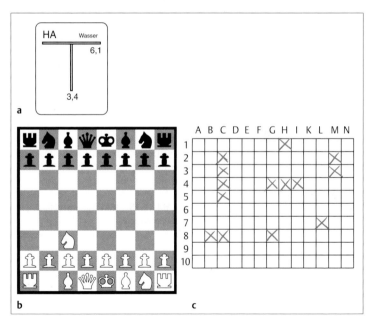

Abb. 1.**14a–c** **a** Hinweisschild auf Sperrventil
b Schachzüge (B1 nach C3)
c Schiffe versenken

sich Zielpunkte ebenso präzise erreichen. Den Haupthimmelsrichtungen werden dabei folgende Winkelgrade zugeordnet (Abb. 1.**15**):

- Nord: 0 Grad
- Ost: 90 Grad
- Süd: 180 Grad
- West: 270 Grad

In der computergestützten Konstruktion (CAD) finden beide Orientierungssysteme Anwendung.

Bei genauer Betrachtung der „Fußspur" in Abb. 1.**13** ergibt sich, daß die Abstände zwischen den einzelnen Meßpunkten nicht gleich sind, sie liegen unterschiedlich dicht beieinander. Da die einzelnen Meßwerte in immer gleichen kurzen Zeitintervallen registriert wurden, läßt sich aus der Strecke zwischen den Punkten auf die Bewegungsgeschwindigkeit schießen.

■ *Beispiel:* Werden in einer Sekunde 100 mal Meßwerte erfaßt, dann beträgt die zeitliche Differenz (t) von Meßpunkt zu Meßpunkt 1/100 s.
Für eine Strecke (s) von 12 mm (0.012 m) ergibt sich eine Geschwindigkeit (v)
v = s / t
v = 0.012 / 0.01   [m / s]
v = 1.2   [m / s]

Liegen die Meßpunkte nahe beieinander (kleine Strecken im Meßintervall), dann entspricht das einer langsameren Bewegung – liegen sie dagegen weit auseinander, handelt es sich um eine schnellere Bewegung.

Unterschiedliche Bewegungsgeschwindigkeiten resultieren aus unterschiedlichen Beschleunigungen und sind beispielsweise während des

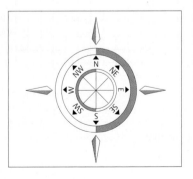

Abb. 1.**15** Kompaß und Himmelsrichtungen

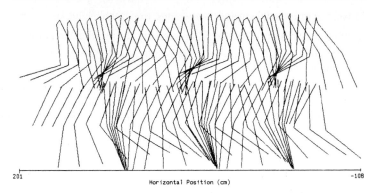

Abb. 1.16 „Strichmännchen-Diagramm" einer Ganganalyse

Gehens an verschiedenen Körperteilen nachweisbar. Z.B. die Bewegung eines Fußes:

Während der Belastungsphase (Standbein) rührt er sich nicht von der Stelle (hohe Liniendichte). Nach der Gewichtsübernahme auf das andere Bein schwingt der nun unbelastete Fuß schnell nach vorne (Liniendichte gering) und wird dann wieder abgebremst und aufgesetzt (Abb. 1.**16**).

1.2.2 Mechanik fester Körper

• • • • Kinematik, die Lehre von den Bewegungen

Bewegungen sind Ortsveränderungen in Abhängigkeit von der Zeit. Bewegung können nur in bezug auf einen anderen Körper festgestellt werden (Beispiel: zwei Züge fahren nebeneinander im Bahnhof). Bewegungen sind also relativ zu einem Bezugssystem – absolute Bewegungen gibt es nicht. Selbst unsere scheinbar ruhende Umgebung (Straße, Zimmer) ist ständig in Bewegung – und wir bewegen uns relativ zu diesem Umfeld.

Ein Mensch am Äquator bewegt sich mit einer Geschwindigkeit von 465 m/s – das sind 1670 km/h – ohne es zu merken, da sich alles um ihn herum gleich schnell mitbewegt. Denken wir auch an die Beobachtungen beim Überholen: Wie schnell bewegen wir uns dabei wirklich? – Unser Gefühl für Geschwindigkeit ist also relativ. Wenn wir z.B. nach einer „Hochgeschwindigkeitsfahrt" auf der Autobahn die Ausfahrt ansteuern, merken wir die Geschwindigkeit deutlicher als auf gerader Strecke. Alles um uns herum ist in Bewegung – wir selbst oder zumindest Teile von uns sind ständig in Bewegung – und daher liegt es nahe, sich mit diesem Phänomen, seinen Ursachen und Wirkungen auseinanderzusetzen.

1 Biomechanische Grundlagen

Es werden grundsätzlich zwei Bewegungsarten unterschieden:
- Bewegungen mit *räumlicher* Charakteristik (Translation, Rotation)
- Bewegungen mit *zeitlicher* Charakteristik (gleichförmige, ungleichförmige)

■ *Definition*: Bei der *Translation* bewegt sich ein Körper auf einer geraden Linie oder auf einer beliebig gekrümmten Kurve im Raum (Abb. 1.**17a** u. **b**). Dabei dreht sich der Körper selbst nicht. Alle seine Massepunkte bewegen sich auf parallelen Geraden (lineare Bewegung).

Bei der *Rotation* dreht sich ein Körper um eine Achse oder einen Mittelpunkt (Abb. 1.**18a** u. **b**). Dabei kann der Drehpunkt innerhalb oder außerhalb des Körpers liegen. Alle Massepunkte eines Körpers bewegen sich auf konzentrischen Kreisen (anguläre Bewegung).

Die meisten Bewegungen (des menschlichen Körpers) sind zusammengesetzte Bewegungen aus Rotation und Translation und außerdem aus zeitlich unterschiedlich charakteristischen Verläufen.

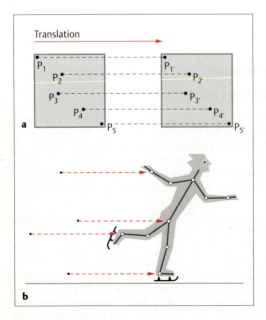

Abb. 1.**17a** u. **b**
a Translationsbewegung: Alle Punkte bewegen sich auf parallelen Linien
b Der Eisläufer gleitet in einer Translationsbewegung

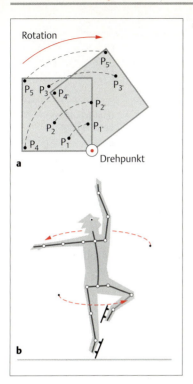

Abb. 1.**18a** u. **b** **a** Rotationsbewegung: Alle Punkte bewegen sich auf Kreisbögen
b Der Eisläufer dreht eine Pirouette

Wird die zeitliche Komponente der Bewegung betrachtet, so kann sie in

- gleichförmige Bewegung (v = konstant) und
- ungleichförmige Bewegung (v = variabel) eingeteilt werden.
  Die ungleichförmige Bewegung läßt sich wiederum in
  - gleichmäßig beschleunigte Bewegungen (a = konstant) und
  - ungleichmäßig beschleunigte Bewegungen (a = variabel) unterteilen.

Bewegungen werden in Abbildung 1.**19a – c** in Form von vt-Kurven grafisch dargestellt.

Die Abkürzungen bedeuten:

v = Geschwindigkeit (lat. *velocitas*, engl. *velocity = Schnelligkeit*), a = Beschleunigung (lat. acceleratio, engl. *acceleration*)

In Abbildung 1.**20a** u. **b** sind die Bewegungskurven einer klinischen Ganganalyse als Beispiele genannt.

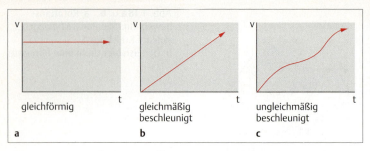

Abb. 1.19 a – c   Grafische Darstellungen von Bewegungen (vt-Kurven)

Definitionen der kinematischen Parameter bei der Translation

Geschwindigkeit

▪ *Definition:* Für die Geschwindigkeit eines Körpers gilt:

$$\text{Geschwindigkeit} = \frac{\text{zurückgelegter Weg}}{\text{benötigte Zeit}}$$

Die Geschwindigkeit läßt sich mathematisch ableiten:
$v = (s_1 - s_2) / (t_1 - t_2)$
$v = \Delta s / \Delta t$ [m/s] (Differenzenquotient)

In einem vorgegebenen Zeitintervall wird eine *mittlere Geschwindigkeit* bestimmt. Dabei können höhere und niedere Geschwindigkeiten vorhanden sein. Um sie besser berechnen zu können, wird das Zeitintervall verkleinert ($\Delta t \to 0$). Allgemein formuliert:

$v = ds / dt$ [m/s]   (1. Ableitung des Weges nach der Zeit)

Die Geschwindigkeit ist mathematisch gesehen die 1. Ableitung des Weges nach der Zeit.

Für konstante Geschwindigkeiten gilt:

In gleichen Zeitintervallen werden gleiche Strecken zurückgelegt.

$v = s / t$ [m/s] = [ms^{-1}]

Interessante Geschwindigkeiten sind in Tabelle 1.4 aufgelistet.

Analogie: Bei der *Rotation* wird der in bestimmten Zeitabständen überstrichene Winkel bestimmt und das Verhältnis $\Delta \alpha / \Delta t$ (bzw. $d\alpha / dt$) Winkelgeschwindigkeit (ω) genannt.

Die zurückgelegte Strecke auf der beschriebenen Kreisbahn wird *Kreisgeschwindigkeit genannt.*

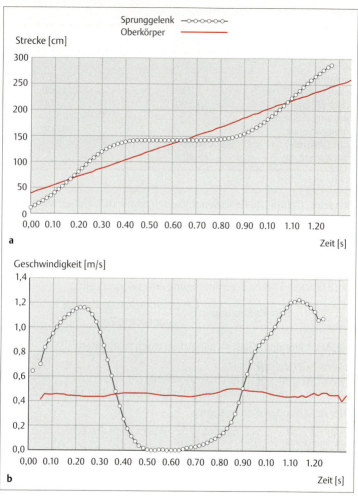

Abb. 1.20 a u. b Beispiele für Bewegungskurven einer klinischen Ganganalyse
a Die Bewegung von Oberkörper und Sprunggelenk
b Die Geschwindigkeiten der beiden Bewegungen

Tabelle 1.4 Interessante Geschwindigkeiten

	[m/s]	[km/h]
Gehen	1,4	5
Radfahren	5,5	20
Schall (Luft)	330	1.200
Schall (Wasser)	1.500	5.400
Punkt am Äquator		1.670
Erde um Sonne		30.000
Licht (Vakuum)	300.000.000	
Haarwachstum	$3 \cdot 10^{-9}$	

Da unser „Gefühl" für Geschwindigkeiten relativ ist, nehmen wir nur Geschwindigkeitsänderungen in Form von Beschleunigung und Abbremsung wahr.

Beschleunigung

■ *Definition:* Für die Beschleunigung eines Körpers gilt:

$$\text{Beschleunigung} = \frac{\text{Geschwindigkeitsänderung}}{\text{benötigte Zeit}}$$

Die Beschleunigung läßt sich mathematisch so ableiten:

$a = (v_1 - v_2) / (t_1 - t_2)$
$a = \Delta v / \Delta t$ [m/s/s] (Differenzenquotient)
$a = dv / dt$ [m/s^2] (1. Ableitung der Geschwindigkeit nach der Zeit)

oder auf Grundgrößen bezogen:

$a = ds / dt / dt$ (2. Ableitung des Weges nach der Zeit)

Eine positive Beschleunigung führt zu einer Erhöhung der Geschwindigkeit. Abbremsen entspricht einer „Negativ-Beschleunigung" (negatives Vorzeichen)

Interessante Beschleunigungen sind in Tabelle **1.5** dargestellt.

Die Beschleunigung, die ein frei fallender Körper erfährt, wird *Fallbeschleunigung*, Erd- oder Schwerebeschleunigung genannt. Sie resultiert aus der Anziehungskraft – der wechselseitigen Anziehung – von Erde und Körper (Gravitation).

■ *Definition:* Die Größe g = 9,81 [m/s^2] nennen wir Fallbeschleunigung.

Der angegebene Wert ist ein Mittelwert, denn g ist ortsabhängig (z. B. in Hamburg 9,814, am Äquator 9,801, am Nordpol 9,865).

1.2 Physikalische, mechanische und mathematische Grundlagen

Tabelle 1.5 Interessante Beschleunigungen

	[m/s²]
Personenzug	0,2
U-Bahn	0,6
PKW	2
Freier Fall	9,81
Geschoß	10^5

Beschleunigungen, die am Menschen „zulässig" sind (ohne Schäden zu verursachen) sind:

* in Richtung der Körperlängsachse (Wirbelsäule):
  - länger andauernd bis zur 4fachen Fallbeschleunigung (4 g),
  - kurzzeitig (Stöße) bis zur 18fachen Fallbeschleunigung (18 g),
* senkrecht zur Körperlängsachse:
  - länger andauernd bis zur 12fachen Fallbeschleunigung (12 g), Beispiel: Raketenstart.

Zusammenhang: Weg – Geschwindigkeit – Beschleunigung

Ein Körper bewegt sich längs eines Weges. Seine Bewegung wird registriert, indem für die Dauer von 12 Sekunden im Abstand von einer Sekunde die zurückgelegte Strecke notiert wird. In dem Diagramm wird der Weg gegenüber der Zeit aufgetragen und die einzelnen Meßpunkte durch Linien verbunden (Abb. 1.**21**). Das Ergebnis ist keine Gerade. Das bedeutet, daß der Körper in den einzelnen Zeitintervallen unterschiedliche Wegstrecken zurückgelegt hat, sich also unterschiedlich schnell bewegt hat. Die unterschiedlichen Steigungen lassen das erkennen.

Nachdem für die einzelnen Intervalle durch Division (Wegdifferenz / Zeitdifferenz) die Geschwindigkeit berechnet wurden, zeigt die mittlere Kurve die Änderung der Geschwindigkeit während der gesamten Meßzeit. Sie beginnt mit Null, erreicht ihr Maximum (zwischen 6 und 7 Sekunden) und ist am Ende wieder Null. Der Körper ist nach 12 Sekunden wieder zum Stillstand gekommen. Er hat dabei eine Strecke von 6 Metern zurückgelegt. Aus der Gesamtstrecke ($s = 6$ m) und der dafür benötigten Zeit ($t = 12$ s) läßt sich noch die mittlere Geschwindigkeit berechnen: $v = 0.5$ m/s. Mit dieser Geschwindigkeit hätte der Körper den gleichen Weg in der gleichen Zeit zurückgelegt – jedoch von Anfang bis ans Ende. Beim Einsatz von Bewegungsanalysen interessieren die zeitlichen Änderungen und Bewegungsmaxima besonders, denn sie sind die Folge unterschiedlich starker Beschleunigungen.

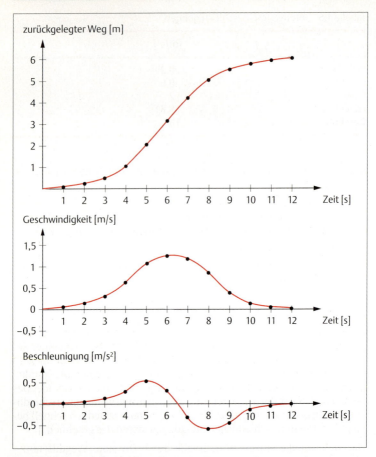

Abb. 1.**21** Die Kurven verdeutlichen den Zusammenhang zwischen Weg, Geschwindigkeit und Beschleunigung

Die Beschleunigungen, die bei dieser ungleichförmigen Bewegung aufgetreten sind, zeigt die untere Kurve in Abbildung 1.**21**. An den Stellen der größten Geschwindigkeitsänderungen (längste Strecken zwischen zwei Meßpunkten) befinden sich die Maxima der Beschleunigung (a = v/t). Eine positive Beschleunigung heißt Geschwindigkeitszunahme, ein negative Beschleunigung Geschwindigkeitsabnahme. Bei 6,5 Sekunden schneidet die Beschleunigungskurve die Zeitachse. Das bedeutet, daß zu diesem Zeitpunkt der Wert gleich Null ist und demzufolge die Geschwindigkeit keine Änderung erfährt.

All das kann auch bis zu einem gewissen Grad in der Weg-Zeit-Kurve erkannt werden: Überall dort, wo sich die Steigung der Kurve ändert, ändert sich auch die Geschwindigkeit und eine Geschwindigkeitsänderung kommt nur durch eine Änderung der Beschleunigung zustande. So zeigt das Weg – Zeit – Diagramm, daß es sich um eine ungleichmäßig beschleunigte Bewegung handelt.

• • • • Dynamik, die Lehre von den wirkenden Kräften

Beim „sportlichen" Anfahren eines Autos werden wir in den Sitz gedrückt, beim plötzlichen Abbremsen an die Windschutzscheibe (falls kein Gurt uns zurückhält). Die Intensität dieser Erlebnisse hängt von zwei wichtigen Faktoren ab. Von

- der Beschleunigung (Abbremsung = „Negativ-Beschleunigung") und
- der Masse des bewegten Körpers.

Ein bewegter starrer Körper versucht scheinbar der Bewegungsänderung entgegenzuwirken. Dieses Verhalten heißt auch *Trägheit* (Abb. 1.22a u. b). Die Auswirkungen der Trägheit wurden vom englischen Physiker *Isaac Newton* (1643 – 1727) erstmalig formuliert. Da es sich bei seinen Beobachtungen um Vorgänge handelt, die den Naturgesetzen gehorchen, werden solche Gesetzmäßigkeiten Axiome genannt. Dabei handelt es sich um allgemeingültige Lehrsätze, die nicht bewiesen werden müssen und können.

- *Merke:* **1. Newton Axiom** oder Trägheitsgesetz:
  Jeder Körper verharrt im Zustand der Ruhe oder geradlinig gleichförmigen Bewegung, solange keine äußeren Einflüsse auf ihn einwirken.

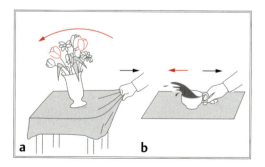

Abb. 1.22a u. b
Beispiele für träge Massen
a Die Vase fällt entgegen der Zugrichtung an der Tischdecke
b Der Kaffee schwappt in die Gegenrichtung der Zugrichtung an der Tasse

■ *Definition:* Alle äußeren Einflüsse, die den (Bewegungs-) Zustand eines Körpers beeinflussen, werden *Kräfte* genannt. Sie können Ursache sein für:
- Richtungsänderungen,
- Geschwindigkeitsänderungen und/oder
- Verformungen.

Kräfte werden an ihren Wirkungen erkannt. Je größer die Kraft, desto größer die erzielte Wirkung (Abb. 1.**23a** u. **b**).

Die wirkende Kraft und die erzielte Beschleunigung sind einander proportional. (Verformungen ausgeschlossen)

$$F \sim a$$

Je größer die Masse eines Körpers (Trägheit) ist, desto mehr Kraft muß aufgewendet werden, um die gleiche Beschleunigung zu bewirken (Abb. 1.**24a** u. **b**).

Die wirkende Kraft und die beschleunigte Masse sind einander proportional.

$$F \sim m$$

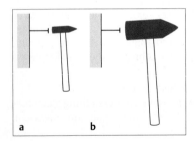

Abb. 1.**23a** u. **b** Je größer die Kraft, desto größer die erzielte Wirkung

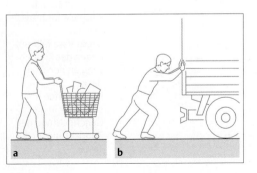

Abb. 1.**24a** u. **b** Je größer die Masse eines Körpers, desto mehr Kraft muß für deren Beschleunigung aufgewendet werden

1.2 Physikalische, mechanische und mathematische Grundlagen

Bei konstanter Kraft ist die erzielte Beschleunigung abhängig von den Eigenschaften des Körpers.

■ *Merke:* **2. Newton Axiom** oder Grundgesetz der Dynamik:
Die Änderung des Bewegungszustandes ist der einwirkenden Kraft proportional und geschieht längs der Wirkungslinie der Kraft.

$$F = m \cdot a$$

Wegen seiner fundamentalen Bedeutung für die gesamte Mechanik wird das 2. Newton Axiom auch *Grundgesetz der Mechanik* genannt.

$$F = m \cdot a; \, [kg \cdot m/s^2] = [N]$$

Zu Ehren des Begründers der Mechanik hat die Kraft die Einheit Newton (N).

Die Beschleunigung ist eine richtungsorientierte Größe, sie hat einen Betrag und eine Richtung, mathematisch gesehen wird von einem *Vektor* gesprochen. Die Masse hat nur einen Betrag – sie ist also eine richtungslose Größe – mathematisch ein *Skalar*. Die Kraft als Produkt aus Masse und Beschleunigung ist wiederum ein Vektor.

■ *Merke:* Kräfte sind vektorielle Größen.

Newton hat weiterhin beobachtet: Wenn ein Körper die Bewegung eines anderen Körpers beeinflußt, wird er dabei auch selbst beeinflußt. Es herrscht also eine *Wechselwirkung* zwischen den Körpern. Der Aktion des einen ist die Reaktion des anderen entgegengesetzt.

■ *Merke:* **3. Newton Axiom:**
Jede Kraft bewirkt eine gleich große Gegenkraft.

$$actio = reactio$$

In der Mechanik setzt das *Kräftegleichgewicht* das Vorhandensein zweier Körper voraus (vgl. Gehen auf einer dünnen Eisschicht). In der Elektrizitätslehre beispielsweise kann ein Kraftfeld die Wirkung eines solchen Körpers ersetzen.

■ *Merke:* Kräfte treten immer paarweise auf, sind gleich groß und einander entgegengesetzt.

Außer beim Seilziehen wird dies z. B. auch bei einem Rückstoß (Rakete, Gewehr, Gartenschlauch) deutlich oder wenn zwei Rollschuhläufer an einem Seil ziehen oder sich zwei Personen gegeneinander abstützen (Abb. 1.**25 a** u. **b**).

■ *Beispiele* für Kräfte:
 - Gewichtskraft (Masse unter Einfluß der Gravitation)
 - Reibungskraft (an Mediengrenzen)
 - Auftriebskraft (scheinbarer Gewichtsverlust in einem Fluid)
 - Muskelkraft (durch Muskelaktivität im Inneren eines Körpers)

1 Biomechanische Grundlagen

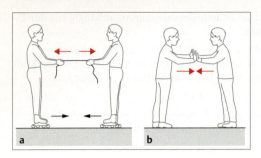

Abb. 1.25 a u. b Kräfte treten immer paarweise auf
a Die beiden Rollschuhfahrer bewegen sich aufeinander zu
b Die beiden Personen stützen sich gegeneinander ab. Es entsteht keine Bewegung

– Coulomb-Kraft (zwischen elektrischen Ladungen)
– Kernkraft (hält Elementarbausteine der Materie zusammen)

• • • • **Gewichtskraft eines Körpers**

Das Gewicht eines Menschen wird in der Einheit Kilogramm [kg] angegeben, so zeigt es die Personenwaage an. Physikalisch gesehen, ist mit dieser Einheit aber die Masse des Körpers definiert. Eine Waage dient zum Vergleichen (Messen) zweier Massen.

Genau genommen übt jede Masse eines Körpers an Ort und Stelle eine Kraft aus, die proportional zu ihrer Masse ist. So wird die Feder (oder der elektronische Sensor) in einer Personenwaage durch eine von der Masse hervorgerufene Kraft beeinflußt (Abb. 1.**26**).

Das Grundgesetz der Mechanik besagt, daß eine Kraft das Produkt aus Masse und Beschleunigung ist. In diesem Falle handelt es sich um eine besondere Beschleunigung, die auf jeden Körper gleichermaßen einwirkt. Verantwortlich dafür ist die aus der wechselseitigen Anziehung von Massen resultierende Gravitationskraft (oder Schwerkraft) (Abb. 1.**27**).

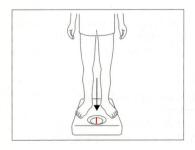

Abb. 1.**26** Die Feder in der Personenwaage wird durch die von der Masse der Person hervorgerufene Kraft beeinflußt

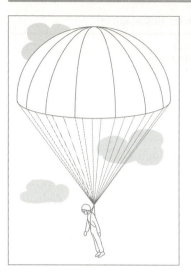

Abb. 1.**27** Die Schwerkraft bringt den Fallschirmspringer zur Erde zurück

Abhängig von jeweiligen Ort aber unabhängig von seiner Masse und äußeren Form, erfährt jeder Körper (im luftleeren Raum) im freien Fall die gleiche Beschleunigung: Fallbeschleunigung (g).

Das Gewicht – besser gesagt die *Gewichtskraft* (F_G) – eines Körpers mit der Masse (m) wird folgendermaßen berechnet:

$$F_G = m \cdot g; \quad [kg] \cdot [m/s^2] = [N]$$

Spezifisches Gewicht

Wird das Gewicht (die Gewichtskraft) eines Körpers in Bezug zu seinem Volumen gesetzt, ergibt sich das spezifische Gewicht dieses Körpers. Wegen der Abhängigkeit dieser Größe von der Schwerkraft (entsprechend der geografischen Lage) ist sie durch die Dichte in ihrer Bedeutung verdrängt worden.

Dichte

■ *Definition:* Wird die Masse eines Körpers in Bezug zu seinem Volumen gesetzt, ist das Ergebnis die Dichte dieses Körpers (Stoffes).

$$\zeta = m/V \quad [kg/m^3]$$

Beispiele für unterschiedliche Dichten bei 20° C können der Tabelle 1.**6** entnommen werden. Die mittlere Dichte eines menschlichen Körpers ist

Tabelle 1.6 Unterschiedliche Dichten bei 20°C in kg/dm^3

Luft	0.0013
Süßwasser	0.9982
Salzwasser	1.03
Eisen	7.86
Blei	11.3
Fettgewebe	0.97
Muskel	1.04
Blut	1.06
Knochen	1.8 – 2

etwas größer als die des Wassers. Durch Einatmen vergrößern wir unser Körpervolumen, ohne daß es dabei durch die eingeatmete Luftmenge zu nennenswerter Massenzunahme kommt (Abb. 1.28).

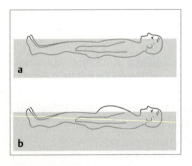

Abb. 1.28 Die Einatmung vergrößert das Körpervolumen, der Bauch schaut aus dem Wasser

•••• **Kräfte als Vektoren**

■ *Definition:* Vektoren sind gerichtete physikalische Größen, gekennzeichnet durch
 – Betrag (Größe und Einheit) und
 – Richtung.

Vektoren werden durch einen Pfeil symbolisiert. Dabei bestimmen Anfangspunkt und Zielpunkt die Richtung der Kraft, die Länge ist proportional dem Betrag der Kraft (Abb. 1.29).

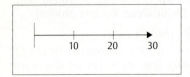

Abb. 1.29 Eine Kraft wird als Vektor dargestellt. Hier: F = 30 N

In der Biomechanik wird diese Art der Darstellung benutzt, um die Wirkung der an einer Bewegung oder Belastung beteiligten Kräfte zu veranschaulichen. Die Berechnung erfolgt auf der Basis von Raumkoordinaten oder Winkeln- und Streckenangaben. Grafisch symbolisieren die Pfeile Muskelkräfte, Schwerkraft und Kraftverteilungen z. B. auf Gelenkflächen.

Wenn mehrere Kräfte auf Körperstrukturen wirken, ist es wichtig zu wissen, wie groß die eigentliche Wirkung ist, so als gäbe es letztlich nur eine einzige wirkende Kraft. Eine solche Kraft läßt sich schon mit Hilfe einfacher mathematischer Formeln (Winkelfunktionen und Satz des Pythagoras) auch dreidimensional als Resultierende der Einzelkräfte ermitteln. Da die Frage nach der resultierenden Kraft bei biomechanischen Problemen gestellt wird und sich anhand von Vektordarstellungen viele Verhältnisse leichter veranschaulichen lassen, wollen wir diesem Thema etwas mehr Zeit widmen. Der Einfachheit halber werden wir uns aber im zweidimensionalen Raum aufhalten und vorwiegend grafische Lösungen anstreben.

Die Addition von Kraftvektoren

Die Beträge vektorieller Größen lassen sich nur in Sonderfällen einfach addieren, nämlich dann, wenn sie

❖ in einem Punkt angreifen und

❖ gleiche oder genau entgegengesetzte Richtung haben (Abb. 1.**30 a** u. **b**).

Die gegengerichtete Wirkung einer Kraft kommt in ihrem negativen Vorzeichen zum Ausdruck. Nur in den oben genannten Fällen entspricht die Resultierende (F_R) der algebraischen Summe der Beträge.

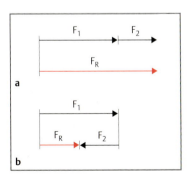

Abb. 1.**30 a** u. **b** **a** Addition von Kraftvektoren
b Subtraktion von Kraftvektoren

Zeichnerische Addition von Kräften:

Vektoren werden addiert, indem der Anfangspunkt des zweiten Vektors (Folgevektor) an den Zielpunkt des ersten Vektors angeschlossen wird. Der Summenvektor (die Resultierende) verläuft dann vom Anfangspunkt des ersten zum Zielpunkt des zweiten Vektors.

Dieses Verfahren läßt sich für beliebig viele Kräfte fortsetzen. Die Reihenfolge der Aneinanderreihung spielt dabei keine Rolle (Vertauschungsgesetz). Auf diese Weise läßt sich auch aus dem „Kraftüberschuß" der Gewinner des Tauziehwettbewerbs (Abb. 1.**31a–c**) ermitteln.

Würde auf der linken Seite jemand zur Hilfe eilen und könnte er durch seinen Einsatz die verbleibende Kraft aufheben, dann wäre die Situation unentschieden: Nichts würde sich von der Stelle bewegen.

■ *Merke:* Ist die Summe aller Kräfte gleich Null, spricht man vom *Gleichgewicht der Kräfte*. Auch wenn viele Kräfte wirken, ist nach außen hin keine Wirkung zu sehen.

Wenn mehrere Kraftvektoren ebenfalls an einem Punkt angreifen aber in verschiedene Richtungen weisen, kann mit Hilfe von Parallelogrammen die Resultierende ermittelt werden. Dazu müssen die einzelnen

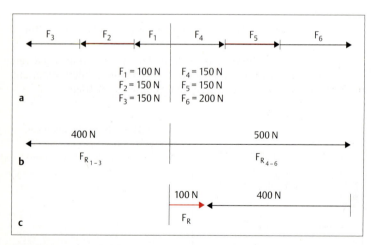

Abb. 1.**31a–c** **a** Auf jeder Seite kann man sich drei Personen vorstellen, die am Seil ziehen
b Gesamtsummen jeder Seite
c Die Gewinner sind auf der rechten Seite des Seils

Vektoren durch Parallelverschiebung aneinandergereiht werden. Auf diese Weise entsteht ein Kräftepolygon. (Polygon aus einzelnen Kraftvektoren) (Abb. 1.**32a** u. **b**).

Die einzelnen Teilresultierenden lassen sich mittels Parallelogrammen ermitteln ebenso wie der resultierende Kraftvektor. Dieser zeigt als Ergebnis den Betrag und die Wirkungsrichtung der „Ersatzkraft" als vektorielle Summe der Einzelkräfte.

■ *Merke:* Wirken zwei Kräfte an einem Punkt eines Körpers in unterschiedliche Richtungen, so können diese durch eine einzige Kraft ersetzt werden, die aus Betrag und Richtung der Diagonalen des Parallelogramms entsteht.

In Abbildung 1.**33** ziehen zwei Personen gemeinsam an einem Gegenstand. Der eine ist stärker (Pfeillänge). Sie ziehen nicht am gleichen Seil,

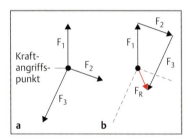

Abb. 1.**32a** u. **b** **a** Drei Kräfte, die an einem Punkt angreifen
b Entsprechendes Kräftepolygon nach Parallelverschiebung

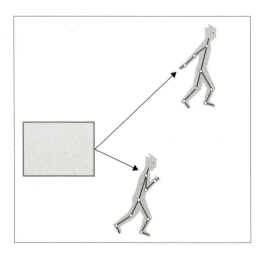

Abb. 1.**33** Zwei Personen ziehen an einem Gegenstand

sondern jeder etwas schräg. Was ist die Folge? In welcher Richtung wird sich der Gegenstand bewegen? – Hierzu wird die Zeichnung vereinfacht und nach Parallelverschiebung der Kräfte ergibt sich ein Kräfteparallelogramm, dessen Diagonale in Richtung und Betrag der resultierenden Kraft entspricht (Abb. 1.**34**).

Wird die Länge dieser Kraft gemessen, ist der Betrag der Summenkraft kleiner als die Summe der Einzelbeträge. – Das heißt verallgemeinert: Wirken zwei Kräfte in unterschiedliche Richtung, dürfen nicht einfach deren Beträge addiert werden.

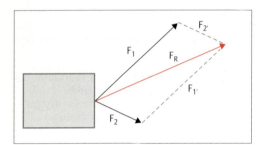

Abb. 1.**34** Die resultierende Kraft (Richtung und Größe)

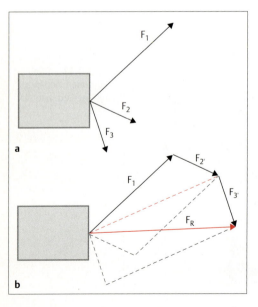

Abb. 1.**35 a** u. **b**
a Drei Personen ziehen an einem Gegenstand
b Ermitteln der resultierenden Kraft durch Parallelverschiebung

Angenommen, drei Personen ziehen an diesem Gegenstand, dann wird die Gesamtkraft und deren Richtung durch Parallelverschiebung zweier Kraftvektoren ermittelt (Abb. 1.**35a** u. **b**).

Dies kann auch auf biomechanisch interessantere Strukturen wie die Patella und mit den verschiedenen Anteilen des M. quadriceps femoris übertragen werden.

Anhand der Vektordarstellung der wirkenden Kräfte wird verständlich, daß bei einer Vastus-medialis-Insuffizienz (Verringerung von F_3) die Patella nicht nur kranial, sondern auch vermehrt nach lateral gezogen wird (Abb. 1.**36 a** u. **b**).

Mit Hilfe der grafischen Vektordarstellung lassen sich auf relativ einfachem Weg kompliziertere Sachverhalte aufschlüsseln und für anschließende Berechnungen übersichtlich vorbereiten.

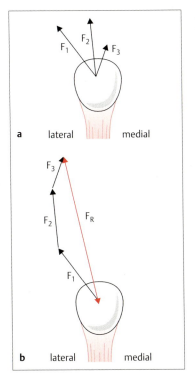

Abb. 1.**36a** u. **b a** Kräfte, die bei einer Insuffizienz des Vastus mediales auf die Patella einwirken.
F1 = Vastus laterales, F2 = Rektus femoris und Vastus intermediales, F3 = Insuffizienter Vastus mediales
b Resultat: Die Patella wird nach lateral gezogen

Kraftvektoren in Komponenten zerlegen

Können Kräfte addiert werden, können sie auch wieder – in Teilkräfte (Komponenten) – zerlegt werden (Abb. 1.**37**). Besonders bei der meßtechnischen Erfassung von Fuß-Boden-Reaktionskräften spielt dies eine große Rolle (vgl. Abb. 1.**7**).

Um einen Kraftvektor in einzelne Komponenten zu zerlegen, wird er als Diagonale eines Parallelogramms – als Resultierende – angenommen (s. oben). Die Komponenten ergeben sich dann als zueinander senkrecht angeordnete Achsen – es sind die Seiten des Parallelogramms. Sie geben Größe und Richtung der Kraftkomponenten (Teilkräfte) wieder.

■ *Beispiel:* Schiefe Ebene

Der Vorteil einer schiefen Ebene als Arbeitserleichterung liegt in der Aufteilung der Gewichtskraft. Genau genommen ist es nur eine Krafteinsparnis, bedingt durch den längeren Weg der Last nach oben, bleibt die Arbeit die gleiche. Das Gewicht (die Gewichtskraft) der Last wirkt senkrecht nach unten (Schwerkraft). Eine Kraftwirkungslinie verläuft parallel zur Rampe, denn in diese Richtung muß der Rollstuhl nach oben geschoben werden. Die zweite Kraftkomponente wird senkrecht dazu angenommen. Sie wirkt damit senkrecht auf die Rampe (Abb. 1.**38**).

Um den Rollstuhl auf ein höheres Niveau zu schieben, muß nicht die gesamte Gewichtskraft (F_G), sondern nur die Komponente (F_1) über-

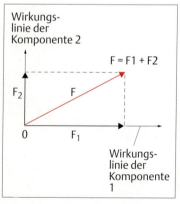

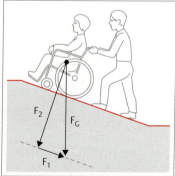

Abb. 1.**37** Zerlegen der Kraft F in F1 und F2

Abb. 1.**38** Der Rollstuhl wird auf einer Rampe nach oben geschoben. Die Kraftwirkungslinie verläuft parallel zur Rampe. Helfer wendet F_1 auf

wunden werden; die Komponente (F_2) wird von der Rampe übernommen.
- Je flacher die Rampe wird, desto geringer wird die aufzuwendende Kraft F_1. Auf der horizontalen Ebene ist sie theroretisch Null; nur die Reibung muß als hemmende Kraft überwunden werden.
- Je steiler der Weg nach oben führt, desto mehr Schubkraft ist erforderlich. – Bei 90° Steigung wird die volle Last gehoben.

□ *Beispiel:* Vorwärtstreibende Kraft beim Ziehen eines Handwagens auf einer Schiene (Abb. 1.**39**)

Hier soll ein Wagen entlang eines Schienenstrangs gezogen werden. Dabei ist es zu beschwerlich von einer Schwelle zur nächsten zu balancieren. Also geht die ziehende Person seitlich neben dem Gleis. Das bequemere Gehen erfordert jedoch mehr Krafteinsatz. Im Vektordiagramm wird das sichtbar an der effektiven Kraft (F_1), die kleiner ist als die aufgewendete Zugkraft (F).

Die vorwärtstreibende (effektive) Kraft (F_1) ist nur ein Teil der aufgewendeten Kraft (F). Ein weiterer Teil (F_2) wirkt senkrecht zur Bewegungsrichtung und ist daher für die Fortbewegung unerheblich.
- Je weiter die Person sich vom Gleis entfernt, desto „unwirtschaftlicher" wird das Unternehmen.
- Sie ist also gut beraten, möglichst nahe neben dem Gleis zu gehen.

Für eine Berechnung der effektiv wirkenden Kraft (F_1), wird die Hauptkraft (F) mit dem Kosinus des eingeschlossenen Winkels (α) multipliziert:

$$F_1 = F \cdot \cos \alpha$$

So läßt sich auch rechnerisch beweisen, daß mit zunehmendem Winkel (α) die effektive Kraft geringer wird ($\cos 90° = 0$).

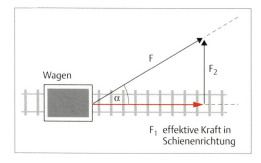

Abb. 1.**39** Zieht man einen Handwagen auf Schienen schräg von der Seite, muß mehr Kraft aufgewendet werden. Die effektiv wirksame Kraft (F1) ist geringer als die aufgewendete Zugkraft (F).

F_1 effektive Kraft in Schienenrichtung

1 Biomechanische Grundlagen

■ *Beispiel:* Gemeinsames Tragen einer Last.

Um einen Korb zu tragen, muß sein Gewicht kompensiert werden. Das heißt, die Haltekraft muß gleich der Gewichtskraft des Korbes sein. Damit ist die Summe der wirkenden Kräfte gleich Null (Abb. 1.**40a**).

Zu zweit trägt es sich leichter. – Jeder nur die Hälfte? Tragen zwei Personen den Korb, gehen sie wahrscheinlich nicht ganz nahe nebeneinander her. Sie tragen den Korb unter leichtem seitlichen Zug (Abb. 1.**40b**).

Bei diesem Beispiel trägt zwar keiner den Korb alleine aber jeder doch mehr als die Hälfte, da die Kräfte schräg nach oben ziehen.

Um das Gewicht genau zu halbieren, müßten beide senkrecht nach oben ziehen. Die beiden Personen könnten den Korb z. B. an einer horizontalen Stange tragen. Das würde ihnen Kraft ersparen – vorausgesetzt, die Stange ist nicht schwerer als die Kräftedifferenz zum schrägen Tragen.

Das folgende Beispiel zeigt, warum selbst gut gespannte Seile beim Anhängen einer relativ geringen Last leicht durchhängen (Abb. 1.**41**):

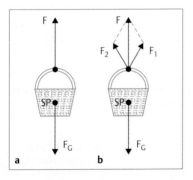

Abb. 1.**40a** u. **b**   **a** Die Kraft zum Halten des Korbes muß der Gewichtskraft entsprechen
b Tragen zwei Personen den Korb, muß jeder mehr als die Hälfte tragen, da die Kräfte schräg nach oben ziehen

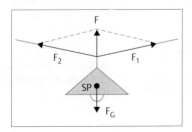

Abb. 1.**41**   Das Seil, an dem die Lampe hängt, wird immer leicht durchhängen

Das Kräfteparallelogramm macht deutlich, daß ein gespanntes Seil quasi durchhängen muß, um das angehängte Gewicht kompensieren zu können. Denn die fast horizontal wirkenden Kräfte (F_1 und F_2) müssen riesengroß sein im Vergleich zur Last. Würden die beiden Kräfte rein horizontal ziehen, würden sie unendlich groß sein, sich gegenseitig aufheben und die senkrechte Komponente wäre trotzdem Null.

▣ *Beispiel:* Wirkung eines Keil oder Kerbwerkzeuges (Abb. 1.**42**)

Durch die schrägen aber steilen Seitenflächen des Keils wirken die Kraftkomponenten auf das Material. Die „Kraftverstärkung" kommt durch die Neigung dieser Flächen zustande.

– Je „spitzer" (Flächenneigung) ein Gegenstand, desto größer sind die seitlichen Kräfte.
– Ein stumpfer Gegenstand (Hammer) bewirkt nur Kraftübertragung längs seiner Bewegungsrichtung.

• • • • Reibungskräfte

Reibung gibt es in verschiedenen Erscheinungsformen. Nicht immer ist sie von Vorteil. Denken wir an die Bearbeitung von Oberflächen (Sägen, Feilen, Schmiergeln und Polieren), so nutzen wir die Reibung, um Werkstücke zu verformen. Wir benutzen Öle und Fette in Motoren, um Reibung zu vermindern; in unseren Gelenken übernimmt die Gelenkflüssigkeit (Synovia) diese Rolle. Beim Inline-Skating oder Schlittschuhlaufen stört uns Reibung – sie fehlt uns aber beim Anfahren auf Eis und Schneeflächen. Wir streuen Sand, damit unsere Schuhe bessere Haftung haben, benutzen Radiergummies, um Bleistiftstriche zu entfernen und schreiben mit Kreide an der Tafel. Wenn es kalt ist, reiben wir uns die Hände.

Physikalisch betrachtet ist die Reibung eine hemmende Kraft mit folgenden Eigenschaften:

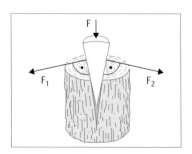

Abb. 1.**42** Zerlegung einer Kraft: die Wirkung eines Keils

1 Biomechanische Grundlagen

- Sie ist der Bewegung entgegengesetzt und
- wirkt stets parallel zur Berührungsfläche (Abb. 1.**43**).

Für einen festen Körper ist die (äußere) Reibung abhängig von

- Oberflächenbeschaffenheit (Rauheit des Materials) und
- Gewicht des Körpers (Andruckkraft).

Sie ist jedoch unabhängig von:

- Andruckfläche (Abb. 1.**44**) und
- Bewegungsgeschwindigkeit.

Nicht nur das Zusammendrücken von kleinsten Erhebungen und Vertiefungen der beiden Oberflächen erzeugt Reibung – es kann mikroskopisch gesehen mit einer „Verzahnung" verglichen werden, – sondern auch die Adhäsionskräfte aufgrund molekularer Anziehung, wenn sich zwei Körper berühren. Da diese Anhangskräfte nicht kompensiert werden können, wird Reibung als bewegungshemmende Kraft nie restlos auszuschalten sein.

Grundsätzlich unterscheiden wir zwei Arten der Reibung: innere und äußere Reibung. Je nachdem, wie sich ein fester Körper gegenüber seiner Unterlage verhält, sprechen wir von *äußerer Reibung* und unterscheiden dabei:

Die *Haftreibung* muß überwunden werden, bevor es zu einer Bewegung kommt. Bei Klebstoffen ist sie absichtlich besonders groß.

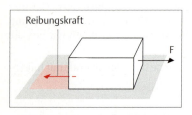

Abb. 1.**43** Die Reibungskraft wirkt der Kraft, die die Bewegung auslöst, entgegen

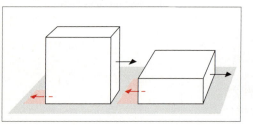

Abb. 1.**44** Reibung ist unabhängig von der Auflagefläche

Die *Gleitreibung* tritt ein, sobald sich ein Gegenstand bewegt.

Die *Rollreibung* entsteht während einer Bewegung durch minimale Verformung der sich berührenden Oberflächen (Abb. 1.**45**).

Innere Reibung entsteht innerhalb eines flüssigen oder gasförmigen Stoffes. Wird auch Viskosität (Zähflüssigkeit) genannt. Sie beruht auf den Anziehungskräften, die zwischen den Molekülen des gleichen Stoffes herrschen. Wenn sich ein Körper z. B. durch eine Flüssigkeit bewegt, muß er diese inneren Reibungskräfte überwinden. Der gesamten Oberfläche dieses Körpers haften Moleküle der Flüssigkeit an, so daß sie eine dünne stationäre Schicht bilden. Das gilt auch, wenn sich unterschiedliche Flüssigkeiten (Gase) gegeneinander bewegen (in Gemischen).

Stellen wir uns ein Auto im Windkanal oder ein Schiff in einem Fluß vor. Die Reibung, die ein solcher Gegenstand gegenüber seiner Umgebung (Luft, Wasser) erfährt ist abhängig von:

❖ Viskosität (Dichte des Mediums),

❖ Form des Körpers („Stromlinienform") und

❖ Relativgeschwindigkeit zwischen den bewegten Medien.

Im Gegensatz zur äußeren Reibung ist die *innere Reibung* stark abhängig von der Bewegungsgeschwindigkeit. Dies nutzen wir in der Physiotherapie im Bewegungsbad: Schnellere Bewegung benötigt mehr Kraftaufwand, da die innere Reibung mit zunehmender Geschwindigkeit größer wird.

■ *Merke:* Äußere Reibung an Mediengrenzen fester Stoffe und innere Reibung innerhalb flüssiger/gasförmiger Stoffe.

Reiben sich zwei Gegenstände aneinander, entstehen Wärme und Abrieb.

Wärme entsteht aufgrund der Umwandlung von Bewegungsenergie (kinetische Energie) in Wärmeenergie. Nicht immer ist sie erwünscht (Motoren, Antriebswellen) manchmal aber lebensnotwendig (Feuermachen, Abb. 1.**46**).

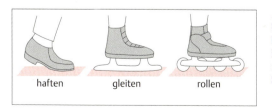

Abb. 1.**45** Beispiele für äußere Reibung. Der Schuh haftet, der Schlittschuh gleitet, der Inline-Skater rollt.

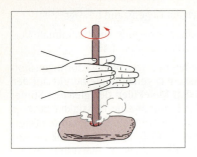

Abb. 1.**46** Durch Reibung entsteht Wärme. Kinetische Energie wird in Wärme umgewandelt

Der Abrieb führt zu Abnutzung der Berührungsflächen. Starke Abnutzung zu Verschleiß. Bei einer Vollbremsung mit blockierenden Rädern zeigt die Reifenspur deutlich den Abrieb – genauso wie der Kreidestrich an der Tafel.

Ist Reibung unerwünscht, wird versucht sie durch die Verwendung von Schmiermitteln (Öle, Fette; Gelenkschmiere) zu vermindern. Danach reiben nur die dünnen Schmiermittelschichten aneinander. – Ein alter Schülerstreich: das Einfetten der Tafel.

☐ *Anmerkung:* Wenn etwas „läuft wie geschmiert", dann freuen wir uns, daß es „reibungslos über die Bühne geht".

■ *Merke:* Reibung kann nur vermindert, nicht gänzlich aufgehoben werden (Adhäsionskräfte).

Die Biomechanik der Gelenkschmierung ist sehr komplex und sollte bei Bedarf an entsprechend kompetenter Stelle vertieft werden. [Als Einstieg: Cochran S. 81 f.]

Manchmal führt Reibung zu besonders spektakuläre Ergebnissen. Die Hufeisenform der Niagara-Wasserfälle entstand infolge starken Abriebs des strömenden Wassers (Abb. 1.**47**). Da die Fließgeschwindigkeit in der Mitte eines Flusses an größten ist, ist auch dort die erzielte Wirkung an stärksten.

Ähnlich verhält es sich in einem Blutgefäß. Da die Reibung am Rande größer ist als in der Mitte der Blutbahn, bildet sich ein charakteristisches Geschwindigkeitsprofil aus. Die größte Strömung herrscht in der Mitte – es wird von der axialen Strömung gesprochen. Daher liegt es nahe, daß die größten Blutkörperchen (Erythrozyten) vom axialen Strom erfaßt und dadurch besonders schnell im Körper transportiert werden (s. Eigenschaften sich bewegender Flüssigkeiten und Gase, S. 71).

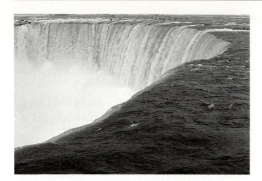

Abb. 1.**47** Die Niagarafälle: Reibungskräfte sind Ursache der bekannten Hufeisenform

•••• **Druck**

Kräfte werden an ihrer Wirkung erkannt. Sie ändern Bewegungsabläufe und können Körper verformen. Wem sind nicht schon die „bleibenden Eindrücke" im weichen Parkettfußboden aufgefallen, die von spitzen Schuhabsätzen herrühren? – Hätten die Besucher die Schuhe ausgezogen oder zumindest flache, breite Absätze getragen, wäre das wahrscheinlich nicht passiert. Das Körpergewicht der Personen hätte sich auf eine größere Fläche verteilt (Abb. 1.**48**).

Somit ist der „Eindruck" den jemand hinterläßt, physikalisch gesehen, abhängig von seiner Gewichtskraft und der Fläche, die diese Kraft überträgt.

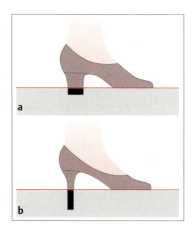

Abb. 1.**48** Druck gleich Kraft pro Fläche: Dünne Absätze erhöhen den Druck auf den Boden

Wirkt eine Kraft senkrecht auf eine Fläche, so entsteht ein Druck. Er entspricht dem Verhältnis von Kraft zur Fläche:

$$p = F / A \; ; \; [N/m^2] = [Pa]$$

p = Druck (*pressure*)   F = Kraft (*force*), senkrecht zur Fläche   A = Fläche (*area*)

Die Einheit des Drucks ist Pascal (Pa); nach dem französischen Universalgelehrten *Blaise Pascal (1623–1662)*. In der Biomechanik findet die Einheit [N/m²] auch ihre Anhängerschaft.

Sind Sie schon einmal beim Versuch, einen Reißbrettstift in die Wand zu drücken, unangnehm überrascht worden, als sich das Ding plötzlich herumdrehte? – Hoffentlich nicht, denn dann hätte sich ihre ganze Kraft auf die kleine, spitze Fläche verteilt (kurzzeitig) und der Druck wäre um ein Vielfaches größer als bei der üblichen Benutzung der Breitseite. – Sicher ein eindrucksvolles Beispiel.

Entscheidend für die Größe des Drucks sind also Kraft und gedrückte Fläche. Wird die Auflagefläche bei gleicher Kraft vergrößert, so verringert sich der Druck (Abb. 1.**49**).

Um möglichst keine Druckstellen entstehen zu lassen, wird die punktförmige kraftübertragende Flächen durch flache und wechselnde Lagerung von Patienten (Dekubitusprophylaxe) vermieden. Fußbett oder Einlagen in den Schuhen haben die Aufgabe, die Kraft großflächig zu verteilen, um so Kraftspitzen und Verletzungen infolge von Fußdeformitäten zu verhindern.

Wird die Auflagefläche bei gleicher Kraft vermindert, so steigt der Druck. Dies ist z. B. der Fall bei Veränderungen in der Gelenküberdachung oder bei beschädigten (unterbrochenen) „Kontaktflächen" (kraftübertragenden Strukturen) wie beispielsweise Menisken oder Bandscheiben (Abb. 1.**50**).

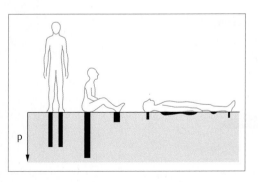

Abb. 1.**49** Der Auflagedruck p ändert sich mit der Größe der Unterstützungsfläche (mod. nach Breuer)

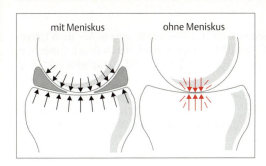

Abb. 1.50 Ohne Menisken wird der Druck im Kniegelenk viel höher

Weitere Beispiele für Drucke, die zum Teil an anderer Stelle noch behandelt werden:

- Druckverteilung (Druckstellen),
- Rettung im Eis Eingebrochener (flach hinlegen, Leiter),
- Schneeschuhe (um Einsinken zu verhindern),
- Blutdruck (Blutdruckmessung),
- Schweredruck (Luftdruck, Hydrostatischer Druck),
- Kolbendruck (Hydraulische Presse als Kraftverstärker).

Druck und Zug

Je nachdem, ob die Kraft eine Komprimierung (Stauchung) oder ein Ausdehnung bewirkt, wird von Druck oder Zug gesprochen. Physikalisch unterscheidet sie nur die Wirkungsrichtung bzw. das Vorzeichen. Bei Biegung, die z. B. während der Belastung des Femurhalses entsteht, treten Zug- und Druckspannungen nebeneinander auf (Abb. 1.51).

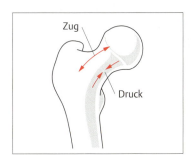

Abb. 1.51 Bei Biegungen treten Zug- und Druckspannungen nebeneinander auf

■ *Beispiel:* Spritze

Durch Zug erzeugen wir einen Unterdruck (gegenüber dem Umgebungsdruck) und füllen dadurch die Spritze, durch Druck entsteht in der Spritze ein Überdruck, der Inhalt wird herausgedrückt (vgl. Abb. 1.68 S. 68).

In beiden Fällen wurde lediglich der lokale Druck verändert (leicht verringert oder erhöht). Zug oder Druck auf den Kolben beschreibt also nur die Kraftrichtung. Der Vorzeichenwechsel findet sich in der Druckdifferenz wieder.

■ *Beispiel:* Verstauchung/Verzerrung

Die Verstauchung entsteht infolge einer sehr großen Druckspannung im Gelenk, eine Zerrung durch sprunghafte hohe Zugspannung vorwiegend an Muskeln oder Bändern.

•••• Drehmoment

Wenn eine Kraft seitlich auf einen beweglichen Körper wirkt, versucht dieser sich wegzudrehen. Denken wir beispielsweise an einen großen Kleiderschrank, den wir verschieben wollen. Wenn wir nicht genau in der Mitte anfassen, beginnt sich der Schrank zu drehen. Also drehen wir den Schrank, mal rechts mal links anfassend, schrittweise zur Wand. Dabei wirkt meist ein Schrankbein, aufgrund der Gewichtsverteilung und Reibung eventuell auch nur kurz, auf der anderen Seite als Drehzentrum (Abb. 1.52).

Unsere Kraft wirkt demnach fern vom Drehzentrum. Und je weiter entfernt wir anfassen, desto leichter läßt sich das Möbelstück bewegen. Kraft und Lage des Drehzentrums bestimmen unseren Erfolg.

Das läßt sich folgendermaßen verallgemeinern: Der senkrechte Abstand der Kraft zum Drehzentrum wird Hebel oder Hebelarm genannt. Wirkt

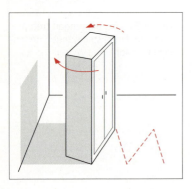

Abb. 1.52 Der Schrank wird wechselseitig verschoben

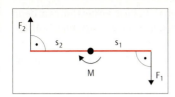

Abb. 1.**53** Drehmoment (M). Kräfte wirken senkrecht zu einem Hebelarm und bewirken eine Drehbewegung

eine Kraft senkrecht an einem Hebelarm, so entsteht eine Drehbewegung. Je größer der Hebelarm (bei gleicher Kraft), desto leichter erfolgt die Drehbewegung. Ebenso, wenn bei gegebenem Hebelarm die Kraft vergrößert wird. Kraft und Länge des Hebelarms sind einer dritten Größe, dem *Drehmoment* (Abb. 1.**53**) proportional.

$$M = F \times s\ ;\quad [Nm]\quad (F \perp s)$$

M = Drehmoment *(moment)*, (F $\perp$ s) = Kraft (F) senkrecht zum Weg (s)

■ *Merke:* Als Drehmoment wird das Produkt aus Kraft und senkrechtem Abstand der Kraftwirkungslinie zum Drehpunkt (Hebelarm) bezeichnet.

Ein Drehmoment bewirkt die Drehung eines starren Körpers um eine Achse. Das entspricht der Wirkung eines Kräftepaares. Die Richtung der Drehung bestimmt das Vorzeichen des Drehmoments. Üblicherweise sind Drehungen gegen den Uhrzeigersinn positiv. Es gibt aber keine Festlegung diesbezüglich. In der Praxis ist es lediglich wichtig, die Drehrichtung (Drehsinn) problembezogen festzulegen und bei den Berechnungen konsequent einzuhalten.

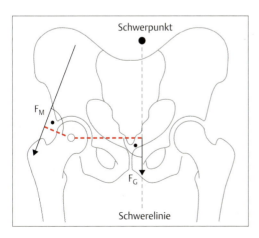

Abb. 1.**54** Bestimmung der Hebelarme am Hüftgelenk beim Einbeinstand

Es ist nicht immer leicht, den wirksamen Hebelarm zu bestimmen, denn er entspricht in den seltensten Fällen der Strecke zwischen Kraftangriffspunkt (Muskelansatz) und Drehzentrum.

Der wirksame Hebelarm ergibt sich, wenn das Lot von der Kraftwirkungslinie durch das Drehzentrum gefällt wird (Abb. 1.54).

■ *Merke:* Bei *Winkelhebeln* – recht häufig im menschlichen Bewegungsapparat – entspricht der mechanische Hebelarm (Aktionsarm) nicht dem effektiven Hebelarm (Momentarm). – Der im physikalischen Sinne wirksame Hebelarm ist in diesem Fall eine gedachte Linie (Senkrechte von der Wirkungslinie der Kraft zum Drehzentrum).

• • • • **Hebel in der praktischen Anwendung**

Durch Verlängern des Hebelarmes ist es möglich, mit relativ geringer Kraft relativ große Gewichte zu heben. Diesen „Trick" haben wir als Kinder auf der Wippe ausgenutzt, um unseren gleichschweren oder vielleicht sogar etwas schwereren Partner auf der anderen Seite oben „verhungern zu lassen" (Abb. 1.55).

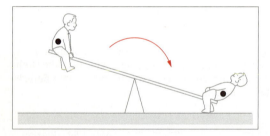

Abb. 1.55 Der zurückgeneigte Oberkörper verlängert den Hebel des Kindes auf der rechten Seite und bewirkt so, daß der Partner auf der linken Seite oben bleibt

Doch manchmal gilt es von vornherein, schwere Lasten zu heben oder harte Nüsse zu knacken.

In beiden Fällen nutzen wir längere Hebelarme, um die Wirkung unserer Kraft zu verstärken. Dabei unterscheiden wir grundsätzlich zwei Arten von Hebelsystemen:

❖ Ein Hebel ist *zweiseitig*, wenn die Drehachse zwischen Kraft und Last liegt. (Abb. 1.**56a**)

❖ Ein Hebel ist *einseitig*, wenn Kraft und Last auf der gleichen Seite wirken. (Abb. 1.**56b**)

Auch die Last ist eine Kraft. – Wir benutzen diese Ausdrücke im Sinne von Kraft und Gegenkraft. Für die Begriffe einseitig und zweiseitig werden auch häufig die Bezeichnungen einarmig bzw. zweiarmig benutzt.

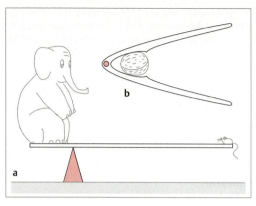

Abb. 1.**56a** u. **b**
a Zweiseitiger Hebel
b Einseitiger Hebel

Greifen wir noch einmal das Beispiel mit der Wippe auf (Abb. 1.**55**) und untersuchen die Bedingungen für den Zustand des Gleichgewichtes. Wenn die Personen es schaffen, die Wippe genau waagerecht zu halten, dann herrscht Gleichgewicht. – Entweder beide sind gleich schwer und sitzen im gleichen Abstand zum Drehzentrum oder sie gleichen unterschiedliches Körpergewicht durch unterschiedliche Abstände aus; wie z. B. Vor- oder Rücklehnen des Oberkörpers oder der Beine.

Gleichgewicht ist ein Zustand der Ruhe. Nach dem 1. und 2. Newton'schen Axiom bedeutet das, daß keine resultierende Kraft auf den Körper wirkt und kein Drehmoment existiert.

Die Gleichgewichtsbedingung muß demnach zwei Bedingen erfüllen:

a. Gleichgewicht der (parallel wirkenden) Kräfte:

$$F_1 + F_2 + F_3 + \ldots + F_n = 0 \qquad \Sigma F_n = 0$$

An einem Hebel herrscht Gleichgewicht, wenn die Summe aller Kräfte Null ergibt.

b. Gleichgewicht der Momente:

$$M_1 + M_2 + M_3 + \ldots + M_n = 0 \qquad \Sigma M_n = 0$$

An einem Hebel herrscht Gleichgewicht, wenn die Summe aller Drehmomente Null ergibt.

c. Vereinfacht läßt sich sagen:

$$\text{Kaft} \cdot \text{Kraftarm} = \text{Last} \cdot \text{Lastarm}$$
$$F_1 \times s_1 = F_2 \times s_2 \quad (F \perp s)$$
$$M_1 = M_2$$

Die Drehmomente sind gleich groß und entgegengesetzt. Das wird mathematisch deutlich, wenn wir die Summe aller Drehmomente betrachten – bei Gleichgewicht soll sie ja Null sein. Dazu subtrahieren wir M_2 und erhalten:

$$M_1 - M_2 = 0 \quad \text{oder:} \quad M_1 + (-M_2) = 0$$

■ *Merke:* Drehmomente haben einen unterschiedlichen Drehsinn, wenn Kräfte oder Hebelarme in entgegengesetzte Richtungen verlaufen.

Wichtig ist dabei zu erkennen, in welcher Richtung eine Drehbewgung entstehen würde.

Einseitiger Hebel (Schubkarre)

Die Last (F_1) wirkt senkrecht nach unten. Wir geben ihr ein positives Vorzeichen. Sie bewirkt über den Hebelarm (s_1), ebenfalls positiv, ein positives Drehmoment (M_1). M_1 wirkt gegen den Uhrzeigersinn (+).

Das Männchen kompensiert dieses Drehmoment (Lastmoment) durch eine auf der gleichen Seite wirkenden Kraft (F_2) und einen längeren Hebelarm (s_2) (Abb. **1.57**).

Da beide Strecken in die gleiche Richtung zeigen, muß die Kraft (F_2) entgegengesetzt zur Last (F_1) wirken. Sie erhält darum ein negatives Vorzeichen – folglich ist auch das von ihr verursachte im Uhrzeigersinn wirkende Drehmoment negativ.

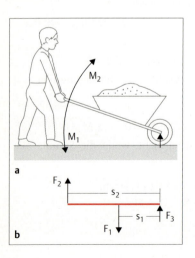

Abb. **1.57** Kräfte und Momente am einseitigen Hebel

Gleichgewicht der Momente:
$M_1 + M_2 = 0$
$F_1 \times s_1 + (-F_2 \times s_2) = 0$
$F_1 \times s_1 - F_2 \times s_2 = 0$

Gleichgewicht der Kräfte:
$F_1 + F_2 + F_3 = 0$
$F_1 + (-F_2) + (-F_3) = 0$
$F_1 - F_2 - F_3 = 0$

daraus folgt:
$F_1 = F_2 + F_3$

Kraft (F_2) und Auflagekraft (F_3) zusammen müssen genau so groß sein wie die Last (F_1) und ihr entgegengerichtet wirken. Die Auflagekraft entspricht der Differenz $F_1 - F_2$.

■ *Merke:* Bei einseitigen Hebeln wirken Kraft und Last auf der gleichen Seite und sind einander entgegengerichtet.

Zweiseitiger Hebel (Wippe)

In Abbildung 1.**58** sind Kräfte und Drehmomente am zweiseitigen Hebel dargestellt. Die beiden Kräfte (F_1, F_2) wirken senkrecht nach unten; sie seien positiv. Die Hebelarme (s_1, s_2) zeigen in entgegengesetzte Richtungen und erhalten daher unterschiedliche Vorzeichen (s_1, -s_2). F_1 bewirkt

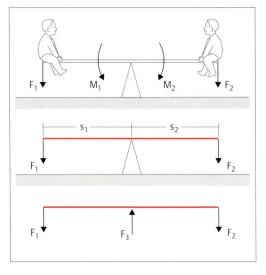

Abb. 1.**58** Kräfte am zweiseitigen Hebel: Die beiden gleichschweren Figuren sitzen auf gleichlangen Hebeln. Es herrscht ein Gleichgewicht der Momente und der Kräfte

über s_1 ein positives Drehmoment (M_1) während F_2 über (-)s_2 ein negatives Drehmoment (M_2) erzeugt. – Beide Kräfte wirken in die gleiche Richtung, ihre Hebelarme sind entgegengesetzt.

Gleichgewicht der Momente:
$M_1 + M_2 = 0$
$F_1 \times s_1 + (F_2 \times -s_2) = 0$
$F_1 \times s_1 - F_2 \times s_2 = 0$

Gleichgewicht der Kräfte:
$F_1 + F_2 + (-F_3) = 0$
$F_1 + F_2 - F_3 = 0$

daraus folgt:
$F_3 = F_1 + F_2$

Die Auflagekraft ergibt sich aus der Summe der beiden Kräfte $F_1 + F_2$.

Bei zweiseitigen Hebeln wirken Kraft und Last in die gleiche Richtung aber auf unterschiedlichen Seiten vom Drehzentrum.

Der praktische Einsatz unterschiedlich langer Hebel findet sich in zahlreichen Werkzeugen und Hilfsmitteln wieder; vom Dosenöffner bis zur Kneifzange.

Wir werden unter Kapitel 1.6 Drehmomente an verschiedenen Gelenken berechnen. An dieser Stelle soll es genügen, die Kraft in Verbindung mit dem effektiven Hebelarm zu verstehen, und sich auf diese Weise klar zu machen, wie Drehmomente entstehen und was sie bedeuten.

Wenn an einem Hebel Gleichgewicht herrscht, verhalten sich die Kräfte zueinander umgekehrt wie ihre Hebelarme (Strecken).

$$F_1 : F_2 = s_2 : s_1$$

Den Vorteil, mit geringer Kraft eine große Wirkung zu erzielen, wird durch eine größere Strecke, die dabei zurückgelegt werden muß, erkauft.

Anders ausgedrückt: über das Verhältnis der Hebelarmlängen läßt sich eine Kraftumformung bewirken. Damit zählen Hebel ebenso wie die schiefe Ebene zu den „einfachen Maschinen der Mechanik". Sie waren schon im Altertum die ersten Hilfsmittel, mit denen es möglich war, weit über das menschliche Vermögen hinaus, riesige Kräfte einzusetzen und beeindruckende Vorhaben zu verwirklichen (Abb. 1.59).

Seile und Rollen

Unter den *einfachen Maschinen der Mechanik* verstehen wir kraft*umformende* nicht kraft*erzeugende* Maschinen. Dabei können Kräfte in bezug auf ihren Angriffspunkt, ihre Richtung und/oder ihre Größe umgeformt werden.

1.2 Physikalische, mechanische und mathematische Grundlagen

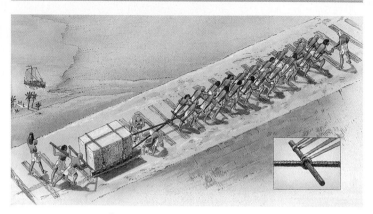

Abb. 1.59 Im alten Ägypten waren einfache Maschinen unentbehrlich (aus: Dörrzapf R. Warum nimmt ein Volk eine so „sinnlose" Schufterei auf sich? P. M. 91/024, S. 47)

Ein Seil (oder Stab) z. B. kann den *Angriffspunkt* einer Kraft in Kraftrichtung verändern (Abb. 1.**60 a – c**).

Eine *feste Rolle* kann die *Richtung* einer Kraft verändern: aus Hochziehen wird Herunterziehen – viel bequemer, da das Männchen nun sein Körpergewicht einsetzen kann.

Wird nun noch eine *lose Rolle* in das an der Decke befestigte Seil gehängt und die Last an diese lose Rolle, dann kann auch die *Größe* (der Betrag) einer Kraft verändert werden. Um die gleiche Last zu heben, benötigt das Männchen nun nur noch die Hälfte der Kraft. Das kann so erklärt werden: Die Last hängt nun an zwei Seilen und verteilt sich so gleichmäßig. Das Strichmännchen muß nur an einer Seite ziehen.

$$\text{Kraft} = {}^1\!/_2 \text{ Last}$$

Allerdings muß es jetzt wesentlich mehr Seil zu sich ziehen – genau genommen die doppelte Seillänge, da die Rolle (Last) nun scheinbar an zwei Seilen hängt. Die lose Rolle dreht sich und wird außerdem geradlinig (nach oben) bewegt. Die feste Rolle in diesem Beispiel ändert wieder nur die Richtung der Kraft. – Aber das wissen wir bereits.

Eine Kombination aus festen und losen Rollen ist der Flaschenzug. Die Anzahl der losen Rollen bestimmt die Krafterleichterung und gleichzeitig die Wegverlängerung. Jede lose Rolle halbiert die Kraft und verdoppelt dem Weg. Mit der „Anzahl der Seile" entsteht folgende Gleichung:
Kraft = Last / Anzahl der Seile.

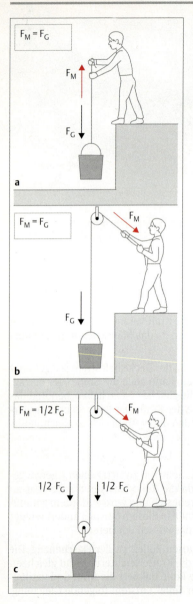

Abb. 1.**60 a–c** Veränderung des Kraftangriffspunktes. **a** Ein Gegenstand wird nur mit Muskelkraft hochgezogen. **b** Prinzip der Kraftumlenkung. **c** Prinzip des Flaschenzugs

1.2 Physikalische, mechanische und mathematische Grundlagen

■ *Merke:* Goldene Regel der Mechanik

Was an Kraft eingespart wird, muß mehr an Weg zurückgelegt werden.

Wird die Reibung außer Acht gelassen, ist es gleichgültig, ob mit einer kleinen Kraft und einem großen Weg oder einer großen Kraft und einem kleinen Weg ein Körper verschoben wird (Abb. **1.61**). Die Arbeit, die dabei verrichtet wird, ist die gleiche.

Weitere Beispiele:
- Wagenheber,
- Seilwinde (Segelsport),
- Schlingentisch (lose Rollen).
- *Alte* Traktionsbehandlung (Abb. **1.62**).

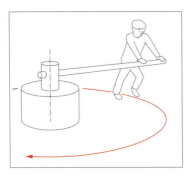

Abb. **1.61** Der lange Hebel, mit dem die Weinpresse bedient wird, macht einen großen Weg notwendig

•••• Arbeit, Energie und Leistung

Wirkt eine Kraft längs eines Weges, so nennen wir das Produkt aus beiden Beträgen *Arbeit*:

$$W = F \cdot s; \; [Nm] \quad F = \text{in Richtung zu s}$$

Die Arbeit hat zwar die gleiche Einheit wie das Drehmoment – sie ist aber anders definiert. Im Gegensatz zum Drehmoment handelt es sich bei der Arbeit um ein skalares Produkt (nur Beträge).

In Abbildung **1.63** wird der Karren in horizontaler Richtung bewegt. Infolgedessen geht nur die horizontale Kraftkomponente in die Berechnung mit ein. Wir müssen also den eingeschlossenen Winkel zwischen Zugkraftrichtung und horizontaler Kraftkomponente berücksichtigen.

$$W = F \cdot s \cdot \cos \alpha \quad [Nm] = [J] \; \text{Joule}$$

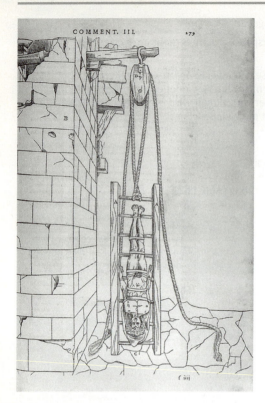

Abb. 1.**62** Frühere Traktionsbehandlung (aus: Robin H. The Scientific Image. W. H. Freeman and Comp. Publisher, S. 101)

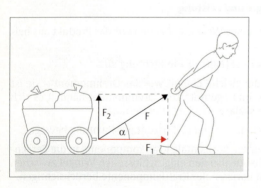

Abb. 1.**63** Nur die horizontale Komponente der Zugkraft leistet Arbeit

Stehen Kraftvektor und Wegvektor senkrecht zueinander, wird keine mechanische Arbeit verrichtet ($\cos 90° = 0$). – Ohne Weg keine Arbeit.

▢ *Beispiele:*
- Einen Koffer hochheben ist Arbeit (Hubarbeit).
- Einen Koffer (immer in gleicher Höhe) zum Bahnhof tragen, ist im Sinne der Mechanik keine Arbeit (nur „Haltearbeit").
- Muskelarbeit (beim Klimmzug, Aufrichten aus der Kniebeuge) und
- isometrische Kontraktion („Haltearbeit") kosten Energie.

Um einen Körper auf eine bestimmte Geschwindigkeit zu beschleunigen oder ihn in eine gewisse Höhe zu befördern, muß Arbeit geleistet werden. Diese ist dann in Form von *Energie* in dem Gegenstand enthalten.

Jede an einem Körper geleistete Arbeit vergrößert dessen Energie.

■ *Merke:* Energie ist die Fähigkeit, Arbeit zu leisten. Sie ist nicht an Materie gebunden. Die Energie hat die gleiche Einheit wie die Arbeit: [J].

Je nachdem, ob es sich um einen stationären z.B. unter (mechanischer) Spannung stehenden oder einen bewegten Körper handelt, unterscheiden wir zwischen: potentieller Energie und kinetischer Energie.

Potentielle Energie (Lageenergie, Spannungsenergie)

$$W_{pot} = F_G \cdot \Delta h; \quad [J] \text{ Joule}$$

Δh = Höhendifferenz nach Anhebung, F_G = Gewichtskraft ($m \cdot g$)

▢ *Beispiele:*
- Anheben auf „höheres Energieniveau" (Elektronen),
- Spannen einer Feder (z.B. im Kugelschreiber).

Kinetische Energie (Bewegungsenergie)

Beim Herunterfallen eines zuvor ortsfesten Körpers wird dessen potentielle Energie in kinetische Energie umgewandelt ($W_{pot} \rightarrow W_{kin}$).

$$W_{kin} = \tfrac{1}{2} m \cdot v^2; \quad [J] \text{ Joule}$$

m = Masse des Körpers, v = Geschwindigkeit des Körpers

Erfolgt eine Geschwindigkeitsänderung, so ändert sich auch die kinetische Energie. Bei Verdoppelung der Geschwindigkeit erfolgt eine Vervierfachung der Energie.

$$W_{kin} = \tfrac{1}{2} m \cdot (v_1^2 - v_2^2)$$

Wenn in einer bestimmten Zeit eine bestimmte Arbeit erledigt werden soll, dann entspricht dies einer gewissen Leistung. In der Physik ist die Leistung definiert als die in einer Zeiteinheit verrichtete Arbeit.

$$P = \Delta W / \Delta t; \quad [J/s] = [W]$$

ΔW = geleistete Arbeit (F • s), Δt = Zeitspanne

Die Einheit der Leistung ist das Watt (W) – (früher PS; 1 kW = 1,36 PS)

Ersetzen wir in der Formel die Arbeit durch $F_G \cdot \Delta s$, dann erhalten wir

$$P = F_G \cdot \Delta s / \Delta t$$

Im Falle eines Wettrennens hat derjenige die größere Leistung erbracht,

- ❖ der in der gegebenen Zeit die größte Strecke bewältigt hat oder
- ❖ der bei gegebener Strecke die geringste Zeit benötigt hat oder
- ❖ der bei gleichem Verhältnis $\Delta s/\Delta t$ das größere Körpergewicht mit sich getragen hat.

Da es sich bei dem Quotienten $\Delta s/\Delta t$ um die Geschwindigkeit handelt, läßt sich die Momentanleistung aus der Kraft und der Momentangeschwindigkeit ermitteln.

$$P = F_G \cdot v$$

Wird die von einem System abgegebene Leistung (Energie) mit der zugeführten Leistung (Energie) verglichen, ergibt sich der *Wirkungsgrad*.

$$\eta_P = P_{ab} / P_{zu} \text{ oder } \eta_W = W_{ab} / W_{zu}$$

In der Praxis sind Verluste z. B. durch Reibung, oder Wärme unvermeidbar. Daher ist die abgegebene Leistung immer geringer als die aufgenommene. Der Wirkungsgrad ist demnach stets kleiner eins.

1.2.3 Mechanik der Flüssigkeiten und Gase

Die *Mechanik der deformierbaren Medien* soll zum näheren Verständnis der normalen und pathologischen Veränderungen im Blutkreislauf- und Atmungssystem beitragen.

Auch die sogenannten „starren Körper" lassen sich durch die Einwirkung von Kräfte verformen. Sie sollen hier aber außer acht gelassen werden.

Allgemein gilt: Deformierbare Medien sind Stoffe, die eine Volumenänderung infolge einer Druckeinwirkung (Druckänderung) erfahren. Das Verhältnis von Volumenänderung zu Druckänderung nennen wir Kompressibilität („Zusammendrückbarkeit").

$$\frac{\Delta V}{\Delta p} = \frac{\text{relative Volumenänderung}}{\text{erforderliche Druckänderung}} = \text{Kompressibilität}$$

Die Kompressibilität ist bei Festkörpern und Flüssigkeiten (auch Blut) sehr gering, bei Gasen jedoch sehr groß, denken wir z. B. an eine Luftpumpe.

Flüssigkeiten und Gase breiten sich unterschiedlich in dem ihnen zur Verfügung stehenden Raum aus. Während sich ein Gas völlig darin ausbreitet, paßt sich die Gestalt einer Flüssigkeitsmenge der Form des Gefäßes an. Betrachten wir zunächst die Eigenschaften der Flüssigkeiten näher.

Eigenschaften der ruhenden Flüssigkeiten (Hydrostatik)

Flüssigkeiten haben:

- eine bestimmte Masse (und Trägheit),
- keine feste Gestalt (im Gegensatz zu Festkörpern),
- ein bestimmtes Volumen (Formfüllungsvermögen),
- eine sehr geringe Kompressibilität (im Gegensatz zu Gasen),
- freie (waagerechte) Oberflächen (im Schwerefeld der Erde) und
- sind leicht transportierbar (Strömung).

All diese Eigenschaften sind das Werk versteckter Kräfte: Sie halten die Flüssigkeit zusammen wie die Glieder einer Kette, sie lassen Flüssigkeiten in feinen Röhrchen hochsteigen oder lassen Fenster und Spiegel beschlagen usw.

Kohäsion ist die Zusammenhangskraft. Sie entsteht durch gegenseitige Anziehungskräfte der Moleküle gleicher Stoffe und äußert sich in Form von

- Oberflächenspannung (an der Grenzfläche Flüssigkeit/Gas) und
- Viskosität (innere Reibung).

Kohäsion ist verantwortlich für Oberflächenerscheinungen und Strömungswiderstände.

▪ *Beispiele* aus dem Alltag:
   - Die Tropfenform des fallenden Wassertropfens – im schwerelosen Raum sind Tropfen kugelförmig.
   - Winkelheber (Artesisches Prinzip) werden benutzt, um Flüssigkeitsbehälter über ihren Rand zu entleeren; so z. B. zum Entleeren von Autobenzintanks oder zur Bewässerung von Feldern aus höher gelegenen Versorgungskanälen.
   - Wasser zwischen zwei Glasplatten macht sie fast unzertrennlich.
   - Insekten laufen auf der Wasseroberfläche ohne einzusinken.
   - Spülmittel „entspannt" das Wasser, indem es die Kohäsionskräfte vermindert (vgl. Adhäsion, benetzen).
   - Fieberthermometer: Die Quecksilbersäule reißt beim Abkühlen.

1 Biomechanische Grundlagen

Adhäsion oder Anhangskraft (Anhaftkraft) entsteht durch die gegenseitige Anziehungskräfte der Moleküle verschiedener Stoffe.

■ Beispiele aus dem Alltag:
- Tropfen rinnen entlang der Kaffeekanne nach unten,
- Klebstoffe (Adhäsivkleber).

Das Zusammenwirken von Kohäsion und Adhäsion bedingt interessante Oberflächenerscheinungen:

Überwiegt die Adhäsion, wird von einer benetzenden Flüssigkeit oder von einer *hydrophilen Oberfläche* gesprochen. Beispiele: Öle zur Oberflächenschmierung, Klebstoffe, (Adhäsivkleber), (Frischhalte-) Folien, Spülmittel (keine Wassertropfenbildung)

Überwiegt die Kohäsion, wird von einer nicht benetzenden Flüssigkeit oder von einer *hydrophoben Oberfläche* gesprochen. Beispiele: Schwimmvögel fetten ihr Gefieder, Regenbekleidung aus speziellen Fasern, Füße des Wasserläufers drücken die Oberfläche nur leicht ein, Wachsen des Autos (Tropfenbildung).

Benetzende Flüssigkeiten bilden eine hochgezogene Oberfläche am Glasrand, nicht benetzende drücken die Oberfläche leicht nach unten. In einem dünnen Röhrchen (Kapillare) ist dies besonders gut zu beobachten.

Diese Erscheinung heißt *Kapillarität*. Die Steighöhe ist abhängig von dem Gewicht der Flüssigkeit und deren Oberflächenspannung. Sie ist umgekehrt proportional zum Radius des Röhrchens, d.h. je enger das Röhrchen, desto höher steigt die Flüssigkeit (Kapillaranhebung), vorausgesetzt es handelt sich um eine benetzende Flüssigkeit bzw. eine hydrophile Oberfläche. Bei nicht benetzenden Flüssigkeiten bzw. hydrophoben Oberflächen wird die Flüssigkeitssäule zurückgedrängt (Kapillardepression) und die Oberfläche konvex gekrümmt.

Mikroskopisch kleine Kanälchen bestimmen mit, wie gut ein Stoff Flüssigkeit aufnimmt.

■ *Beispiele* aus dem Alltag:
- Löschpapier, Badeschwamm,
- Lampendocht „saugt" flüssiges Wachs empor,
- Blutgasanalyse (Röhrchen zum Blutaufnehmen),
- Wasserversorgung in Pflanzen (Bäumen).

Das Prinzip des Winkelhebers zeigt, wie ein Tank über einen höhergelegenen Rand entleert werden kann: Ein mit Flüssigkeit gefüllter Schlauch liegt mit einem Ende im Tank das andere Ende muß tiefer als das Flüssigkeitsniveau gehalten werden. Dann übernimmt das Gewicht der Flüssigkeit in Verbindung mit der Kohäsion die „selbständige" Entleerung des Tanks.

Wäre der Tank am unteren Ende geöffnet worden, hätte das Gewicht der Flüssigkeit dafür gesorgt, daß der Tank leerläuft – und das in Abhängigkeit von der Flüllstandhöhe. – Je höher der Tank gefüllt ist, desto stärker ist der Druck, mit dem die Flüssigkeit entweicht. – Sehen wir uns dies genauer an.

Druck in Flüssigkeiten

Für die Beschreibung von Vorgängen in Flüssigkeiten ist der Begriff des Drucks wichtig. Aus der Mechanik „starrer Körper" wissen wir:

$$\text{Druck} = \text{Kraft} / \text{Fläche}$$
$$p = F / A \quad [N/m^2] = [Pa]$$

wobei die Kraft (F) senkrecht auf die Fläche (A) wirkt.

Flüssigkeitsdrücke werden meist in einer besonderen Einheit angegeben:

$$1 \, \text{bar} = 100\,000 \, \text{Pa}$$

Stellen wir uns als Kraft das Gewicht einer Flüssigkeitssäule vor. Diese wirkt senkrecht auf ihre Unterlage (Boden eines Gefäßes) und bewirkt damit einen Druck. Die Größe dieses Drucks hängt ab von der Höhe und dem spezifischen Gewicht der Flüssigkeit.

Mit zunehmender Höhe der Flüssigkeitssäule bzw. mit zunehmender Tiefe nimmt der Druck zu. Da Flüssigkeiten nur sehr gering kompressibel sind, steigt der Druck nahezu linear mit der Tiefe. Der Druck, der durch den Einfluß der Schwerkraft hervorgerufen wird, wird *Schweredruck* oder *hydrostatischer Druck* genannt.

■ *Merke:* Der Schweredruck ist nur von der Tiefe und dem spezifischen Gewicht der Flüssigkeit abhängig – nicht von der Flüssigkeitsmenge und nicht von der Form des Gefäßes (Abb. 1.**64**).

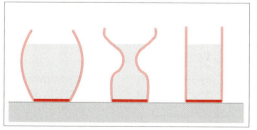

Abb. 1.**64** Der Schweredruck ist auf dem Boden aller Gefäße gleich

Folgende Herleitung, in der wir Größe für Größe schrittweise ersetzten, wird es beweisen:

p = Druck [N / m²]
F = Kraft [N]
A = Fläche [m²]
m = Masse [kg]

g = Fallbeschleunigung [m / s²]
ϱ = Dichte [kg / m³]
V = Volumen [m³]
h = Tiefe, (Füllstand) [m]

$p = F / A$
$p = m \cdot g / A$
$p = \varrho \cdot V \cdot g / A$
$p = \varrho \cdot A \cdot h \cdot g / A$

$p = \varrho \cdot h \cdot g$

$F = m \cdot g$
$m = \varrho \cdot V$
$V = A \cdot h$
$[kgm^{-3} \cdot m \cdot m \cdot s^{-2}]$
$[N] = [kgm\, s^{-2}]$
$[Nm^{-2}]$

Die letzte Zeile zeigt es: Der Druck (p) ist nur von spezifischen Gewicht (ϱ · g) und der Füllhöhe (Tiefe) abhängig.

Der Druck ist eine richtungslose Größe (Skalar). Druck breitet sich in einer Flüssigkeit in gleicher Stärke *nach allen Seiten hin* gleichmäßig aus. Oder: eine Flüssigkeit überträgt den Druck in alle Richtungen – (im Gegensatz zu festen Körpern).

■ *Merke:* In gleicher Tiefe herrscht unabhängig von der Lage der gleiche Druck; d. h. Bodendruck, Seitendruck und Aufdruck sind gleich groß.

Taucht ein Körper in eine Flüssigkeit, dann wirken von allen Seiten her Kräfte auf ihn (Abb. 1.**65**).

Werden zunächst die Seitenkräfte betrachtet, wird deutlich, daß sie in gleicher Tiefe gleich groß und entgegengerichtet sind – sie kompensieren sich.

Die Kräfte an der Unterseite sind größer als an der Oberseite des Körpers.

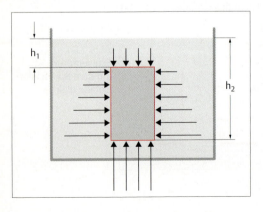

Abb. 1.**65** Auf den Körper in der Flüssigkeit wirken Kräfte von allen Seiten (mod. nach Kamke, Walcher)

Werden die Kräfte von Ober- und Unterseite addiert, bleibt eine der Gewichtskraft des Körpers entgegengesetzt gerichtete Kraft übrig. Diese Kraft wird Auftriebskraft oder kurz: *Auftrieb* genannt. Der Auftrieb ist also die Folge unterschiedlichen Schweredrucks. Verändert ein Körper unter der Wirkung des Drucks seine Größe nicht, ist es leicht vorstellbar, daß zwischen Ober- und Unterseite immer die gleiche Druckdifferenz herrscht. Da der Auftrieb durch eine *Druckdifferenz* entsteht, ist er unabhängig von der Eintauchtiefe.

■ *Merke:* Beim Eintauchen eines Körpers in Flüssigkeit verliert dieser scheinbar soviel von seinem Gewicht, wie die von ihm verdrängte Flüssigkeitsmenge wiegt. (Archimedes Prinzip)

Die Größe des Auftriebs und die Gewichtskraft bestimmen das Verhalten eines Körpers in Flüssigkeit: ob ein Gegenstand schwimmt, schwebt oder sinkt (Abb. 1.**66**).

- Ist der Auftrieb > als das Gewicht, schwimmt der Körper
- Ist der Auftrieb < als das Gewicht, sinkt der Körper
- Ist der Auftrieb = dem Gewicht, schwebt der Körper

Aus dem Archimedischen Prinzip läßt sich folgern:

Ein schwimmender Körper taucht nur so tief ins Wasser ein, bis er die Menge Wasser verdrängt hat, die seinem Gewicht entspricht. – Ein beladenes Schiff taucht tiefer ein als ein leeres.

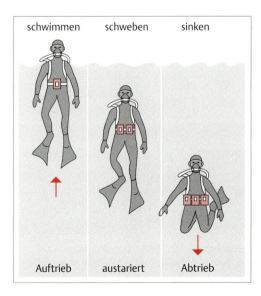

Abb. 1.**66** Verhalten eines Körpers in einer Flüssigkeit: Die Veränderungen des Auftriebs lassen den Taucher schwimmen, schweben oder sinken (mod. nach Högel)

Wenn ein homogener Körper (Masse gleichmäßig verteilt) im Wasser schwimmt, muß er eine geringere Dichte als Wasser haben; oder anders gesagt: Er ist spezifisch leichter als Wasser.

Ist ein Körper an sich spezifisch schwerer als Wasser, können darin eingeschlossene oder angehängte spezifisch leichtere Körper ihn zum schwimmen bringen. Dann ist das spezifische Gesamtgewicht eben leichter als das des Wassers. Halten wir uns noch mal vor Augen: das spezifische Gewicht eines Körpers ist das Verhältnis seines Gewichts zu seinem Volumen. Somit führt eine Volumenvergrößerung bei gleicher Masse zur Abnahme des spezifischen Gewichts bzw. der Dichte (vgl. Abb.1.28 S. 34).

Bisher haben wir gesehen, daß in einer Flüssigkeitsmenge die Flüssigkeitssäule oberhalb eines gedachten Punktes einen Druck ausübt – den Schweredruck.

Als Sonderform des Schweredrucks wirkt der *Luftdruck* auf einen Körper. Der Luftdruck ist der Schweredruck der Luftsäule und muß z.B. beim Tauchen zu dem Schweredruck der Flüssigkeit addiert werden – es wird vom *Umgebungsdruck* (Abb. 1.**67**) gesprochen.

Im Normalfall entspricht der Luftdruck in Meereshöhe dem Schweredruck einer etwa 10 Meter hohen Wassersäule 1 bar (100.000 Pa). – Auf dem Mt.Everest (8.800 m) nur etwa 33.500 Pa. Während der Schweredruck des Wassers nahezu linear mit der Tiefe ansteigt, sinkt der Luftdruck exponentiell mit zunehmender Höhe infolge der geringer werdenden Dichte der Luft. (s. Kompressibilität der Gase)

Wird auf eine eingeschlossene Flüssigkeitsmenge ein zusätzlicher Druck ausgeübt, etwa in Form eines Kolbens, wird vom Kolbendruck oder *Stempeldruck* gesprochen.

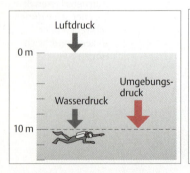

Abb. 1.**67** Auf den Taucher wirken Luft- und Wasserdruck (mod. nach: Marquart/Thallmair)

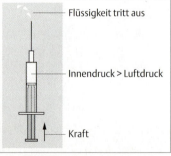

Abb. 1.**68** Der Überdruck in der Spritze läßt die Flüssigkeit austreten

Die bekannteste Anwendung in der Medizin dürfte wohl die Verwendung von Spritzen sein (Abb. **1.68**).

Mit einem Überdruck lassen sich so Flüssigkeiten aus der Spritze herausdrücken, mit einem Unterdruck (Sog) in sie hineinsaugen. – Um Flüssigkeiten gegen die Schwerkraft zu bewegen, wird ein gewisser Stempeldruck benötigt.

Druck registrieren

- Biologische Drucksensoren zur Druckempfindung:
  - (Meissner Körperchen, reagieren auf Druckdifferenz, versagen bei gleichem Druck von allen Seiten),
- Technische Drucksensoren:
  - Manometer (Flüssigkeiten, Luft)
  - Barometer (Luft) – Isobaren = Linien gleichen (Luft-)Drucks
- Blutdruck-Messung: (indirekt nach Riva Rocci (RR), direkt im Blutgefäß)

Technische Meßprinzipien:

- Vergleich mit bekannten („Gegen-")Drucken (Membranmanometer, Flüssigkeitsmanometer),
- Änderung der elektrischen Spannung (Spannungsdifferenz) (Piezo-Effekt am Quarzkristall),
- Änderung des elektrischen Widerstandes (Dehnungsmeßstreifen, DMS),
- Farbänderung (Zerplatzen von Farbkügelchen in Folie).

• • • • Eigenschaften der ruhenden Gase (Aerostatik)

Gase haben:

- eine bestimmte Masse (dadurch eine gewisse Trägheit: vgl. „Luftzufächeln"),
- keine feste Gestalt (im Gegensatz zu Festkörpern),
- kein bestimmtes Volumen (Raumfüllungsvermögen, Flüchtigkeit),
- eine geringe Dichte,
- sehr hohe Kompressibilität,
- keine bestimmte Oberfläche (durch geringe Kohäsion),
- sind leicht transportierbar (Strömung) und
- lassen sich beliebig „verdünnen"

Die Eigenschwingung der Moleküle (Brown'sche Molekularbewegung oberhalb des absoluten Nullpunktes) ist die Ursache für den Gasdruck und ihr „Ausdehnungsverlangen". Die Temperatur spielt bei diesen Erscheinungen eine große Rolle. Daher wollen wir den Einfluß der Temperatur auf Druck, Masse und Volumen näher betrachten.

Zusammenhang zwischen Druck, Masse, Volumen und Temperatur

Betrachten wir zwei Gase bei gleichbleibender Temperatur und gleichem Volumen, dann gilt: je größer die Masse eines Gases, desto größer ist auch der Druck. Je höher wir auf einen Berg steigen, desto weniger „Luftsäule" befindet sich über uns. Die Masse der Luft ist auf dem Berg geringer als auf Meereshöhe.

$$p_1 : p_2 = m_1 : m_2 \quad \mathbf{p \sim m}$$

Der Druck ist direkt proportional zur Masse.

■ *Merke:* Bei konstanter Temperatur und gleichem Volumen ist der Druck einer Gasmenge ihrer Masse direkt proportional.

Nehmen wir eine Luftpumpe. Bevor wir damit Luft in den Fahrradreifen pumpen können, müssen wir das Gas im Kolben komprimieren – auf ein kleines Volumen bringen. Als Folge steigt der Druck, überwindet die Sperre des Ventils und gelangt in den Schlauch. Je weiter wir das Volumen verkleinern, desto größer wird der Druck. Setzen wir gleichbleibende Temperatur voraus (isotherme Kompression), dann gilt:

$$p_1 : p_2 = V_2 : V_1 \quad \mathbf{p \sim 1/V}$$

Der Druck ist umgekehrt proportional zum Volumen.

■ *Merke:* Bei konstanter Temperatur ist der Druck dem Volumen umgekehrt proportional (Boyle-Mariotte-Gesetz).

Betrachten wir nun den Einfluß der Temperatur auf den Druck bei gleichbleibendem Volumen (isochore Kompression). Ein gutes Beispiel dafür ist der Dampfdrucktopf. Wenn der Deckel dicht verschlossen ist, steigt mit zunehmender Temperatur der Druck im Inneren. Es gilt:

$$p_1 : p_2 = T_1 : T_2 \quad \mathbf{p \sim T}$$

Der Druck ist direkt proportional zur Temperatur.

■ *Merke:* Bei gleichbleibendem Volumen ist der Druck der Temperatur direkt proportional. (Gesetz von Gay-Lussac)

■ *Beispiele:* Gas in einer Stahlflasche (Taucherflasche), Autoreifen oder Luftmatratze in der Sonne.

1.2 Physikalische, mechanische und mathematische Grundlagen

Der Zustand eines (idealen) Gases wird von 3 Größen bestimmt:
Druck: p (je größer p, desto kleiner V)
Volumen: V
Temperatur: T (je größer T, desto größer V)

Die allgemeine mathematische Beziehung nennen wir *Zustandsgleichung der idealen Gase*

$$\frac{p_1 \cdot V_1}{T_1} = \frac{p_2 \cdot V_2}{T_2}; \quad \text{oder:} \quad \frac{\mathbf{p \cdot V}}{\mathbf{T}} = \mathbf{konstant}$$

Analogie Gas/Flüssigkeit

- Allseitige Druckfortpflanzung
  Der Druck breitet sich in einem Gas nach allen Seiten hin gleich aus, d.h. in einem gasgefüllten Raum herrscht überall der gleiche Druck.

- Auftrieb in der Luft
  Archimedisches Prinzip: „Jeder Körper verliert in der Luft scheinbar soviel an Gewicht, wie die von ihm verdrängte Luftmenge wiegt" (Luftballon, Ballonfahren).
  Steigkraft = Auftrieb – Gewicht

- Leicht transportierbar
  Der Stofftransport erfolgt durch Strömung (Konvektion, Heizung)

• • • • Eigenschaften sich bewegender Flüssigkeiten und Gase (Hydrodynamik, Aerodynamik)

Flüssigkeiten und Gase sind leicht transportierbar (nicht nur in Behältnissen). Flüsse kommen durch Höhenunterschiede zustande. Bei einem Gefälle verläuft die Wirkungslinie der Schwerkraft nicht senkrecht zur Wasseroberfläche. Daher versucht die Flüssigkeit immer die tiefste Stelle zu erreichen. Pumpen erzeugen ein künstliches Gefälle durch Druckänderung. Winde z.B. entstehen durch unterschiedliche Luftdruckverhältnisse (Hochdruck- und Tiefdruckgebiet). Auch unterschiedliche Materiedichten haben Strömungen zur Folge; Warmluft steigt ebenso wie warme Flüssigkeiten, wenn sich durch zunehmende Wärmeenergie ihre Moleküle weiter ausdehnen. – Strömungen versuchen einen Ausgleich verbunden mit einem Stofftransport (Ortsveränderung).

Die *Hydrodynamik* beschäftigt sich mit strömenden Flüssigkeiten, die *Aerodynanik* mit Luftströmungen.

- *Definition:* Strömung = Bewegung von Flüssigkeiten oder Gasen

Den Raum, in dem sich strömende Medien befinden, wird *Strömungsfeld* genannt. Zur Kennzeichnung der Bewegungsrichtung werden *Stromli-*

nien oder Strombahnen benutzt. Wie bei den Kraftvektoren kann auch hier mit unterschiedlich langen, pfeilförmigen Stromlinien die Geschwindigkeit des strömenden Mediums dargestellt werden.

Bilden sich Wirbel in einem Strömungsfeld, etwa durch Hindernisse oder starke Verengungen, wird von einer *turbulenten Strömung* gesprochen (Abb. 1.69 a). Verläuft eine Strömung ohne Wirbelbildung, d. h. die Stromlinien verlaufen parallel bzw. ohne abzureißen, ist sie *laminar* (Abb. 1.69 b). Dabei können wir uns das strömende Medium in (zylinderförmige) Schichten unterteilt vorstellen, ähnlich wie der Aufbau einer Lauchstange.

Selbst wenn es keine Hindernisse im Strömungsfeld gibt, wird das strömende Medium durch zwei Faktoren wesentlich beeinflußt:
1. Verschieben der Teilchen gegeneinander: *innere Reibung*. Sie bestimmen die Zähflüssigkeit (Viskosität)
2. Beschaffenheit des „Strömungskanals": *äußere Reibung* (Oberfläche, Adhäsion)

Da die äußere Reibung (an Mediengrenzen) – genauer gesagt die innere Reibung gegenüber stationären, der Wand anhaftenden Teilchen – größer ist als die innere Reibung zwischen bewegten Teilchen, ist die Strö-

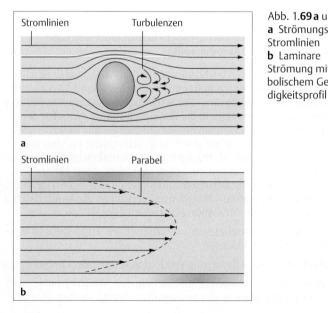

Abb. 1.69 a u. b
a Strömungsfeld mit Stromlinien
b Laminare Strömung mit parabolischem Geschwindigkeitsprofil

mung (Geschwindigkeit) in der Mitte eines Strömungsfeldes größer als am Rande. Es kommt zur Ausbildung eines charakteristischen *parabolischen Geschwindigkeitsprofils* (s. Abb. 1.**69 b**).

Ein Fluß bewegt sich im der Mitte am schnellsten. Der Versuch gegen den Strom zu schwimmen sollte möglichst in Ufernähe gestartet werden.

■ *Beispiele:* Blutkörperchentransport, Strömungstauchen, Hufeisen-Form der Niagara-Fälle (Abb. 1.**47** s. S. 47).

Wird die Strömung als das in einer Zeiteinheit transportierte Volumen definiert (I = V / t); ist die Abhängigkeit von verschiedenen Gegebenheiten leicht zu erkennen:

Die Strömung nimmt zu mit

- zunehmender Druckdifferenz und
- zunehmendem Durchmesser des Strömungskanals (r^4).

Die Strömung nimmt ab mit

- zunehmender Viskosität
- zunehmender Länge des Strömungskanals

Der Strömungswiderstand nimmt zu mit

- zunehmender Strömungsgeschwindigkeit (v^2)
- abnehmendem Durchmesser des Strömungskanals (r^4)

Bei einer *idealen Strömung*, keine Reibung und Inkompressibilität vorausgesetzt, ist die Strömungsgeschwindigkeit (v) umgekehrt proportional zum Leitungsquerschnitt (A) oder anders gesagt: das Produkt aus Geschwindigkeit und Querschnitt ist konstant.

$$v_1 \cdot A_1 = v_2 \cdot A_2 \quad \text{(Kontinuitätsgleichung)}$$

Bewegen sich Flüssigkeiten oder Gase in einem solchen (reibungsfreien) System, entsteht ein Druck in Richtung ihrer Bewegung aber auch quer dazu. Wir sprechen vom statischen bzw. dynamischen Druck.

Der *statische Druck* wirkt auf die Seitenwände bzw. quer zur Strömungsrichtung:

$$p_{stat} = \text{Schweredruck} + \text{Kolbendruck}$$

Der *dynamische Druck* wirkt längs der Strömungsrichtung:

$$p_{dyn} = \text{Staudruck}$$

Beide Komponenten entsprechen dem Gesamtdruck in einer Flüssigkeit oder einem Gas.

$$\text{Gesamtdruck} = \text{statischer Druck} + \text{dynamischer Druck}$$

An einer Verengungsstelle erhöht sich die Fließgeschwindigkeit, damit die gleiche Stoffmenge transportiert werden kann. Dadurch steigt der dynamische Druck und folglich muß der statische Druck sinken.

Anwendung findet dieses Prinzip bei der Wasserstrahlpumpe: An der Verengungsstelle wird Luft von außen angesaugt. Auch Parfümzerstäuber, Bunsenbrenner, Airbrush-Geräte usw. arbeiten nach diesem Prinzip.

Reduziert sich an einer Stelle die Fließgeschwindigkeit (z.B. durch eine Erweiterung), so muß dort der statische Druck in dem Maße ansteigen wie der dynamische Druck absinkt. – Bei einer ruhenden Flüssigkeit ist der Staudruck, die dynamische Komponente, gleich Null und der statische Druck maximal (Gesamtdruck).

Weitere Beispiele:

- Einatmen: erhöhter Staudruck (Sog) und statischer Unterdruck; (Knorpelringe in der Luftröhre).
- Parfümzerstäuber: Unterdruck an der Düse saugt Duftstoff an (geringer als Luftdruck).
- Tragflächenprofile erzeugen Auftrieb (oberhalb erhöhte Strömungsgeschwindigkeit. Verstärkter dynamischer Druck führt zu statischem Unterdruck.
- Warum bewegt sich der Duschvorhang beim Duschen nach innen? (vgl. Wasserstrahlpumpe; verminderter statischer Druck).

Druckmessung in strömenden Medien

Durch Messung von Gesamtdruck und statischem Druck läßt sich aus der Differenz der Staudruck berechnen. Sind Staudruck und Dichte des Mediums bekannt, läßt sich die Strömungsgeschwindigkeit berechnen. Auf diese Weise ist es möglich, z.B. die relative Geschwindigkeit eines Flugzeuges zu bestimmen (Pitot-Rohr).

Das wechselseitige Absenken und Anheben des dynamischen Drucks und statischen Drucks spielt innerhalb des Blutkreislaufsystems eine wichtige Rolle (Herz, Aorta, Gasaustausch in den Kapillaren, venöser Rückstrom).

Im Blutkreislaufsystem herrschen keine idealen Bedingungen im Sinne der Strömungmechanik: Die Strömungen sind nicht alle laminar, die Gefäßwände nicht starr, die Querschnitte durch Ablagerungen oder Klappen beeinflußt und die Reibung ist nicht zu vernachlässigen. Die Gesetze der Strömungslehre kommen trotzdem zur Anwendung, um einzelne Vorgänge zu erklären.

Strömungen in verzweigten Systemen

Druckdifferenzen sind Ursachen für Strömungen aber auch Strömungen verursachen Druckdifferenzen. Bei einer laminaren Strömung sind Stromstärke (Volumenstrom) und Druckdifferenz einander proportional (Hagen-Poiseuille-Gesetz). Das Verhältnis von Druckdifferenz ($p_1 - p_2$) zur Stromstärke (I) heißt *Strömungswiderstand*:

$$R = (p_1 - p_2) / I \quad R = \Delta p / I$$

Beim elektrischen Strom entspricht analog die Spannung (U) der Druckdifferenz (Δp). Als Unterschied zwischen zwei Potentialen ist sie die Ursache für elektrischen Strom. Somit lassen sich die Strömungswiderstände auch leicht aus den Gesetzen der Elektrotechnik herleiten (Kirchhoff'sche Regeln).

Reihenschaltung (Hintereinanderschaltung)

Sind zwei (oder mehrere) Rohre aneinander angeschlossen, die verschiedene Länge und unterschiedliche Querschnitte haben, sind die Strömungswiderstände hintereinander (in Reihe) geschaltet (Abb. 1.**70**).

Die Einzelströmungswiderstände addieren sich zum Gesamtwiderstand:

$$R = R_1 + R_2$$

Die Strömung ist an jeder Stelle gleich. Sie wird vom Gesamtwiderstand und der Druckdifferenz bestimmt.

$$I = \Delta p / R$$

Im Blutkreislaufsystem gehen die Arterien über in Arteriolen, diese in Kapillaren, Venolen und Venen. Der Gesamtströmungswiderstand ist gleich der Summe der Einzelwiderstände. Der arterielle Strom ist gleich dem venösen Rückstrom – auch, wenn sich die Gefäße auf dem Weg durch den Körper verzweigen und wieder vereinen.

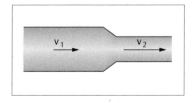

Abb. 1.**70** Reihenschaltung von Gefäßen

Parallelschaltung (Verzweigung)

Bei einer Verzweigung sind die Teilströme umgekehrt proportional zu den Teilströmungswiderständen. Je größer der Widerstand, desto weniger Strom fließt durch diesen Zweig. Sie Summe aller Teilströme muß wieder gleich dem Gesamtstrom sein (Abb. 1.71).

$$I_{ges} = I_1 + I_2$$

Da die Rohre an der gleichen Stelle abzweigen und sich an einem gemeinsamen Punkt wieder vereinigen, ist die Druckdifferenz (Δp) für beide Wege gleich. Wir setzen $I = \Delta p / R$ und erhalten dann

$$\Delta p / R_{ges} = \Delta p / R_1 + \Delta p / R_2$$
$$1 / R_{ges} = 1 / R_1 + 1 / R_2$$

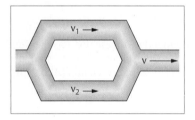

Abb. 1.71 Parallelschaltung von Gefäßen

Im Körperkreislauf sind die lebenswichtigen Organe Herz, Gehirn, Magen, Lunge, Leber usw. parallel verbunden (Abb. 1.72). Der Kehrwert des Gesamtströmungswiderstandes ist gleich der Summe der Kehrwerte der Einzelwiderstände. Den Kehrwert eines Widerstandes (1/R) heißt in der Elektrotechnik Leitwert (G), und er entspricht hier dem Strömungsleitwert.

•••• **Strömung und Druck in bezug auf den menschlichen Körper**

Mit wachsender *Verzweigung* sollte in einem (idealen) strömenden System mit abnehmendem dynamischen Druck der statische Druck ansteigen. Dies trifft im Kreislaufsystem jedoch nicht zu, da die Reibung in den sehr kleinen Gefäßen (Kapillaren) erheblich ist und die Strömung nicht ideal ist (Breuer)

Das Absinken der *Strömungsgeschwindigkeit* in den Kapillaren ist für den Stoffaustausch wichtig.

☐ *Anmerkung:* ausführliche Beschreibung der Strömungen im menschlichen Gefäßsystem s. Kamke, Walcher. Physik für Mediziner; S. 276 ff.

Im Kreislaufsystem wird das Blut weitestgehend als laminar strömendes Medium angenommen mit einem *parabolischen Geschwindigkeitsprofil*.

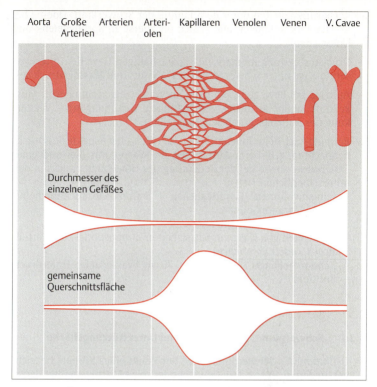

Abb. 1.72 Übersicht über die Anzahl und den Querschnitt der Gefäße im Körper (mod. nach Silbernagel)

Die (roten) Blutkörperchen werden aufgrund ihrer Größe in der Mitte der Blutströmung (Axialstrom) viel rascher weitertransportiert, als die anderen kleineren Bestandteile (z. B. weiße Blutkörperchen).

Da die Stromstärke bei laminarer Strömung sehr stark vom *Gefäßquerschnitt* abhängt (r^4), führt beispielsweise eine Vergrößerung des Radius um knapp 20 % zur Verdopplung der Stromstärke. (Wirkung von Pharmaka; gefäßverengende, -erweiternde Mittel)

Weitere Stichpunkte:

❖ Bewegungsbehandlung im Wasser: Ausnutzung des Strömungswiderstandes/Tempowechsel; Reibungskraft wächst mit zunehmender Geschwindigkeit (v^2).

- Körperflüssigkeiten unter dem Einfluß der Schwerkraft: Ödeme bei Kreislauferkrankungen bilden sich oft zuerst an Sprunggelenk und Unterschenkel.
- Druckausbreitung im stark flüssigkeitshaltigen Gewebe: Unterwassermassage nutzt Schweredruck des Wassers und Massagedruck aus.
- Auftrieb bei Bewegungsübungen im Wasser bei verminderter Muskelkraft (Teilbelastungen, -entlastungen, Gehübungen) – Verstärkung des Auftriebs durch Schwimmhilfen.

Beispiel: Auch beim Tauchen lassen sich die vielen Aspekte des Drucks beobachten, z.B. beim Austarieren im Wasser mit Blei und einer Tarierweste sowie bei der Bedeutung des Umgebungsdrucks in den unterschiedlichen Tiefen:
- Lungenvolumen (Gerätetauchen / Freitauchen (Schnorcheln)) *Boyle-Mariotte Gesetz*
- Barotrauma (Lunge, Ohr)
- Löslichkeit von Gasen in Flüssigkeiten (proportional zum Partialdruck, *Gesetz von Henry*)
- Schnorchellänge (30 cm; max. 70 cm Wassertiefe; Unterdruck, Totraum)

1.3 Mechanisches Gleichgewicht

1.3.1 Schwerpunkt, Schwerelinie und Unterstützungsfläche

Definition: Als Schwerpunkt wird der Punkt eines Körpers bezeichnet, in dem man sich sein Gewicht oder seine Masse vereinigt denkt. Vielfach wird er auch Massenmittelpunkt genannt.

Schwerpunkt = Massenmittelpunkt

Greift eine Kraft direkt im Schwerpunkt eines Körpers an, so erfolgt keine Drehbewegung (s. Drehmoment, S. 50). Bei symmetrischen Gegenständen mit homogener Dichte fällt dieser Schwerpunkt mit dem Symmetriezentrum zusammen, so z.B. bei einer Kugel. Der Schwerpunkt muß aber nicht unbedingt im Inneren eines Körpers liegen (Abb. 1.**73**).

Besteht ein Gegenstand aus mehreren spezifisch unterschiedlich schweren Materialien – ist er inhomogen – verschiebt sich der Schwerpunkt aus der geometrischen Mitte je nach Verteilung der Massen.

Bei beweglichen Körpern, wie z.B. beim menschlichen Körper, ändert der Schwerpunkt fast ständig seine Position durch die Bewegung von Armen oder Beinen, des Kopfes oder Rumpfes. Selbst die pulsierende Verschiebung von Blutvolumen hat einen Einfluß auf die Lage des Körperschwerpunktes (Abb. 1.**74**).

1.3 Mechanisches Gleichgewicht

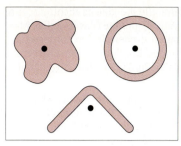

Abb. 1.**73** Der Schwerpunkt kann bei einem Ring oder bei einem Winkel außerhalb des Körpers liegen

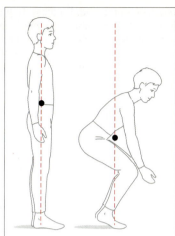

Abb. 1.**74** Während des Bückens kann der Schwerpunkt außerhalb des Körpers liegen

•••• **Schwerpunkt bestimmen**

Wird ein frei beweglicher Körper an einem Faden aufgehängt, liegt der Schwerpunkt stets senkrecht unter dem Aufhängepunkt (Wirkung der Schwerkraft). Durch das Aufhängen an unterschiedlichen Körperpunkten kann die räumliche Position des Schwerpunktes durch den Schnittpunkt dieser Linien (Lote) ermittelt werden.

Dies kann mit einem Stück Karton, das an verschiedenen Ecken leicht drehbar zwischen den Fingern gehalten oder besser noch an einer Nadel (Drehachse) aufhängt wird, leicht nachvollzogen werden. Ähnlich wurden bereits vor dem Jahr 1900 die Schwerpunkte einzelner menschlicher Körperteile und des gesamten Körpers bestimmt. Dazu wurden eingefrorene Leichenteile verwendet (Braune und Fischer, 1889). Eine andere Möglichkeit, den Schwerpunkt eines Gegenstandes herauszufinden, ist die Verwendung einer Art Wippe: Der Körper wird so lange verschoben, bis der Schwerpunkt sich genau über der Drehachse befindet. Dann wird genau wie beim Aufhängen in jeder Ebene eine Senkrechte erhalten, die sich räumlich gesehen im Schwerpunkt schneiden. – Beide Verfahren lassen sich in der Praxis nicht so leicht umsetzen. Heute ist es möglich, über dreidimensionale Computermodelle und unter Berücksichtigung der Gewebedichten, Körper- und Teilschwerpunkte rechnerisch zu ermitteln.

Der Schwerpunkt ist also ein fiktiver Punkt – stellvertretend für unendlich viele Massenelemente des Körpers, die der Wirkung von Einzelkräften ausgesetzt sind. Da diese Teilkräfte alle die gleiche Richtung (zum Erdmittelpunkt), aber verschiedene Angriffspunkte (das jeweilige Massenelement) innerhalb des Körpers haben, drehen sie den Körper so lange, bis er sich im Gleichgewicht befindet. Die Summe (Resultierende) dieser Teilkräfte greift dabei in einem Punkt an, dem sogenannten Schwerpunkt.

Die Wirkungslinie dieser resultierenden Kraft wird *Schwerelinie* genannt. Die Schwerelinie ist somit die gedachte Verbindungslinie vom Schwerpunkt des Körpers zum Erdmittelpunkt (Verbindung der Massenmittelpunkte). Solange die Schwerelinie durch die Unterstützungsfläche des Körpers geht, wird von *Standfestigkeit* gesprochen (Abb. 1.**75**). Verläuft die Schwerelinie außerhalb der Unterstützungsfläche, kommt es zur Kippbewegung – die Wirkungslinien von Gewichtskraft und Stützkraft stimmen nicht überein, es bildet sich ein Kräftepaar, das für die Rotation verantwortlich ist.

„Auch das Gehen des Menschen ist die Folge von Kippungen, die dadurch verursacht werden, daß der Mensch durch Muskelbewegungen seinen Schwerpunkt verlagern kann, und zwar gerade so, daß er das Kippen dann durch Vorwärtsbewegungung eines Beines aufhält" [Kamke u. Walcher].

Durch das Vorsetzen des Beines verändert sich die Größe und Lage der Unterstützungsfläche so, daß der Körperschwerpunkt immer über ihr liegt, die Schwerelinie also immer durch sie verläuft.

■ *Definition:* Die *Unterstützungsfläche* (Standfläche) ist die von den Auflagepunkten eingerahmte Fläche (Abb. 1.**76**) – nicht nur die jeweilige Auflagefläche und auch nicht die Summe der Berührungsflächen.

Unterstützungsfläche = *eingerahmte Fläche*

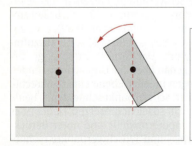

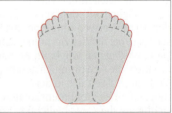

Abb. 1.**75** Verläuft die Schwerelinie außerhalb der Unterstützungslinie, kippt der Körper

Abb. 1.**76** Die Unterstützungsfläche im Stand

Die Standfestigkeit kann verbessert werden durch:

- Vergrößerung der Unterstützungsfläche: Veränderung der Beinstellung (breitspuriges Stehen oder Gehen, verschiedene Ausgangsstellungen, Einsatz von Gehhilfen (Stock, Rollator).
- Tieferlegen des Schwerpunktes: (Seitenlage, Bauch- oder Rückenlage, Automobiltechnik, „Stehaufmännchen"-Tassen.
- Erhöhung des Gewichtes („Beschweren").

Zur Schulung des Gleichgewichtssinns wird die Unterstützungsfläche gezielt verringert mit Hilfe von Einbeinstand, Zehenstand, Kreisel oder Pezziball. Während sich beim Pezziball die Unterstützungsfläche je nach Auflagefäche (Aufblasdruck) und Fußstellung ändern kann, bleibt sie beim Kreisel immer nahezu punktförmig, abhängig von der Unterlage.

Beispiele:
- Stehen auf beiden Beinen (breit, schmal),
- Einbeinstand,
- Einbeinstand an der Wand angelehnt (Wieso können wir auf dem der Wand zugewandten Bein nicht stehen?),
- Ausgangsstellungen in der Physiotherapie (ASTEn):
  - Vierfüßlerstand, Kniestand, Zehenstand,
  - Bauchlage, Rückenlage, Seitenlage,
- Einsatz von Gehhilfen,
- Haltungsänderung beim Tragen von Lasten oder in der Schwangerschaft.

1.3.2 Gleichgewichtsarten

Gleichgewicht herrscht dann, wenn die *Summe aller Kräfte und Momente gleich Null* ist (s. S. 53). Im folgenden wird der Einfluß der Standfestigkeit auf das Gleichgewicht näher untersucht. Im Stand und bei Bewegungen bestimmt das *Verhalten des Schwerpunktes* und damit der Verlauf der *Schwerelinie* die Gleichgewichtslage. Man unterscheidet stabiles, labiles und indifferentes Gleichgeicht (Abb. 1.77).

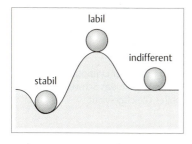

Abb. 1.**77** Gleichgewichtsarten

1 Biomechanische Grundlagen

•••• Stabiles Gleichgewicht

Beim stabilen Gleichgewichtszustand bewirken Lageänderungen des Schwerpunkts „Rückstellkräfte" (Abb. 1.78). Mit anderen Worten: Der Gegenstand kehrt selbständig (Schwerkraft) in seine Ausgangslage zurück

■ *Beispiele:*
- Der Drehpunkt (die Achse) eines drehbaren Körpers liegt oberhalb seines Schwerpunktes. Nach einer kurzen Krafteinwirkung pendelt sich der Körper unterhalb seiner Achse aus. – Im Sitzen werden die Beine baumeln oder die Arme hängen gelassen.
- Wird ein Körper kurz untergetaucht, kommt aber sofort wieder an die Oberfläche – er schwimmt, da sein Auftrieb größer ist als sein Gewicht
- Ein mit Helium gefüllter Luftballon hat das Bestreben, nach dem Herunterziehen immer wieder zur Decke zu steigen.

•••• Labiles Gleichgewicht

Beim labilen Geichgewichtszustand zerstören Lageänderungen (äußere Kräfte) das Gleichgewicht (Abb. 1.79). Es erfolgt keine Rückkehr in die Ausgangslage.

■ *Beispiele:*
- Der Schwerpunkt liegt oberhalb des Drehpunktes (der Drehachse). Ein kleiner Stoß und der Körper verliert seine Ausgangsposition. – Der Kopf wird schwer, wir „nicken" ein.
- Ein ins Wasser geworfener Körper sinkt (Auftrieb < Gewicht).
- Ein gewöhnlicher Luftballon ist schwerer als Luft. Beim Loslassen sinkt er zu Boden.

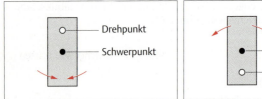
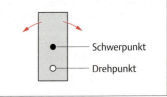

Abb. 1.78 Der Drehpunkt befindet sich oberhalb des Schwerpunktes: stabiles Gleichgewicht

Abb. 1.79 Der Drehpunkt befindet sich unterhalb des Schwerpunktes: labiles Gleichgewicht

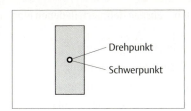

Abb. 1.80 Der Drehpunkt liegt genau im Schwerpunkt: indifferentes Gleichgewicht

• • • • Indifferentes Gleichgewicht

Beim indifferenten Gleichgewicht führen Lageänderungen (äußere Kräfte) zu anderen Gleichgewichtslagen und lassen neue Ausgangslagen entstehen (Abb. 1.**80**).

Beispiele:
- Der Drehpunkt liegt genau im Schwerpunkt. Mit jeder äußeren Krafteinwirkung dreht sich der Gegenstand ein Stück und kommt sofort wieder zur Ruhe
- Ein Taucher bleibt in gleicher Tiefe. Er ist gut austariert – Gewicht und Auftrieb halten sich die Waage. Wäre er inkompressibel (gleiches Volumen), dann bliebe er in jeder neuen Tauchtiefe auf gleichem Niveau.

• • • • Metastabiles Gleichgewicht

Manche Lehrbücher nennen noch eine vierte Gleichgewichtsart, nämlich den Zustand zwischen stabil und labil, und bezeichnen es als *metastabiles Gleichgewicht*. Geringe Lageänderungen erhalten das Gleichgewicht, größere zerstören es. Als Beispiel kann die durch Muskelkräfte erzielte Körperhaltung (Stehen) dienen.

1.4 Kinematik der Gelenke des menschlichen Körpers

1.4.1 Freiheitsgrade/Bewegungsumfang

Ein Körper kann sich in einem Raum in 3 *Richtungen* fortbewegen (Translation);

- nach vorne/hinten: X-Richtung
- zur Seite (rechts/links):   Y-Richtung
- nach oben/unten: Z-Richtung

In bezug auf den Körper selbst werden 3 *Ebenen* definiert, in denen eine Bewegung erfolgen kann (Abb. 1.**81**):

- Sagittalebene: anterior/posterior, in Gangrichtung
- Frontalebene: lateral/medial, quer zur Gangrichtung
- Transversalebene: horizontal (senkrecht zur Körperlängsachse)

Bei der Translation entfernt sich der Körper vom Ausgangspunkt und bewegt sich im Raum oder in einer Ebene. Bei Drehungen (Rotationen) erfolgt die Bewegung um ein Drehzentrum. Dabei bewegt sich der Körper immer auf einer kreisförmigen Bahn. Ein solches Drehzentrum kann auch als *Achse* bezeichnet werden. Die Achsen der Bewegungen des menschlichen Körpers liegen in den Gelenken. Eine Achse wird durch den Schnittpunkt zweier Ebenen definiert:

Die **Rotation in der Sagittalebene** findet um die „Querachse" (frontal ausgerichtet) statt. Die Achse wird auch *frontotransversale* oder *transversofrontale Achse* genannt. Es entsteht eine Scharnierbewegung in den Gelenken. Beispiel: Rolle vorwärts.

Die **Rotation in der Frontalebene** findet um die „Längsachse" (sagittal ausgerichtet) statt. Die Achse wird auch *sagittotransversale* oder *transversosagittale Achse* genannt. Es entsteht eine Ab- und Adduktionsbewegung in den Gelenken. Beispiel: Radschlagen.

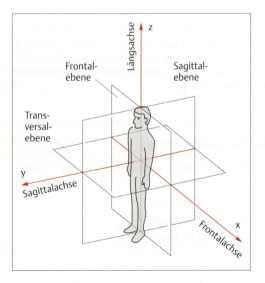

Abb. 1.**81** Die drei Körperebenen

Die **Rotation in der Transversalebene** findet um die Körperlängsachse statt. Die Achse wird auch *sagittofrontale, frontosagittale Achse* genannt. Es entstehen Bewegungen im Zapfengelenk zwischen Axis und Atlas – Achsendrehung (Spin).

Werden die Bewegungen des menschlichen Körpers genauer betrachtet, finden sich eine Vielzahl von Drehbewegungen. Die fortschreitende Bewegung (Translation) unseres Körpers ist also die *Summe von Einzelrotationen*. In seitlicher Projektion ergibt sich eine sinusförmige Auf- und Abbewegung längs der Gangrichtung (Abb. **1.82**).

• • • • Gelenk ist nicht gleich Drehachse

Ein Gelenk ist eine *funktionelle Einheit*, die Bewegung ermöglicht und Kraft überträgt. Zum einen gibt es Gelenke, die Bewegungen in verschiedenen Ebenen zulassen, zum anderen besteht ein Gelenk aus „Verbindungselementen" wie Gelenkflächen und -schmiere; und nicht zuletzt gehören auch „Stabilisierungselemente" dazu.

Die Funktionen eines Gelenks sind:

- Mobilität (Stellungsänderung zweier Skeletteile) und
- Stabilität (Verbindung zweier Skeletteile) mit Kraftübertragung.

Ein Gelenk muß sowohl Mobilität als auch eine Stabilität aufweisen.

• • • • Einteilung der Gelenke

Die Verbindungen zwischen den Knochen werden entsprechend ihrer Struktur und Beweglichkeit in Synarthrosen, Amphiarthrosen und Diarthrosen eingeteilt. Die Synarthrosen sind unbeweglich bis nahezu beweglich, zu ihnen gehören Synostosen, Synchondrosen, Suturen etc. Bei den Amphiarthrosen handelt es sich um gering bewegliche Verbindungen wie Syndesmosen und Symphysen. Die Gruppe der Diarthrosen umfaßt die echten Gelenke, von denen im weiteren die Rede sein wird (Felder).

Ermöglicht ein Gelenk die Bewegung um eine Achse, heißt es einachsiges Gelenk oder *Scharniergelenk*. Es hat einen Freiheitsgrad.

Ein *Kugelgelenk* ermöglicht Bewegungen um einen Drehpunkt oder um drei zueinander senkrecht stehende Achsen. Es hat 3 Freiheitsgrade.

Nicht immer sind die Drehachsen einer Bewegung ortsfest. Sie müssen daher während den Ablauf einer Bewegung mehrmals neu definiert werden. Besonders deutlich wird dies beim Beugen des Kniegelenks (s. Kap. 1.6.2 Kniegelenk (S. 112).

1 Biomechanische Grundlagen

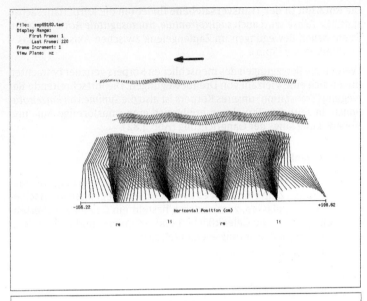

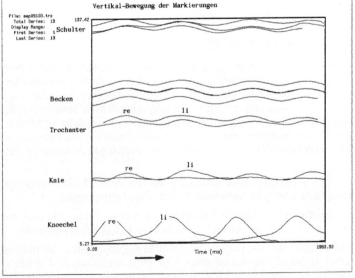

Abb. 1.**82** Sinusförmige Auf- und Abbewegungen längs der Gangrichtung

Hinsichtlich der Freiheitsgrade macht Saziorski folgende Angaben:
- 30 für Arm oder Bein
- 244 für den gesamten „Mechanismus" (menschlicher Körper):
  - 148 zueinander bewegliche Knochen,
  - 29 Gelenke mit 3 Freiheitsgraden,
  - 33 Gelenke mit 2 Freiheitsgraden,
  - 85 Gelenke mit 1 Freiheitsgrad.

1.4.2 Gelenke stabilisieren

„Eine Hauptfunktion des Bewegungsapparates besteht darin, den aufrecht stehenden Körper gegen die Schwerkraft im Gleichgewicht zu halten, damit er nicht umfällt." (Debrunner)

Der Körperschwerpunkt ist nicht ortsfest, weil

- der menschliche Körper mit seinen Muskeln und Gelenken *keine starre Masse* ist,
- es *bewegliche Körperteile* mit unterschiedlichen Teilschwerpunkten gibt und
- bewegte *Flüssigkeiten* vorhanden sind.

Die Verlagerung des Schwerpunktes – und damit die Änderung des Verlaufs der Schwerelinie – kann sich auf ein (unterhalb gelegenes) Gelenk unterschiedlich auswirken:

- verläuft die Schwerelinie genau durch die Achse, dann ist das Drehmoment = Null   ⇒   keine Drehbewegung
- verläuft die Schwerelinie vor oder hinter der Achse, dann ist das Drehmoment ≠ Null   ⇒   Drehbewegung

■ *Beispiel:* Verläuft die Schwerelinie *hinter* der Kniegelenksachse, wird das Knie auf Beugung beansprucht, verläuft sie *vor* der Kniegelenksachse, wird das Knie auf Streckung beansprucht.

Die Kraftübertragung (Körpergewicht) beim Gehen wäre ohne eine ausreichende Stabilisierung der Gelenke nicht möglich.

■ *Definitionen*: Stabilität/Mobilität
  - Stabilität = Gleichgewichtszustand, Fähigkeit einer Kraft zu widerstehen.
  - Mobilität = Beweglichkeit, Fähigkeit einer Kraft zu folgen.

■ *Merke:* Je größer die Stabilität eines Gelenks, desto geringer ist seine Mobilität. (umkehrbar)

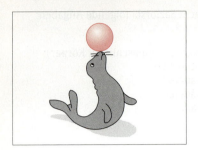

Abb. 1.**83** Die Unterstützungsfläche ist immer genau unter dem Schwerpunkt des Balles

Entsprechend der Richtung des Kippmomentes muß ein Gelenk stabilisiert werden. Dies ist grundsätzlich auf zwei Arten möglich:

- durch Muskeln ⇔ *aktive Stabilisierung*
- durch Bänder ⇔ *passive Stabilisierung*

Meistens ergänzen sich beide Formen der Stabilisierung. Die Dauer der Belastung spielt dabei eine große Rolle.

Beispiel: Warten auf den Bus

Zu Beginn übernehmen Muskeln die Stabilisierung der Gelenke. Mit zunehmender Wartezeit wird der Wartende „anlehnungsbedürftiger". Kniegelenk im Anschlag, Oberkörper angespannt, Muskeln gestreckt, Bänder gedehnt – so „hängt er in seinen passiven Strukturen". Vielleicht hat er sich mittlerweile auch eine Wand oder eine Bank gesucht, die einen Teil des Körpergewichtes übernimmt.

Eine andere Möglichkeit, ein labiles Gleichgewicht zu stabilisieren, besteht darin, den Unterstützungspunkt immer genau unter den Schwerpunkt zu bringen (Abb. 1.**83**). Damit wird Bildung eines Kräftepaares (Drehmoments) vermieden.

•••• Bedeutung der aktiven und passiven Stabilisierung in der Praxis

Bei Ausfall der aktiven Stabilisierung z. B. durch Lähmung, Verletzung oder Muskelschmerz kommt der passiven Stabilisierung eine besondere Bedeutung zu. Dauernde rein passive Stabilisierung führt zu Bandinsuffizienz – normalerweise schützt die Muskulatur den Bandapparat davor. Kompensationsmechanismen bei Muskelschwäche bewirken häufig eine Kraftverminderung durch Schwerpunktverlagerung und/oder Abstützen.

Beispiele für Kompensationsmechanismen sind in Abbildung 1.**84** und 1.**85** dargestellt. In Abbildung 1.**84** verläuft der Kraftvektor vor dem Kniegelenk. Dadurch wird es auf Streckung beansprucht. – Dies Gangbild entsteht bei einer Lähmung des M. quadriceps femoris. Selbst in Fällen, in denen das Kniegelenk während der Standphase leicht gebeugt ist, kommt es nicht zum Einknicken, da das Gelenk durch die Kraftverteilung (Masseverlagerung) gestreckt und nicht gebeugt wird. Dieser Mechanismus funktioniert nur, wenn die übrige Beinmuskulatur intakt ist. Oftmals wird zusätzlich der Oberkörper mit dem Arm auf dem betroffenen Bein abgestützt.

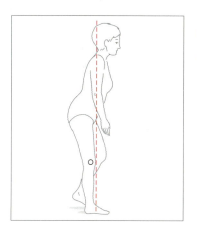

Abb. 1.**84** Der vorgeneigte Oberkörper kompensiert die Quadrizepsschwäche, das Knie wird auf Streckung beansprucht

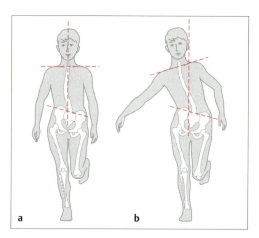

Abb. 1.**85** Bewegungsablauf: **a** beim positiven Trendelenburg und **b** beim positiven Duchenne

In Abbildung 1.**85** sind die Kompensationsmechanismen bei einer seitlichen Instabilität des Beckens dargestellt.

- Senkung des Beckens auf der nicht belasteten Seite = positives *Trendelenburg Zeichen*.
- Neigung des Oberkörpers zur belasteten Seite = positives *Duchenne Zeichen*.

1.5 Statische und dynamische Bestimmung der Gelenkkraft

Die Kenntnis der im Gelenk übertragenen Kräfte ist wichtig zur

- Beurteilung der Belastung und Beanspruchung (physiologisch normal, pathologisch),
- Erklärung von Bewegungsmustern (z. B. Kompensationsmechanismen),
- Anwendung und Dosierung von Behandlungstechniken,
- Bewegungsoptimierung (z. B. Entlastung),
- Optimierung von Prothesen (Festigkeit, Kraftverteilung, Gleitverhalten) sowie zur
- Dokumentation einer Behandlung (Erfolgs-, Verlaufskontrolle).

1.5.1 Gelenkkräfte bestimmen

Um die Belastung und die Beanspruchung von Gelenken messen, berechnen oder zumindest abschätzen zu können, werden folgende Informationen benötigt:
- Lage/Position der Gelenkachse(n) im Raum,
- Gelenkflächen (funktionelle Kontaktflächen),
- Muskelkräfte (Momente),
- Schwerkraft (Teilgewicht, Teilschwerpunkt).

Diese ergeben sich aus verschiedenen Untersuchungsmethoden:

- direkte in vivo Kraftmessung (z. B. instrumentierte Endoprothese),
- direkte Messung der Druckverteilung (druckempfindliche Folien),
- direkte Messung des Drehmomentes (Trainingsgeräte),
- direkte Messung der Kraft (Federwaage, Kraftsensor),
- indirekte Messung von Kraft und Kraftverlauf über die Fuß-Boden-Reaktionskraft in Verbindung mit einem Rechenmodell (inverse Dynamik),
- Bewegungsanalyse zur Erfassung von Körperpunkten (Drehachsen).

1.5 Statische und dynamische Bestimmung der Gelenkkraft

Der Einsatz von *kraftmessenden Endoprothesen* beschränkt sich auf Forschungsgebiete und ist für die Kraftmessung in der täglichen Praxis verständlicherweise nicht angebracht. Zweifellos stellt dieses Verfahren recht exakte Meßwerte zur Verfügung (Bergmann). – Aber nicht ohne operativen Eingriff. – Für die Verbesserung endoprothetischer Versorgung sicherlich das beste Verfahren. Die Ergebnisse lassen allgemeingültige Rückschlüsse auf tatsächliche Gelenkbelastungen zu.

Zur Bestimmung von Gelenkbeanspruchungen – der Verteilung der Kraft im Gelenk – muß die kraftübertragende (wirksame) Gelenkfläche bekannt sein.

Die Aussagekraft einer mathematischen **Bestimmung von Gelenkkräften** ist eingeschränkt durch:

- Eigenschaften des Gelenkmodells (Scharnier-, Kugelgelenk; Dreh-, Gleitbewegung)
- Aufteilung in Bewegungskomponenten
- Annahmen der beteiligten Muskeln (Muskelanteile)
- Annahmen der Kraftrichtungen (Wirkungslinien)
- Annahmen über die Länge der Hebelarme während des Bewegungsablaufes
- Annahmen der Größe der Berührungsfläche (Kontaktfläche zur Kraftübertragung)
- Längen- und Querschnittsänderung der Muskeln in Aktion (Längen-Kraft-Verhältnis)
- Vernachlässigung von hemmenden Kräften (passive Strukturen, Reibung, Antagonistentätigkeit)
- Einfluß dynamischer Größen (Beschleunigungen, Trägheitskräfte)
- zeitliche Koordination der Muskelaktivitäten (Abgrenzung)
- Einfluß von Schmerzen

Die **Bestimmung von Gelenkachsen** (Drehzentren) unterliegt folgenden Problemen:

- Lokalisierung (Palpation, Ultraschall, Röntgenbild)
- Markierung (direkt / indirekt)
- Positionsänderung während der Bewegung (Momentanachsen, „wandernde Achsen")
- Hautverschiebung (Gelenkachse / Markierung)
- Technische Möglichkeiten (Foto, Video, optoelektronische, akustische Verfahren)

Die Genauigkeit einer **Bewegungsmessung** hängt ab von:

- Umfang der Bewegung (Körperteile, Gangbild)
- Räumlichen Gegebenheiten (Fixation, Bewegungsfreiheit)
- Gesundheitlichen Zustand (Belastbarkeit; Patient, Proband)
- Technische Möglichkeiten (Methode, Reproduzierbarkeit)
- Umfeld (Einfluß auf Psyche)

Die Bestimmung von Gelenkkräften ist für die Beurteilung von Belastungsverhältnissen und zum Verständnis komplexer Bewegungsabläufe wichtig. Wenn auch absolute Aussagen aufgrund der oben genannten Punkte nicht möglich sind, ist es dennoch wichtig, durch Näherungen (Modelle) Rückschlüsse auf Gelenkbelastungen und Muskelaktivitäten zu ermöglichen.

Die Größe der Muskelkraft hängt von verschiedenen Faktoren ab, wie z. B. von:

- Arbeitsbedingungen / Kontraktionsart (isometrisch, konzentrisch, exzentrisch),
- Kontraktionsgeschwindigkeit,
- Kontraktionsdauer,
- Muskelquerschnitt und -länge,
- Innervationsstärke,
- etc.

1.5.2 Muskelmechanik/Muskelkraft

H. Felder

Biologische Kraft

Die *biologische* Kraft wird vom Organ Muskel entwickelt; je nach Kontraktionsart ist die Kraftentwicklung statisch und/oder dynamisch; eine dynamische Kontraktion mit einer vorausgehenden statischen Muskelkraftentwicklung wird als eine auxotonische Kontraktion bezeichnet. Diese stellt den überwiegenden Teil der Kraftentwicklung dar. Die dynamischen Kontraktionen lassen sich in dynamisch-konzentrische und dynamisch-exzentrische Arbeitsweisen differenzieren (Abb. 1.**86**).

Der Muskel als Beweger hat die Aufgabe, aus chemischer Energie mechanische Spannung/Kraft bzw. Arbeit zu erzeugen. Er kann durch Verkürzung nur eine Zugspannung entwickeln, die über Sehnen auf das Skelettsystem übertragen wird und dort Rotationen initiiert.

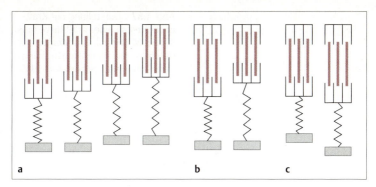

Abb. 1.**86** Muskelkontraktionsformen in ihrer schematischen Ansicht
a Das Zusammenwirken der kontraktilen und elastischen Elemente bei einer konzentrischen Kontraktion, **b** bei einer isometrischen und **c** bei einer exzentrischen Kontraktion.

Bei der Muskelkraft lassen sich Kraftqualitäten unterscheiden (Abb. 1.**87**):
- Maximalkraft: Hierunter verstehen wir die höchstmögliche, willentliche einsetzbare Kraft Sie bedingt in hohem Maße die folgenden Kraftqualitäten; eine hohe Maximalkraft ist eine gute Grundlage für die weiteren Kraftarten.
- Schnell- und Explosivkraft: In vielen täglichen Situationen hat der Krafteinsatz schnell, d.h. explosiv zu verfolgen. Somit spielt die Fähigkeit, Kräfte schnell steigern zu können, ebenfalls eine wichtige Rolle.
- Kraftausdauer: Da die Muskelkraft die Grundlage der Bewegung darstellt, muß es folglich immer eine Kraftentwicklung geben. Diese permante Entwicklung der Kraft stellt eine Form der Ausdauer dar.

Die Muskelkraft ist von der Gesamtheit mechanischer, anatomischer und physiologischer Bedingungen abhängig. Nicht zu vernachlässigen sind natürlich auch psychische, d.h. motivationale Aspekte.

Biomechanisch bzw. materialmäßig ist die Muskelzelle, z.B. die Muskelfaser, und somit der Gesamtmuskel als ein aus drei Elementen zusammengesetztes System aufzufassen. Die drei am Muskelaufbau beteiligten Komponenten sind (Abb. 1.**88**):

❖ kontraktile aktive Elemente (Sarkomere), die aktiv eine Spannungs-Entwicklung vornehmen

❖ parallelelastische Elemente (Bindegewebe), die parallel zu den kontraktilen Elementen liegen und vergleichbar mit einer elastischen Feder passiv eine Spannung entwickeln

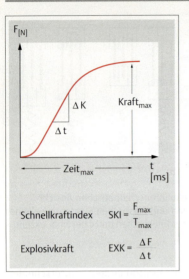

Abb. 1.**87** Darstellung der Kraftqualitäten an einer Kraftkurve (aus Bührle, M. [Hrsg.]: Grundlagen des Maximal- und Schnellkrafttrainings, Hofmann Verlag, Schorndorf 1985)

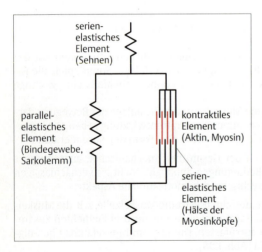

Abb. 1.**88** Drei-Komponenten-Muskelmodell (aus Rosser, M.: Die sportliche Bewegung, BLV-Verlag, München 1982)

- serienelastische Elemente (Bindegewebe, Sehnen, Hälse der Myosinköpfe), die in Reihe mit obigen Elementen wirken.

Die von der Sehne auf den Knochen übertragene Kraft stellt im eigentlichen die Muskelkraft dar. Da ein Muskel mindestens zwei Sehnen – Ansatz und Ursprung – besitzt, wirkt die vom Muskel entwickelte Spannung auf beiden Seiten. Um nun eine gerichtete, koordinierte Bewegung durchzuführen, darf die Zugwirkung des Muskels auf einer Seite nicht auftreten. Somit hat hier eine Fixierung des Ansatzpunktes zu erfolgen (Punctum fixum).

Im statischen Kontraktionsfall ist die Muskelkraft gleich der Summe der von den aktiven kontraktilen Elementen und den passiven parallelelastischen Elementen entwickelten Kräfte. Letztere verhindern, daß die kontraktilen Filamente bei einer Dehnung in Ruhe auseinandergezogen werden. Diese Wirksamkeit läßt sich durch die Ruhedehnungskurve aufzeigen:

Aus Abbildung 1.**89** geht hervor, daß das Maximum der Gesamtkraft nicht mit der maximalen Kraft aus den kontraktilen Komponenten zusammenfällt.

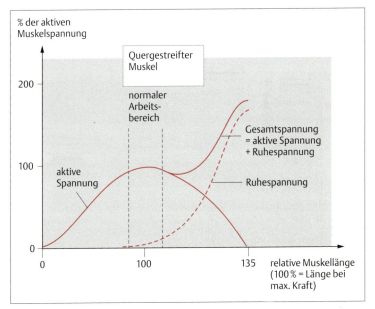

Abb. 1.**89** Aktiver und passiver Anteil der Gesamtspannung eines Skelettmuskels (aus Rosser, M.: Die sportliche Bewegung, BLV-Verlag, München 1982)

Die Dehnung, z. B. bei einer Ausholbewegung, eines passiven Muskels erstreckt sich hauptsächlich auf die parallelelastischen Elemente. Sie können bis über 50 % der Dehnkraft erzeugen und stellen somit den Hauptwiderstand dar.

Eine Dehnung des aktiven Muskels (z. B. bei einer exzentrischen Kontraktionsform) erstreckt sich hingegen vorwiegend auf die serien- und parallelelastischen Anteile. Insbesondere die serienelastischen Komponenten (Sehnen) erfahren hierbei eine hohe Beanspruchung. Die gesamte Muskelkraft eines aktiven Muskels ist immer das Resultat aus dem aktiven Kraftanteil (erzeugt durch die Sarkomere) und aus dem passiven Kraftanteil, erzeugt durch die Elastizitätskräfte. Letztere können auch dazu beitragen, den Wirkungsgrad des Muskels von ca. 20 % auf bis zu 70 % zu erhöhen. Muskeln mit höheren Anteilen von langsamen Muskelfasern können die Energie der elastischen Verformung besser nutzen.

Die maximale Kraft in den kontraktilen Komponenten ergibt sich aus der sogenannten Ruhelänge (mittlere Muskellänge) eines Muskels. Sie ist durch das Eingespanntsein zwischen Ursprung und Ansatz des Muskels im nicht – kontrahierten Zustand mit einer geringen Vordehnung gegeben. Im Aktin-Myosin-Komplex gibt es dabei die günstige Überlappungsfläche für eine höchstmögliche Anzahl von Brückenbildungen (Abb. 1.**90**).

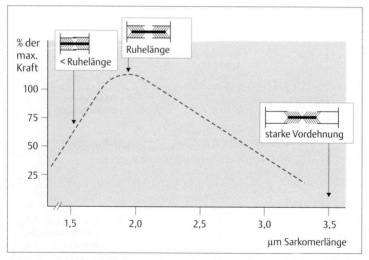

Abb. 1.**90** Sarkomerlänge und Kraftentwicklung (aus DeMarées: Sportphysiologie, Tropon, Köln 1992)

Die Ruhelänge wird mit 100% Muskellänge gleichgesetzt; die sogenannte Gleichgewichtslänge, bei der die geringe elastische Vordehnung fehlt, ist kürzer. Diese Relationen gelten vor allem bei Muskeln mit einem hohen Anteil von Bindegewebe, wie es insbesondere bei den Muskeln der unteren Extremitäten der Fall ist. Bei geringem Bindegewebsanteil liegen die beschriebenen Verhältnisse umgekehrt: die Ruhelänge ist kürzer als die Gleichgewichtslänge. Es lassen sich zwei Typen im Verhalten der Gesamtkraftentwicklung aufzeigen. Bei Muskeln mit geringen Bindegewebsanteil muß eine wesentlich höhere Vordehnung für die Entwicklung der maximalen Gesamtkraft vorliegen (Abb. 1.**91**).

So wie aus der Gleichgewichtslänge (verkürzter Muskel) hat der Muskeltyp mit einen hohen Anteil von Bindegewebe auch aus einer zu starken Vordehnung keine optimalen Kontraktionsbedingungen. Zwar sind hohe elastische Kräfte gespeichert, doch der Überlappungsbereich der Filamente ist zu gering. Diese Überdehnung bringt noch eine plastische Verformung mit sich, die nicht zu einer Spannungsentwicklung beitragen kann. Bei einer Entlastung zeigt sich ein gewisser Dehnungsrückstand, d.h. der Muskel bleibt länger als in der ursprünglichen Ausgangsbewegung. Dies beeinträchtigt die Effektivität der elastischen Kräfte.

Die *Kraft-Längen-Relation* zeigt die Abhängigkeit der maximal entwickelten Kraft von der Winkelstellung bzw. von der Muskellänge. Zwischen der Muskellänge und der Winkelstellung besteht eine Analogie; mittels Berechnungsmodellen kann aus der Winkelstellung die Muskellänge berechnet werden.

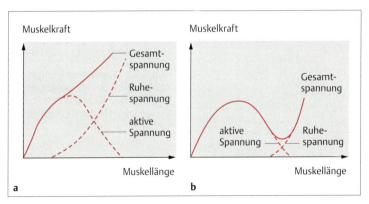

Abb. 1.**91** Gesamtspannung von bindegewebsreichem und bindegewebsarmem Muskel (aus Rosser, M.: Die sportliche Bewegung, BLV-Verlag, München 1987)

Es zeigt sich, daß aus den oben beschriebenen Gründen eine solche Kraft-Längen-Kurve meist im mittleren Bereich – etwa bei 120% Muskellänge, der optimalen Vordehnung – ihr Maximum aufweist. In vivo ist es meist ein mittiger Bereich in der Bewegungsamplitude. Da bei den Kraftdiagnosen isoliert die einzelnen Muskeln nicht unterschieden werden können, und es so zu einer Überlagerung mehrerer Muskeln kommt, die unterschiedliche Längen aufweisen, ist die summarische Kraft-Längen-Kurve nicht immer der idealtypischen Kurve ähnlich (Abb. 1.**92**).

Muskelkräfte können nicht direkt gemessen werden, sondern nur indirekt – durch ihre Wirkungen über die Extremitäten – lassen sich heute durch verschiedene Meßapparaturen durchführen. Die bekanntesten sind die isokinetischen Meßsysteme; die Messung der Muskelkraft kann wirkungsvolle Impulse in der Therapie beispielsweise bei Muskelatrophien geben.

Nicht nur die Winkelstellung/Muskellänge, sondern auch die Kontraktionsgeschwindigkeit bestimmen die Höhe der Kraft bzw. des Drehmomentes. Wird von einer statischen zu einer dynamischen Muskelarbeitsweise übergegangen, dann bewirkt die Muskelkraft Bewegungen, die zu einer Längenänderung des Muskels führen. Für den zeitlichen Ablauf spielen die serienelastischen Komponenten eine Rolle. Die am Ansatz vorhandene Muskelkraft folgt mit zeitlicher Verzögerung der durch die parallelelastischen und aktiven Elemente entwickelten Kraft. Die entwickelte Muskelkraft hängt von der Geschwindigkeit der Längenänderung des Muskels, d.h. von seiner Kontraktionsgeschwindigkeit ab. Je größer die Muskelkraft ist, desto geringer wird die Bewegungs- bzw. Kontraktionsgeschwindigkeit.

In Abbildung 1.**93** werden die Beziehungen zwischen Kraft und Kontraktionsgeschwindigkeit dargestellt. Die rechte Kurve zeigt die Kraftent-

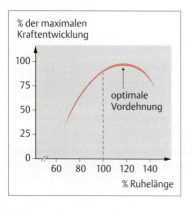

Abb. 1.**92** Kraftentwicklung in Abhängigkeit der Muskellängen (Kraft-Längen-Relation) (aus Rosser, M.: Die sportliche Bewegung, BLV-Verlag, München 1987)

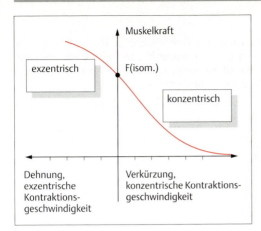

Abb. 1.**93** Maximale Kraft bei statischer, dynamisch-konzentrischer und dynamisch-exzentrischer Kontraktion mit unterschiedlichen Geschwindigkeiten (aus Baumann, W.: Grundlagen der Biomechanik, Hofmann Verlag, Schorndorf 1989)

wicklung bei einer konzentrischen Kontraktion, der linke Teil stellt die Kraftentwicklung bei einer exzentrischen Kontraktionsform dar – hier wird ein aktiv arbeitender Muskel durch eine äußere Kraft/Last gedehnt. Es ist ersichtlich, daß bei einer exzentrischen Kontraktion mehr Kraft entwickelt werden kann, als unter konzentrischen und statischen Bedingungen. Die Erklärung für diese gesteigerte Kraftentwicklung liegt in der höheren Beanspruchung elastischer Strukturen (additive Wirkung der Elastizitätskräfte) im Vergleich zu der Beanspruchung bei konzentrischer Kontraktion.

Innerhalb der Belastung bei einer physiotherapeutischen Behandlung sind neben dem aktiven Bewegungsapparat auch die mechanischen Eigenschaften des passiven Sehnen-Band-Apparates zu berücksichtigen. Insbesondere die Dehnbarkeit von Sehnen und Bändern spielt eine wichtige Rolle. Während das Muskelgewebe bis zu 50% gegenüber der Ausgangslage zu dehnen ist, liegt die Dehnbarkeit der Sehnen nur etwa bei 2–6%, die der Bänder bei 20–35%. Diese z.T. hohen Unterschiede sind auf den Anteil kollagener Fasern im Gewebe und die Anordnung kollagener Fibrillen innerhalb dieser Fasern zurückzuführen. Die Beweglichkeit wird in einem hohen Maße vom Widerstand des Sehnen- und Bandapparates beeinflußt. Die relativ geringe Dehnbarkeit des Sehnenmaterials hat einen Vorteil für die Speicherung elastischer Kräfte. Bei Dehnbeanspruchung geht in der Sehne weniger mechanische Energie verloren als beispielsweise im Muskel. Es wird ersichtlich, daß Muskeln mit langen Sehnen eine bessere Speicherfähigkeit für elastische Kräfte haben, als Muskeln mit kurzem Ansatz am Knochen. Die Zugfestigkeit der Sehnen wird auf das vierfache der maximal-statischen Kraft des dazugehörigen Muskels geschätzt.

• • • • Querschnitt

Neben den bereits beschriebenen Konstellationen, die Einfluß auf die biologische Kraft nehmen, gibt es darüber hinaus weitere Faktoren. Die von einem Muskel maximal zu entwickelnde Kraft wird maßgeblich vom *physiologischen Querschnitt* mitbestimmt.

Eine Muskelkraftabschätzung kann nur näherungsweise aus dem Extremitätenumfang abgeleitet werden; es muß beachtet werden, daß in eine Umfangsmessung mit einem Bandmaß auch das z. T. intra- und interindividuell unterschiedlich ausgebildete Unterhautfettgewebe mit eingeht und somit keine Standardisierung möglich ist. Pro Quadratzentimeter Muskelfläche können etwa 60 bis 100 N an Muskelkraft entwickelt werden.

Die Muskelfaseranteile (schnelle/langsame Muskelfasern) nehmen ebenfalls Einfluß auf die Kraftentwicklung, insbesondere bei schnellkräftigen oder ausdauernden Muskelbeanspruchungsformen.

• • • • Weitere Materialeigenschaften

Im physikalischen Sinn besteht das Muskel-Sehnen-Gelenk-(Knochen-)Knorpel-Bindegewebs- etc. System (Arthron) aus verschiedenen Materialien mit unterschiedlichen Eigenschaften; einige dieser Eigenschaften – z. B. die Dehnfähigkeit/Elastizität sind schon angesprochen worden. Darüber hinaus lassen sich noch weitere Materialeigenschaften beschreiben, die mehr oder weniger unter biomechanischen Gesichtspunkten von Interesse sind.

Homogenität von Materialien: je homogener ein Material ist, desto identischer sind seine Eigenschaften; Knochen weisen im mikroskopischen Aufbau einen weniger homogenen Aufbau auf als der Muskel (Abb. 1.**94**).

Anisotropie bedeutet, daß ein Material eine gerichtete Struktur besitzt, wie sie beispielsweise durch die Zugrichtung der Muskelfasern gegeben ist. Die Isotropie bezeichnet die Gleichheit einer ungerichteten Struktur (Abb. 1.**95**).

Rheologie beschäftigt sich mit Fließeigenschaften von Materialien; werden diese – z. B. der Bewegungsapparat – einer mechanischen Belastung ausgesetzt (z. B. Angreifen einer äußeren Kraft) kann dies durch die vier rheologischen Eigenschaften Elastizität, Plastizität, Viskosität und Stärke beschrieben werden.

Biologische Materialien weisen eine Kombination der rheologischen Eigenschaften auf. Die ist wiederum u. a. auf den molekularen Aufbau oder der Form dieser Materialien zurückzuführen.

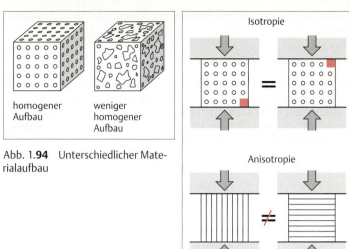

Abb. 1.94 Unterschiedlicher Materialaufbau

Abb. 1.95 Unterschiedlicher struktureller Aufbau ▶

Die hier nur kurz dargelegten Materialeigenschaften spielen natürlich auch bei den nichtbiologischen Materialien, d. h. bei den orthopädischen Strukturen (z. B. Endoprothesen, Fixierungsnägel bzw. Schrauben, Fixierungsplatten etc.) eine bedeutsame Rolle. Insbesondere die orthopädische Biomechanik beschäftigt sich schwerpunktmäßig mit diesen Beschaffenheiten. Eigenschaften wie beispielsweise die Viskoelastizität, Kohäsion und Adhäsion, Hysterese, Zugfestigkeit, Starrheit, Steifigkeit, Zerreißfestigkeit, Fließkraft, Dehnfähigkeit, Reibung und Schmierung, Biegefestigkeit, Kompressionsfähigkeit usw. erfahren hier eine nähere Charakterisierung und Beschreibung.

1.5.3 Messung der Muskelaktivität

D. Klein

Das *Elektromyogramm* (EMG) dient zur Registrierung von Muskelaktivitäten und ihrer zeitlichen Abgrenzung, läßt aber keine direkte Aussage über die Muskelkraft zu. Zur Verfügung stehen Oberflächenelektroden, kleine leitfähige Plättchen, die im Abstand von ca. 2 cm auf den Muskelbauch geklebt werden. Die während einer Aktivität zwischen zwei Elektroden gemessene Spannung (Potentialdifferenz) entspricht in etwa der Muskelaktivität (Innervationsstärke). Oberflächenelektroden erfassen Überlagerungspotentiale (Summenpotentiale) aller im Meßbereich aktiven Muskeln, vornehmlich der oberflächlich gelegenen. Tiefer liegende

Muskelgruppen werden nur selektiv mit Nadel- oder Drahtelektroden erreicht.

•••• Kraft des Muskels messen

Um die Kraft eines Muskels oder einer Muskelgruppe zu bestimmen, werden im einfachsten Fall Gewichte oder eine Federwaage benötigt. Moderner und meist auch handlicher sind Kraftaufnehmer. Es sind elektromechanische Wandler, wie Dehnungsmeßstreifen oder Piezokristalle, die nach vorangegangener Kalibrierung Kräfte in elektrische Signale umformen können, was die Registrierung und Weiterverwendung (z.B. im Computer) vereinfacht.

In der Praxis gibt es *Kraftmeßmaschinen*. Mit diesen Kraftmeßmaschinen werden Drehmomente gemessen, keine isolierten Muskelkräfte. Beispiele sind: Orthrothron, Kin-Trex, Myo-Comp, Kin-Com, Groß-Gelenk-Tester GGT 3000, Cybex etc.

Vor der Messung sollten einige Vorsichtsmaßnahmen getroffen und dabei an die allgemeine Trainings- und Bewegungslehre gedacht werden!

Vorsicht:

- bei der Aufnahme von Maximalwerten besteht Verletzungsgefahr durch unpräzise Positionierung der Gelenkachsen oder ungenügende Vorbereitung (Aufwärmen).
- unkorrekte Bewegungsinformationen sind aufgrund mangelnder oder unmöglicher Fixierung nicht ausgeschlossen.
- bei der Interpretation der Meßergebnisse (Kurven, Zahlenwerte) können sich Fehler einschleichen.

Einfache Computersteuerung und farbige Diagramme dürfen nicht darüber hinwegtäuschen, daß sich nur die wenigsten Gelenke für Standardmeßvorrichtungen eignen.

Die Aussagen über das gemessene *muskuläre Drehmoment* beinhalten:

- Muskelansatz (Kraftangriffspunkt),
- Zugrichtung (Wirkungslinie der Kraft),
- Länge des Hebelarmes und
- Muskelkraft.

1.6 Biomechanik von Gelenken (Muskeln, Sehnen und Knochen)

1.6.1 Arthrokinematik

H. Felder

Die Arthrokinematik, ein Teilgebiet der Biomechanik, befaßt sich nicht mit den gut zu beobachtenden angulären Bewegungen der Knochen sondern mit den schwer erkennbaren kleinen Bewegungen der Gelenkflächen zueinander (Rollen und Gleiten). Dabei ist der intakte Gleitvorgang für eine physiologische Gelenkbewegung unabdingbar.

■ *Merke:* Im Gelenk artikulieren ein konvexer und ein konkaver Gelenkpartner miteinander. Wird der konvexe Gelenkpartner bewegt, so gleitet seine Gelenkfläche gegensinnig zur Knochenbewegung im Raum. Wird der konkave Gelenkpartner bewegt, so gleitet die Gelenkfläche gleichsinnig zur Knochenbewegung im Raum.

Bei der Arthrokinematik überwiegt das *Rollen*,

- je inkongruenter die Gelenkflächen,
- je geringer und zähflüssiger die Synovialflüssigkeit,
- je höher der Anpreßdruck und
- je schlechter die kapsuloligamentäre und/oder muskuläre Führung der Gleitbewegung.

Das *Gleiten* überwiegt in der Arthrokinematik,

- je kongruenter die Gelenkflächen,
- je mehr und dünnflüssigere Synovialflüssigkeit vorhanden und
- je geringer der Anpreßdruck der Gelenkflächen.

1.6.2 Belastung, Beanspruchung

D. Klein

Die Begriffe Belastung und Beanspruchung werden in der Literatur leider nicht eindeutig verwendet. Unseren Betrachtungen legen wir folgende Definitionen zugrunde:

■ *Definition:* **Belastung** ist die Summe aller auf einen Körper oder eine Struktur (z.B. Gelenk) einwirkenden Kräfte. Hierbei handelt es sich allerdings um die vektorielle Summe. (Kräfte sind Vektoren.)

Unter **Beanspruchung** wird die Verteilung der Kraft auf die kraftübertragende Fläche verstanden (Abb. **1.96**). Dabei kann es zu Deformierungen (Form- oder Strukturveränderungen) oder mechanischen

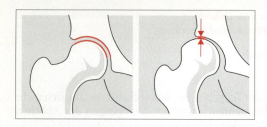

Abb. 1.96 Bei geringerer Überdachung des Hüftkopfes ist die belastete Fläche kleiner und wird dadurch mehr beansprucht

Spannungen kommen. Mechanisch gesehen entspricht die Beanspruchung dem Druck: Kraft / Fläche [N/m^2] oder [Pa].

Bei der Belastung eines Gelenks werden lediglich alle Kräfte zusammengefaßt, bei der Beanspruchung dagegen wird die *funktionelle Kontaktfläche* mit einbezogen.

Manchmal wird Beanspruchung auch im Sinne von Abnutzung oder Verschleiß (Abrieb) verstanden. Das ist leicht nachvollziehbar, wenn wir uns die Ursachen hierfür ansehen:

- vergrößerte Kraft (Gewicht) bei gleich großer Fläche,
- verkleinerte Fläche bei gleich großer Kraft,
- sowohl höhere Kraft als auch verkleinerter Fläche.

Elastische Strukturen können kurzzeitigen *Überbeanspruchungen* unbeschadet widerstehen. Ein Mißverhältnis zwischen den mechanischen Eigenschaften und der tatsächlichen Beanspruchung führt zu pathologischen Veränderungen – ebenso insuffiziente Strukturen.

•••• Hüftgelenk

Zweibeinstand

Unter der Annahme, daß nur die Masse oberhalb der Hüftgelenke wirksam ist und ein Bein ca. 1/6 des Körpergewichts wiegt, läßt sich die wirksame Gewichtskraft, die Last, (Abb. 1.97) berechnen aus:

Last = Körpergewicht – Gewicht beider Beine
Last = 2/3 des Körpergewichts

Unter der weiteren Annahme, daß keine Muskelkräfte zum Stabilisieren notwendig sind, ergibt sich für die Belastung je Hüftgelenk (jedes Hüftgelenk trägt die Hälfte der Last):

Belastung = 1/3 Körpergewicht

1.6 Biomechanik von Gelenken (Muskeln, Sehnen und Knochen)

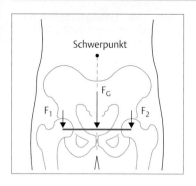

Abb. 1.97 Zweibeinstand: Das Gewicht oberhalb der Hüftgelenke verteilt sich auf beide Hüftgelenke.

Einbeinstand

Die wirksame Gewichtskraft (Last) (Abb. 1.98) berechnet sich aus:

Last = Körpergewicht − Gewicht des Standbeins
Last = 5/6 des Körpergewichts

Beim Einbeinstand muß die Schwerelinie genau durch das Hüftgelenk verlaufen, wenn kein Drehmoment entstehen soll. Nur dann ist keine Muskelkraft zur Kompensation notwendig. In der Praxis gehen wir von Hebelverhältnissen von 2 : 1 bis 3,5 : 1 (Lastseite : Muskelseite) aus.

▪ *Beispiel:* Nehmen wir für unser Beispiel das Verhältnis Lastarm zu Kraftarm (Muskelseite) von 3 : 1. Der Muskel zieht am kürzeren Hebel.

Die Gleichgewichtsbetrachtung liefert für die Drehmomente:

$$\text{Muskelkraft} \times 1 = \text{Last} \times 3$$
$$\text{Muskelkraft} = 3 \times \text{Last}$$

setzen wir für die Last 5/6 des Körpergewichtes, erhalten wir:

$$\text{Muskelkraft} = 3 \times 5/6 \text{ Körpergewicht}$$
$$\text{Muskelkraft} = 15/6 \text{ Körpergewicht}$$

oder:

$$\text{Muskelkraft} = 2{,}5 \times \text{Körpergewicht}$$

Für die Belastung (Summe aller Kräfte) im Hüftgelenk:

$$\text{Belastung} = \text{Muskelkraft} + \text{Last}$$
$$\text{Belastung} = 15/6 + 5/6 \text{ des Körpergewichts}$$

oder

Belastung = 3,3 × Körpergewicht

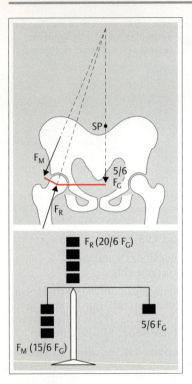

Abb. 1.**98** Einbeinstand: Die Belastung des Standbeinhüftgelenks (mod. nach Pauwels)

Anhand dieser Abschätzung wird bereits deutlich, wie stark das Körpergewicht oder das Tragen von schweren Lasten die Belastung der Gelenke vergrößert.

Weitere Faktoren sind zu nennen:

- Erkrankungen der Muskulatur beeinflussen die Muskelkraft.
- Pathologische Fehlstellungen oder Osteotomien am Femurhals (Varus-, Valgusstellung) beeinflussen den Hebelarm der Muskulatur.
- Veränderungen des Gelenks (Oberfläche, Überdachung, kraftübertragende Fläche) beeinflussen die Belastbarkeit/Beanspruchung.

Schenkelhalswinkel

Beispiel: Coxa Vara / Coxa Valga

In Abbildung 1.**99** wird die Beanspruchung des Hüftgelenks bei unterschiedlichen Schenkelhalswinkeln dargestellt.

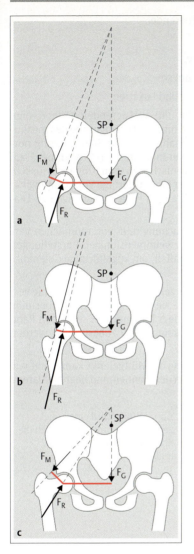

Abb. 1.**99 a – c** Belastung des Hüftgelenks bei unterschiedlichem Winkel des Schenkelhalses (Einbeinstand):
a Norm, **b** Coxa valga, **c** Coxa vara (mod. nach Pauwels)

Je steiler der Schenkelhalswinkel wird (> 125°, Coxa valga, varisierende Osteotomien), um so

- kleiner der Hebelarm der Muskulatur,
- größer die Muskelkraft und Resultierende,

- weiter lateral verläuft die Resultierende,
- größer die Belastung,
- kleiner die überdachende Fläche,
- größer die Beanspruchung und um so
- größer die Gefahr der Schädigung und Luxation.

Bei flacheren Schenkelhalswinkeln und varisierenden Osteotomien (< 125°) kehren sich die Verhältnisse um. Die Verlängerung des muskulären Hebelarmes führt zu einer Abnahme der zur Stabilisierung notwendigen Muskelkraft. Operative Veränderungen (Osteotomien) am Schenkelhals beeinflussen die mechanische Vorspannung der Muskeln (Abduktoren). Eine Überdehnung oder eine zu geringe Vorspannung haben eine Verminderung der Muskelkraft zur Folge (s. Kraft-Längen-Diagramm S. 97 f).

Bei der Beurteilung der Hüftbeanspruchung muß von räumlichen Verhältnissen ausgegangen werden. Die zweidimensionalen Darstellungen machen nicht klar, daß es sich (im Idealfall) um kugelförmige Gelenkflächen handelt (Kummer, 1985).

Wirkt eine Kraft senkrecht auf eine Kugeloberfläche (Wirkungslinie verläuft durch den Mittelpunkt) verteilt sie sich symmetrisch über eine Halbkugel. Das Maximum der Kraft liegt im Zenit, am seitlichen Rand („Äquator") und unterhalb kann keine Kraft übertragen werden (Abb. 1.**100**).

Die nach medial geneigte Überdachung des Hüftgelenks kann nicht wie eine Halbkugel Kraft übertragen, denn der Pfannenrand begrenzt lateral

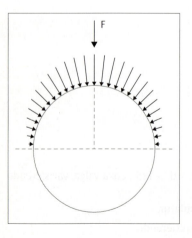

Abb. 1.**100** Wird eine Kugel zentrisch belastet, verteilt sich die Kraft symmetrisch über eine Halbkugel

die kraftübertragende Fläche oberhalb der Horizontallinie – es bleibt weniger als eine Halbkugel zur Kraftübertragung.

Sind bei normal ausgeprägten Schenkelhalswinkeln die Pfannenränder pathologisch verändert oder weicht die Gelenkoberfläche von einer Kugelform ab, hat dies ebenfalls erhebliche Veränderungen der Beanspruchung zur Folge. Die Verkleinerung der kraftübertragenden Gelenkfläche als Folge einer verminderten Überdachung verstärkt die Beanspruchung am oberen Pfannenrand und eine Unförmigkeit auf den Gelenkflächen führt zu Belastungsspitzen (Abb. 1.**101**).

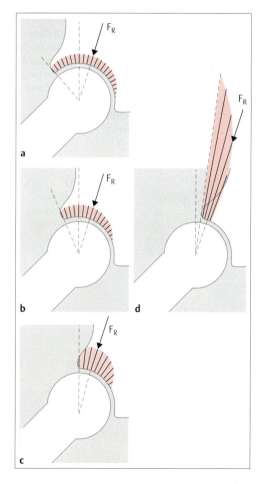

Abb. 1.**101** Vergrößerung der Beanspruchung durch verminderte Gelenküberdachung **a–d** (n. Pauwels)

Dynamische Belastung

Wird die Hüftbelastung z. B. beim Gehen untersucht, kommen weitere Einflüsse in Betracht (Abb. 1.**102**):

Die Beschleunigung der Körperteilmassen und die daraus resultierenden Massenträgheiten beeinflussen die Größe der „Last".

a. So kann die Belastung der Hüfte vom 3fachen (langsames Gehen) bis zum 7fachen des Körpergewichtes (schnelles Gehen) variieren.

Der Einfluß der beschleunigten Körpermasse, die beim Aufsetzen des Fußes „abgebremst" werden muß, äußert sich in der ersten Belastungsspitze. In der Schwungphase ist die Belastung am geringsten, da das schwingende, nicht belastete Bein durch seine Schwungmasse entlastend wirkt. Die zweite Belastungsspitze entsteht beim Zehenabstoß, wenn die Körpermasse wieder beschleunigt und dabei leicht angehoben wird (vertikaler, sinusförmiger Verlauf des Schwerpunktes). Fersenaufsatz und Zehenabstoß haben also eine verstärkte Hüftbelastung zur Folge. Zusammen mit der Schwungphase ergibt sich diese charakteristische M-förmige Kurve.

b. Die Verlagerung des Körperschwerpunktes beeinflußt den Hebelarm der „Last" (Oberkörperneigung, Armpendeln, Lasten tragen) (Abb. 1.**103**).

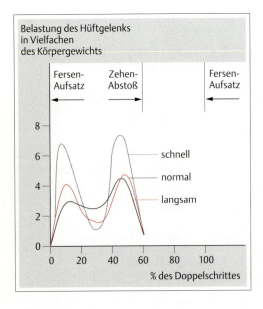

Abb. 1.**102** Einflüsse auf die dynamische Belastung des Hüftgelenks (nach Paul u. Morrison)

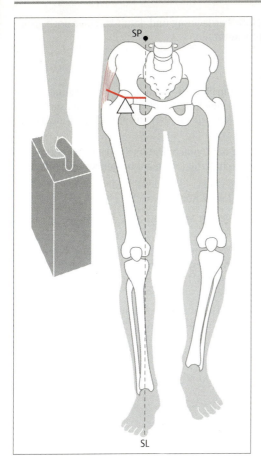

Abb. 1.**103** Die Verlagerung des Körperschwerpunkts beeinflußt den Hebelarm der Last

Durch die Seitneigung des Oberkörpers wird die Schwerelinie näher zur Gelenkachse gebracht. Der Hebelarm der Last wird dadurch geringer und folglich wird auch weniger Muskelkraft zur Stabilisierung der Hüfte benötigt. – Die Belastung wird geringer.
Das Tragen einer Tasche vergrößert zwar die Last, kann aber – auf der betroffenen Seite getragen, durch Verlagerung des Gesamtschwerpunktes (zum Drehzentrum hin) und der damit verbundenen Verringerung des Lastmomentes eine verringerte Hüftbelastung bewirken.
– Wird das Becken während der Seitneigung auf der kontralateralen Seite (Schwungbeinseite) angehoben, kann es zusätzlich zu einer

Verbesserung der Hüftüberdachung und damit zu einer noch geringeren Beanspruchung kommen.

• • • • **Kniegelenk**

Beim Stehen mit gestreckten Beinen verläuft die Schwerelinie annähernd durch die Drehachse des Kniegelenks. Das bedeutet, daß keine oder nur geringfügig Muskelkraft zur Stabilisierung des Kniegelenks notwendig ist.

▪ *Beispiel:* Nehmen wir an, das Gewicht Unterschenkels/Fuß betrage etwa 1/15 des Körpergewichtes. So lasten auf beiden Kniegelenken:

Last = Körpgergewicht − 2/15 des Körpergewichtes
Last = 13/15 des Körpergewichtes (87%)

Je Kniegelenk eine Belastung von etwa 43% des Körpergewichts. (Beim Einbeinstand ca. 93%).

Verläuft beim Gehen oder Stehen die Schwerelinie vor (ventral) der Kniegelenkachse, wird das Kniegelenk auf Streckung (Extension) beansprucht; verläuft sie hinter (dorsal) der Gelenkachse auf Beugung (Flexion).

Betrachten wir die Länge der Hebelarme in Abhängigkeit vom Kniebeugewinkel, so ergeben sich Verhältnisse (Last : Muskel) bis 5:1 (z.B. Hockstellung) (Abb. 1.**104**).

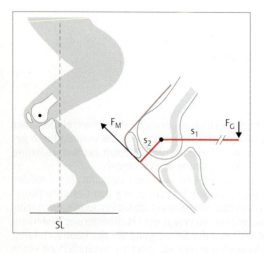

Abb. 1.**104** In der Hockstellung nehmen die Belastungen auf das Kniegelenk zu

Als dynamische Belastung beim Gehen treten, auch ohne daß es dabei zu großen Kniebeugewinkeln während der Kraftübertragung kommt, Werte bis zum 4fachen des Körpergewichts auf (Abb. 1.**105**).

Eine wichtige Aufgabe hinsichtlich der Kraftverteilung spielen die *Menisken*. Sie vergrößern in jeder Phase der Kniebeugung die Kontaktfläche und reduzieren die Beanspruchung des Gelenkknorpels (Abb. 1.**106**, vgl. auch Abb. 1.**50**). Sind die Menisken geschädigt, liegen Varus-/Valgusfehlstellungen der Beine vor, oder es kommt durch Lockerung der seitlichen Bänder zu asymmetrischen Belastungen, vergrößert sich die Beanspruchung, und es kann punktuell zu Schädigungen kommen.

Eine Patella hat biomechanisch gesehen zwei wesentliche Aufgaben: zum einen dient sie als kraftumlenkende (feste) Rolle, zum anderen vergrößert sie den muskulären Hebelarm (Abb. 1.**107**).

„Ohne Kniescheibe verliert der Quadrizeps bei einer Flexion von 45° etwa 30% seines mechanischen Vorteils. Dadurch erhöht sich für die Extension des Beins notwendige Spannung um 15 bis 20%" (Cochan).

Eine operative Vorverlagerung der Kniescheibe vergrößert den wirksamen Hebelarm des Muskels und kann so bei Quadrizepsschwäche ein größeres Drehmoment zur Stabilisierung bewirken.

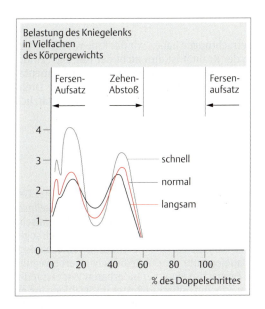

Abb. 1.**105** Belastungseinflüsse auf das Kniegelenk

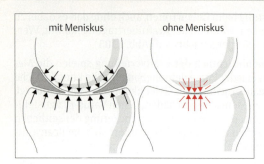

Abb. 1.**106** Die Menisken verteilen die Kräfte auf die Kniegelenksflächen

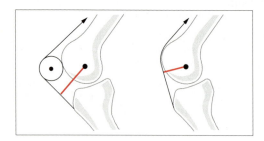

Abb. 1.**107** Die Kniescheibe dient als kraftumlenkende Rolle und vergrößert den muskulären Hebelarm

Bei unseren bisherigen Betrachtungen haben wir das Knie wie ein Scharniergelenk angesehen. In der Realität ist dies nicht der Fall. Die Femurkondylen sind nicht kreisrund und demzufolge wandert die Momentanachse des Kniegelenks auf einer elyptischen Bahn (keine feste Drehachse). Wir haben also keine reine Drehbewegung sondern zusätzlich ein tangentiales Gleiten.

1.7 Biomechanische Untersuchungsmethoden

• • • • Winkelmessung an Gelenken

Zur Bestimmung des Bewegungsumfangs (Flexion/Extension) eines Gelenks werden in der klinischen Praxis einfache *mechanische Winkelmesser* in Form von beweglichen Linealen eingesetzt. Für die dynamische Bestimmung des Bewegungsumfangs z. B. beim Gehen eignen sich sogenannte *Goniometer*. Dabei handelt es sich oft um elektromechanisch oder optoelektronische Bauelemente, die durch die Scharnierbewegung zweier Schienen z. B. die Drehachse eines veränderbaren Widerstandes (Potentiometer) betätigen oder ein optisches Raster im Strahlengang einer Lichtschranke bewegen. Die so gewonnenen elektrischen Signale lassen sich analog oder digital aufzeichnen und auch mit anderen bewegungsspezifischen Daten ins Verhältnis setzen.

In der Praxis ist die Befestigung des Goniometers und damit die Beeinflussung von Bewegungsfreiheit und die Lagebeziehung zu den Gelenkachsen (nicht nur) ein meßtechnisches Problem – Verschiebungen auf der Haut eingeschlossen.

Eine andere weitaus aufwendigere Möglichkeit, Gelenkbewegungen (Winkel) zu messen, ist der Einsatz von Ganganalysesystemen. Mit ihrer Hilfe werden definierte Körperpunkte räumlich erfaßt und aus ihrer Lagebeziehung zueinander die Winkel berechnet.

• • • • Kraftmessung

Um Kräfte während einer Bewegung zu bestimmen, werden ebenfalls Elemente, die mechanische Auswirkungen von Kräften, wie Verformungen, Längenänderungen oder direkt elektrische Spannungsänderungen proportional zur Größe der Kraft erfassen, eingesetzt. Die einfachste Weise Kräfte zu messen, ist die Verwendung von *Federwaagen* oder Gewichten. Aber zunehmend kommen elektronische Kraftmeßsysteme auf den Markt, die die gemessenen Werte direkt zur Anzeige bringen oder in Form von Diagrammen grafisch darstellen können. Diese mechanoelektrischen Wandler heißen meist *Kraftsensoren* oder (veraltet) Kraftmeßdosen. Sie nutzen die Eigenschaften der *Dehnungsmeßstreifen* (DMS) oder den *piezoelektrischen Effekt*.

Bei den Dehnungsmeßstreifen führt eine mechanische Spannung (Krafteinwirkung) zu einer Änderung des elektrischen Widerstandes. Die Widerstandsänderung läßt sich mit Hilfe einer elektronischen Schaltung (Meßbrücke) in elektrische Spannungen umformen. In einem vorgegebenen Bereich sind die resultierenden Spannungen der Kraft proportional. (Beispiel: AMTI-Meßplatte)

Beim piezoelektrischen Effekt sind es spezielle Quarzkristalle, die infolge äußerer Krafteinwirkung (Verformung) elektrische Ladungen erzeugen. Durch empfindliche Verstärker (Ladungsverstärker) lassen sich die der Kraft proportionalen Ladungen in Spannungen umsetzen. (Beispiel: Kistler-Kraftmeßplatte.)

Werden mehrere Kraftsensoren in den drei Ebenen angeordnet, lassen sich auch räumlich verlaufende Kraftwirkungslinien (Vektoren) erfassen. Ein typisches Beispiel hierfür sind die Mehrkomponenten-Meßplattformen, wie sie bei Ganganalysen eingesetzt werden, um die Fuß-Boden-Reaktionskraft zu erfassen (s. Abb. 1.7).

Messung der Fuß-Boden-Reaktionskräfte

Im allgemeinen liefern Mehrkomponenten-Meßplattformen folgende Kraftvektorkomponenten:
- F_z vertikale Kraftkomponente,
- F_x horizontale Komponente,
- F_y horizontale Komponente senkrecht zu F_x,
- A_x Koordinate des Kraftangriffspunkts (in X-Richtung),
- A_y Koordinate des Kraftangriffspunkts (in Y-Richtung),
- M_z freies Moment um die vertikale (Z-) Achse.

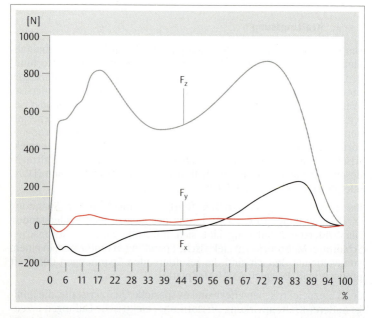

Abb. 1.**108** Boden-Reaktionskräfte während der Standbeinphase (vgl. Abb. 1.**7**) F_z = vertikale Komponente, F_y = horizontale Komponente (lateral), F_x = horizontale Komponente (sagittal)

F_z zeigt in Abbildung 1.**108** (vgl. auch Abb. **102** u. **105**) den charakteristischen M-förmigen Verlauf mit Fersenaufsatz und Zehenabstoß als Spitzenbelastung. F_x repräsentiert als horizontale Kraftkomponente Schubkräfte, die beim Aufsetzen in Bewegungsrichtung und beim Abstoßen des Fußes der Bewegung entgegen gerichtet sind. F_y gibt die seitlichen Schubkräfte wieder, die deutlich geringer und weniger typisch sind. Bei Seitinstabilitäten des Fußgelenks sind sie deutlicher.

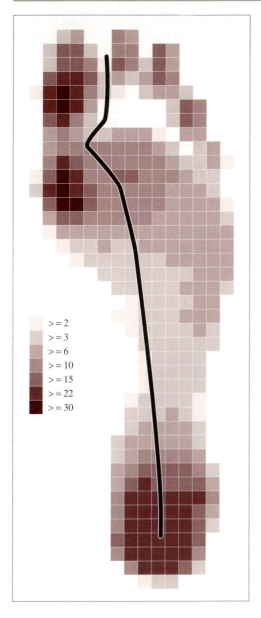

Abb. 1.**109** Druckverteilungsmessung mit eingezeichnetem Verlauf des Kraftangriffspunktes (EMED-System, Novel) Zahlenangaben in [N/cm^2]

Wird der Verlauf des Kraftangriffspunkts unter dem Fuß auf der Meßplatte graphisch dargestellt, indem wie in einem senkrechten Koordinatensystem die Werte s_x/s_y nacheinander eingetragen werden, ergibt sich die Spur innerhalb des Fußabdrucks (vgl. Abb. 1.**12**).

Deutlicher wird die „Spur im Fußabdruck" bei der Registrierung der Druckverteilung unter dem Fuß entweder als Meßplatte oder Einlegesohle (Novel). Hierbei messen viele Einzelelemente den auf sie einwirkenden Kraftanteil (Kraft / Fläche = Druck) (Abb. 1.**109**).

Aus den Kraftkomponenten und deren Verhältnissen zueinander lassen sich die Größe der Kraft und die Winkel zur Bestimmung des Kraftvektors im Raum berechnen (Abb. 1.**110**).

Zur Veranschaulichung betrachten wir die Bewegung in der Sagittalebene. Aus den Kraftkomponenten F_z und F_x läßt sich der Neigungswinkel des Kraftvektors berechnen:

$$\tan \alpha = F_x : F_z$$
$$\alpha = \arctan(F_x : F_z)$$

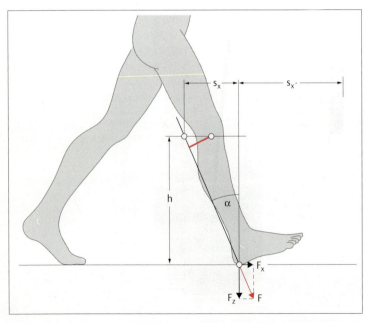

Abb. 1.**110** Bestimmung des Kniebeuge-Moments aus den Boden-Reaktionskräften und der Knieachsenposition

Sind Winkel (α) und Kraftangriffspunkt (s_x) bekannt, kann der Abstand des Kraftvektors zu einer Gelenkachse (z. B. am Kniegelenk) bestimmt werden und weiterhin, durch den senkrechten Abstand zum Drehzentrum, der wirksame Hebelarm.

Je weiter der Vektor hinter dem Kniegelenk verläuft, desto stärker ist das Flexionsmoment. – Aber wo ist die Position der Kniegelenksachse? Dazu benötigen wir ein Meßsystem, das gleichzeitig speziell markierte Körperpunkte räumlich erfaßt. Dann ist es möglich, aus Positionen und Kraftvektorabständen Drehmomente zu berechnen und über Gleichgewichtsbetrachtungen auf Belastungen zu schließen. Das hört sich ziemlich kompliziert an – und ist es auch, soll möglichst genau dabei verfahren werden. Daher gibt es komplette computergestützte Ganganalysesysteme, deren Software aus den gemessenen Boden-Reaktionskräften und den erfaßten Bewegungsbahnen der Körperpunkte Winkel, Kräfte, Momente, Geschwindigkeiten, Beschleunigungen und andere kinematischen Parameter ermitteln kann. Dabei sind besonders die Körpermassen und die erzielten Beschleunigungen von Bedeutung, weil aus ihnen indirekt auf wirksame Kräfte geschlossen werden kann (*inverse Dynamik*).

◆◆◆◆ Positionsbestimmung von bestimmten Körperpunkten in Bewegung

Das Bestreben, Bewegungen in Einzelbilder zu zerlegen, reicht relativ weit in die Geschichte zurück. Zum einen können Bewegungen so schnell erfolgen, daß wir ihren genauen Ablauf erst durch *Zeitlupenstudien* genauer erklären können, zum anderen benötigen wir einen *Zeitraffer*, um besonders langsame Bewegungen und deren Auswirkungen studieren zu können. Das Anwendungsspektrum ist weit gefächert: vom schnellen Flügelschlag eines Kolibris bis zum langsamen Wachstum von Pflanzen.

Um Körperbewegungen (z. B. beim Gehen) analysieren zu können, gibt es die unterschiedlichsten technischen Möglichkeiten:

Fotografische Verfahren

- Einzelbildkamera (normale Fotokamera evtl. mit Motor),
- Hochgeschwindigkeitskamera,
- Stroboskop-Belichtung (Lichtblitze und Langzeitbelichtung).

Videotechnische Verfahren (Elektromagnetische Aufzeichnung)

- Reflektorelemente („passive Marker") markieren Körperpunkte/Gelenkachsen; Lichtquelle über der Videokamera
- Lichtsender („aktive Marker") an Körperpunkten, Videokamera als Empfänger
- Videoaufzeichnung (zweidimensional) oder über Bildmischer aus zwei unterschiedlichen Perspektiven
- Highspeed-Video (spezielle Hochgeschwindigkeits-Videosysteme)

Optoelektronische Verfahren

- Fotosensoren („passive Marker") über Körperpunkten/Gelenkachsen, bewegte Lichtfigur (Balken) tastet den Meßraum ab.

Akustoelektronische Verfahren

- Ultraschallsender („aktive Marker") über Körperpunkten, Mikrofone an verschiedenen Stellen fest im Raumes als Empfänger (Zebris)

•••• Bewegungs- und Haltungsanalysen (technische Möglichkeiten)

Bei Gang- und Haltungsanalysen werden oft mehrere unterschiedliche Verfahren simultan angewandt, um zeitgleich Bewegungen, Kräfte und Muskelaktivitäten zu erfassen. Aus den Ergebnissen lassen sich dann z. B. Belastungsverhältnisse an Gelenken (Klinik) oder Bewegungsoptimierungen (Sport) ableiten.

2 Biomechanik der Körperstrukturen

2.1 Gewebe und Kräfte, die auf sie einwirken

J. Schomacher

Die Betrachtung der menschlichen Bewegung unter mechanischen Gesichtspunkten ist nur ein Aspekt eines komplexen Geschehens. Die Reaktionen der lebenden Körpergewebe auf mechanische Kräfte, die den Inhalt der biomechanischen Betrachtung ausmachen, hängen nicht nur von der reinen Mechanik ab. Der histologische Aufbau, die in den Geweben stattfindenden biochemischen Abläufe und die Funktion der nervalen und endokrinen Organe, die diese Vorgänge koordinieren und kontrollieren, bestimmen dieses beziehungsreiche Reaktionsgeschehen mit. All diese Aspekte müssen immer gemeinsam betrachtet werden, wenn Ursachen gestörter Funktionen der menschlichen Bewegung erkannt und Hilfen gefunden werden sollen, diese Störungen wieder zu beseitigen.

■ *Merke:* Eine biomechanische Analyse des menschlichen Organismus enthält:
  - mechanische Aspekte,
  - histologische Aspekte,
  - biochemische Aspekte,
  - neurologische und endokrine Aspekte.

Für die Organsysteme des Menschen gilt allgemein, daß sie sich durch ihre Funktion erhalten. Dies bedeutet, daß jede Struktur des Körpers in seiner Funktion beansprucht werden muß, um seine Aufgabe weiterhin erfüllen zu können. So benötigen die Strukturen des Bewegungsapparates den belastenden Bewegungsreiz. Ein Reiz ist ein Stimulus, der im Organismus Reaktionen hervorruft. Fehlt dieser belastende Bewegungsreiz oder liegt er unterhalb der gewohnten Intensität, verlieren die Strukturen an Belastbarkeit und Leistungsfähigkeit und bilden sich zurück – man spricht von einer Atrophie (Rückbildung eines Organs oder Gewebes).

Doch nicht nur zu geringe Belastungen können sich negativ auswirken. Überschreiten die einwirkenden Kräfte eine sogenannte Belastbarkeitsgrenze, führen sie zur Schädigung der Gewebe in Form von Kontusion (Prellung, Quetschung), Ruptur (Riß) und/oder Fraktur (Bruch). Auch durch eine solche Zerstörung verlieren die Organe – je nach Intensität der Läsion (Verletzung) teilweise oder ganz – ihre Funktion.

Der Bewegungsapparat bedarf also adäquater (entsprechender) Belastungs- bzw. Bewegungsreize, um seine Funktion zu erhalten.

Nimmt die Intensität dieser Reize über das gewohnte Alltagsmaß hinaus zu (überschwelliger Reiz), ohne jedoch die Belastbarkeitsgrenze zu erreichen, so paßt sich der Organismus im Laufe der Zeit den gestiegenen Belastungen an. Dieses Phänomen der Anpassung ist die Grundlage jeden Trainingsprozesses sowohl in der Therapie und Rehabilitation als auch im (Leistungs-)Sport. Der Schlüssel zum optimalen Training liegt folglich im Erkennen des Bereichs zwischen der gewohnten Belastung und der Belastbarkeitsgrenze. In diesem Bereich werden die optimalen therapeutischen, rehabilitativen und sportlichen Reize gesetzt.

■ Merke:
  ❖ Für die Anpassungsvorgänge gilt: die Lebensfunktionen werden von
    – zu kleinen Reizen gemindert,
    – gewohnten Reizen erhalten,
    – mittleren, sogenannten überschwelligen Reizen gefördert,
    – starken Reizen gehemmt und
    – zu starken Reizen gelähmt bzw. zerstört.
  ❖ Therapeutische und rehabilitative (Bewegungs-)Reize sollten von fördernder, mittlerer Intensität sein.

Zahlreiche Faktoren von der Erbanlage über die Gewebeart bis hin zur individuellen Tagesform beeinflussen die Anpassungsvorgänge beim Training und somit die Veränderung der Belastbarkeitsgrenze. Optimales Training muß die Gesamtheit dieser Faktoren berücksichtigen und die genetisch festgelegten Grenzen respektieren. Daher können keine pauschalen Werte für diese Belastbarkeitsgrenze der einzelnen Gewebe angegeben werden. Selbst die im Labor gefundenen Angaben über die Grenzwerte, bei denen eine bestimmte Struktur reißt bzw. bricht, sind nicht ohne weiteres auf die lebende Struktur im Einzelfall übertragbar. Das Wissen beispielsweise, daß das Lig. iliofemorale (vorderes Band der Hüftgelenkskapsel) bei einer Belastung von ca. 800 kp (7848 N) reißt, sagt uns nicht, mit wieviel Kraft beim Patienten die Hüftextension (Hüftstreckung), bei der dieses Band unter Spannung gesetzt wird, passiv durchgeführt werden darf.

Mit Hilfe der Kenntnis der Mechanik, dem Wissen über die Gewebe und durch Hinzuziehen der (physiotherapeutischen) Untersuchungsergebnisse des Patienten kann jedoch ein individuell entsprechendes Belastungsniveau gefunden werden, um den Anpassungsprozeß in der Therapie, der Rehabilitation und im Sport bestmöglich auszunutzen.

Im folgenden werden die mechanischen Aspekte der einzelnen Gewebe bzw. Strukturen des menschlichen Körpers sowie ihre Reaktionen bei Über- und Unterbelastung beschrieben. Einleitend wird für diese Betrachtung der Aufbau jeden Gewebes kurz in Erinnerung gerufen. Dabei wird der Bezug zur physiotherapeutischen Tätigkeit betont. Biomechanisch wichtige Gegebenheiten für physiotherapeutische Techniken werden zusätzlich erwähnt.

2.2 Biomechanik des Bindegewebes

Bindegewebe ist eine grundlegende Gewebeart, die überall im Körper vorkommt. Die Entwicklung des Bindegewebes und seiner verschiedenen Arten aus dem embryonalen Bindegewebe (Mesenchym) wird durch die Wirkungen von Druck und Zug bestimmt.

Dehnung bzw. Zug stellt nach dieser Auffassung den mechanischen Reiz für die Bildung von kollagenen Fibrillen z. B. in Sehnen dar. Allseitig gleich großer äußerer Druck, der den hydrostatischen Druck in den Zellen erhöht, führt hingegen zur Ausbildung von Knorpelzellen [Pauwels 1973]. Mischungen bzw. wechselnde Einwirkungen von Druck und Zug führen zur Entstehung von Gleitsehnen, Faserknorpel, Menisken u. a. Auch der Knochen, der ebenfalls aus dem Mesenchym entsteht, zeigt durch seine äußere Gestalt, seine Spongiosaarchitektur und seine Knochendichte als Bauprinzip den Zusammenhang zwischen Form und Funktion [Pauwels 1973, Debrunner 1995]. Man spricht allgemein von der Belastungsabhängigkeit aller Binde- und Stützgewebe (engl. stress-dependence) [Akeson et al. 1992].

■ *Merke:* Für die Bildung und Erhaltung der Gewebe gilt:
Organe erhalten sich durch funktionelle und angepaßte Inanspruchnahme.

Nach Verletzungen des Bindegewebes bedarf das sich bildende Narbengewebe ähnlicher Belastungen wie bei der Entwicklung und Erhaltung des ursprünglichen Bindegewebes. Sehnen, Ligamente und Gelenkkapseln müssen posttraumatisch nach einer Zeit der Ruhigstellung progressiv durch Dehnung, Knorpelgewebe zunehmend durch intermittierenden Druck und Knochengewebe durch ansteigenden konstanten Druck belastet werden. Man spricht vom adäquaten physiologischen Heilungsreiz [Akeson et al. 1992] (s. auch „Wundheilung", S. 132).

2.2.1 Aufbau

Bindegewebe besteht aus Zellen und Fasern, die in einer Grundsubstanz eingelagert sind (Abb. 2.**1**). Es bildet als Bindegewebe im engeren Sinne das Grundgerüst vieler Organe (Gewebesysteme mit spezifischen Auf-

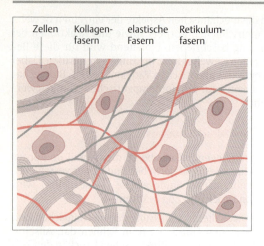

Abb. 2.1 Schematischer Aufbau des Bindegewebes

gaben), die dadurch Form und Stabilisierung erhalten. Kollagenes, elastisches, retikuläres und gallertartiges Bindegewebe haben sich besonderen mechanischen Anforderungen angepaßt. Der interstitielle Stoffaustausch, der über die Grundsubstanz des Bindegewebes stattfindet, sowie die Speicherung von Wasser werden vom Bindegewebe beeinflußt. Auch ein wesentlicher Teil der Immunabwehr findet in der Grundsubstanz durch freie bewegliche Zellen des Bindegewebes statt. Letztendlich geschieht auch die Heilung mechanischer Läsionen durch Bindegewebe, das von spezifischen Bindegewebszellen – den -blasten (Osteo-, Chondro-, Fibroblasten) – gebildet wird [Krstic 1984]. Außerdem dient das Bindegewebe den Gefäßen und Nerven als Leitbahn für ihr Wachstum.

Durch Differenzierung haben sich verschiedene Bindegewebsarten gebildet, die als Bindegewebe im erweiterten Sinn für besondere Aufgaben zuständig sind. So bilden Knochen und Knorpel ein Stützgewebe bindegewebigen Ursprungs. Fettgewebe hat sich aus retikulärem Bindegewebe entwickelt und erfüllt mit seinen Fettzellen eine wichtige Speicher- und Schutzfunktion.

In Tabelle 2.1 ist die Einteilung des Bindegewebes noch einmal aufgeführt.

• • • • Grundsubstanz des Bindegewebes

Die Grundsubstanz (= Matrix) ist amorph (formlos), ohne Farbe und von unterschiedlicher Konsistenz (Zusammensetzung). Sie besteht hauptsächlich aus polyanionischen Proteoglykanen, Strukturproteinen sowie

2.2 Biomechanik des Bindegewebes

Tabelle 2.1 Einteilung des Bindegewebes

Bindegewebe				
Bindegewebe im engeren Sinne ↙ ↘				Bindegewebe im weiteren Sinn ↓
Kollagenes Bindegewebe			Elastisches, retikuläres, gallertartiges Bindegewebe ↓	Stützgewebe und Fettgewebe
↓	↓		Bindegewebe mit speziellen Eigenschaften	
lockeres (faserarmes) ↓	dichtes (straffes, faserreiches) ↓ ↓ geflecht- parallel- artiges faseriges		↓	↓
Füllgewebe u. a.	Gelenkkapsel u. a.	Sehnen, Bänder u. a.	Elastische Bänder Retikuläres Bindegewebe Nucleus pulposus	Knochen, Knorpel und Fettgewebe

interstitieller Flüssigkeit und bestimmt zusammen mit den Fasern weitgehend die mechanischen Eigenschaften des jeweiligen Binde- und Stützgewebes. Der Stoffaustausch zwischen Blutgefäßen und Zellen wird durch die Grundsubstanz vermittelt, und sie wirkt als Barriere gegen in das Gewebe eingedrungene Fremdkörper.

• • • • **Fasern des Bindegewebes**

Eingelagert in die Grundsubstanz bestimmen die Fasern das mechanische Verhalten des Bindegewebes. Die Widerstandsfähigkeit gegen Druck und Zug wird besonders durch kollagene Fasern gewährleistet, während elastische Fasern für eine Rückbildung von Verformungen und retikuläre (netzartige) Fasern für die strukturelle Form von Zellverbänden z. B. in den Lymphknoten verantwortlich sind.

Kollagenfasern

Kollagenfasern sind die häufigste Faserart des Bindegewebes. Von Fibrozyten wird eine Vorstufe, das Prokollagen, gebildet. Aus diesem entsteht Tropokollagen, das sich zu Mikrofibrillen und weiter zu Kollagenfibrillen bündelt, deren Zusammenschluß die Kollagenfaser ergibt. Sie sind unverzweigt und bilden meist größere oder kleinere Bündel. Fasern und Bündel haben häufig – v. a. im lockeren Bindegewebe – einen gewellten (haarlockenförmigen) Verlauf. Das erlaubt eine geringe Entfaltungsmöglichkeit und damit eine Verlängerung des Gewebes.

Kollagenfasern sind in Sehnen, Faszien, Aponeurosen etc. enthalten. Sie haben eine höhere Zugfestigkeit als Stahl (bis zu 6 kg/mm^2). Ihre maximale reversible Dehnfähigkeit liegt bei etwa 5%. Bei stärkerer Dehnung kommt es vor dem Zerreißen zu einer irreversiblen Längsdehnung, die als „Fließen bzw. Kriechfluß" bezeichnet wird.

Dank ihrer hohen Flexibilität setzen Kollagenfasern Biegungskräften keinen Widerstand entgegen.

Die Länge der Kollagenfasern wird wesentlich vom Spannungszustand beeinflußt. Bleibt eine erhöhte Zugspannung einige Zeit bestehen, werden die Kollagenfasern länger. Dieses Phänomen wird in der physiotherapeutischen Behandlung von bindegewebig bedingten Bewegungseinschränkungen beim Dehnen ausgenutzt. Wird umgekehrt eine endgradige Zugspannung über längere Zeit vermieden, so verkürzen sich die kollagenen Fasern [Junqueira u. Carneiro 1991].

Auf diese Weise entstehen viele bindegewebige Bewegungseinschränkungen, die z. B. als posttraumatische Gelenkkontrakturen der Physiotherapie bedürfen. Andererseits kann dieses Phänomen der Verkürzung zur Behandlung von überbeweglichen Gelenken ausgenutzt werden. Auch hier zeigt sich die eingangs besprochene Anpassung der Gewebe an die jeweilige Belastung.

Zahlreiche Kollagentypen sind bisher beschrieben worden, von denen insbesondere die ersten beiden für die Physiotherapie von Bedeutung sind, da sie gegen die mechanischen Kräfte Zug und Druck eine Widerstandsfestigkeit bieten. Tabelle 2.2 gibt einen kurzen Überblick über diese Kollagentypen.

Elastische Fasern

Elastische Fasern sind verzweigt und bilden in der Regel Netze. Im Gegensatz zu den zugfesten Kollagenfasern sind sie zugelastisch, d. h. sie können bis auf das 1,5fache ihrer Länge gedehnt werden und kehren nach Aufhebung der Zugkraft wieder in ihre Ausgangslänge zurück. Sie kommen z. B. in der Aortenwand und im Ligamentum flavum vor. Ihre Zahl beginnt schon beim Jugendlichen abzunehmen.

Tabelle 2.2 Verschiedene Kollagentypen

Kollagentyp	Vorkommen	Aussehen	Syntheseort	Funktion
I	Dermis, Faszien, Sehnen, Sklera (Lederhaut des Auges), Organkapseln, Faserknochen, Dentin, Knochen	Typische Kollagenfaser: dick, dicht gepackt und in Bündeln vorkommend	Fibroblasten, Chondroblasten, Osteoblasten, Odontoblasten	Zugfestigkeit
II	Hyaliner und elastischer Knorpel, Nucleus pulposus, Glaskörper	Lockeres Netzwerk von sehr dünnen Fibrillen (keine Fasern), eingebettet in viel Grundsubstanz	Chondroblasten	Zugfestigkeit in Geweben, die mit intermittierendem Druck belastet werden
III	Endoneurium, Arterien, glatte Muskulatur, Lunge, Uterus, Leber, Milz, Niere, auch in Ligamenten und Sehnen	Retikuläre Fasern: lockeres Netzwerk	Fibroblasten, retikuläre Zellen, glatte Muskelzellen, Schwann-Zellen, Hepatozyten	Strukturerhaltung in Organen, die sich ausdehnen
IV	Basallaminae und Basalmembranen	Weder Fasern noch Fibrillen	Endotheliale und epitheliale Zellen, Schwann-Zellen	Unterstützung und Filtration
V – …	noch nicht genügend charakterisiert	dito	dito	dito

Retikuläre Fasern

Sie stellen den 3. Kollagentyp dar und liegen sternförmig an den retikulären Bindegewebezellen, mit denen zusammen sie die dreidimensionale Netzstruktur des retikulären Bindegewebes bilden. In den Netzmaschen fließt Lymphflüssigkeit mit Lymphozyten und Makrophagen.

• • • • Zellen des Bindegewebes

Je nach Bindegewebsart kommen in der Grundsubstanz unterschiedliche Zellen vor, die verschiedene Aufgaben übernehmen und insbesondere den metabolischen Charakter (Stoffwechsel) der jeweiligen Bindegewebsart bestimmen. Man unterscheidet ortsständige Bindegewebszellen, die immer am gleichen Ort bleiben, von sogenannten freien Bindegewebszellen, die die Fähigkeit haben, ihren Standort zu wechseln.

Ortsständige Bindegewebszellen

Fibrozyten sind sozusagen ruhende „Ausgangszellen". Werden sie aktiviert, so wandeln sie sich in Fibroblasten um, die eine intensive Synthesetätigkeit zeigen. Sie bilden die ungeformte Grundsubstanz sowie Faserbruchstücke, die sich außerhalb der Zelle zu Fasersträngen verbinden. Diese kollagenen Stränge sind für die Formgebung von Knochen, Knorpel, Sehnen u. a. Geweben von großer Bedeutung.

Während der Wundheilung bilden die Fibroblasten Interzellularsubstanz mit Prokollagen als Vorstufe der Kollagenfibrillen, die dem Narbengewebe letztendlich die Stabilität geben werden. Dabei können die kollagenen Fasern miteinander „verbacken", indem sich zwischen ihnen chemische Brücken aufbauen. Dies führt zu einer eingeschränkten Entfaltungs- und Dehnfähigkeit des Bindegewebes, die sich klinisch als Bewegungseinschränkung in Form z. B. einer Gelenkkontraktur zeigt.

Eine Sonderform der Fibroblasten, die Myofibroblasten, ähnelt sowohl glatten Muskelzellen als auch Fibroblasten. Sie können eine wichtige Rolle in der Wundkontraktion (Zusammenziehen der Wundränder) und in der Synthese von Kollagenfasern bilden [Krstic 1984].

Retikuläre Bindegewebszellen kommen in lymphatischen Organen, im Knochenmark und in der Darmwand vor. Sie können als histiozytäre Retikulumzellen phagozytierende Aufgaben erfüllen und als fibroblastische Retikulumzellen Fasern bilden. Je nach Spezifizierung sind retikuläre Bindegewebszellen z. B. im Knochenmark bei der Blutbildung beteiligt, in lymphatischen Organen bei der Abwehr und in der Milz beim Abbau des Hämoglobins (roter Blutkörperchenfarbstoff). Das retikuläre Bindegewebe vermag auch Fett zu speichern. Dafür entwickelt es sich zu Fettgewebe.

2.2 Biomechanik des Bindegewebes

Freie Bindegewebszellen

Leukozyten (weiße Blutkörperchen), Lymphozyten (Antikörper bildende Zellen), Makrophagen (Freßzellen) und Mastzellen (Zellen, die pharmakologische Stoffe wie Histamin freisetzen) stehen alle mehr oder weniger im Dienst der Abwehr. Sie haben die Eigenschaft, sich im Organismus zum abzuwehrenden Fremdkörper hin zu bewegen.

Im folgenden werden die einzelnen Bindegewebsarten etwas näher erläutert.

•••• Bindegewebsarten

Bindegewebe im engeren Sinn

Lockeres kollagenes Bindegewebe

Im lockeren Bindegewebe überwiegt die Grundsubstanz. In ihr sind Kollagenfasern bzw. -faserbündel in verschiedene Richtungen nach dem Scherengitterprinzip angeordnet. Dies erlaubt eine Verformung, die durch elastische Fasern und osmotische Kräfte wieder rückgängig gemacht werden kann. Da elastische und retikuläre (netzartig verlaufende) Fasern nur in geringer Menge vorkommen, ist das lockere Bindegewebe nicht formbeständig. Bindegewebezellen kommen zahlreich vor, insbesondere Fibrozyten und Makrophagen.

Das lockere Bindegewebe findet sich fast überall im Körper und füllt Lücken z. B. zwischen Muskeln und Muskelfasern aus. Es umhüllt Nerven, Lymph- und Blutgefäße, kommt in der Haut vor, bildet in zahlreichen Organen das Stroma (Stützgewebe eines Organs) usw. Es dient als Verschiebeschicht, als Wasserspeicher, hat große Bedeutung für die Abwehrvorgänge und eine hohe regenerative Fähigkeit bei der Wundheilung.

Eine Sonderform des lockeren Bindegewebes ist das lamelläre Bindegewebe z. B. in Faszien, in denen die Faserbündel schichtweise verlaufen.

Dichtes, straffes, faserreiches kollagenes Bindegewebe

Im dichten Bindegewebe überwiegen die Kollagenfasern. Es dient in erster Linie der mechanischen Aufgabe, der Zugbeanspruchung Widerstand zu leisten. Bindegewebszellen sind weniger zahlreich vorhanden. Die Anordnung der Kollagenfasern kann geflechtartig oder parallel sein.

In geflechtartigem dichtem Bindegewebe bilden die Kollagenfaserbündel ein dreidimensionales Netzwerk, häufig ohne festgelegte Richtung.

Es bildet u. a. die Kapseln vieler Organe und die Synovialmembran der Gelenkkapseln.

In parallelfaserigem Bindegewebe verlaufen die Kollagenfasern und -faserbündel hingegen in einer festgelegten Anordnung, die der Beanspruchungsrichtung entspricht. Es bildet insbesondere Sehnen und Bänder.

In Sehnen sind die parallel verlaufenden Kollagenfaserbündel häufig in leichten Spiralen angeordnet. Befindet sich die Sehne nicht unter Zugbelastung, liegen die Kollagenfaserbündel leicht gewellt. Bei Zugbelastung hebt sich diese Wellenform mit geringer Verlängerung auf. Belastungsspitzen bei plötzlichen Muskelkontraktionen werden dadurch für den Knochen gemindert. Sehnen werden von lockerem Bindegewebe umhüllt (Peritendineum externum), das zwischen die Kollagenfaserbündel der Sehne eindringt (Peritendineum internum). Mit diesem lockeren Bindegewebe dringen Nerven und Blutgefäße in die Sehne ein. Zwischen den Kollagenfasern gelegene Sehnenzellen (Fibrozyten) sind verantwortlich für die Synthese und Umwandlung (engl. turnover) aller Arten von Fasern und der Grundsubstanz der Sehne [Krstic 1984]. (Nach Junquaira u. Carneiro 1991 geht die Neubildung der Kollagenfasern von den Fibrozyten des die Zelle umhüllenden lockeren Bindegewebes aus.) Ihre Regenerationsdauer nach Läsionen entspricht der allgemeinen Wundheilung von Bindegewebe [Akeson et al. 1992]. Dabei müssen allerdings die starken Kräfte, die auf die Sehnen einwirken, besonders beachtet werden. Eine komplette fibröse Heilung ist nach 10 Wochen nachweisbar, doch das Erreichen der normalen Zugbelastbarkeit kann Monate dauern [Akeson 1992, de Bisschop et al. 1984].

Sehnenscheiden bestehen aus dichtem Bindegewebe. In Bändern, Faszien und Aponeurosen verlaufen die Kollagenfaserbündel nach einem festgelegten Muster, das der Zugbeanspruchung angepaßt ist.

Elastisches Bindegewebe

In elastischem Bindegewebe übertrifft die Zahl elastischer Fasern die der kollagenen. Elastische Ligamente bestehen aus Bündeln dicker, parallel verlaufender, elastischer Fasern und helfen den Strukturen, nach einer Dehnung in ihre Ausgangslage zurückzukehren (z. B. Lunge).

Retikuläres Bindegewebe

Das retikuläre Bindegewebe besteht aus retikulären Fasern und retikulären Bindegewebszellen. Sie bilden ein lockeres Netzwerk, daß in Lymphknoten, Milz, Tonsillen, Lamina propria des Magen-Darmkanals und rotem Knochenmark das Grundgewebe bildet [Leutert u. Schmidt 1997].

Gallertartiges Bindegewebe

In gallertartigem Bindegewebe überwiegt die amorphe gelartige Grundsubstanz. Locker gebündelte Kollagenfasern sowie einzelne retikuläre Fasern sind in ihr eingelagert. Es findet sich beispielsweise im Nucleus pulposus der Bandscheibe.

Bindegewebe im weiteren Sinn

Stützgewebe: Knochen und Knorpel

(s. „Biomechanik des Knochens", S. 198 ff, und „Biomechanik des Knorpels", S. 156 ff)

Fettgewebe

Fettgewebe entwickelt sich durch Einlagerung von Lipiden (Fettstoffen) in retikuläres Bindegewebe. Es kann sich zum einen zu Baufett (Fußsohle, Handteller, schützende Organhüllen u. a.) differenzieren und zum anderen zu Speicherfett im unter der Haut befindlichen Fettmantel (Panniculus adiposus).

2.2.2 Reaktion des Bindegewebes bei chronischer Überbelastung

Sehr starke, die Dehnungsendstufe erreichende, Zugbelastung kann zu Mikrorupturen des Gewebes führen. Wird während des Heilungsprozesses anfangs weiterhin endgradig belastet, resultiert bei der Narbenbildung eine Zunahme der Länge des Gewebes.

Auch bei ständiger Überbeanspruchung durch starken und/oder langdauernden endgradigen Zug verlängert sich das Bindegewebe mit der Zeit in Ligamenten, Gelenkkapseln, Faszien und Aponeurosen [Junqueira u. Carneiro 1991]. Insbesondere bei Ligamenten und Gelenkkapseln kann dies eine Hypermobilität des Gelenkes zur Folge haben. Die Therapie besteht in langdauernder Vermeidung der endgradigen Belastung dieser Strukturen, um während des Prozesses der physiologischen, ständig stattfindenden Umwandlung (engl. turnover) eine Verkürzung zu erreichen. Dieser physiologische Umbauprozeß dauert für Kollagen, die zugfeste Struktur des Bindegewebes, ca. 300–500 Tage [Akeson 1992].

Die geringen Bewegungsausmaße zu vermeiden, die über die physiologische Norm hinausgehen, stellt eine enorme Schwierigkeit dar und verlangt vom Patienten eine langzeitige, exakte Mitarbeit. Es müssen ja nicht nur die rotatorischen endgradigen Bewegungen unterlassen werden, sondern auch die kleinen Gleitbewegungen. Schienen, die z. B. für das Kniegelenk an den Weichteilen des Ober- und Unterschenkels ansetzen, können zwar die rotatorischen Bewegungen begrenzen, aufgrund der Nachgiebigkeit der Weichteile die Gleitbewegungen jedoch nur gering unterbinden. Jede Bewegung über die physiologische Norm hinaus bedeutet aber eine Störung des Prozesses der Verkürzung. Die Praxis zeigt diese Problematik z.B. bei der segmentalen Hypermobilität der LWS und HWS und bei den Bandinstabilitäten des Kniegelenks, deren konservative Behandlung den Patienten – und Therapeuten – durch die häufigen Rezidive oft frustrieren.

Eine langdauernde vollständige Ruhigstellung beinhaltet die Gefahr einer Atrophie aller Gelenk- und Muskelstrukturen. Deshalb kommt sie zur Behandlung der Gelenkhypermobilität mit dem Ziel der Verkürzung von Kapselbandstrukturen nicht in Frage.

Eine Verhaltensschulung zur Vermeidung endgradiger Bewegung, verbunden mit gezieltem Training der gelenkstabilisierenden Muskulatur und dem Einsatz passiver Stützen, stellt das Grundprinzip der physiotherapeutischen Hypermobilitätsbehandlung dar – nachdem selbstverständlich zuvor der akute Schmerz beseitigt worden ist.

■ *Merke:* Starker und/oder langdauernder endgradiger Zug des Kapselbandapparates ergibt eine Verlängerung mit der Gefahr einer Hypermobilität des Gelenkes. Sehr starker und plötzlich einwirkender Zug kann zu einer Ruptur und somit zu einer traumatisch bedingten Hypermobilität führen.

Therapie: Verkürzung stattfinden lassen durch langdauernde Vermeidung der endgradigen Belastung, ohne durch absolute Ruhigstellung die Atrophie zu begünstigen.

2.2.3 Reaktion des Bindegewebes bei akuter Überbelastung (Wundheilung)

Überschreitet die einwirkende Kraft die Belastbarkeitsgrenze des Gewebes, tritt Zerstörung ein. Für Bindegewebe bedeutet dies eine Kontinuitätsunterbrechung, d.h. eine Ruptur, die beim Vorgang der Wundheilung durch die Narbenbildung überbrückt wird. Diese verläuft in unterschiedlichen Phasen ab [de Moree 1997, van den Berg 1994, Reifferscheid u. Weller 1989] (Tabelle 2.**3**).

•••• Phase 1 (Entzündungsphase)

Durch die Verletzung werden auch Blutgefäße zerrissen, so daß Blut in den Wundspalt fließt, das gerinnt und ein Hämatom bildet (Abb. 2.**2**). Sofort entsteht ein Entzündungsprozeß im Wundgebiet, der u.a. die Abwehr von Fremdkörpern und den Beginn der Heilung begünstigen soll. Zellen wandern in das Wundgebiet ein, die als Phagozyten Wundkeime

2.2 Biomechanik des Bindegewebes

Tabelle 2.3 Wundheilung

Phase der Wundheilung	Dauer (abhängig von Verletzungsart, -größe und Gewebetyp)	Gewebereaktion	Bewegungshinweis
Vaskuläre Phase Zelluläre Phase	bis ca. 4.–14. Tag	Entzündung	Ruhigstellen
Proliferationsphase	ca. 5.–21. Tag	Zellen und Fasern „wuchern", Matrix wird produziert	Beginn spannungsfreien Bewegens
Konsolidierungs- und Remodellierungsphase	ab ca. 7.–21. Tag	Belastungsabhängiges Ausrichten der Fasern	Zunehmend endgradiges Bewegen

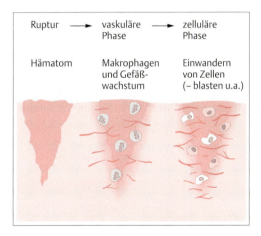

Abb. 2.2 Wundheilung: Entzündungsphase

und abgestorbene Gewebeteile vernichten. In den ersten Tagen nach der Verletzung beginnt das Hämatom sich zu „organisieren", d. h. es sprießen arterielle und venöse Kapillaren sowie Lymphgefäße ein (vaskuläre Phase). Diese zarten kleinen Gefäße sind äußerst fragil (zerbrechlich). Deshalb sollte eine Ruhigstellung während dieser bei kleineren Verletzungen bis zu ca. 4–5 Tagen dauernden Phase jeglichen Dehnreiz vermeiden. Über diese Gefäße wandern weitere Zellen in das Hämatom (zelluläre Phase), die zum einen für den Abbau desselben zuständig sind und zum anderen (vorwiegend kollagene) Fasern und Matrix produzieren, die dem entstehenden Narbengewebe die Stabilität geben werden.

• • • • Phase 2 (Proliferationsphase)

Das Produzieren von Fasern und Matrix durch die Fibroblasten stellt den Beginn der 2. Phase dar (Abb. 2.3). Sie wird wegen des richtungslosen Wucherns der Fasern und Zellen Proliferationsphase genannt (Proliferation = Wucherung). Vorsichtiges Bewegen, ohne den Wundbereich endgradig zu belasten, sollte während dieser Proliferationsphase beginnen. Dadurch werden Faserbildung und Matrixproduktion stimuliert. Die Fasern erhalten eine erste Information über die Belastungsrichtung, der entsprechend sie sich künftig anordnen sollen. Diese Phase dauert ungefähr bis zum ca. 7. – 21. Tag nach der Verletzung, wenn das Trauma nicht zu groß ist und die Wundheilung in ihrem physiologischen Ablauf nicht gestört wird.

• • • • Phase 3 (Remodellierungs- oder Reorganisationsphase)

Anschließend müssen sich die Fasern während der sogenannten Remodellierungs- oder Reorganisationsphase ausrichten, um dem endgültigen Narbengewebe die Stabilität des ursprünglichen Gewebes zu verleihen (Abb. 2.4). Dazu sind progressiv endgradige Belastungen notwendig. Das Spannungs- und Dehngefühl des Patienten soll nun bei endgradigen Bewegungen zunehmend hervorgerufen werden [Pscherembel 1994, van den Berg 1994] Diese Phase dauert bei kleinen Verletzungen wie einem Hautriß bis zum ca. 21. Tag, bei größeren Verletzungen wie bei einer

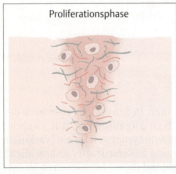

Abb. 2.3 Wundheilung: Proliferationsphase

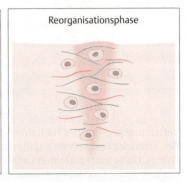

Abb. 2.4 Wundheilung: Reorganisationsphase

Kreuzbandruptur bis zu einem Jahr und länger [Reifferscheid u. Weller 1989, Akeson 1992]. Alle Zeitangaben in den drei Phasen variieren stark und hängen von der Größe und Art der Verletzung sowie dem Gewebetyp ab.

Fehlen während der Wundheilung physiologische Belastungsreize, so bildet sich ein Heilungsgewebe, dessen Gehalt an kollagenen Fasern gering und deren Anordnung nicht optimal der Beanspruchung angepaßt ist. Der Gewebedefekt ist dann zwar durch Narbengewebe gefüllt, doch dieses ist nicht sehr widerstandsfähig und kann schon bei kleinen Belastungen geschädigt werden. So können sich ständig neue kleine Rupturen mit Entzündungsvorgängen bilden.

Dies erklärt die klassischen Folgen einer schlecht nachbehandelten (Teil-)Ruptur der Strukturen des Kapselbandapparates:

- chronische Instabilität (da das Narbengewebe ständig wieder einreißt, heilt es nicht in angenäherter, verkürzter Stellung),
- chronisches Ödem (durch die sich wiederholenden Entzündungsvorgänge),
- chronischer Schmerz (durch die ständigen Mikrorupturen mit ihren Entzündungsvorgängen bei der chronischen Instabilität).

Die mechanische Stärke von Ligamenten wie dem vorderen Kreuzband hat ihr ursprüngliches Ausmaß nach einer Ruptur jedoch selbst 12 Monate nach der Wiederaufnahme normaler Aktivität noch nicht erreicht [Akeson et al. 1992]. Die Wundheilungsprozesse benötigen Zeit, die wir ihnen in der Therapie lassen müssen!

2.2.4 Reaktion des Bindegewebes bei Unterbelastung

Das Bindegewebe in Ligamenten, Gelenkkapseln, Faszien und Aponeurosen hat die Eigenschaft, sich bei Nichtbeanspruchung, d. h. bei Mangel an Zugbeanspruchung, zu verkürzen. So können durch Immobilisation der Gelenke oder durch Nichtgebrauch des maximalen Bewegungsausmaßes Bewegungseinschränkungen (Hypomobilitäten) entstehen [Junqueira u. Carneiro 1991]. Aus diesem Grund ist regelmäßiges Bewegen durch das gesamte Bewegungsausmaß sowie frühzeitiges und häufiges Bewegen nach Traumen wichtig.

Nicht nur die Länge, sondern auch die Belastbarkeit verändert sich bei Nichtgebrauch. Nach einer Immobilisation des Kniegelenkes von 9 Wochen, ist z. B. beim Hasen die Festigkeit des medialen Kollateralbandes auf ein Drittel gesunken im Vergleich zur nicht immobilisierten Seite [Akeson et al. 1992].

Die Therapie einer bindegewebig bedingten Hypomobilität besteht in der „Dehnung" und der progressiven endgradigen Bewegung, d.h. der langdauernden bzw. wiederholten maximalen Verlängerung der bindegewebigen Struktur (s. unten). Dabei ist die Dehnung von Kapselgewebe wegen der dreidimensionalen Anordnung der Kollagenfasern einfacher und schneller zu erreichen als diejenige der Ligamente, in denen die Kollagenfasern entsprechend der Beanspruchung eher parallel ausgerichtet sind.

■ *Merke:* Immobilistion bzw. Nichtgebrauch des maximalen Bewegungsausmaßes ergibt eine Verkürzung der gelenkumgebenden bindegewebigen Strukturen mit einer Bewegungseinschränkung (Hypomobilität) und einer Verminderung ihrer Belastbarkeit.

Therapie: langdauerndes Verlängern und progressives, wiederholtes endgradiges Bewegen.

2.2.5 Dehnung von Bindegewebe

Bindegewebige Verkürzungen, wie z.B. einer Gelenkkapsel, beginnen mit der Bildung von wasserlöslichen Verbindungen zwischen den netzartig ausgespannten Kollagenfasern (Abb. 2.5). Diese können durch eine Durchblutungserhöhung in Verbindung mit Bewegen wieder gelöst werden. Man kann sich dazu bildlich einen Pullover vorstellen, den ein Kind mit Klebstoff verschmiert und der dadurch seine Elastizität verloren hat. War der Klebstoff wasserlöslich, braucht die Mutter den Pullover nur im Wasser hin und her zu bewegen. Ebenso bewirkt die Durchblutungserhöhung ein regelrechtes „Auswaschen" der wasserlöslichen Verbindungen zwischen den Kollagenfasern. Dies erklärt, warum so viele verschiedene physiotherapeutische Techniken bei beginnenden Gelenkhypomobilitäten helfen können – vorausgesetzt sie bewegen bei dieser Indikation und erhöhen die Durchblutung.

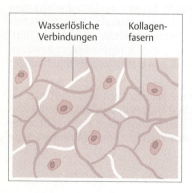

Abb. 2.**5** Wasserlösliche Verbindungen zwischen den netzartig verzweigten Kollagenfasern

2.2 Biomechanik des Bindegewebes

Länger bestehende Kapselverkürzungen benötigen wie verkürzte Ligamente zur Verlängerung eine langdauernde bzw. eine häufig wiederholte Zugeinwirkung. Nun ist der Pullover zu heiß gewaschen worden und „eingelaufen" – einzig endgradiges langdauerndes Auseinanderziehen kann helfen, seine Paßform wiederherzustellen. Dabei sind hier wie bei den Bewegungseinschränkungen des menschlichen Bewegungsapparates strukturelle Grenzen gesetzt.

Bei diesem Vorgehen findet zum einen die Aufhebung nicht wasserlöslicher Querbrücken zwischen den Kollagenfasern statt. Zum andern geschieht ein Umbau der Strukturen, also eine Anpassung durch anatomische Verlängerung an das geforderte Ausmaß. Zur Illustration des Umfangs einer Behandlung von Bewegungseinschränkungen denke man an Ballettänzer, die durch täglich stundenlanges Dehnen bzw. wiederholt endgradiges Bewegen über Jahre eine Anpassung der Kapseln und Bänder an das benötigte Bewegungsausmaß erreichen.

Für die Behandlung solcher Hypomobilitäten gibt es biomechanisch betrachtet nur die Behandlungstechnik des passiven, endgradigen und langdauernden Entfernens von Ursprung und Ansatz der betroffenen Struktur. Dabei spielen die physikalischen Phänomene Viskosität, plastische Verformung, Creep und Relaxation eine Rolle.

• • • • Konsequenzen für die praktische Durchführung des Dehnens

Bei der Dehnung von bindegewebigen Strukturen muß wegen der genannten mechanischen Eigenschaften folgendes beachtet werden [Pierron 1993]:

- ❖ Die Ausführung des Dehnens muß langsam geschehen, um die viskösen Bremseigenschaften zu überwinden.
- ❖ Die Dehnung muß am (sub-)maximalen Bewegungsende mit konstanter Kraft gehalten werden, um die verkürzte Struktur durch die Phänomene des Kriechflusses und der Entspannung zu verlängern.
- ❖ Die Dehnung muß stufenweise verlaufen, um trotz der Entspannung die dehnende Kraft weiterhin am aktuellen Bewegungsende einwirken zu lassen.

Statt des stufenweisen Vorgehens ist auch ein kontinuierlich ansteigendes Verlängern der Struktur unter Einwirkung einer konstanten Kraft denkbar. Bei der Dehnung von Muskeln könnte ihre möglicherweise geringere Durchblutung bei einer solchen kontinuierlichen Verlängerung allerdings ein Nachteil dieser Methode sein.

Von Bewegungseinschränkungen, die nur durch passives, endgradiges und zeitaufwendiges Dehnen zu beheben sind, sind solche Bewegungseinschränkungen zu unterscheiden, die durch wasserlösliche Querverbindungen zwischen den Kollagenfasern verursacht sind. Diese können durch durchblutungsfördernde Maßnahmen kombiniert mit endgradigen Bewegungen behandelt werden (s. oben).

Neben solchen bindegewebigen Begrenzungen des Bewegungsausmaßes können Einschränkungen auch durch verspannte Muskeln bedingt sein, was in der Praxis häufig vorkommt. Dabei handelt es sich um einen erhöhten Widerstand der Muskulatur, der möglicherweise auf eine gesteigerte Aktivität seiner kontraktilen Anteile zurückzuführen ist. Eine Vielzahl von Techniken wirkt auf reflektorischem Wege auf diese sogenannte Tonusänderung mit Erfolg ein, wie Techniken des Haltens-Entspannens, des passiven oder aktiven Bewegens, der Massage, der Wärme etc. bis hin zu psychischen Entspannungsmaßnahmen. Alle Techniken mit dieser Zielsetzung werden als tonussenkende Entspannungstechniken bezeichnet. Aus dieser Erfahrung kann man dann rückschließen, daß die Bewegungseinschränkung nicht bindegewebig bedingt, sondern durch die kontraktilen Elemente des Muskels verursacht wurde, auch wenn im EMG keine Aktionspotentiale als Ausdruck der Tonuserhöhung nachweisbar sind. Zur Muskeldehnung sei auf die Abschnitte 2.6.4, S. 198, und 2.6.5, S. 198, verwiesen.

■ *Merke:* Biomechanische Kriterien der physiotherpeutischen Dehnung von bindegewebigen Strukturen:
  ❖ langsam,
  ❖ stufenweise,
  ❖ am Bewegungsende gehalten.

2.3 Biomechanik des Knochens

2.3.1 Aufbau

Knochen ist als wichtigster Bestandteil des Skeletts besonders resistent gegen Druck und fest gegen Zug, Biegung und Drehung – er besitzt Formfestigkeit. Er stützt, schützt und wandelt mit seinen Hebeln die Muskelkontraktionen in Bewegungen um [Debrunner 1995, Junqueira u. Carneiro 1991]. Er ist der wichtigste Kalziumspeicher des Organismus.

Makroskopisch werden lange, kurze und platte Knochen unterschieden. Jeder Knochen besteht aus einer Substantia compacta im Knochenschaft (Diaphyse) bzw. einer Substantia corticalis in den Gelenkenden (Epiphyse) und einer Substantia spongiosa (Knochenbälkchen). Als bindegewebige Schicht liegt das Endost (Knocheninnenhaut) der Substantia compacta von innen an und das Periost (äußere Knochenhaut) von außen. Letzteres fehlt dort, wo Knorpel dem Knochen anliegt. Das Periost ist reich an Nerven und führt die der Ernährung des Knochens dienenden Gefäße.

2.3 Biomechanik des Knochens

Knochen gehört zum Bindegewebe und besteht aus:

- Knochenzellen (Osteozyten),
- Interzellularsubstanz (Grundsubstanz des Knochens, Knochengrundsubstanz),
- Fasern (besonders Kollagenfasern vom Typ I).

Die Knochenzellen liegen in 4 Formen vor:

- Vorläuferzellen,
- Osteozyten (rings von Knochengrundsubstanz umgebene Knochenzelle, die als osteoblastischer Osteozyt (Osteoblast) der Erhaltung der vorhandenen Grundsubstanz dient und als osteolytischer Osteozyt (Osteoklast) Hartsubstanz abbauen und somit Kalzium freisetzen kann).

Die Interzellularsubstanz besteht etwa zu ca. 50% aus Mineralien (Phosphat, Kalzium u. a.), zu ca. 25% aus organischen Verbindungen (90–95% Kollagenfasern, 5–10% Proteine, die die Mineralien des Knochens mit dem Kollagen verbinden) und zu 25% aus Hydratationswasser (das sich um die Mineralkristalle legt) [Junqueira u. Carneiro 1991]. Das Zusammenwirken von Mineralien, Kollagenfasern und Grundsubstanz verleiht dem Knochen seine Formfestigkeit.

Für die rege Stoffwechselaktivität des Skelettsystems werden beim Erwachsenen etwa 200–400 ml/min Blut benötig, d. h. ca. 6% des Herzminutenvolumens.

Histologisch lassen sich Geflechtknochen und Lamellenknochen durch die Art der Anordnung von Knochenzellen und Matrix unterscheiden.

Geflechtknochen tritt als Stadium bei jeder Neubildung von Knochen auf, also während der Entwicklung und bei der Frakturheilung. Charakteristisch ist die Anordnung der Kollagenfasern in der Grundsubstanz ohne besondere Verlaufsrichtung. Geflechtknochen ist besonders fest gegen Zug und Biegung. Er enthält Knochenkanälchen für Blutgefäße und Nerven.

Im Lamellenknochen sind Knochenschichten deutlich voneinander abgesetzt. Der Verlauf der Kollagenfasern in jeder Lamelle ist schraubenförmig. Dabei verlaufen die Kollagenfibrillen gestreckt und nicht wie im eigentlichen Bindegewebe gewellt. In jeder Lamelle haben die Kollagenfasern eine vorherrschende Verlaufsrichtung, die annähernd rechtwinklig zur Verlaufsrichtung in der Nachbarlamelle ist. Die Kollagenfasern sind sowohl innerhalb einer Lamelle als auch zwischen den Lamellen durch sie kreuzende Fasern verbunden. Dadurch entsteht ein Fasergitter. In den Lamellen liegen Osteozyten. Knochenkanälchen verlaufen als Canales centrales vertikal (Havers-Kanäle) und als Canales perforantes horizontal (Volkmann-Kanäle). Beide führen Gefäße und Nerven.

2.3.2 Reaktionen des Knochens auf Belastung bzw. Beanspruchung

Wirkt eine Kraft auf einen Körper ein, so kann zum einen diese äußere Kraft, die als Belastung des Körpers bezeichnet wird, beschrieben werden. Zum anderen betrachtet man, wie diese äußere Kraft das Material des Körpers (im Inneren) beansprucht. Dort treten Druck- und Zugspannungen auf. Diese sind an einem gebogenen Plastikrohr leicht zu erkennen (Abb. 2.6). Auf der konkaven Seite des Rohrs entsteht eine Druckspannung, auf der konvexen eine Zugspannung, die das Rohr zum Reißen bringen kann. Das gleichzeitige Auftreten von Druck- und Zugspannung durch die Einwirkung von nicht axialen bzw. Scherkräften wird Biegespannung genannt.

- *Definition:* Kraft wird als Belastung und Beanspruchung betrachet.
  Belastung ist die äußere Krafteinwirkung in Form von Druck-, Zug- und Scherkräften.
  Beanspruchung ist die innere Kraftauswirkung in Form von Druck-, Zug- und Biegespannungen.

Schon Ende des 19. Jahrhunderts [Meyer u. Culmann 1867, Wolff 1892, Roux 1895 in Debrunner 1995] wurde auf das Bauprinzip der Spongiosa entsprechend der Beanspruchung und auf die funktionelle Anpassung des Knochens hingewiesen. F. Pauwels hat in unserem Jahrhundert diese Phänomene weiter untersucht und den funktionellen Aufbau des Knochens bezüglich makroskopischer und mikroskopischer Gestalt und Struktur beschrieben [Pauwels 1973].

Die Spongiosastruktur richtet sich entsprechend der Spannungslinien aus, ebenso wie die Dicke der Kortikalis bzw. Kompakta [Pauwels 1973]. Bei axialer Belastung herrscht überall in der Säule eine gleichmäßige

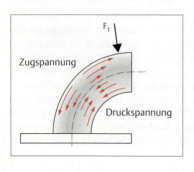

Abb. 2.6 Biegespannung: gleichzeitiges Auftreten von Druck- und Zugspannung

Druckspannung (Abb. 2.7). Bei Verschiebung des Gewichts von der Säulenachse weg (mittlere Säule in Abb. 2.7) treten Druck- und Zugspannungen mit Maxima am Säulenrand auf. Die materialsparende Konstruktion des Röhrenknochens, der vorwiegend Biegespannungen standhalten muß, findet hier ihre Erklärung: Wo die Spannungen hoch sind, befindet sich die Kortikalis bzw. Kompakta, wo sie gering sind, die Markhöhle. Liegen zwei gleiche Gewichte links und rechts der Säulenachse, tritt wieder eine gleichmäßige, jetzt doppelt so hohe Druckspannung auf. Wirken Zugkräfte auf den Knochen, wie an Muskelinsertionsstellen (z. B. Trochanter major), entstehen Zugspannungen, an denen sich die Knochenkonstruktion orientiert. Die Verminderung der Biegespannung durch Muskelzüge ist Thema im Abschnitt 2.6 „Biomechanik des Muskelgewebes", S. 171 ff.

▪ *Beispiel:* An der Lendenwirbelsäule liegt die Bewegungsachse für die Ventralflexion im ventralen und bei Dorsalflexion im dorsalen Bereich des Discus intervertebralis [White u. Panjabi 1990]. Daher verläuft die Belastungslinie bei Ventralflexion im anterioren Bereich der Wirbelkörper und bei Dorsalflexion im dorsalen. Bei osteoporotischen Wirbeln kann es bei Überbelastung zu Kompressionsfrakturen kommen, die in der Rundrückenhaltung, also in Ventralflexion der Wirbelsäule, bevorzugt den ventralen Teil des Wirbelkörpers betref-

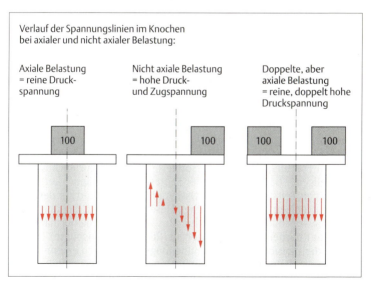

Abb. 2.7 Druck- und Zugspannung im Knochen

fen und ihn zu einer Keilform einbrechen lassen. Diese keilförmige Wirbelfraktur findet sich bei Osteoporose oft im BWS-Bereich. Steht das Wirbelsegment hingegen in Neutralstellung, liegt die Drehachse ungefähr in der Mitte der Bandscheibe. Deshalb verläuft die Belastungslinie auch durch die Mitte des Wirbelkörpers (axiale Belastung), und es kommt im Fall einer Überbelastung des osteoporotischen Wirbels zum Einbruch in seiner Mitte. Diese Form wird Fischwirbelfraktur genannt und tritt oft im thorakolumbalen Bereich auf.

■ *Merke:* Die Spongiosaarchitektur orientiert sich an den Druck- und Zugspannungen, die der Knochen durch die äußere Belastung als innere (Biege-)Beanspruchung erfährt.

2.3.3 Reaktionen des Knochens auf Überbelastung: Fraktur und Frakturheilung

Eine zu hohe Belastung des Knochens führt bekanntlich zur Fraktur. Dabei können die Kortikalis bzw. Kompakta und die Spongiosatrabekel (Spongiosabälkchen) sowohl durch die Zugspannung reißen als auch durch die Druckspannung brechen.

Die Frakturheilung hängt ab von:

- der Art des Knochenbruchs (Biegungs-, Torsions-, Abscher-, Kompressions- oder Abrißfraktur),
- der Anzahl der Frakturfragmente,
- dem Verlauf der Frakturlinie,
- der Lokalisation der Fraktur und
- der Verschiebung der Bruchstücke [Burri 1982].

Die Heilung eines Knochenbruchs geht vom Periost und Endost aus, indem Blutgefäße und kollagenfaserbildende Bindegewebszellen in die Frakturspalten einwachsen (Entzündungsphase). Osteogene (knochenbildende) Zellen proliferieren (Proliferationsphase), das Blutgerinnsel, die geschädigten Knochenzellen und die untergegangene Grundsubstanz im Frakturspalt werden resorbiert. Es kommt zur enchondralen (knorpeligen) Ossifikation, bei der Septen (Scheidewände) verkalkten Knorpels als Leitstruktur für die Ossifikation dienen, und zur desmalen (bindegewebigen) Ossifikation über Mesenchymzellen. Die überschießende Gewebebildung des Frakturkallus wird durch die normale Belastung des Knochens um- und abgebaut (Reorganisationsphase). Die drei Phasen der physiologischen Wundheilung sind deutlich erkennbar. Bei funktioneller Belastung entspricht der innere Aufbau des geheilten Knochens dem der früheren Zeit [Junqueira u. Carneiro 1991, Debrunner 1995].

Ein spezifischer mechanischer Reiz für die Bildung von Knochengewebe ist nicht bekannt. Voraussetzung für die Knochenbildung durch dazu befähigte Zellen ist jedoch ein absolut ruhigstehendes präformiertes Gerüst au Fibrillen, verkalkten Knorpelgrundsubstanzbälkchen oder ineinandergestauchten Knochenbälkchen nach Infraktion (unvollständige Einbruchfraktur) oder Kompressionsfraktur. Bei Bewegung der Frakturenden bildet sich mehr oder weniger zugfestes Bindegewebe und es entsteht eine Pseudarthrose (Scheingelenk). Langsam zunehmende, möglichst axiale Belastung durch Druck und Zug bewirkt die physiologische Orientierung der Knochenstruktur. Diese richtet sich an den durch Druck und Zug entstehenden Spannungslinien aus. Das versucht z. B. die Druckverschraubung in der Osteosynthese zu erreichen. Beim klassischen Gips entsteht die Druckbelastung anfangs durch den Muskeltonus. Durch ansteigende Teilbelastung und durch beginnende Muskelarbeit wird die axiale Belastung zunehmend gesteigert. Für die untere Extremität und den Rumpf sind die Belastung durch das Körpergewicht funktionell, während die obere Extremität insbesondere in ihrer Greif- und Stützfunktion belastet wird. Erst am Ende der Frakturheilung werden Scherkräfte erlaubt, die den Knochen besonders intensiv auf Biegung beanspruchen. Die Dosierung der progressiven Belastung einer heilenden Knochenfraktur hängt primär von der Durchbauung des Frakturkallus und somit vom radiologischen Befund ab.

■ *Merke:*
  Ablauf der Fakturheilung:
  1. Absolute Ruhigstellung,
  2. progressive und anfangs möglichst axiale Beanspruchung durch Druck und Zug und
  3. schließlich zunehmende Biegebeanspruchung durch Scherkräfte.

2.3.4 Reaktionen des Knochens auf Unterbelastung

Wie jedes Gewebe des Organismus atrophiert auch das Knochengewebe bei verminderter Belastung. Die Tätigkeit der Osteoklasten überwiegt dann die der Osteoblasten. Dabei wird organische und anorganische Knochenmasse abgebaut. Der Knochen verliert an Belastbarkeit [Klümper 1982]. Am deutlichsten ist dies bei Astronauten beobachtet worden, die längere Zeit im schwerelosen Raum zugebracht und an Knochenmasse verloren haben. Doch auch bei Patienten, die eine längere Bettruhe einhalten müssen, oder bei älteren Menschen, die sich weniger bewegen, vermindert sich die Knochenmasse und es bildet sich die „physiologische" Inaktivitäts-Osteoporose. Physiologisch ist sie als folgerichtige Reaktion auf Nichtgebrauch. Durch Druckbelastung können die Osteoblasten zu vermehrter Aktivität angeregt werden, Knochenmasse aufzubauen. Daraus resultiert der kausale physiotherapeutische Ansatz der

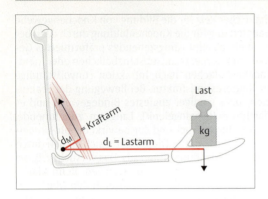

Abb. 2.8 Der Knochen als Hebel

Behandlung der Osteoporose durch Druckbelastung in Form von dynamischer Muskelarbeit (Bewegungsgymnastik).

2.3.5 Der Knochen als Hebel

Der Knochen stellt einen Hebel dar, auf den die Kraft des Muskels einwirkt (Abb. 2.8). Die mechanische Analyse dieses Systems erlaubt dem Physiotherapeuten, das Verhältnis von (Körper-)Last und (Muskel-)Kraft am Knochenhebel und den Druck im Gelenk bzw. in dazwischenliegenden Strukturen wie den Bandscheiben der Wirbelsäule zu berechnen. Dabei beinhaltet die graphische Darstellung den Nachteil der zweidimensionalen Betrachtungsweise eines dreidimensionalen Geschehens. So herausgefundene Werte gelten daher nur als Annäherungswerte, die jedoch bei der Dosierung der Physiotherapie hilfreich sind.

2.4 Biomechanik der Bandscheibe

2.4.1 Aufbau

Die Wirbelsäule ist ein komplexes Organsystem des Bewegungsapparates, dessen übereinanderliegende Wirbelkörper im beweglichen Bereich vom 2. Halswirbel bis zum Sakrum durch 23 Bandscheiben miteinander verbunden sind. Diese bilden eine spezielle Form der faserknorpeligen Symphyse: kalzifizierter hyaliner Knorpel liegt auf den knöchernen Wirbelkörpern und geht in fibrösen Knorpel über. Auf ihm sitzt der Anulus fibrosus, der als Faserknorpel viele Kollagenfasern enthält, die parallel verlaufend in Lamellen angeordnet sind. Die Ausrichtung der Fasern einer Lamelle ist jeweils entgegengesetzt zu der Ausrichtung der Fasern der benachbarten Lamellen. Ihr Verlauf bildet mit der Horizontalen einen Winkel von ca. 30° (Abb. 2.9). Sie umschließen einen faserärmeren Teil, den sogenannten Nucleus pulposus, der sich von der Chorda dorsalis ableitet und wie der Anulus ein hohes Wasserbindungsvermögen aufweist. Durch die Abnahme der Wasserbindungskapazität und die zusätzlich eintretende Fibrosierung der Bandscheibe [Palastagna et al. 1994] entsteht der Elastizitätsverlust im Alter [Junqueira u. Carneiro 1992].

Der hohe Wassergehalt von Anulus fibrosus und Nucleus pulposus ist für die Elastizität und Widerstandsfähigkeit der Bandscheibe wichtig. Sie ist in den peripheren Bezirken nur gering durchblutet, was für den die Nährstoffe transportierenden Flüssigkeitsaustausch unzureichend ist. Der Wirbelkörper selbst ist gut durchblutet. Von ihm aus diffundieren die Nährstoffe durch die knorpelige Schicht zwischen Grund- bzw. Deckplatte und Discus intervertebralis [Dhenin 1990]. Dieser Stoffaustausch kann durch den Wechsel zwischen Druck und Entlastung beschleunigt werden. Rhythmische Bewegung ist daher ein wichtiger Faktor für die Verbesserung der Ernährung der Bandscheiben. Bei unserer bewegungsarmen sitzenden und stehenden Lebensweise überwiegt der Druck zeitlich gesehen oft die Entlastung. Da die Flüssigkeitsaufnahme bei Druckentlastung exponential ansteigt, d.h., daß sie anfangs hoch ist und dann langsam geringer wird [Kapandji 1985], empfiehlt es sich, mehrere kurzzeitige Liegepausen während des Tages einzulegen. Dieses Verhalten haben die Menschen während verschiedener Epochen ausgeübt, wie z.B die antiken Griechen und Römer, die im Liegen aßen, Besuch empfingen etc.

Das wasseranziehende Verhalten der Bandscheibe wird sichtbar, wenn man morgens und abends die Körpergröße mißt. Durch den ständigen Kompressionsdruck während der aufrechten Haltung des Tages verliert die Bandscheibe Flüssigkeit. Deshalb ist die Wirbelsäulenhöhe und damit die Körpergröße abends ca. 1–2 cm geringer als morgens [Leutert u. Schmidt 1997]. Während der horizontalen Lage in der Nacht kann die Flüssigkeit bei entspanntem Muskeltonus wieder angesaugt und die ur-

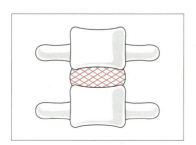

Abb. 2.9 Verlauf der kollagenen Fasern im Anulus fibrosus

sprüngliche Höhe wiedergewonnen werden. Der Auftrieb und die wärmebedingte Muskelentspannung im warmen Bewegungsbad beschleunigen die Flüssigkeitsaufnahme ebenfalls.

Die Randbezirke der Wirbelsäule sind sensibel innerviert und somit schmerzempfindlich [Bogduk 1994]. Die Regeneration verletzten Bandscheibengewebes verläuft wie im Abschnitt 2.2.3, S. 132 ff, beschrieben.

Die Aufgaben der Bandscheibe sind:

- Abbremsen von Scher- und Gleitkräften (Stabilität des Wirbelsegments),
- Abstandhaltung zwischen den Wirbelkörpern, um Bewegungen um Achsen im Segment zu erlauben, und
- Abpuffern von Stoßbelastungen. Dazu trägt die Bandscheibe jedoch nur gering und vorwiegend bei weichen Stoßbelastungen bei, während die Hauptpufferung durch die Verbiegung der Wirbelsäule in der Sagittal- und Frontalebene geschieht [Müller-Gerbl u. Putz 1997].

2.4.2 Reaktionen der Bandscheibe auf Überbelastung

Die Bandscheibe kann zuviel auf Druck oder Zug beansprucht werden. Zugbeanspruchung kommt bei alltäglichen Bewegungen fast immer im Zusammenhang mit Druckbelastung vor.

Bei reiner Druckbelastung wird die gesamte Bandscheibe komprimiert. Ihre Ränder wölben sich seitlich leicht vor. Sie funktioniert dann ähnlich wie ein Wasserkissen, das mehrere untereinander in Verbindung stehende Kammern enthält. Diese sind im Zentrum groß (Bereich des Nucleus pulposus) und in den Randbereichen klein (Bereich des Anulus fibrosus).

Steigt der Druck in diesem Wasserkissen, können die gering wasserdurchlässigen Trennwände der Kammern (Lamellen der Fasern im Anulus fibrosus) „einreißen". Die Flüssigkeit drängt dann durch die vermehrt durchlässigen Trennwände und es kann ein kleiner Teil des Bandscheibenmaterials in Form der Protrusion (Bandscheibenvorwölbung) hervorragen. Reißen auch die äußeren Teile der Bandscheibe ein, so „fällt" Bandscheibenmaterial als Prolaps (Bandscheibenvorfall) heraus.

Bei axialer Kompression kommt es jedoch kaum zu Bandscheibenvorfällen [White u. Panjabi 1990]. In südlichen Ländern sieht man häufig Menschen, die große Lasten auf dem Kopf tragen. Dabei nehmen sie eine aufrechte Haltung ein und haben keine Beschwerden.

Auch muskuläre Anspannung führt zur Erhöhung des intradiskalen Drucks [Drevet et al. 1990]. Patienten mit akuten Bandscheibenläsionen vermeiden daher größere muskuläre Arbeit. Sind sie während ihrer Ge-

2.4 Biomechanik der Bandscheibe

nesung dennoch dazu genötigt, nehmen sie automatisch eine „gerade" Haltung ein, weil bei axialer Kompression die Beanspruchung der Bandscheibe geringer ist als bei nicht axialer.

Eine Zugbelastung der Wirbelsäule tritt bei physiologischen Alltags- und sportlichen Aktivitäten kaum auf. Selbst wenn der Mensch sich mit den Händen an eine Stange hängt oder von einem Gurt um den Thorax in der Luft gehalten wird, hat die Anspannung der Muskeln zur Folge, daß keine Zugbeanspruchung auf die Bandscheibe wirkt [Turbelin u. Peyranne 1993].

Die Zugspannung in Teilen der Bandscheibe steigt jedoch an, wenn die Wirbelsäule nicht axial belastet wird [White u. Panjabi 1990]. Dabei wird die Flüssigkeit in der Bandscheibe in die Bereiche verschoben, die von der Druckeinwirkung entfernt sind. Dort steigt dadurch die Spannung der kollagenen Fasern des Anulus fibrosus. Diese Spannungszunahme bewirkt eine Begrenzung der Bewegung und stellt einen physiologischen Mechanismus dar. Die kollagenen Fasern des Anulus fibrosus sind hierfür gebaut.

Erst wenn in dieser nicht lotgerechten Stellung der Wirbelsäule die Belastung zu lange anhält und/oder die Belastung zu groß ist, wirkt sie sich negativ aus.

Belastungen dieser Art kommen beim langdauernden „krummen" Sitzen (globaler Rundrücken) und Stehen (Hyperlordose der LWS, Hyperkyphose der BWS) sowie beim Heben großer Gewichte häufig vor.

Die Zugspannung im Anulus fibrosus führt bei endgradiger Einwirkung über längere Zeit zur Dehnung und bei Belastungen, die oberhalb der Belastbarkeitsgrenze liegen, zur Ruptur der kollagenen Fasern. Da die peripheren Randbezirke des Diskus innerviert sind, empfindet der Patient Schmerz bei diesen Beanspruchungen bzw. Läsionen [Bogduk 1994].

Die entscheidenden Faktoren, Dauer und Höhe der einwirkenden Belastung, sind zwar berechenbar, jedoch hängt ihre Auswirkung von der individuellen Belastbarkeit des Patienten ab. Daher können keine festen Grenzwerte genannt werden. Nach Verletzungen (z.B Bandscheibenvorfall) oder längerer Schonung muß mit einer Minderung der Belastbarkeit gerechnet werden. Die Belastung sollte in solchen Fällen anfangs gering sein, um durch progressive Steigerung ein funktionelles Maß an Belastbarkeit zu erreichen.

Mittlere funktionelle Reize sollten auf die gesunde Bandscheibe ausgeübt werden (s. auch Kapitel 2.1, S. 122). Mit dem Begriff funktionell ist die Belastung gemeint, die dem Bewegungsapparat des Individuums in seinem Alltag und bei seinen sportlichen und freizeitlichen Tätigkeiten zugemutet wird. Für einen gesunden Rücken sind endgradige Bewegungen in alle Richtungen und Belastungen und das Heben von Gewichten funktionell. Bandscheiben, die bei körperlich arbeitenden Menschen viel bewegt und belastet werden, benötigen als sogenannten Ausgleich die Entlastung. Vorwiegend sitzend tätige Menschen hingegen benötigen für die Verbesserung der Ernährung ihrer Bandscheiben als Ausgleich die Bewegung.

Dieses Prinzip eines physiologischen Bewegungsverhaltens, das der Belastbarkeit der einzelnen Strukturen angepaßt und entsprechend den Anpassungsvorgängen des Organismus gestaltet wird, bildet den Kern der sogenannten „Rückenschule": Aufrechte und schonende Haltung der Wirbelsäule bei geringer Belastbarkeit und zunehmende dynamische Belastung der Wirbelsäule durch das gesamte Bewegungsausmaß im Laufe der Genesung mit dem Ziel der Erhöhung der Belastbarkeit. Durch das sogenannte Belastungstraining wurde ein signifikanter Rückgang der Rückenbeschwerden festgestellt [Voisin et al. 1994].

■ *Merke:*
- ❖ Belastung der Bandscheibe:
  - Bei axialer Belastung der Wirbelsäule erfolgt eine Verteilung der Druckbeanspruchung des Nucleus pulposus auf den gesamten Anulus fibrosus, dessen Fasern eine Zugbeanspruchung erfahren.
  - Bei nicht axialer Belastung erfolgt die Weiterleitung der Beanspruchung nur auf Teile des Anulus fibrosus, deren Zugbeanspruchung dadurch um ein Vielfaches ansteigt.
  - Eine Belastung ist dann physiologisch, wenn sie ab und zu an die individuelle Belastbarkeitsgrenze heran reicht.
- ❖ Überlastung der Bandscheibe:
  - Zu einer Überlastung der Bandscheibe kommt es, wenn zu lang belastet wird und/oder die Belastung zu hoch ist (Faktoren Belastungsdauer und Belastungshöhe).
  - Die therapeutische Schwierigkeit besteht in der Bestimmung der individuellen Belastbarkeitsgrenze des Patienten.

Therapie: Funktionelle Rückenschule, bei der die Belastung des Patienten seiner Belastbarkeit angepaßt und entsprechend dem Anpassungsvermögen des Organismus bis zu den funktionellen Bedürfnissen und physiologischen Möglichkeiten des Patienten durch Training gesteigert wird.

2.4.3 Reaktionen der Bandscheibe bei Unterbelastung

Unterbelastung einer Struktur bedeutet, sie der Reize zu berauben, für die sie gebaut ist. Wird die Bandscheibe zu wenig auf Druck und Zug beansprucht, so führt das zu einer Atrophie und einer verminderten Be-

2.4 Biomechanik der Bandscheibe

lastbarkeit ihrer Strukturen. Der Begriff des Schonens ist daher nur auf verletzte Bandscheiben anzuwenden bzw. auf Bandscheiben, denen eine zu hohe oder zu ungewohnte Belastung zugemutet werden soll.

Patienten mit akutem Bandscheibenvorfall verbleiben anfangs in der entlastenden und raumgebenden Schonhaltung, die durch reflektorische Muskelverspannungen gehalten wird, und vermeiden unnötige Belastungen. Mit Rückbildung des akuten Stadiums nimmt die muskuläre Abwehrspannung ab, und viele Patienten ignorieren mehr und mehr die Hinweise zum „geraden Sitzen, geradem Heben" etc. Die Läsion heilt und das Narbengewebe der Bandscheibe paßt sich den zunehmenden Belastungen an.

Erst, wenn die Belastbarkeitsgrenze mit den oben genannten Faktoren der Dauer und der Höhe der Belastung überschritten wird, kommt es zu erneuten Verletzungen. Je weniger die Bandscheibe „trainiert" wurde, desto niedriger ist ihre Belastbarkeitsgrenze und desto leichter treten erneute Läsionen auf. Das Überschreiten der Belastbarkeitsgrenze findet sich in der Patientengeschichte einer Bandscheibenläsion immer wieder, wenn z.B bei ungewohnten Tätigkeiten wie Wohnungsumzug, Koffertragen in den Ferien oder beim Aufstehen nach außergewöhnlich langem Sitzen „plötzlich" ein Bandscheibenvorfall auftritt.

Die Schwierigkeit der Therapie liegt neben der Symptomlinderung im Abschätzen der individuellen Belastbarkeitsgrenze für Trainingszwecke.

■ *Merke:*
  Unterbelastung:
  - Eine Belastung, die unterhalb der individuellen Belastbarkeitsgrenze liegt, führt zur Atrophie und zur Minderung der Belastbarkeit der Bandscheibe.
  - Eine verminderte Belastbarkeit wird bei ungewohnt hohen Belastungen zum Risiko (häufige Rezidivursache bei Rückenpatienten).

Um die Belastung der Bandscheibe besser einschätzen zu können, sei im folgenden erklärt, wie das Wirbelsäulensegment als Hebelsystem und als schiefe Ebene betrachtet werden kann. Die Beurteilung der Hebellängen und der Neigung der schiefen Ebene findet eine praktische Anwendung in der Veränderung verschiedener Alltagsaktivitäten wie Heben und Sitzen.

2.4.4 Belastungswaage an der Wirbelsäule

Die Bewegungsachse des Wirbelsegments bildet den Drehpunkt eines zweiarmigen Hebels (Abb. 2.**10**). Dieser setzt sich aus dem ventral gelegenen Lastarm der Last und dem dorsal gelegenen Kraftarm der gegen-

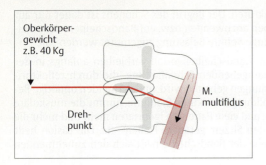

Abb. 2.**10** Hebelsystem des Wirbelsegmentes

haltenden autochthonen Rückenmuskeln zusammen. Der Krafthebel der autochthonen Rückenmuskeln ist lumbal um so größer, je ausgeprägter die LWS-Lordose ist. Um in diese Lordosestellung zu gelangen, müssen sich die Rückenmuskeln jedoch kontrahieren. Dadurch wird der Druck auf die Drehachse des zweiarmigen Hebels verstärkt. Die Belastung der LWS z. B. beim Tragen ist daher in leichter Lordose am geringsten. Dann ist der Kraftarm für die autochthone Rückenmuskulatur groß und die Muskelkontraktion zur Betonung der Lordose noch gering [Daggfeldt 1996].

Der Hebel der Ligamente ist kleiner als derjenige der Muskeln, weil die Ligamente gelenknaher und damit auch näher an der Drehachse des Hebelsystems liegen. Läßt der Mensch sich in seine Bändern der Wirbelsäule „hängen", müssen diese dem Lastarm des Körpergewichts „entgegenhalten". Da ihr Kraftarm aber kleiner ist als der der Muskulatur, müssen sie mehr (passive) „Kraft aufwenden". Hinzu kommt der verlängerte Hebelarm der Last in der „schlaffen" Wirbelsäulenhaltung und die Dehnung der dorsalen Strukturen. Mehrere Argumente sprechen also gegen eine langdauernde schlaffe Haltung.

Am einfachsten läßt sich die Belastung der Wirbelsäule durch Verkleinerung des Lastarmes reduzieren, indem man bei aufrechter Körperhaltung das Gewicht möglichst nahe am Rumpf hält (Abb. 2.**11**).

Übergewicht vergrößert die ventrale Rumpflast und damit sowohl das Gewicht der Last, als auch den Lastarm, so daß die aufzuwendende Kraft der Rückenmuskeln ansteigen muß – und damit die Kompression des Diskus intervertebralis zunimmt (Abb. 2.**12**).

Ebenso wird der Lastarm des Körpergewichts durch eine krumme Sitzhaltung verlängert (Abb. 2.**13**). Diese wird durch die übliche Höhe der Tischmöbel begünstigt. Denn die durchschnittliche Körpergröße ist im 20. Jahrhundert um ca. 10 cm gestiegen. Die vom Comité Européen de

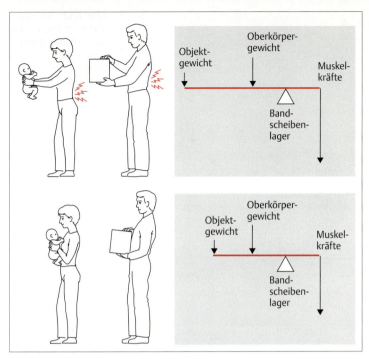

Abb. 2.**11** Eine Verkürzung des Lastarms verringert die notwendige Kraft der Rückenmuskeln und damit den Kompressionsdruck auf die Bandscheibe

Normalisation [CEN 1982] empfohlene Tischhöhe von 65 cm ist um ca. 6,6 cm zu niedrig [Mandal 1990]. Höhere Tische und eine nach vorne abwärts geneigte Sitzfläche erleichtern die Aufrichtung der Wirbelsäule und verringern somit die Länge des Lastarms des Oberkörperschwerpunktes signifikant [Mandal 1990]. Diese Hilfsmittel erleichtern das gerade Sitzen, können die schlaffe Sitzhaltung jedoch nicht verhindern.

Das Hebelsystem im Wirbelsegment ist ein Argument für die Empfehlung der axialen Belastung der Wirbelsäule, wenn die Belastung eine hohe Intensität aufweist und/oder über längere Zeit einwirkt.

Wenn man einen Gegenstand wie z.B ein Krankenbett zieht, dann wirkt das Drehmoment des Ziehens zusätzlich auf der Lastarmseite. Die Rückenmuskeln müssen aufgrund ihres kurzen Kraftarms sehr viel mehr Arbeit leisten und der Druck auf den Diskus steigt erheblich (Abb. 2.**14**). Schiebt man hingegen das Bett, so wirkt das Drehmoment des Schiebens

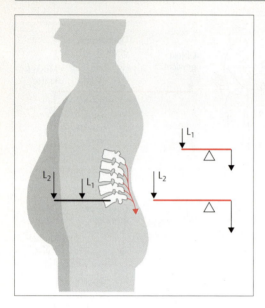

Abb. 2.**12** Übergewicht erhöht die Last und verlängert den Lastarm, daraus resultiert ein erhöhter Druck auf die Bandscheibe

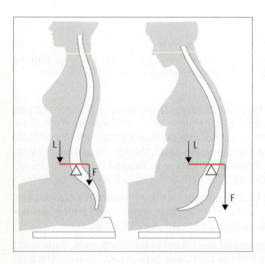

Abb. 2.**13** In schlaffer Sitzhaltung ist der Hebelarm des Körpergewichtes länger als in der aufrechten Sitzhaltung

2.4 Biomechanik der Bandscheibe

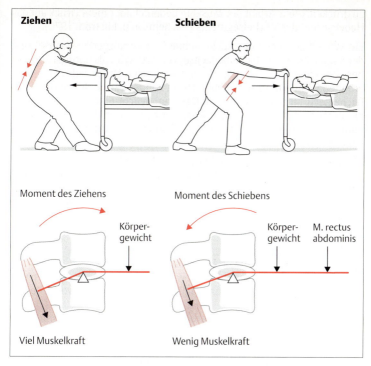

Abb. 2.**14** Schieben eines Gegenstandes bewirkt weniger Druck auf die Bandscheibe als Ziehen

auf der Seite des Kraftarms der Rückenmuskeln. Die Bauchmuskeln, die auf der ventralen Seite dagegenhalten, besitzen einen langen Hebelarm und müssen weniger Arbeit leisten als die Rückenmuskeln beim Ziehen. Demzufolge steigt der Druck auf den Diskus weniger an.

Die Belastung der Bandscheibe in verschiedenen Körperhaltungen wurde von Nachemson auf Höhe der dritten lumbalen Bandscheibe gemessen. Die aufrechte Haltung zeigte weniger intradiskalen Druck als die vornübergebeugte, die einen größeren Lasthebel aufweist. Der intradiskale Druck ist beim aufrechten Sitzen größer als beim aufrechten Stehen, obwohl die axiale Belastung gleich sein müßte, wenn man nur die Wirbelsäule betrachtet. Die Erklärung hierfür liefern die lumbalen Rückenmuskeln, die beim Sitzen gegen die Wirkung der oft fast endgradigen Hüftflexion und gegen die Verlängerung der Mm. ischiocrurales arbeiten müssen. Beide Faktoren haben die Tendenz, das Becken in Retroversion zu drücken. Mehr Arbeit der Muskeln bedeutet aber mehr Druck auf das Hebelsystem des Wirbelsegments [Nachemson u. Elfström 1970].

Ein Winkel zwischen der Rückenlehne (≈ Oberkörperlängsachse) und der Sitzfläche (≈ Oberschenkelachse) von 120° wird als optimal angegeben, um einen geringstmöglichen intradiskalen Druck beim Sitzen zu erhalten [White u. Panjabi 1990]. Dabei können Rückenlehne und Sitzfläche nach hinten geneigt sein. Das ergmöglicht eine Sitzhaltung, die ein entspanntes Zuhören oder Zusehen begünstigt (Kinosessel). Zum aufmerksamen Arbeiten empfiehlt sich eine nach vorne leicht abwärts geneigte (10°–15°) Sitzfläche (Abb. 2.**15**).

Ein breiter lumbaler Gurt erhöht den intraabdominalen Druck und kann so die Kompression der Bandscheibe um ca. 25% verringern [Cochran 1988]. Dies hat seine praktische Bedeutung sowohl für Patienten mit akutem Bandscheibenvorfall als auch für Patienten mit lumbaler Hypermobilität. Aus Gründen des Tragekomforts sollte der Gurt etwas elastisch sein, ohne jedoch zuviel an Festigkeit zu verlieren [Kaltenborn 1992].

■ *Merke:*
Die Bandscheibe wird von Druck entlastet,
- ❖ wenn der Lastarm verkleinert wird durch körpernahes Tragen von Lasten in aufrechter Körperhaltung und Reduktion von Übergewicht,
- ❖ wenn der Kraftarm der autochthonen lumbalen Rückenmuskeln vergrößert wird durch Einstellen der LWS in leicht betonter Lordose,
- ❖ wenn Lasten geschoben statt gezogen werden,
- ❖ wenn beim Sitzen der Winkel zwischen Oberkörper und Oberschenkel mehr als 90° beträgt und die Wirbelsäule physiologisch gekrümmt ist und

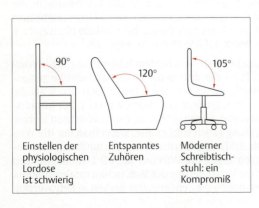

Abb. 2.**15** Stuhlvarianten

Einstellen der physiologischen Lordose ist schwierig

Entspanntes Zuhören

Moderner Schreibtischstuhl: ein Kompromiß

- wenn ein elastischer und breiter Gurt um den Bauch und die LWS getragen wird.

Druck allein schadet der gesunden Bandscheibe nicht! In Kombination mit endgradigen und langdauernden Bewegungen bzw. Haltungen erhöht er jedoch die Zugspannung auf die das Segment stabilisierenden Strukturen! Dies kann zu Dehnung und Hypermobilität führen.

2.4.5 Die Gleitkräfte der Bandscheibe beim Stehen und Sitzen

Das Gleiten der Wirbelkörper gegeneinander in der Bandscheibenverbindung kann mit Hilfe der schiefen Ebene betrachtet werden (s. Kapitel 1, S. 40).

Der 5. Lendenwirbel rutscht im Stehen auf der schiefen Ebene der Basis ossis sacri nach ventral (Abb. 2.**17**). Je horizontaler das Sakrum (mit seiner Facies dorsalis) steht, desto schräger liegt die Basis ossis sacri und desto größer wird die Ventralgleitkomponente des 5. Lendenwirbels. Entsprechend kann das Ventralgleiten des 4. Lendenwirbels auf dem 5. dargestellt werden. Wenn die Facetten des lumbalen Segments eher frontal ausgerichtet sind, können sie dieses Ventralgleiten abbremsen. Ist die Orientierung der lumbalen Facettengelenke dagegen mehr sagittal gerichtet, wird das Ventralgleiten vorwiegend durch den Discus intervertebralis, die Ligamente und – wenn aktiviert – die Muskeln gebremst. Die Orientierung der Facetten ist individuell unterschiedlich und nicht veränderbar. Die Horizontalisierung der schiefen Ebene der Basis ossis sacri durch Delordosierung kann als Therapie die Gleitkomponente nach ventral verringern.

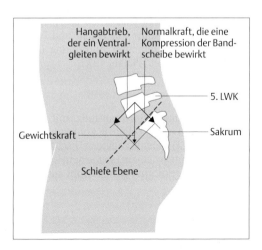

Abb. 2.**16** Schiefe Ebene auf der Basis des Kreuzbeines. Der 5. Lendenwirbel unterliegt einer Hangabtriebskraft, die das Ventralgleiten provoziert

Beim Sitzen in Kyphose ist die Gleitkomponente des 5. Lendenwirbels nach dorsal gerichtet. Dieses Dorsalgleiten wird nicht durch die Gelenkflächen der Facetten gebremst, sondern allein durch den Kapselbandapparat und die Bandscheibe. Eine EMG-Aktivität der Muskeln wurde in dieser schlaffen Ventralflexionshaltung nicht nachgewiesen.

Eine vergrößerte Gleitkomponente der Wirbel führt zur Belastung der Strukturen, die dieses Gleiten physiologisch begrenzen. Für die Kapselbandstrukturen und die Bandscheibe bedeutet dies oft eine Dehnung, die um so wirksamer ist, je länger der Patient in der schlaffen hyperlordosierten Stand- (bei vorwiegend sagittal orientierten Facettengelenken) bzw. hyperkyphotischen Sitzhaltung verweilt. Dies könnte eine von mehreren möglichen Ursachen für die so häufig vorkommenden Hypermobilitäten in der unteren LWS darstellen.

■ *Merke:*
Die Belastung der Bandscheibe steigt durch das Gleiten der unteren lumbalen Wirbel, das
- im aufrechten Stand nach ventral geschieht, je mehr sich der Patient in die schlaffe, hyperlordosierte Haltung begibt und wenn seine lumbalen Facetten eher sagittal ausgerichtet sind,
- in der schaffen, hyperkyphotischen Sitzhaltung nach dorsal geschieht, wenn die Basis ossis sacri nach dorsal und kaudal geneigt ist.

2.5 Biomechanik des Knorpels

2.5.1 Aufbau

Das Knorpelgewebe gehört als Stützgewebe wie das Knochengewebe zur Gruppe der Bindegewebe. Knorpelgewebe sind druck- und biegeelastisch und bestehen aus Interzellularsubstanz mit Zellen und Fasern. Letztere bestimmen mit ihrem Aufbau und ihrer Anordnung in der Grundsubstanz die Art des Knorpelgewebes [Platzer 1979].

•••• **Faserknorpel**

Faserknorpel besteht aus dichter Interzellularsubstanz mit einem Flechtwerk grober Kollagenfasern und wenig Zellen. Er kommt in Bindegewebshaften (z. B. Symphysis pubica) Gelenkscheiben (Disci articularis, Menisci) und Gelenklippen (Labrum articulare) sowie dem Knochenansatz verschiedener Bänder vor. Faserknorpel wird sowohl auf Druck, als auch auf Zug belastet.

2.5 Biomechanik des Knorpels

•••• Elastischer Knorpel

Elastischer Knorpel enthält in seiner Interzellularsubstanz Kollagenfasern, elastische Fasern (gelbe Farbe) und viele Zellen. Man findet ihn in der Ohrmuschel, der Wand des äußeren Gehörgangs, der Tuba auditiva und der Epiglottis. Elastischer Knorpel ist vor allem biegeelastisch.

•••• Hyaliner Knorpel

Die Interzellularsubstanz des hyalinen Knorpels weist eine unterschiedliche Menge an Kollagenfasern sowie zahlreiche Zellen auf. Der hyaline Knorpel tritt mit und ohne Knorpelhaut (Perichondrium) auf, die für das Knorpelwachstum von Bedeutung ist. Mit Perichondrium überzogen ist er z. B. im Rippenknorpel. Der Gelenkknorpel weist kein Perichondrium auf. Hauptaufgabe des hyalinen Knorpels ist es, intermittierenden Druckbelastungen zu wiederstehen. Die Biegeelastizität ist am Rippenknorpel anschaulich zu erkennen [Junqueira u. Carneiro 1991, Leutert u. Schmidt 1997].

Der hyaline Knorpel ist im Organismus am weitesten verbreitet. Als Gelenkknorpel spielt er eine wichtige Rolle im Bewegungsapparat, um Stoßbelastungen abzupuffern, um den Gelenkdruck an den Knochen weiterzuleiten und vor allem um die Reibung der Gelenkpartner gegeneinander zu vermindern.

Die Knorpelgrundsubstanz (Matrix, Interzellularsubstanz) besteht zu ca. 60 – 70 % aus Wasser und enthält Glykane (Kohlenhydratanteil der Glykoproteine, zu denen Kollagen zählt) und Typ-II-Kollagen. In der Knorpelgrundsubstanz liegen Knorpelzellen (Chondrozyten), die Proteoglykane und Typ-II-Kollagen produzieren [Junqueira u. Carneiro 1991, Krstic 1984].

Die kollagenen Fasern sind arkadenförmig angeordnet (Abb. 2.**17**). Von der Knorpel-Knochen-Grenze steigen sie senkrecht zur Gelenkoberfläche. Dort biegen sie um, berühren die Gelenkoberfläche tangential (in einem Punkt) und bilden hier die sogenannte Tangentialschicht. Dann verlaufen sie wieder senkrecht zur Knorpel-Knochen-Grenze zurück. Eine Vielzahl solcher arkadenförmig verlaufender Kollagenfasern bildet ein stabiles und doch auch gering verformbares Gerüst. Der Flüssigkeitsgehalt der Grundsubstanz mit den eingelagerten Elementen sorgt für eine Aufrechterhaltung dieser Arkadenstruktur.

Die Ernährung des Gelenkknorpels geschieht durch Diffusion der Nährstoffe aus der Synovialflüssigkeit. Die Diffusion wird durch den Druck-Walk-Effekt beim Rollgleiten aktiver und passiver Bewegungen sowie durch den Wechsel zwischen Druck und Entlastung, z.B. beim Gehen, unterstützt. Das kann mit dem Auspressen und Ansaugen von Wasser

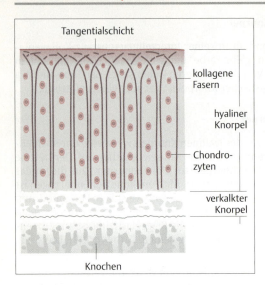

Abb. 2.17 Arkadenförmige Anordnung der kollagenen Fasern im hyalinen Knorpel

bei einem Schwamm verglichen werden [Cochran 1988]. Wird Knorpel über einen längeren Zeitraum nur komprimiert bzw. nur entlastet, so fehlt dieser die Diffusion unterstützende Effekt und die Knorpelernährung ist gering. Der Stoffwechsel des Knorpels wird von Vitaminen und Hormonen beeinflußt. Besonders Vitamin C ist für die Synthese und Erhaltung der Kollagenfasern und der Knorpelgrundsubstanz erforderlich [Junqueirau u. Carneiro 1991, Krstic 1984].

Der hyaline Gelenkknorpel ist nicht innerviert. Schmerzempfindlich ist erst der subchondrale Knochen. Eine beginnende Degeneration des Gelenkknorpels wird daher vom Patienten lange Zeit nicht als Schmerz wahrgenommen. Meist ist der erste Schmerz bei einer beginnenden Arthrose nicht durch den direkten Druck auslösbar (Kompressionstest), sondern durch endgradige Bewegungen, die die entzündlich gereizte Innenhaut der Gelenkkapsel unter Spannung setzen (Synovitis).

2.5.2 Mechanische Eigenschaften des hyalinen Gelenkknorpels

Eine Grundeigenschaft des hyalinen Gelenkknorpelsnorpels ist die Fähigkeit, Impulsbelastungen wie ein Wasserkissen zu verteilen. Punktuelle Belastungsspitzen, wie sie bei der Druckübertragung von Knochen zu Knochen stattfinden würden, werden so vermieden. Die Druckelastizität ist eine begrenzte elastische Verformbarkeit bei kurz dauerndem Druck aufgrund der bogenförmigen Anordnung der Kollagenfasern in

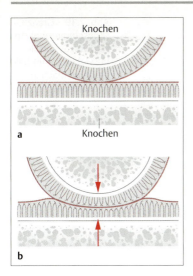

Abb. 2.18 Elastische Verformbarkeit des hyalinen Gelenkknorpels bei kurzzeitiger Druckerhöhung

der verformbaren, organischen Interzellularsubstanz. Der Knorpel wird dabei komprimiert und etwas verformt (Abb. 2.18). Diese Verformung geschieht im mikroskopischen Bereich und puffert Stöße nur gering spürbar ab. Man merkt dies, wenn man sich mit gestreckten Kniegelenken auf die Fersen fallen läßt. Um derartige Stoßbelastungen wirksam abzupuffern, ist das abfedernde Beugen der Sprung-, Knie- und Hüftgelenke notwendig [Roesler 1996].

Je höher die Belastungsgeschwindigkeit, desto größer die Elastizität des Knorpels. Bei niedrigen Belastungsgeschwindigkeiten überwiegt das viskoelastische Verhalten, also die Deformation durch Kriechen und Entspannung [Cochran 1988].

Eine weitere Grundeigenschaft des hyalinen Gelenkknorpels ist es, das Gleiten benachbarter Gelenkflächen reibungsarm zu ermöglichen. Makroskopisch betrachtet erscheint die überknorpelte Gelenkfläche glatt. Mikroskopisch weist sie jedoch Unregelmäßigkeiten auf, die der Synovialflüssigkeit erlauben, an der Gelenkoberfläche zu haften und dadurch die sogenannte Grenzflächenschmierung zu ermöglichen. Bei Belastung und Bewegung bildet sich ein Flüssigkeitsfilm zwischen den Gelenkflächen, der diese voneinander trennt (Abb. 2.19). Die Viskosität der Synovialflüssigkeit nimmt durch das Bewegen ab. Der Arthrosepatient sollte einen solchen Flüssigkeitsfilm zwischen seinen Gelenkflächen aufbauen, bevor er das betroffene Gelenk voll belastet. Dies erreicht er

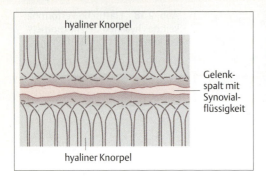

Abb. 2.19 Grenzflächenschmierung: Ein Film von Synovialflüssigkeit trennt beide Gelenkflächen voneinander

durch Bewegen ohne Belastung [Cochran 1988]. Der sogenannte Anlaufschmerz des Arthrosepatienten kann dadurch deutlich verringert werden.

■ *Merke:*
Hyaliner Gelenkknorpel
  ❖ wirkt an der Knochenbildung mit,
  ❖ ist druck- und biegeelastisch und kann im kleinen Bereich Druckstöße abpuffern (darüber hinaus wird das Gelenk-Muskelsystem notwendig),
  ❖ ermöglicht ein reibungsarmes Gleiten der Gelenkflächen und
  ❖ wird über die Synovialflüssigkeit ernährt. Das wird durch den Druck-Walk-Effekt beim Rollgleiten aktiver und passiver Bewegungen und durch den Wechsel von Druck und Entlastung begünstigt.

2.5.3 Reaktionen des hyalinen Gelenkknorpels auf Überbelastung

Der Gelenkknorpel reagiert an dauerhaft mehrbelasteten Stellen mit Dickenwachstum. Ist die Belastung höher als die Belastbarkeitsgrenze, tritt Zerstörung bzw. Degeneration (Entartung infolge von Zellschädigung) ein. Krankheit und/oder mechanische Überbelastung begünstigen das Überschreiten der Belastbarkeitsgrenze. Intraartikuläre Frakturen beispielsweise hinterlassen bei ungenügender Rekonstruktion der Gelenkflächen eine Stufe (Abb. 2.**20**). An dieser Kontaktstelle beider Gelenkpartner findet dann punktuell erhöhte Kompression und bei Bewegung vermehrte Reibung statt.

In den Kontaktzonen der Gelenkflächen hängen die regressiven Veränderungen insbesondere von der Intensität der Kompression ab, die eine Erosion (Gewebeschaden, Zerstörungsarbeit, Abschleifung) bis zum subchondralen Knochen bewirken kann [Akeson et al. 1992]. Dabei

2.5 Biomechanik des Knorpels

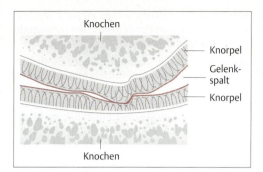

Abb. 2.20 Eine Stufenbildung nach einer intraartikulären Fraktur führt zu punktuellen Belastungsspitzen

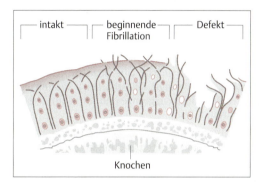

Abb. 2.21 Fibrillation in der Tangentialschicht des Gelenkknorpels

bricht die Oberflächenschicht des Gelenkknorpels auf, die Arkadenstruktur der Kollagenfasern reißt ein und „fasert" radiär auf (Fibrillation; Abb. 2.21) [Debrunner 1995]. Die Chondrozyten nehmen anfangs an Volumen zu und gehen dann zugrunde. Schließlich können Gefäße einwachsen und Kalkeinlagerungen entstehen. Danach verbleibt verkalkter Restknorpel. Hyaliner Knorpel kann also im Spätstadium der Arthrose kalzifizieren und durch Knochen ersetzt werden.

Geschädigter hyaliner Knorpel regeneriert nur bei jungen Kindern gut, wobei die Heilung vom Perichondrium ausgeht. Beim Erwachsenen wird zerstörter Knorpel durch dichtes Bindegewebe ersetzt [Junqueira u. Carneiro 1991, Krstic 1984]. Die Regeneration von partiellen und beginnenden Degenerationen des Gelenkknorpels ist umstritten. Eine bedingte Regenerationsfähigkeit ist bei sehr kleinen Defekten möglich. Größere Defekte vernarben bindegewebig. Permanente Bewegung – anfangs unter Entlastung – begünstigt das Ausheilen von Gelenkknorpeldefekten [Debrunner 1995, Akeson et al. 1992]. Diese dauernde Bewegung kann beim Akutpatienten durch Motorschienen erreicht werden, beim etwas mobileren Patienten bietet das Pendeln eine hervorragende Möglichkeit des schonenden, häufigen Bewegens.

Bei der Dosierung ist zu beachten, daß die Studien zur kontinuierlichen passiven Bewegung (continuous passive motion) mittels Motorschienen mit 24 stündiger Bewegung pro Tag durchgeführt worden sind. Für die Praxis bedeutet dies, daß das oft beobachtete kurzzeitige – z.B. halbstündige – Anlegen der Motorschiene nicht den gleichen Effekt hat. Bei Materialmangel in der Klinik sollte eine andere Lösung für häufiges Bewegen gefunden werden, wie beispielsweise das Pendeln. Bei Patienten, denen das Herabhängen der Extremität aufgrund der Aktualtität des entzündlichen Geschehens noch Schmerzen bereitet, bietet sich eine einfache Schlingenaufhängung mit elastischem Gurt (z.B. am Bettgalgen für Knie- und Hüftpatienten) an (Abb. 2.**22**).

- ■ *Merke:*
  Überbelastung des hyalinen Gelenkknorpels
  - ❖ Regressive Veränderungen:
    - Verletzung, Krankheit, mechanische Überbeanspruchung (zu hohe Belastung bzw. zu geringe Belastbarkeit) können zur Überschreitung der Belastbarkeitsgrenze und somit zur Zerstörung und Degeneration führen.
  - ❖ Regeneration:
    - Nur beim Kind bzw. bei sehr kleinen und beginnenden Defekten ist eine Regeneration möglich. Bei größeren Schäden erfolgt eine bindegewebige Narbenbildung als Ersatzheilung. Kontinuierliches Bewegen unterstützt die Heilung.

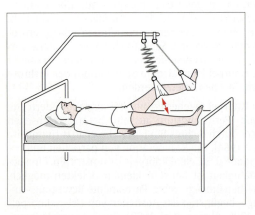

Abb. 2.**22** Einfache Pendelaufhängung für Knie- (und Hüft-) patienten

2.5.4 Reaktionen des hyalinen Gelenkknorpels auf Unterbelastung

Gelenkknorpel degeneriert auch in nicht belasteten Gebieten. Die Knorpeldickenminderung geht oft von diesen Bereichen aus [Akeson et al. 1992, Sohier 1974]. Nach 30 Tagen Immobilisation ist der Gelenkknorpel mit fett-fibrösem Bindegewebe bedeckt. Nach 60 Tagen Immobilisation ist die obere Tangentialschicht des Knorpels häufig schon verlorengegangen [Akeson et al. 1992]. Der englische Ausdruck „stress deprivation" (Belastungsentzug) drückt die Nachteiligkeit der Minderbelastung anschaulich aus. Beim Bewegen der Gelenke kommen immer unterschiedliche Teile der Gelenkflächen miteinander in Kontakt. Werden Bewegungen nicht regelmäßig endgradig durchgeführt, so erfahren bestimmte Gelenkzonen eine Minderbelastung. Oft geht die arthrotische Degeneration des Gelenkknorpels von diesen Gelenkzonen aus [Sohier 1974].

Eine Verbesserung der Knorpelqualität kann durch ansteigende funktionelle Belastung in Form von (aktiven und/oder passiven) Bewegungen erfolgen. Der Knorpel kann sich innerhalb individueller Grenzen der erhöhten Belastung langsam anpassen [Akeson et al. 1992].

■ *Merke:*
Unterbelastung des hyalinen Gelenkknorpels
- Fehlende Belastung führt rasch zu einer verminderten Belastbarkeit des hyalinen Gelenkknorpels.
- Bewegung ist ein wesentlicher, knorpelerhaltender und knorpelaufbauender Reiz.

2.5.5 Arthrose-Entstehung am Beispiel der Koxarthrose

Das Mißverhältnis zwischen Belastung und Belastbarkeit kann als Ursache für die Degeneration des Gelenkknorpels und seines darunterliegenden Knochens beschrieben werden. F. Pauwels hat dies erstmals am Hüftgelenk ausführlich beschrieben [Pauwels 1973]. Sowohl eine Coxa valga als auch eine Pfannendysplasie führen zur Verminderung der Größe der Auflagefläche zwischen Femurkopf und Pfanne und somit zu einer Zunahme der Druckbeanspruchung. Die Minderung der Knorpeldikke ist die erste regressive Reaktion des Gelenks, die an einer zunehmenden Sklerosierung des subchondralen Knochens sichtbar wird (weiße Verdichtung auf dem Röntgennegativ). Pauwels bezeichnete die beginnende subchondrale Sklerosierung im arthrotischen Hüftgelenk aufgrund ihrer Form im kranialen Pfannenbereich als Sourcil (frz.: Augenbraue). Als nächstes röntgenologisches Zeichen verkleinert sich der radiologische Gelenkspalt, dann treten Osteophyten auf und untergegangene Knochenmasse wird in bindegewebigen Zysten abgekapselt, die als dunkle Wolken auf dem Röntgennegativ sichtbar werden [Pauwels 1973].

Da bei der Coxa valga die Wirkungslinie der resultierenden Kraft, zusammengesetzt aus der Last des Körpergewichts und der Kraft der Muskelzüge, durch das kraniolaterale Pfannendach läuft, finden sich die größten regressiven Veränderungen in diesem Bereich. Man spricht von der Subluxationsform der Coxarthrose, da sie ihre deutlichste Ausprägung bei dysplastischen Hüftgelenken zeigt, die eine Tendenz zur kraniolateralen Subluxation des Caput femoris aufweisen. Sie stellt die häufigste Form dar.

Bei der Coxa vara hingegen ist diese Wirkungslinie nach medial verlagert. Die im Bereich der Pfannenmitte stattfindenden arthrotischen Veränderungen führen zur Stabilitätsminderung des Pfannenbodens, der bei einem zusätzlichen Trauma als Protrusio acetabuli durchzubrechen droht. Man bezeichnet diese Form der Koxarthrose daher als die protrusive Form [Pauwels 1973].

Der physiotherapeutische Ansatz der Arthrosebehandlung zielt auf das Mißverhältnis zwischen Belastung und Belastbarkeit (Belastung = äußere Krafteinwirkung, vgl. Kap. 2.3.2, Belastbarkeit = Widerstandsfähigkeit der Gewebe gegenüber äußerer Krafteinwirkung). Die Belastbarkeit wird durch gezielt dosiertes Bewegen zu steigern versucht. Auch hier ist die Dosierung wieder das größte praktische Problem. Denn der nicht innervierte Gelenkknorpel nimmt eine Überbelastung nicht sensibel wahr, die erst der subchondrale Knochen melden kann. Anhand der bisherigen Belastungen des Patienten und seiner klinischen Untersuchungsergebnisse muß durch vorsichtig dosierte Probebehandlungen, deren Ergebnis an möglichst objektivierbaren Funktionsparametern überprüft wird (z. B. Gehstrecke bis zum Auftreten der Schmerzen und dafür benötigte Zeit), die optimale Dosierung der Belastung und ihr Anstieg herausgefunden werden.

Zeitweise – bzw. bei sehr fortgeschrittenen Arthrosen auch definitiv – kann es zur Erhöhung der Belastbarkeit auch nötig sein, die einwirkende Belastung zu vermindern. Dazu sind oft gelenkmobilisierende und muskeldehnende Maßnahmen indiziert. Denn bei einem ausreichenden Gelenkausmaß werden maximal endgradige Bewegungen mit ihren unvermeidbar auftretenden hohen Gelenkdrücken weniger oft und weniger lange durchgeführt. Man denke beispielsweise an die nicht selten eingeschränkte Dorsalflexion des arthrotischen oberen Sprunggelenks, das beim Gehen endgradig belastet wird.

Eine Verminderung des Muskeltonus verringert den Dauerdruck, den dieser im Gelenk ausübt. Deshalb sind muskelentspannende Maßnahmen angezeigt. Auch das Verhalten der Patienten mit entsprechendem Wechsel zwischen Belastungs- und Entlastungsphasen sowie häufigem schmerzfreiem Bewegen und dem Durchführen von Selbstübungen ist zu berücksichtigen. Der Gelenkdruck kann über die Hebelgesetze abgeschätz werden (Kapitel 1, S. 103 ff). Das erleichtert die Entscheidung, ob und wie ein Gelenk entlastet werden soll – auch wenn die Schwierigkeit der klinischen Beurteilung der Belastbarkeit dadurch nicht gelöst werden kann (s. oben).

2.5.6 Entlastungsmechanismen des Patienten mit Koxarthrose

Erscheint der Druck auf die Gelenkflächen für den Patienten zu hoch, sollte er verringert werden. Dies kann eine vorübergehende Maßnahme sein, bis die Belastbarkeit wieder gestiegen ist, oder auch eine definitive Hilfe bei irreversiblen strukturellen Veränderungen. Entlastung bedeutet, das auf dem Gelenk lastende Gewicht zu verringern. Dadurch verringert sich auch die Beanspruchung der Gelenkflächen bei gegebener Kontaktfläche (= kraftübertragender Fläche). Am Beispiel des Hüftgelenks soll gezeigt werden, daß der Körper oft intelligente Mechanismen entwickelt, um eine effektive Gelenkentlastung zu erhalten.

•••• Duchenne-Hinken

Das Duchenne-Hinken ist nach dem französischen Neurologen G. B. D. Duchenne (1806–1875) benannt. Es wird auch „Schulter-Hinken" oder „Abduktions-Hinken" genannt. Während der Standbeinphase wird die gleichseitige Schulter zur Seite des Standbeins verlagert. Dabei wird der Körperschwerpunkt von medial nach lateral zum Hüftgelenk hingeschoben. Dadurch wird der Lastarm und folglich die benötigte Kraft der Hüftabduktoren reduziert (Abb. 2.**23 a** u. **b**). Dies bewirkt, daß die Belastung im Gelenk geringer wird. Gleichzeitig erfolgt im Hüftgelenk eine Abduktion, die die Wirkungslinie der resultierenden Kraft von der kranial-lateralen Gelenkfläche des Pfannendachs nach medial verlagert. Dies ist bei der Subluxationsform, der häufigsten Erscheinungsform der Koxarthrose, sinnvoll. Durch Verschieben des Beckens zur Spielbeinseite kann versucht werden, die Effektivität dieses Mechanismus und die ästhetische Akzeptanz zu steigern [Schröter, J. et al. 1998].

•••• Trendelenburg-Hinken

Diese Hinkform wird nach dem deutschen Chirurgen F. T. Trendelenburg (1844–1924) benannt. Sie wird auch als „Hüft-Hinken" und „Adduktions-Hinken bezeichnet. Während der Standbeinphase sinkt die kontrolaterale Beckenseite nach kaudal ab. Der Patient „hängt" im Kapselbandapparat des Hüftgelenks und aktiviert seine Hüftabduktoren weniger oder nicht mehr. Gleichzeitig erfolgt im Hüftgelenk eine Adduktion. Dadurch wird die Wirkungslinie der resultierenden Kraft im Gelenk von medial nach kranial-lateral in das Pfannendach verlagert und die Bean-

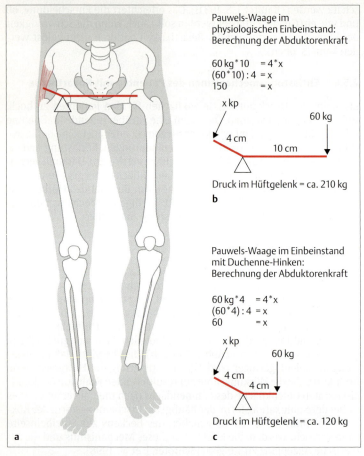

Abb. 2.**23a – c** Bestimmen der Muskelkraft und des Gelenkdrucks bei ungefähr parallel einwirkenden Kräften

spruchung der Pfannenmitte verringert. Dies stellt bei der Einbruchsform der Koxarthrose eine Entlastung der zentralen arthrotischen Gelenkbereiche dar.

Die allgemeine Entlastung des Hüftgelenks ist beim Duchenne-Hinken effektiver als beim Trendelenburg-Hinken – entscheidend ist jedoch auch, welche Form der Koxarthrose vorliegt. Das gleichzeitige Auftreten beider Hinkmechanismen bei einem Patienten wird Duchenne-Trendelenburg-Syndrom genannt. Die Entlastung des Hüftgelenkes durch das

Hinken ist ein primär sinnvoller Mechanismus. Wenn er aus ästhetischen Gründen oder zur Vermeidung sekundärer Folgeschäden z.B in der Wirbelsäule vermindert werden soll, müssen dem Gelenk alternative Entlastungsmöglichkeiten geboten werden – z.B. durch einen Gehstock.

Gehstock und Einkaufstasche

Will man den Druck auf das Hüftgelenk verringern, so kann man den Lastarm verlängern und an seinem Ende eine der Last entgegengerichtete Kraft ausüben, wie es der Patient bei Benutzung eines Gehstocks auf der gesunden Körperseite tut (Abb. 2.**24**). Man kann auch den Kraftarm verlängern und eine zusätzliche Kraft in die gleiche Richtung wie die Kraft der Hüftabduktoren einwirken lassen. Dies erreicht der Patient z. B.

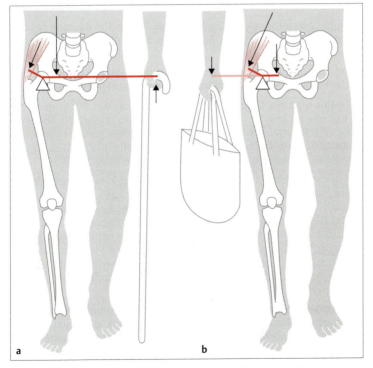

Abb. 2.**24** Verringerung des Drucks im Hüftgelenk durch die Benutzung eines Gehstockes und das gleichseitige Tragen von Lasten

durch das Tragen einer Einkaufstasche auf der betroffenen Körperseite. Das Gewicht der Tasche zieht in die gleiche Richtung wie die Hüftabduktoren. Aufgrund des längeren Hebelarms der Tasche ist ihre Wirkung auf den Hebel groß, so daß die Hüftabduktoren weniger ziehen müssen. Dies entlastet im Endeffekt das Hüftgelenk. Die Entlastung durch einen Gehstock ist deutlich größer als durch das gleichseitige Tragen der Einkaufstasche. Daher ist der Gehstock eine therapeutisch effektive Maßnahme, das gleichseitige Tragen der Einkaufstasche ein sinnvoller Hinweis für den Alltag.

■ *Merke:*
Entlastungsmöglichkeiten des Hüftgelenks:
- Duchènne-Hinken und Trendelenburg-Hinken,
- Benutzung eines Gehstocks auf der nicht betroffenen Seite,
- Tragen der Einkaufstasche auf der betroffenen Seite.

2.5.7 Beispiele zu Gelenkkräften im Hüftgelenk

Auch bei physiotherapeutischen Übungen ist die Abschätzung des Gelenkdrucks sinnvoll, wie am Beispiel des Hüftgelenks gezeigt werden soll.

■ *Beispiel:* Die notwendige Kraft der Hüftabduktoren beim Anheben des Beines in Seitenlage läßt sich mit dem Hebelgesetz abschätzen.

Wählt man einen durchschnittlichen Lastarm von 50 cm und eine Last von ca. 10 kg ($\triangleq$ ca. 100 N) Beingewicht, so müssen die Abduktoren (stellvertretend ist der M. glutaeus medius genannt) bei einer anatomischen Kraftarmlänge von z.B. 4 cm eine Kraft von ca. 1250 N aufwenden, um das Bein in der Luft zu halten (Abb. 2.25).

Für das Anheben des gestreckten Beines in Rückenlage durch den M. iliopsoas ergeben sich ähnliche Werte (Abb. 2.26). Der Gelenkdruck auch hier entspricht etwa dem 2fachen Körpergewicht. Die Belastung des Hüftgelenks ist also groß. Diese Abschätzung zeigt z.B., daß die häufig als „entlastend" bezeichnete Übung des Beinabhebens in Seitenlage, die beispielsweise nach Hüftoperationen während der vom Chirurgen freigegebenen Teilbelastbarkeit oft durchgeführt wird, eine erhebliche Belastung darstellt, die das Gelenk offensichtlich zu tolerieren scheint.

G. Bergmann hat in eine Hüft-Totalendoprothese eine Meßsonde implantiert und folgende Druckwerte im Hüftgelenk gemessen (Tabelle 2.4). Dadurch werden die theoretischen Überlegungen unterstützt [Bergmann et al. 1989].

Zwar ist der Wert der möglichen Belastbarkeit des Hüftgelenks individuell verschieden und dem Physiotherapeuten für den einzelnen Pa-

2.5 Biomechanik des Knorpels

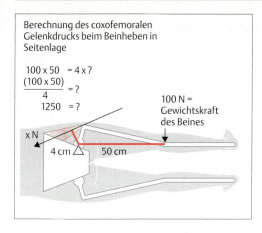

Abb. 2.**25** Berechnung der Kraft der Hüftabduktoren beim Heben des Beines aus der Seitenlage

Tabelle 2.**4** Gelenkdrücke bei bestimmten Bewegungen durch Meßsonde ermittelt [Bergmann, G. et al., 1989].

Übung	Gelenkdruck in der Totalendoprothese eines Hüftgelenks
Rückenlage, Extension eines Beines gegen den Tisch	200 % des Körpergewicht
Sitz auf einem hohen Stuhl	30 % des Körpergewichts
Aufstehen vom Stuhl mit Abstützen der Hände	100 % des Körpergewichts
Aufstehen vom Stuhl ohne Abstützen der Hände	200 % des Körpergewichts
Zweibeinstand – in jedem Hüftgelenk	90 % des Körpergewichts
Einbeinstand	250 % des Körpergewichts
Fahrradfahren bei 40 W u. 60 Umdrehungen/min	50 % des Körpergewichts
Fahrradfahren bei 40 W u. 100 Umdrehungen/min	100 % des Körpergewichts

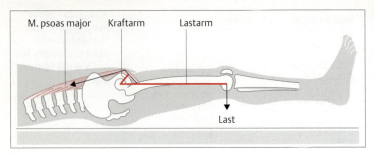

Abb. 2.26 Auch das Anheben des gestreckten Beines in der Rückenlage führt zu hohen Druckbelastungen im Hüftgelenk

tienten nicht genau bekannt. Diese Berechnungen erlauben jedoch eine ungefähre Einschätzung des Gelenkdrucks und somit eine Dosierung der Belastung.

■ *Merke:*
Die Gelenkkraft im Hüftgelenk ist hoch:
* beim Abheben des Beines im Liegen,
* beim Einbeinstand und
* bei hohem Kraftaufwand des Beines.

2.5.8 Einfluß des Antetorsionswinkels auf die Überdachung des Caput femoris

Die unterschiedlichen Winkel, die die Teile eines Knochens miteinander bilden, haben einen Einfluß auf die biomechanischen Verhältnisse. Beispielhaft sei hier die Auswirkung eines vergrößerten Antetorsonswinkel des Collum femoris ($> 12° - 15°$) gezeigt. Er zeigt sich klinisch in einer vergrößerten Innenrotations- und einer verkleinerten Außenrotationsamplitude des Hüftgelenks (Abb. 2.27). Steht die untere Extremität in Nullstellung, so ist bei diesen Patienten die Deckung des Caput femoris nicht optimal, so daß automatisch eine vermehrte Innenrotation ausgeführt wird. Den Eltern fällt der vergrößerte Antetorsionswinkel bei ihrem Kind am Gangbild auf, da es die Füße einwärts dreht und teilweise sogar über seine eigenen Füße stolpert. Wenn man die Kinder dazu anhält, die Füße leicht auswärts zu drehen, vermindert man die Deckung des Caput femoris und erhöht dadurch den Druck pro Flächeneinheit im Hüftgelenk.

Die Therapie sollte daher nicht aus einer Veränderung des Gangbildes bestehen. Eine röntgenologischen Kontrolle durch den Orthopäden ist notwendig, der anhand statistisch erhobener Wachstumstabellen ent-

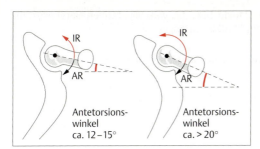

Abb. 2.27 Ein vergrößerter Antetorsionswinkel des Collum femoris zeigt sich klinisch an einer vergrößerten Innen- und einer verkleinerten Außenrotation (Sicht von kranial)

scheiden kann, ob das weitere Wachstum des Kindes zu einer selbständigen Korrektur führen oder ob eine Operation in Form einer Umstellungsosteotomie erforderlich wird. Der Physiotherapeut und die Eltern sollen die Kinder in Innenrotation gehen lassen. Man kann ihnen den Schneidersitz in Flexion, Abduktion und Außenrotation empfehlen, der einen Wachstumsreiz zur Verringerung des Antetorsionswinkels geben kann. Der Fersensitz, also das Sitzen auf oder gar zwischen den Fersen, stimuliert durch die Innenrotation eher die Vergrößerung des Antetorsionswinkels.

■ *Merke:*
Bei vergrößertem Antetorsionswinkel:
- Keine Korrektur des Gangbildes bezüglich der Innenrotation,
- radiologische Verlaufskontrolle durch den Orthopäden,
- Fersensitz verbieten, Schneidersitz empfehlen.

2.6 Biomechanik des Muskelgewebes

Vom Standpunkt der Biomechanik interessiert uns hier die quergestreifte Skelettmuskulatur. Außer der Frage nach ihrer Reaktion bei Über- und Unterbelastung betrachten wir im folgenden ferner, wie sich der Muskel unter der Einwirkung äußerer Kräfte verhält, die vornehmlich Zugkräfte („Muskeldehnung") sind, und welche Kräfte der Muskel selbst auf den Bewegungsapparat ausübt.

Neben der quergestreiften Skelettmuskulatur, die dem Willen unterliegt, gibt es noch weitere Muskelarten, die sich im Aufbau ihrer Zellen und Gewebe unterscheiden. Die Muskelgewebe erscheinen im Mikroskop glatt oder quergestreift. Glatte Muskelzellen werden vom vegetativen Nervensystem gesteuert und entziehen sich der willkürlichen Kontrolle. Sie liegen in der Wandung der Blutgefäße und der inneren Hohlorgane. Hier dienen sie z. B. der Peristaltik des Darms. Besondere Muskelzellen bilden den Herzmuskel. Sie sind quergestreift und besitzen ein eigenes System der Reizauslösung, das vom vegetativen Nervensystem beeinflußt wird und der Willkür entzogen ist.

2.6.1 Aufbau des quergestreiften Skelettmuskels

Ein Muskel besteht aus einer Vielzahl von Faserbündeln. Die Muskelfaser wird durch die zylinderförmige, einige (bis zu 15) Zentimeter lange Muskelzelle gebildet. Sie besteht aus mehreren Myofibrillen, die aus Aktin- und Myosinfilamenten aufgebaut und durch sog. Z-Scheiben in Sarkomere eingeteilt sind.

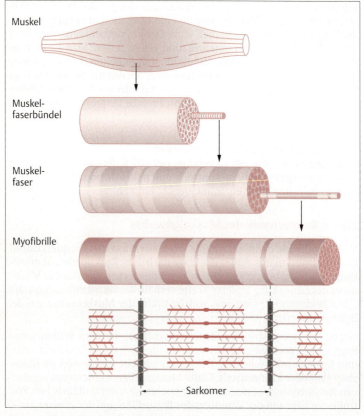

Abb. 2.28 Feinbau der Skelettmuskulatur

Die Aktinfilamente sind an den Z-Scheiben fixiert. Ein Myosinfilament schiebt sich zwischen die Aktinfilamente zweier einander zugewandter Z-Scheiben und bildet so die kontraktile Einheit, das Sarkomer. Ein Muskel kann sich auf 70% seiner Ruhelänge verkürzen und auf 130–150% verlängert werden.

Mehrere hintereinandergeschaltete Sarkomere bilden die Myofibrille. Der Bereich, in dem sich die Aktin- und Myosinfilamente überlappen, stellt sich im Mikroskop dunkler dar als der Bereich, in dem nur die Aktinfilamente und die Z-Scheibe liegen. Dies ergibt die typische Querstreifung der Skelettmuskelfibrillen.

Jede Muskelzelle ist vom Sarkolemm (Zellmembran) umhüllt, an dessen Innenwand zahlreiche Nuklei (Zellkerne) liegen. Das Volumen des Sarkoplasma wird hauptsächlich von Myofibrillen ausgefüllt, doch befinden sich in ihm auch eine beträchtliche Menge an Glykogenkörnchen, Fetttröpfchen u. a. Einschlüsse. Jede Muskelzelle ist von einer bindegewebigen Hülle umgeben, dem Endomysium.

Man unterscheidet rote, intermediäre und weiße Muskelfasern, die sich in den verschiedenen Muskeln des Körpers zu jeweils unterschiedlichen Anteilen finden:

Rote Muskelfasern (Typ I, **S**low-**T**witch-Fasern = ST-Fasern) weisen mehr Sarkoplasma, Myoglobin, Mitochondrien und Fetttröpfchen auf als weiße und werden von eher kleinen α-Motoneuronen innerviert. Die Myofibrillen sind dünner, die Z-Streifen dicker und ihre Blutversorgung größer als bei weißen. Sie haben eine langsamere Kontraktionszeit und eine geringere Ermüdbarkeit als weiße. Sie kommen vorwiegend in der Intercostalmuskulatur, der Kaumuskulatur und der Augenmuskulatur vor sowie in Haltemuskeln (z. B. M. soleus).

Weiße Muskelfasern (Typ II, **F**ast-**T**witch-**G**lycolytic-Fasern = FTG-Fasern, **F**ast **F**atigable **F**asern = FFF) sind deutlich dicker, enthalten relativ weniger Sarkoplasma, Myoglobin und Mitochondrien als rote Muskelfasern und werden von eher großen α-Motoneuronen versorgt. Ihre Myofibrillen sind breiter und stärker, doch die Z-Linien sind dünner. Sie kontrahieren sich schneller als rote Muskelfasern, ermüden jedoch auch rascher. Sie kommen besonders in mehrgelenkigen Extremitätenmuskeln vor, die für schnelle Bewegungen gebaut sind (z. B. M. biceps brachii, M. gastrocnemius).

Intermediäre Muskelfasern (**F**ast-**T**witch-**O**xidativ-Fasern = FTO-Fasern, **F**ast **F**atigue **R**esistant Fasern = FFR) liegen morphologisch und histologisch zwischen weißen und roten Fasern. Sie kontrahieren sich schneller als rote Fasern, haben jedoch noch günstige Bedingungen für die aerobe Energiebereitstellung [Ehlenz et al. 1991, Silbernagl u. Despopoulos 1983].

Ein Muskelfaserbündel besteht aus einem Zusammenschluß mehrerer Muskelfasern und wird vom bindegewebigen Perimysium umhüllt. Es bildet die mit bloßem Auge sichtbare „Muskelfaser" des Fleisches. Der Muskel wird durch viele Muskelfaserbündel gebildet und umgeben von einem bindegewebigen Epimysium, das verstärkt wird durch die Muskelfaszie [Silbernagl u. Despopoulos 1983, Krstic 1984].

Die Muskelspindel informiert das Zentralnervensystem via 1 a-Fasern über (plötzliche) Längenänderung bei Bewegungen. Der Muskel reagiert bei Verlängerung auf reflektorischem Weg mit Kontraktion wie z.B. beim Patellarsehnenreflex (ein rascher Schlag auf die Patellarsehne erzeugt eine reflektorische Kontraktion des M. quadriceps). Die Muskelspindel liegt paralell zu und zwischen den Muskelfasern. Sie enthält eigene sogenannte intrafusale Muskelfasern, die von γ-Motoneuronen innerviert werden. Diese stellen die Soll-Länge der Muskelspindel und damit ihre Empfindlichkeit zur Registrierung von Verlängerung ein.

Der Golgi-Sehnenapparat stellt eine Sonderform eines sensiblen Organs nahe des Muskelsehnenübergangs dar. Er hat dick myelinisierte afferente Fasern [Gray 1989], die Informationen über die Höhe der Zugbeanspruchung der Sehne weiterleiten (1 b-Fasern). Die Golgi-Sehnerezeptoren schützen u.a. den Muskel vor zu hohen Spannungen, indem sie bei Bedarf seine Innervation hemmen.

Der Muskel-Sehnenübergang ist bindegewebig. Er stellt eine innige Verbindung zwischen Ausstülpungen der Muskelfasern einerseits und kollagenen und retikulären Mikrofibrillen anderseits dar. Kollagene Fibrillen der Sehne dringen in die Basalmembran der Muskelfaser ein und verankern sich dort. Retikuläre Fasern der Muskelfaseroberfläche setzen sich an die Sehnenfasern an.

Die Sehne selbst besteht aus dichtem Bindegewebe, in dem kollagene Fasern parallel zur Sehnenachse angeordnet sind (Abb. 2.29). Zwischen den Fasern liegen Sehnenzellen, die Synthese und Umbau aller Arten von Fasern und der Grundsubstanz der Sehne erfüllen.

Mehrere Sehnenfasern sind in einem Primärfaszikel gebündelt, das vom Endotendineum umschlossen ist. Eine Gruppe von Primärfaszikeln bildet das vom Peritendineum umgebene Sekundärfaszikel.

Das Epitendineum hält alle Sekundärfaszikel zusammen, um die dann eine Schicht lockeres Bindegewebe liegt, das Paratendineum. Einige Sehnen sind von Sehnenscheiden umgeben. Blutgefäße, Lymphgefäße und Nervenfasern liegen im lockeren Bindegewebe der mittleren Region der Sehne und im Paratendineum.

Der Sehnen-Knochenübergang ist ähnlich aufgebaut wie der Bandansatz im Knochen und wird unterteilt in periostal-diaphysäre und chondral-apophysäre Ansätze:

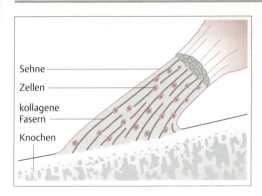

Abb. 2.29 Parallel angeordnete kollagene Fasern einer Sehne, die in den Knochen einstrahlen

An der knöchernen Diaphyse inserieren Sehnen (wie die Ligamente) über das Periost: periostal-diaphysäre Insertionen. Bei zirkumskripten (umschrieben, scharf abgegrenzt) Insertionen zweigen sich die Faserbündel in Form eines „Sehnenfächers" auf. Bei flächenhaften Sehnen im Schaftbereich dringen die Kollagenfibrillen der Sehne tangential oder schräg in das Periost ein und verlaufen eine Strecke im äußeren Teil des Periosts, bevor sie in den Knochen einstrahlen.

An knorpelig präformierten Apophysen fehlt an den chondral-apophysären Insertionsstellen das Periost. Zwischen Sehne und Knochen liegt ein faserknorpelartiges Gewebe, das zum Knochen hin mineralisiert. Die Kollagenfasern der Sehne strahlen in den Faserknorpel und den mineralisierten Faserknorpel ein, bevor sie sich als sogenannte Sharpey-Fasern in Knochen verankern.

Die mechanische Bedeutung der Ansatzstrukturen liegt in einer Dehnungsdämpfung bzw. -bremsung, um die unterschiedlichen Elastizitätseigenschaften von Sehne und Knochen auszugleichen. Des weiteren erfolgt von den Ansätzen aus sowohl das Längenwachstum der Sehne als auch die Knochenneubildung im Insertionsbereich [Rauber u. Kopsch 1987, Ippolito et al. 1990].

Der quergestreifte Skelettmuskel ist das kontraktile Element des Bewegungsapparates, er ist sozusagen sein Motor. Seine Grundfunktionen sind das sich Verkürzen (Kontraktion) und das sich Verlängern (Entspannen). Im folgenden sei nun betrachtet, wie der Muskel sich bei Über- und Unterbelastung verhält und was geschieht, wenn Zugkräfte auf ihn einwirken und wenn seine Kontraktion den Knochen zu bewegen sucht.

Bei Druckbelastung kommen besonders die bindegewebigen Hüllen der Muskelteile unter Zugspannung. Diesbezüglich sei auf das Kapitel Bindegewebe verwiesen.

2.6.2 Reaktionen des Muskels auf Überbelastung – Heilung von Muskelläsionen

Sehr heftige und kräftige Kontraktionen sowie plötzliche Verlängerungen über das physiologische Maß hinaus können zu Verletzungen des Muskels mit seinen Sehnen durch zu hohe Zugbeanspruchung führen. Sind die Verletzungen groß, entsteht ein sichtbares Hämatom und eine Funktionseinschränkung. Kleinere Überbelastungen führen häufig zu multiplen Rissen in der Verankerung der Aktinfilamente an den Z-Scheiben, die lokale Entzündungsreaktionen auslösen. Diese werden vom Menschen als „Muskelkater" empfunden.

Die Läsionen können sowohl die bindegewebigen Hüllen als auch die eigentlichen Muskelfasern betreffen. Für die Heilung der bindegewebigen Strukturen im Muskel gilt das im Abschnitt 2.2.3, S. 132 ff. Gesagte. Größere Muskelfaserrisse heilen nach den gleichen Prinzipien mit einer bindegewebigen Narbe.

Ausgehend von speziellen myogenen Zellen, die von der Läsion nicht betroffen wurden, kann jedoch auch neues kontraktionsfähiges Muskelgewebe produziert werden. Diese Zellen sind mononukleär, d. h. sie enthalten im Gegensatz zu den normalen Muskelzellen nur einen Zellkern. Man nennt sie auch Satellitenzellen. Diese Zellen sollen sich während der Embryogenese von den übrigen Muskelzellen abgespalten und nicht weiter geteilt haben. Sie seien so in einem Ruhezustand verblieben, aus dem sie bei Muskelläsionen oder -nekrosen aktiviert werden können, um neues Gewebe zu produzieren [Dumoulin et al. 1991].

Das Muskelgewebe ist schon 3–4 Wochen nach einer Läsion innerviert und vaskularisiert. Die Regeneration setzt sich einige Monate mit einer Zunahme der Muskelkraft und der Belastbarkeit fort. Das Volumen der regnerierten Muskelmasse ist jedoch um $1/3$ geringer als das des ursprünglichen Gewebes. Sein Gehalt an extrazellulärem Bindegewebe beträgt 30 % statt 11 % im unverletzten Muskel. Dadurch erklärt sich die verminderte Muskelkraft im Verhältnis zum gesunden Muskel, obwohl die Qualität der regenerierten Fasern gleich ist [Dumoulin et al. 1991].

Auch Muskelläsionen brauchen nach einer anfänglichen Ruhigstellung, deren Dauer von der Größe des Traumas abhängt, Bewegung, um die Heilung zu ermöglichen. Für die bindegewebigen Anteile des Muskels gelten die im Kapitel des Bindegewebes angegebenen Richtlinien der Zugbeanspruchung durch Bewegung. Diese Zugbeanspruchung wird einmal in Längsrichtung der Muskelfasern durch Anspannen in submaximal verlängerter Stellung sowie durch maximales Entfernen von Ursprung und Ansatz des Muskels durchgeführt. Doch auch die maximale Ausdehnung in die Breite ist wichtig, um Raum für den Muskel in seinen bindegewebigen Hüllen zu schaffen. Dadurch kann ein Kompartement-

bzw. Logensyndrom (lokale Mikrozirkulationsstörung im Sinne einer Verminderung durch erhöhten Gewebedruck) vermieden werden, das durch Platzmangel des Muskels in seinen bindegewebigen Hüllen entsteht. Der Muskel soll sich dazu in größtmöglicher Annäherung maximal anspannen [Morgan 1994]. Ein häufig vorkommendes Beispiel hierfür ist der M. tibialis anterior, dessen Logensyndrom besonders bei Läufern vorkommt.

Eine langdauernde oder wiederholte Verlängerung des Muskels knapp über die physiologische Längengrenze hinaus führt zu seiner Längenzunahme [Castelain 1991]. Dies kann durch Dehnung seiner bindegewebigen Anteile erklärt werden. Bei einer (sub-)maximalen Verlängerung über längere Zeit kommt es zu Umbauprozessen in den bindegewebigen Muskelhüllen und zu einer Vermehrung der Anzahl hintereinander liegender Sarkomere [(Tierstudien), Tardieu et al. 1973].

■ *Merke:*
- Reaktionen des Muskels auf Überbelastung
  - Überbelastung durch brüske Kontraktionen bzw. Verlängerungen ergeben Läsionen insbesondere der bindegewebigen Muskelanteile.
  - Überbelastung durch langdauernde Verlängerung ergibt Dehnung der bindegewebigen Anteile und Vermehrung der Anzahl hintereinander geschalteter Sarkomere.

2.6.3 Reaktionen des Muskels auf Unterbelastung

Minderbeanspruchung des Muskels führt zur Atrophie der Muskelfasern und zu einer Erhöhung des Gleitwiderstandes der Filamente gegeneinander.

Zu geringes endgradiges Verlängern der Muskeln verursacht eine Längenminderung des Muskels [Castelain 1991]. Dies kann durch die Verkürzung seiner bindegewebigen Anteile erklärt werden, für die auf das Kapitel Bindegewebe verwiesen wird, und durch eine Verminderung der Anzahl hintereinander geschalteter Sarkomere [(Tierstudien), Tardieu et al. 1973].

- Reaktionen des Muskels auf Unterbelastung
  - Unterbelastung der Kontraktionsfunktion ergibt Atrophie der Muskelfasern und Erhöhung des Gleitwiderstandes der Filamente gegeneinander.
  - Unterbelastung der Verlängerungsfunktion ergibt Verkürzung der bindegewebigen Anteile und Verringerung der Anzahl hintereinander geschalteter Sarkomere.

2.6.4 Muskeldehnung

Muskeln enthalten viel Bindegewebe. Einige weisen im Vergleich zu anderen mehr auf. Dadurch sind sie zum Abbremsen von Bewegungen sehr geeignet (z. B. M. semimembranosus, M. semitendinosus). Andere, die vorwiegend eine hohe Beschleunigungsfunktion haben, besitzen in ihrem Muskelbauch weniger Bindegewebe (z. B. M. rectus femoris) [Dumoulin et al. 1991]. Dies läßt sich klinisch am „Endgefühl" spüren, d. h. an der Art und Weise, wie der Muskel die passive Bewegung stoppt (eher fest-elastisches Endgefühl bei den Mm. semitendinosus und -membranosus, eher weich-elastisches Endgefühl beim M. rectus femoris).

Soll ein Muskel, der eine Gelenkbewegung einschränkt, verlängert werden, so muß deutlich zwischen einer Verspannung aufgrund eines zu hohen Tonus und einer Limitierung aufgrund einer Verkürzung des Bindegewebes im Muskel unterschieden werden. Erstere wird mit Entspannungstechniken behandelt, die sehr vielfältig sein können. Die Verkürzung der bindegewebigen Anteile des Muskels fordert zur Behandlung jedoch die im Kapitel zum Bindegewebe angegebenen Kriterien der Dehnung: langdauernde, stufenweise und am (sub-)maximalen Bewegungsende gehaltene Entfernung von Ursprung und Ansatz.

Dabei ist die Anordnung der bindegewebigen Anteile des Muskels von Bedeutung. Das Muskelschema nach Hill (Abb. 2.30) zeigt, daß der Muskel seriell und parallel geschaltete Elemente enthält, deren Verhalten bei Dehnung unterschiedlich ist [Cometti 1988, Winters 1990].

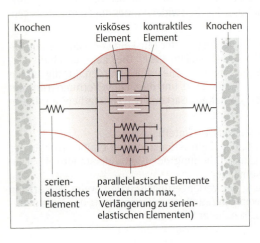

Abb. 2.**30** Serielle und parallele elastische Elemente im Muskelschema (nach Hill)

2.6 Biomechanik des Muskelgewebes

Die in Serie geschalteten elastischen Elemente des Muskels sind:

- teils aktive Elemente in Form der Aktin-Myosin-Verbindung und
- teils passive Elemente, die vorwiegend durch die Sehnen dargestellt werden.

Die in Serie geschalteten bindegewebigen Komponenten des Muskels haben elastische Eigenschaften, die mit einer Spiralfeder verglichen werden können.

Die bindegewebigen Hüllen stellen die parallel-elastischen Komponenten des Muskels dar und kommen erst dann unter Spannung, wenn der Muskel endgradig verlängert wurde. Dann werden sie zu den in Serie geschalteten elastischen Elementen hinzu gezählt. Seriell- und parallelelastische Elemente weisen ein viskoelastisches Verhalten auf.

Die Viskosität ist ein bei der Kontraktion und bei der Verlängerung bremsendes Element. Die verringerte Viskosität bei erhöhter Muskeltemperatur ist ein Grund, weshalb sich Sporler vor ihren Höchstleistungen aufwärmen.

Die Elastizität der bindegewebigen Muskelanteile dient nicht nur zum Abfangen plötzlicher Belastungen wie bei Sprüngen, Wurfbewegungen, Aufschlag des Tennisspielers etc., sondern sie unterstützt auch die Kontraktion des Muskels, indem sie dem verlängerten Muskel hilft, in seine Ruhestellung zurückzukehren [McMahon 1990]. Dies wird insbesondere beim sogenannten Dehnungs-Verkürzungs-Zyklus ausgenutzt. Dabei soll z. B. beim Absprung die reflektorische Dehnreaktion des M. triceps surae gleichzeitig mit seiner maximale Willkürkontraktion stattfinden, damit eine optimale Sprungleistung erreicht wird. Dieses Phänomen der Zeitgleichheit reflektorischer Dehn- und willkürlicher Muskelkontraktion ist trainierbar [Cometti 1988].

Das Abfangen ruckartiger Bewegungen und die Unterstützung der Muskelkontraktion durch Viskosität und Elastizität spielen im Sport und im Alltag eine Rolle. Auch der ältere Mensch erfährt z. B. beim Stolpern überraschende und schnelle Bewegungen. Die adäquate Trainingsform für die Elastizität des Muskels besteht aus wiederholten Sprüngen, endgradigen Bewegungen und wippendem Dehnen am Bewegungsende [Wilkinson 1992].

Das maximale Entfernen von Ursprung und Ansatz eines Muskels beim sogenannten Dehnen wird anfangs durch die Viskosität gebremst. Dann werden die parallel-elastischen Komponenten des Muskels, also die einzelnen bindegewebigen Hüllen, und die kontraktilen Aktin-Myosinverbindungen, verlängert. Erst danach steigt auch die Spannung in den seriell-elastischen Komponenten.

Um die Dehnspannung der Sehnen zu erhöhen, kann der Muskel am submaximalen Bewegungsende kontrahiert werden. Da Muskelfasern auch an den intramuskulären Bindegewebshüllen inserieren, steigt dabei auch deren Dehnspannung [Esnault 1991].

Dies erklärt vielleicht, warum endgradige Muskeldehnung sinnvoll ist, obwohl dabei eine EMG-Aktivität des gedehnten Muskels gemessen werden kann [Wilkinson 1992].

Bevor man den Muskel so weit verlängern kann, daß seine bindegewebigen Anteile gedehnt werden, gilt es in der Praxis oft, den Muskeltonus zu senken, d. h. den Muskel zu entspannen. Die allgemeine Ganzkörperentspannung senkt dabei die EMG-Aktivität auch im zu dehnenden Muskel [Wilkinson 1992]. Verschiedene Bewegungstechniken und Maßnahmen können auf diese Weise das Bewegungsausmaß eines Gelenkes vergrößern, wie schon am Ende des Kapitels Bindegewebe erwähnt wurde.

Die effektivste Muskeldehntechnik in der Praxis ist die 3-Stufen-Technik, wie sie u. a. von Evjenth und Hamberg beschrieben worden ist [Evjenth u. Hamberg 1984, Van Coppenolle u. Heyters 1986]:
1. Phase: Anspannen des Agonisten,
2. Phase: Entspannen und Verlängern („Dehnen") des Agonisten,
3. Phase: Anspannen des Antagonisten.

Die 1. und 2. Phase werden mehrmals hintereinander wiederholt, bis der Tonus so weit gesenkt und der Muskel so entspannt ist, daß endgradiges passives und langdauerndes Dehnen mehr auf die bindegewebigen Muskelteile wirken kann [Evjenth u. Hamberg 1984].

In der Praxis ist es schwer zu beurteilen, ob bei dem passiven endgradigen und langdauernden Muskeldehnen wirklich die bindegewebigen Anteile verlängert werden oder ob einfach ein mechanischer Reiz ausgeübt wird, der reflektorisch zu einer weiteren Muskelentspannung führt. Solange dies wissenschaftlich nicht geklärt ist, müssen wir uns damit zufrieden geben, daß die klinische Wirksamkeit dieser Methode nachgewiesen ist [Van Coppenolle u. Heyters 1986].

Die während der Phasen des Anspannens stattfindende Erwärmung des Muskels um ca. 1 – 2 °C [Wilkinson 1992] und das wiederholte Bewegen der einzelnen Muskelkomponenten vermindert die Viskosität im Muskel und somit den Reibungswiderstand. Das kann ebenfalls einen Teil des subjektiven Gefühls der Längenzunahme nach dem „Dehnen" erklären.

Die Übersicht auf S. 182 – 183 versucht, den Begriff des Dehnens sowohl in bezug auf das Bindegewebe als auch auf das Muskelgewebe zu veranschaulichen.

2.6.5 Wirkung der Muskelkraft auf die passiven Strukturen des Bewegungssystems

Die Verkürzung der kontraktilen Elemente des Muskels führt zur Zugbelastung seiner bindegewebigen Anteile. Die Intensität dieses Zuges kann an dem Widerstand, gegen den der Muskel bewegt, und an der Kontraktionsform des Muskels ersehen werden. Letztere kann konzentrisch, statisch oder exzentrisch sein.

Bei der konzentrischen Kontraktion nähern sich Ursprung und Ansatz des Muskels einander an – der Muskel als Ganzes verkürzt sich (Beispiel: Beugung des Ellenbogens beim Heben eines Gewichtes durch eine konzentrische Kontraktion der Ellenbogenbeuger).

Verändert sich die Stellung der Gelenke bei der Muskelkontraktion nicht, obwohl eine Kraft in Richtung Verlängerung einwirkt, kontrahiert sich der Muskel statisch (Beispiel: Halten eines Gewichtes bei gleichbleibender Winkelstellung des Ellenbogens durch eine statische Kontraktion der Ellenbogenbeuger).

Bremst der Muskel hingegen eine einwirkende Kraft ab, ohne sie vollständig zu halten, so erfährt er während der Kontraktion eine Verlängerung – er arbeitet exzentrisch (Beispiel: Absenken eines Gewichtes bei langsamer Streckung des zu Anfang gebeugten Ellenbogens durch eine exzentrische bremsende Kontraktion der Ellenbogenbeuger).

Die Kraft, die ein Muskel aufbringen kann, ist nicht direkt meßbar. Um die Kraft eines Muskels zu beurteilen, kann man das Gewicht bestimmen, daß er in einer definierten Ausgangsstellung eine bestimmte Zeit halten kann. Auf diese Art wird die statische Kraft pro Zeiteinheit gemessen. Die statischen Maximalkraft wird durch das Gewicht ausgedrückt, das der Muskel in einer bestimmten Gelenkstellung 2 – 3 Sekunden halten kann.

Die Fähigkeit der dynamischen Kontraktion wird anhand der Bewegungswiederholungen bewertet, die mit einem definierten Gewicht in einer beschriebenen Ausgangsstellung durch das gesamte Bewegungsausmaß mit gleichbleibender, festgelegter Geschwindigkeit durchgeführt werden können. Die dynamische Maximalkraft wird durch das Gewicht dargestellt, daß man unter diesen Bedingungen maximal einmal durch das gesamte Bewegungsausmaß bewegen kann.

Die exzentrische Kontraktionsform kann mit einem Gewicht geschehen, das unterhalb oder oberhalb der Maximalkraft liegt. Die Zugbelastung, die die kontraktilen Elemente der Muskeln auf die bindegewebigen Anteile ausüben, ist bei der exzentrischen Kontraktionsform mit einem Gewicht unterhalb der Maximalkraft gleich der, die bei einer konzentrischen Kontraktion auftreten. Erst wenn die exzentrische Arbeit mit ei-

Tabelle 2.5 Unter dem Oberbegriff des Dehnens versteht man im allgemeinen therapeutische Maßnahmen gegen die inneren Widerstände, die ein Gewebe der Verlängerung entgegensetzt. Je nach Art des inneren Widerstandes können Techniken des „Entspannens" oder des „Verlängerns" verwandt werden. Letztere können als Dehnen im eigentlichen Sinne des (sub-)maxialen endgradigen Bewegens über längere Zeit bezeichnet werden.

	„Entspannen"		„Verlängern"		Sonderfall Elastizität
	↗			↘	→
	Viskosität ⇒	Lösen der **wasserlöslichen Querbrücken** zwischen den Kollagenfasern („Verklebungen")	Lösen von **nicht wasserlöslichen Querbrücken** zwischen den Kollagenfasern	Auslösen von **Umbauprozessen** in der Form der Vermehrung der Anzahl der Sarkomere und der anatomischen Verlängerung des Bindegewebes	Erhalten und Verbessern der **Elastizität** (des Bindegewebes, insbesondere der elastischen Bindegewebsfasern)
		→	→	→	→
Tonus ⇒					
	↘				
	→				

2.6 Biomechanik des Muskelgewebes

→	→	→	→	→
Technik: Jede Maßnahme, die den Muskel und seine Nervenrezeptoren **bewegt** (Massagen etc.) **aktiviert** (Halten-Entspannen etc.) oder die anders **reflektorisch** auf das neuromuskuläre System einwirkt (Traktion, thermische Reize etc.). Eine langsame, ruhige Ausführung der Bewegung mit wenig Kraft erscheint günstig	**Technik:** Jede Maßnahme, die die **Durchblutung** und damit die **Temperatur** erhöht (ähnlich wie bei der Tonussenkung) und bewegt, insbesondere aktives schmerzfreies Bewegen	**Technik:** Jede Maßnahme, die die **Durchblutung** erhöht (ähnlich wie bei der Tonussenkung) und bewegt, insbesondere aktives schmerzfreies Bewegen	**Technik:** Ursprung und Ansatz voneinander entfernen und **stufenweise lange am Bewegungsende halten** (Mobilisation in Stufe III, Ausnutzung der Phänomene Kriechfuß und Entspannung (Creep and relaxation) **oder kräftigt** (z. B. Narkosemobilisation) voneinander entfernt halten (= „Zerreißung");	**Technik:** Ursprung und Ansatz (sub-)maximal voneinander entfernen und **sehr lange halten** wie in der **Lagerungstherapie** oder **zeitliche Summation** sehr wiederholter viel endgradiger Bewegungen wie bei Ballettänzern	**Technik:** Am Bewegungsende **wippend** hin und her bis an den letzten Stopp heran bewegen

nem Gewicht oberhalb der Maximalkraft ausgeübt wird, ist die Zugbelastung auf die bindegewebigen Anteile des Muskels höher als bei der konzentrischen und statischen Kontraktion.

Das Verhältnis zwischen Spannungshöhe und Bewegungsgeschwindigkeit charakterisiert die Kontraktionsform des Muskels, wie das Diagramm in Abb. 2.**31** zeigt.

Die Kontraktion des Muskels wird über die Sehnen auf das Knochensystem übertragen. Dieser erfährt dabei zum einen eine Biegebeanspruchung des Knochens und zum anderen eine Belastung in Form von Druck und Rollgleiten der Gelenkflächen.

•••• Wirkung der Muskelkraft auf die Biegebeanspruchung des Knochens: serielle und parallele Muskelkette

Der Knochen wird durch das Körpergewicht häufig auf Biegung beansprucht. Die dabei entstehende Biegebeanspruchung setzt sich aus Zug- und Druckspannung zusammen. Die Zugspannung wird durch die Kontraktion der Muskeln zu einem Teil in Druckspannung umgewandelt. Ein Beispiel hierfür ist der M. vastus medialis, der bei maximaler Knieflexion im Stehen die auftretende Zugspannung der Biegebeanspruchung durch seine Kontraktion verringert und daher in dieser Gelenkstellung seinen maximalen Wirkungsgrad hat [Pauwels 1965]. Um die Muskelwirkung auf die Biegebeanspruchung des Knochens zu verstehen, müssen die Muskelaktionen in serieller und paralleler Kette betrachtet werden.

In offener oder besser serieller Kette sind die Muskeln auf einer Seite der Extremität „in Serie", also hintereinander geschaltet, angespannt

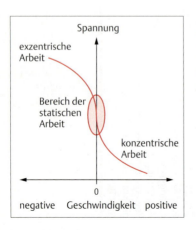

Abb. 2.**31** Die verschiedenen Kontraktionsformen des Skelettmuskels, charakterisiert durch das Verhältnis zwischen Spannungshöhe und Bewegungsgeschwindigkeit

2.6 Biomechanik des Muskelgewebes

(Abb. 2.**32**). Ihre Kontraktion ermöglicht einen weiten Bewegungsweg, der zu einer hohen Beschleunigung des distalen Teils der Extremität führt. Dabei ist die Kraftentfaltung jedoch relativ gering. In der seriellen Kette wird beispielsweise ein leichter Fußball getreten, der dadurch eine hohe Beschleunigung erfährt. Diese Beinstellung eignet sich jedoch nicht, um einen schweren Gegenstand (z. B. einen schweren Medizinball) wegzuschieben. Da nur die Muskeln an einer Seite des Knochens kontrahieren, entsteht in ihm eine hohe Biegebeanspruchung.

In geschlossener oder besser paralleler Kette sind die Muskeln auf beiden Seiten der Extremität, also ungefähr parallel zueinander liegend, angespannt (Abb. 2.**33**). Dies ermöglicht eine hohe Kraftentfaltung, während der zurückgelegte Weg relativ gering ist. Der distale Teil der Extremität wird nicht sonderlich beschleunigt. In der parallelen Kette wird beispielsweise gearbeitet, wenn man auf dem Boden sitzend mit beiden Beinen einen schweren Gegenstand wegdrückt. Da die Muskeln auf beiden Seiten des Knochens kontrahieren, wird die Biegebeanspruchung in ihm deutlich reduziert.

Für die Praxis bedeutet dies, daß Kontraktionsformen in paralleler Kette den Knochen am geringsten mit Biegebeanspruchung belasten. Nach Knochenläsionen z. B. in der traumatologischen Nachbehandlung empfiehlt es sich, mit dieser Kontraktionsform der Muskeln zu beginnen [Pauwels 1965, Pieron u. Leroy 1987]. Die verschiedene Wirkungsweise

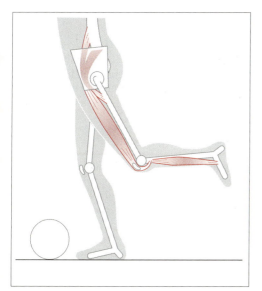

Abb. 2.**32** Serielle Muskelkette am Beispiel des Fußballschusses

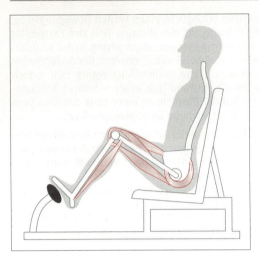

Abb. 2.**33** Parallele Muskelkette am Beispiel des Übens an der Beinpresse

der Muskeln in serieller bzw. paralleler Kette sind in Tabelle 2.**6** noch einmal zusammengefaßt dargestellt.

2.7 Biomechanik des Nervengewebes

2.7.1 Aufbau

Man unterschiedet das vegetative Nervensystem (bestehend aus Para- und Orthosympathikus) und das somatische Nervensystem und gliedert letzteres nochmals in zentrales (Gehirn und Rückenmark) und periphe-

Tabelle 2.**6** Wirkung der seriellen und parallelen Kette

Serielle Kette	Wirkung	Parallele Kette
↑	Weggewinn	↓
↑	Geschwindigkeit des distalen Extremitätenteils	↓
↓	Kraft	↑
↑	Biegebeanspruchung des Knochens	↓

res Nervensystem (Nerven von Kopf, Rumpf und Extremitäten: 12 Paar Hirnnerven und 31 Paar Spinalnerven) (Abb. 2.34) [Kahle 1979]. Der Nerv wird von einem Zellkörper gebildet, der den Zellkern enthält und das trophische Zentrum des Nervs darstellt. Die Zellkörper liegen im Zentralnervensystem, im Spinalganglion, im Grenzstrang und in den vegetativen Nervenplexen. Vom Zellkörper stülpen sich kleine Fortsätze aus, die der Vergrößerung der Zelloberfläche dienen (Dendriten). Ein langer Hauptfortsatz (Axon, Neurit) dient der afferenten und der efferenten Impulsleitung. Eine Hüllzelle umgibt mehrere Axone der sogenannten marklosen Fasern, während markhaltige Axone jeweils von einer einzelnen Markscheide umgeben werden, die von einer Schwann-Zelle gebildet wird. Die Axone werden umgangssprachlich häufig als Nerven oder Nervenfasern bezeichnet.

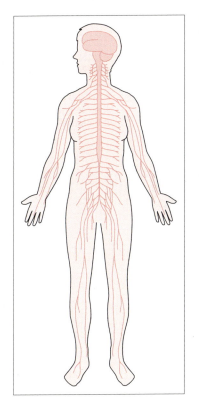

Abb. 2.**34** Zentrales und peripheres Nervensystem

Jede Nervenfaser liegt in lockerem Bindegewebe, dessen kollagene Fibrillen längs zur Nervenfaser verlaufen (Endoneurium) (Abb. 2.35). Mehrere Nervenfasern werden zu Bündeln (Faszikel) durch eine Bindegewebshülle (Perineurium) zusammengefaßt, deren elastische Fasern vorwiegend zirkulär ausgerichtet sind. Die zirkulären elastischen Fasern und die kollagenen Fasern des Perineurium bestimmen wesentlich die mechanische Beanspruchbarkeit des peripheren Nerven. Mehrere Nervernfaszikel werden vom Epineurium und dem lockeren Bindegewebe des Mesoneuriums zusammengehalten und bilden den peripheren Nerv.

Das zentrale Nervensystem (ZNS) ist von 3 bindegewebigen Häuten umgeben (Abb. 2.36); von innen nach außen: der Pia mater (weiche Hirn- bzw. Rückenmarkshaut), der Arachnoidea (Spinngewebshaut) und der Dura mater (harte Hirn- bzw. Rückenmarkshaut). Es liegt geschützt in einer knöchernen Höhle (Schädel) bzw. einem knöchern-ligamentären Kanal (Rückenmarkskanal).

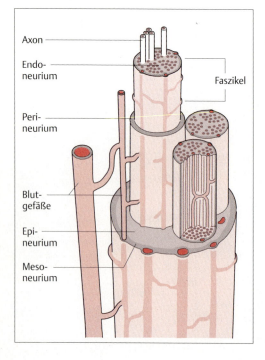

Abb. 2.**35** Aufbau eines peripheren Nervs mit seinen bindegewebigen Hüllen und Blutgefäßen

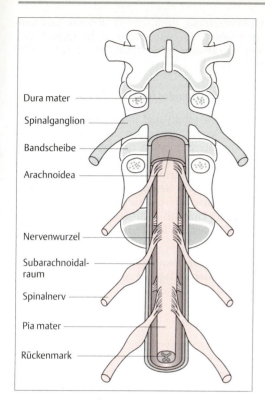

Abb. 2.**36** Bindegewebige Hüllen des zentralen Nervensystems

Dura mater
Spinalganglion
Bandscheibe
Arachnoidea
Nervenwurzel
Subarachnoidalraum
Spinalnerv
Pia mater
Rückenmark

Das Bindegewebe des peripheren Nervs wird durch die Nervi nervorum nozizeptorisch innerviert. Die Dura mater des Rückenmarks wird vom N. meningeus nozizeptorisch versorgt.

Die Blutversorgung des peripheren Nervs geschieht durch Gefäße, die längs zu den Faszikeln im äußeren und im lockeren inneren Epineurium liegen. Von ihnen ziehen kollaterale Gefäße schräg durch das Perineurium zu den Nervenfasern. Die Blutgefäße liegen locker und leicht gewellt im Epineurium, so daß sie der Verlängerung des Nervs nachgeben können, ohne gleich abgedrückt zu werden (Abb. 2.**35**). Im Rückenmark zeigen die längs verlaufenden Blutgefäße einen gewellten Verlauf. Sie können sich dadurch einer Verlängerung des Spinalkanals bei maximaler Wirbelsäulenflexion anpassen [Kahle 1979].

Der Zelleib ist das trophische Zentrum des Nervs. Von ihm aus geht ein axonaler Stofftransport in Richtung Endknöpfchen (Bouton terminal):

diese antegrade Axoplasmaströmung kann schnell (400 mm/Tag) und langsam (6 mm/Tag) geschehen. Ein retrograder Stofftransport geschieht schnell (200 mm/Tag) [Butler 1995]. Auch die Schwann-Zelle trägt zur Ernährung des Nervs bei.

Nervensystem als durchgehendes funktionelles System

Peripheres und zentrales Nervensystem sind in dreierlei Hinsicht ein durchgehendes funktionelles System: zum einen sind beide Teile über das Bindegewebe eng miteinander verbunden, zum zweiten springt die elektrische Impulsleitung zwischen beiden Teilen hin und her (unter der Berücksichtigung der zwischengeschalteten Synapsen) und zum dritten werden chemischen Stoffe (Nährstoffe, Neurotransmitter) über den Zytoplasmafluß in den Axonen transportiert. Dieses zusammenhängende funktionelle System wird in der Literatur auch als Kontinuum (zusammenhängendes Gebilde) bezeichnet [Butler 1995].

Die Einwirkung von Kräften als Zug und Druck auf den Nerven kann sowohl den chemischen und hämatogenen Stofftransport als auch den elektrischen Impulsfluß behindern. Dagegen soll das Bindegewebe schützen.

Aufgaben des Nervensystems

Das Nervensystem hat als Informationssystem des Menschen die Aufgaben der Reizaufnahme, der Reizverarbeitung und der Reizbeantwortung. Dadurch steuert und regelt es alle Vorgänge im Organismus – zusammen mit dem hormonellen System. Die Untersuchungsmöglichkeiten sind vielfältig. Klinisch stehen die Überprüfung der motorischen Steuerungsvorgänge (insbesondere ZNS wie z. B. bei der zerebellären Inkoordination), die Testung der peripheren Impulsleitung (Sensibilität, Motorik mit Reflexen und Kennmuskeln sowie vegetative Funktionen wie Temperatur und Schweißsekretion) und die Beurteilung der Beweglichkeit des Nervensystems im Vordergrund.

2.7.2 Reaktionen des Nervensystems auf mechanische Überbelastung

Druck und Zug sind die mechanischen Belastungen, die auf das Nervensystem einwirken.

●●●● Reaktionen des Nervensystems bei übermäßiger Druckbelastung

Im peripheren Nerv ist Fett eingelagert, das vom Epineurium umhüllt wird und wahrscheinlich eine Polsterungsfunktion übernimmt [Butler 1995]. Besonders viel Fett findet sich z. B. im Ischiasnerv in Höhe des Tuber ischiadicum. Dieses Fett verschwindet bei Abmagerung und kann den Nerv dann für eine Kompressionsneuropathie prädisponieren [Butler 1995].

Geringer und lang anhaltender Druck auf den Nerv bewirkt zuerst eine Abklemmung der Blutversorgung sowie eine Veränderung des axonalen Stofftransportes. Dadurch kann indirekt eine Zerstörung der Nervenfasern entstehen (z. B. bei der sogenannten „Liebhaberlähmung", wenn die Freundin mit dem Kopf auf dem Sulcus bicipitalis medialis des Mannes einschläft). Sehr starker Druck (Kontusionstrauma) kann zu einer direkten Schädigung der Nervenfaser und/oder zu einem extra- bzw. intraneuralen Ödem führen, dessen Druck die Durchblutung, den Stofftransport und gegebenenfalls sogar direkt die Impulsleitung unterbinden kann.

Das Verhalten der neuralen Struktur auf Druckkräfte kann direkt nur an bestimmten Stellen peripherer Nerven getestet werden, wo sie der Palpation zugänglich sind. Gesunde Nerven reagieren auf zunehmenden, nicht zerstörenden und nicht zu lang andauernden Druck kaum, während pathologisch veränderte Nerven mit Symptomen wie Parästhesien (= subjektive Mißempfindungen wie Kribbeln, taubes brennendes Gefühl) und frühzeitigem Schmerz antworten.

An Stellen, wo periphere Nerven sich viel bewegen und wenig gedrückt werden, enthalten sie wenig Faszikel. Wo Druck auftreten kann und die Nerven sich wenig bewegen, sind sie hingegen in viele Faszikel aufgeteilt, die bei Druck auseinanderweichen können und so weniger Verformung erfahren [Butler 1995] (Abb. 2.**38**).

■ *Merke:*
- ❖ Bindegewebe und eingelagertes Fett erlauben eine begrenzte Widerstandsfähigkeit der Nerven gegen Druck.
- ❖ Geringer und lang anhaltender Druck führt zu einer Minderung der Blutversorgung und des axonalen Stofftransports. Das kann eine Veränderung der Impulsleitung (Parästhesien, Schmerz) und letztendlich eine Gewebezerstörung bewirken.
- ❖ Sehr starker Druck bewirkt eine direkte mechanische Schädigung und/oder ein extra- bzw. intraneurales Ödem, das wiederum die Durchblutung, den axonalen Stofftransport und die Impulsleitung hemmen kann.

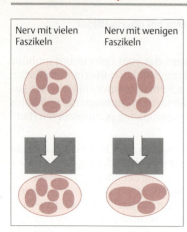

Abb. 2.37 Nerven mit vielen Faszikeln passen sich einwirkendem Druck besser an als Nerven mit wenigen Faszikeln

•••• **Reaktionen des Nervensystems bei übermäßiger Zugbelastung**

Das Nervensystem muß sich in seiner Ausdehnung den Bewegungen der Gelenke anpassen. Sowohl das Rückenmark, umhüllt von den Rükenmarkshäuten, das den Bewegungen der Wirbelsäule folgen muß, als auch die peripheren Nerven, die über die Extremitätengelenke ziehen, dürfen die Gelenkbewegungen nicht behindern. Dabei müssen die neuralen Strukturen (bes. Dura mater und peripherer Nerv) gegenüber den umgebenden Geweben an den sogenannten mechanischen Berührungsflächen gleiten. Diese Aspekte der Beweglichkeit des Nervensystems werden seit über 100 Jahren in der Untersuchung beachtet (s. auch Abschnitt 2.7.4, S. 198 ff) und seit ca. 15 Jahren vermehrt auch von Physiotherapeuten – besonders in Australien – erforscht [Butler 1995, Maitland 1994].

Verschiedene Faktoren begünstigen die Beweglichkeit der neuralen Strukturen. Von diesen soll besonders die wellenartige Anordnung der Nervenfasern selbst und das Bindegewebe der neuralen Strukturen hervorgehoben werden.

Wellenförmige Anordnung der Nervenfasern

Die Axone im Rückenmark verlaufen in Spiralen und Falten, die sich gerade richten, wenn sich das Rückenmark bei Flexion verlängert. Der Spinalkanal ist in Flexion 5 – 9 cm länger als in Extension (Abb. 2.39). Bei hypermobilen Personen kann der Unterschied noch größer sein!

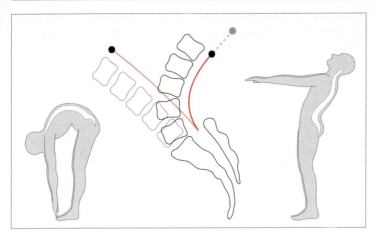

Abb. 2.**38** Längenänderungen des Spinalkanals zwischen maximaler Flexion und Extension der Lendenwirbelsäule

Die Nervenwurzeln verlaufen wellenartig und können sich deshalb verlängern, was auch dann notwendig wird, wenn der Wirbel rotiert [Butler 1995].

Periphere Nerven können mehr als 1,5 cm Bewegungsfreiheit haben. Die Axone verlaufen im Endoneuralrohr leicht wellenartig, was eine geringe Verlängerung zuläßt.

Bindegewebe der neuralen Strukturen

Die epiduralen Gewebe und die Dura mater gehen zusammen in das Epineurium und die äußerste Schicht des sehr zugfesten Perineuriums über (s. Abb. 2.36). Die Dura mater ist mit dem Schädelknochen locker, mit den Schädelnahtstellen und am Foramen magnum fest verbunden. Über das Filum terminale ist sie am Steißbein fixiert. Sie ist ebenfalls an einigen Stellen im Spinalkanal befestigt. Auf Höhe C6, Th6 und L4 bewegt sich die Dura mater bei Ventral- und Dorsalflexion kaum („Spannungspunkte" nach Butler 1995).

Das Bindegewebe der Nervenwurzeln ist schwächer als das der Nervenstämme. Verletzungen der Nervenwurzeln können durch Dehnung entstehen, z.B. beim Verkehrsunfällen, bes. Motorradunfällen (Erb- und Déjerine-Klumpke-Lähmung) [Masuhr 1989]. Häufiger jedoch rühren sie als Kompression indirekt von benachbarten Strukturen her, wie z.B. von Bandscheibenvorfällen oder Osteophyten und Arthritiden der kleinen Wirbelgelenke.

Allgemein betrachtet besteht ein peripherer Nerv ungefähr zur Hälfte aus Bindegewebe (Variationsbreite 21% – 81%). Dabei ist der Bindegewebsanteil in Gelenknähe besonders hoch. Das gesamte Bindegewebe der peripheren Nerven ist durch die Nervi nervorum hochgradig innerviert.

Im Endoneurium finden sich hauptsächlich longitudinal verlaufende Kollagenfasern, die das Axon gegen Zugkräfte schützen.

Aufgrund seines hohen Anteils an Kollagenfasern gilt das Perineurium als sehr widerstandsfähige Struktur gegenüber Zugkräften. Der intrafaszikuläre Druck muß – z. B. durch ein Ödem – auf etwa 300 – 750 mmHg (ca. 42 – 107 kPa) ansteigen, bevor das Perineurium reißt (normaler systolischer Blutdruck = ca. 120 mmHg) [Butler 1995].

Das Epineurium schützt und polstert die Faszikel. Das innere Epineurium (zwischen den einzelnen Faszikeln liegend) ermöglicht das Gleiten der Faszikel gegeneinander. Das äußere Epineurium (um das Faszikelbündel liegend) wird vom Mesoneurium umhüllt, einem lockeren bindehautähnlichem Bindegewebe, das dem Nerv einen lockeren Rahmen zum Gleiten in Längs- und Querrichtung gibt.

■ *Merke:*
- ❖ Der wellenartige Verlauf der Axone, der Nervenwurzeln und der Blutgefäße gewährt eine geringe Verlängerungsmöglichkeit. Die kollagenen Fasern der bindegewebigen Nervenhüllen erlauben eine Widerstandsfähigkeit gegen Zug.
- ❖ Das lockere Bindegewebe des Mesoneuriums und das Epineurium erlauben eine Verschiebbarkeit der Nerven(-faszikel).

Maximale Entfaltung erfahren diese neuralen Strukturen, wenn sich die Wirbelsäule in globaler Ventralflexion befindet und die Extremitätengelenke so eingestellt sind, daß einer der peripheren Nerven maximal verlängert wird. Bekannt ist der „Slump-Test" (Abb. 2.**41**): In einer zusammengesackten Wirbelsäulenhaltung im Sitz, beide Hände auf dem Rücken veschränkt, wird der Patient aufgefordert, die HWS nach ventral zu flektieren und anschließend ein Kniegelenk zu strecken. Zusätzlich kann das obere Sprunggelenk in Dorsalflexion bewegt werden. In dieser Stellung werden die neuralen Strukturen, die mit dem N. ischicadicus / N. tibialis und dem Rückenmark verbunden sind, maximal verlängert [Butler 1995].

Auch das autonome Nervensystem, dessen Fasern in den Extremitäten zusammen mit den Fasern des somatischen Nervensystems im peripheren Nervenbündel verlaufen, ist an Bewegungen beteiligt. Eine Sonderstellung nimmt das sympathische Nervensystem mit dem Grenzstrang ein, der zervikal ventral, thorakal und lumbal dorsal der Achse für Ven-

2.7 Biomechanik des Nervengewebes

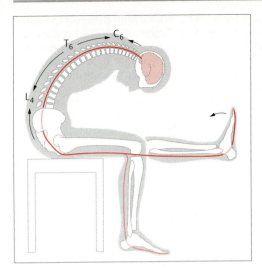

Abb. 2.**39** Slump-Position: Die neuralen Strukturen des N. ischiadicus, N. tibialis und des Rückenmarks werden maximal verlängert. Eine zusätzliche Verlängerung der Nerven der oberen Extremität – z. B. wenn die gestreckten Arme hinter den Rücken gebracht werden – erhöht den Zug auf die Dura mater

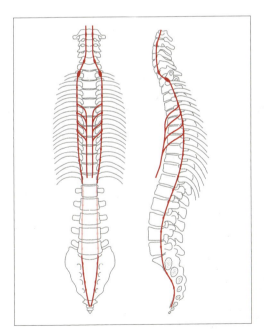

Abb. 2.**40** Lage des sympatischen Nervensystems in Relation zur Wirbelsäule

tral- u. Dorsalflexion liegt (Abb. 2.**42**). Zervikal führt daher die Extension zur Straffung des Grenzstrangs. Eine Zugbelastung des Grenzstrangs durch z. B. ein zervikales Hyperextensionstrauma kann an der oft langdauernden Symptomatik bei zervikalen Hyperextensionstraumen mitbeteiligt oder gar dafür verantwortlich sein (man beachte die vegetative Symptomatik). Im thorakalen Bereich liegt der Grenzstrang genau anterior der kostotransversalen Gelenke, deren Dysfunktion ihn beeinflussen kann. Durch die anterolaterale Lage im BWS-Bereich führt eine thorakale Seitneigung zur maximalen Verlängerung. Lumbal führt die Ventralflexion zu seiner Straffung.

Vegetative Symptome, die beim Slump-Test, bei Dorsalflexion der HWS oder anderen Bewegungen auftreten, können hier eine Erklärung finden.

Erinnert sei daran, daß das sympathische Nervensystem seine präganglionären Fasern für Kopf und Nacken aus den Rückenmarkssegmenten C8-Th5 sendet, für die obere Extremität aus Th2-Th10 und für die untere Extremität aus Th10-L2 [Schuh 1986]. Bei vegetativen Symptomen in diesen Körperteilen sollten mögliche Dysfunktionen in den entsprechenden Segmenten berücksichtigt werden.

■ *Merke:*
Maximale Verlängerung des somatischen Nervensystems:
- ❖ Globale Wirbelsäulen-Ventralflexion (Slump-position mit Flexion der Halswirbelsäule) und entsprechende Stellung der Extremitätengelenke zur Verlängerung der peripheren Nerven

Maximale Verlängerung des sympathischen Nervensystems:
- ❖ HWS-Dorsalflexion, BWS-Ventralflexion mit Lateralflexion zur Gegenseite, LWS-Ventralflexion und entsprechende Stellung der Extremitätengelenke zur Verlängerung der peripheren Nerven

Werden die neuralen Strukturen übermäßig auf Zug beansprucht, treten Spannungsempfindungen, Parästhesien und unter Umständen vegetative Symptome auf. Diese Symptome, die bei Verlängerung der neuralen Strukturen (z. B. bei den Nervenbeweglichkeitstests) auftreten, lassen sich erklären durch die Einflußnahme auf:
- die Blutversorgung des Nervensystems (sie beginnt bei 8 % Nervenverlängerung abzunehmen und hört bei ca. 15 % Verlängerung gänzlich auf),
- die axonalen chemischen Transportsysteme und
- die Innervation des Bindegewebes des Nervensystems über die Nn. nervorum [Butler 1995].

Sie können hervorgerufen werden:
- durch eine Spannungszunahme aufgrund von Druck der angrenzenden Berührungsflächen auf das Nervensystem (bei Engpässen, Diskushernien etc.),

- durch ein vermindertes Gleiten der neuralen Strukturen entlang der Berührungsflächen (bei Adhäsionen, Vernarbungen etc.) und
- durch die Spannungszunahme in den neuralen Strukturen selbst (bei Verlängerung und/oder intraneuralen Ödemen).

Dauert die Zugbelastung länger an oder tritt sie abrupt und übermäßig auf, führen Sauerstoff- und Nährstoffmangel schließlich zu einer Minderung der Impulsleitung und letztendlich zum Gewebeuntergang.

■ *Merke:*
Reaktionen des Nervensystems auf mechanische Überbelastung
- Länger andauernde Druck- und Zugbelastungen der neuralen Strukturen führen zu Sauerstoff- und Nährstoffmangel, schließlich zur Minderung der Impulsleitung und letztendlich zum Gewebeuntergang.
- Abrupte und starke Zugspannungen führen häufig zu einem partiellen oder kompletten Riß der neuralen Strukturen.

Druck und Zug sind also wichtige mechanische Einflüsse, die die Funktion des Nervensystems stören können. Wesentlich für das physiotherapeutische Vorgehen ist die Tatsache, daß die Symptome, die durch die bindegewebigen Hüllen provoziert werden, festgestellt und behoben werden können, noch bevor es zur Störung der eigentlichen Impulsleitung der Nerven kommt!

■ *Merke:*
Druck und Zug wirken:
- auf die Blutversorgung mindernd,
- auf den chemischen Stofftransport mindernd,
- auf das Bindegewebe belastend, wodurch die Nn. nervorum stimuliert werden.

Provokation tritt ein durch:
- Druck angrenzender Berührungsflächen,
- vermindertes Gleiten entlang der Berührungsflächen,
- Zunahme des intraneuralen Drucks durch Zug oder intraneurale Ödeme.

2.7.3 Reaktionen des Nervensystems auf mechanische Unterbelastung

Die Auswirkungen zu geringer Druck- und Zugbelastungen sind in der Literatur kaum beschrieben.

Der hohe Anteil an Bindegewebe in den neuralen Strukturen läßt jedoch vermuten, daß sich ihre Widerstandsfähigkeit gegen Druck- und Zugbelastungen sowie ihre Beweglichkeit vermindert, wenn keine mittleren Reize ausgeübt werden, die für die Aufrechterhaltung der Funktionen des Bindegewebes notwendig sind.

Die Beobachtung der Nervenbeweglichkeitstests der oberen Extremität an Patienten und gesunden Probanden könnte diese Annahme bestätigen. Alle drei langen Nerven (Nn. medianus, radialis und ulnaris) werden in Armstellungen verlängert, die den morgendlichen Dehn- und Räkelstellungen nach vollständigem Ausschlafen entsprechen (Abb. 2.**43a–c**). Diese Bewegungen werden von den meisten Menschen im Arbeitsalltag nicht mehr durchgeführt. Sehr oft gelingt es, durch diese Armbewegungen Symptome der neuralen Strukturen zu provozieren, ohne daß die Menschen größere Pathologien aufweisen. Ob zwischen diesen beiden Phänomenen ein kausaler Zusammenhang gesehen werden darf, ist vorerst eine hypothetische Fragestellung. Die Tatsache, daß die Beweglichkeit durch wiederholtes endgradiges Bewegen während langer Zeit verbessert werden kann, spricht für diese Annahme.

■ *Merke:*
Reaktionen der neuralen Strukturen auf mechanische Unterbelastung

❖ Eine Abnahme der Widerstandsfähigkeit gegen Druck- und Zugbelastungen sowie eine Verkürzung der bindegewebigen Hüllen und eine Verminderung ihrer Beweglichkeit kann vermutet werden.

2.7.4 Physiotherapeutische Untersuchung der Beweglichkeit der neuralen Strukturen

Die Beweglichkeit und Spannungstoleranz der neuralen Strukturen kann der Physiotherapeut untersuchen, indem er die Bewegungen der Wirbelsäule und der Extremitätengelenke in die Richtungen testet, in welche die neuralen Strukturen maximal verlängert werden. Wird die neurale Struktur irgendwo in ihrem Verlauf komprimiert (z. B. durch einen Bandscheibenvorfall, in einem Engpaß oder durch eine Geschwulst) oder ist sie mit den mechanischen Berührungsflächen „verklebt" (z. B. Adhäsionen nach einem Hämatom, narbige Verwachsungen nach Röntgenbestrahlung), dann tritt eine pathologisch erhöhte Spannung auf, wenn der Physiotherapeut die neurale Sturktur zu bewegen versucht. Mechanisch betrachtet überprüft man dabei die Einwirkung einer äußeren Zugkraft auf die neurale Struktur, welche eventuell zusätzlich in ihrem Verlauf auf Druck beansprucht sein kann.

In der klinischen Praxis ist die Tatsache, daß Nerven Bewegungen der Gelenke erlauben müssen, seit langem bekannt. E. Lasègue (1816–1883) beschrieb 1864 in Paris einen Test für den N. ischiadicus: dem in Rückenlage befindlichen Patienten wird das Hüftgelenk gebeugt und anschließend das Kniegelenk gestreckt. Wenn dieser Test die Schmerzen im Lendenbereich, Gesäß und der posterioren Beinseite hervorrief (im Der-

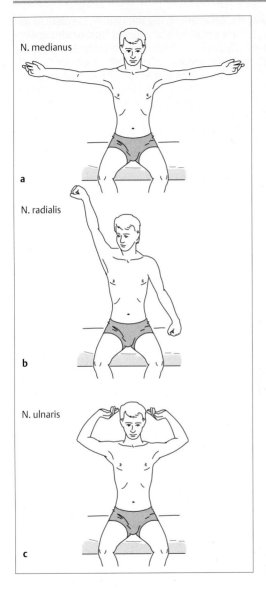

Abb. 2.41 Morgendliche Dehn- und Räkelbewegungen verlängern die drei großen Nerven der oberen Extremität

matom L5 oder S1), war ein Zusammenhang mit dem N. ischiadicus gegeben. Sein Schüler J. J. Forst veröffentlichte dieses Untersuchungsverfahren 1881, wobei er jedoch das im Kniegelenk gestreckte Bein im Hüftgelenk flektierte. Historisch interessant ist, daß 1880 auch der Serbe L. Lazarevic das Heben des im Kniegelenk gestreckten Beines inklusive der zusätzlichen Dorsalflexion des OSG beschrieb [Kügelgen 1991]. 1994 ergab eine Studie an 50 für eine Bandscheibenoperation vorgesehenen Patienten eine Korrelation von 96% zwischen einem positiven Test des gestreckten Beinhebens in Rückenlage unter 70° Hüftflexion und dem intraoperativen Nachweis eines lumbalen Bandscheibenvorfalls [Supik u. Broom 1994].

Man testet in der klinischen Praxis die Beweglichkeit und Spannungstoleranz vieler Nerven, besonders häufig des

- N. ischiadicus (Straight Leg Raising (SLR); (Der im Sitzen ausgeführte SLR wird (nach Maitland 1979) „Slump-Test" genannt),
- N. femoralis (Prone Knee Bending or Flexion, PNB bzw. PNF),
- N. medianus (Upper Limb Tension Test (ULTT) 1 und 2a),
- N. radialis (ULTT 2b),
- N. ulnaris (ULTT 3) [Butler 1995].

Diese Untersuchung der Beweglichkeit und Spannungstoleranz der neuralen Strukturen kann in verschiedenen Ausgangsstellungen durchgeführt werden. Für die physiotherapeutische Untersuchung ist die Stellung besonders interessant, in der der Patient normalerweise seine Symptome empfindet.

Zu beachten ist bei den Nervenbeweglichkeitstests, wann mehr Bewegung und wann mehr Spannungserhöhung in den neuralen Strukturen stattfindet. Zum einen können sie sich in den übrigen Körperteilen in einer entspannten Position befinden. Bewegt man ein Körperteil in Richtung Verlängerung seiner neuralen Struktur, so erfolgt eine Bewegung derselben in Beziehung zu den angrenzenden Berührungsflächen und wenig intraneurale Spannungserhöhung.

Zum andern können die neuralen Strukturen in den übrigen Körperteilen in einer gespannten Position gelagert sein. Bewegt man dann ein Körperteil in Richtung Verlängerung seiner neuralen Struktur, so erfolgt eine intraneurale Spannungserhöhung, aber wenig Bewegung des neuralen Systems.

Um bei der intraneuralen Spannungserhöhung keine Strukturen zu verletzen, muß man sehr auf die Qualität der Bewegung mit dem Endgefühl und auf die Symptome des Patienten achten!

■ *Merke:*
- ❖ Wenn das Nervensystem in den übrigen Körperteilen:
  - entspannt ist, dann erfolgt beim Bewegen eines Körperteils in Richtung Verlängerung des Nervensystems mehr Bewegung.
  - gespannt ist, dann erfolgt beim Bewegen eines Köperteils in Richtung Verlängerung des Nervensystems mehr Spannungszunahme.
- ❖ Die Durchführung der Nervenbeweglichkeitstests geschieht insbesondere in den Ausgangsstellungen, in denen der Patient gewöhnlich seine Symptome empfindet.

2.8 Biomechanik des kardiopulmonalen Systems

Die Strukturen des kardiopulmonalen Systems sind wie die Strukturen des Bewegungssystems mechanischen Belastungen ausgesetzt.

2.8.1 Wirkungen von äußerem Druck und Zug

Äußere mechanische Kräfte wie Druck und Zug wirken kaum auf die Atemwege ein, sieht man vom Wasserdruck beim Bad und beim Tauchen ab, der besonders den Bauchraum komprimiert, das extrathorakale Blutvolumen verschiebt und so das Lungenvolumen verkleinern kann.

Äußere Druckbelastungen kommen bei den Blutgefäßen durch Kompression wie beim Sitzen und Liegen vor. Sie führen zur Beeinträchtigung des Blutflusses in den kleinen Gefäßen und nach Unterbrechung zu einer reaktiven Mehrdurchblutung. Bei länger einwirkendem Druck kann die Minderdurchblutung zu Gewebsnekrosen führen, was klinisch als Dekubitus bekannt ist. Auf die Wirkung des hydrostatischen Drucks auf das Strömungsverhalten wird unten näher eingegangen werden.

Zugbelastungen können ähnlich wie bei den neuralen Strukturen, mit denen die größeren Blutgefäße in der Peripherie als Gefäß-Nerven-Bündel oft gemeinsam verlaufen, durch endgradige komplexe Bewegungen der Extremitäten und des Rumpfes erreicht werden. Sie treten klinisch oft mit Kompressionsphänomenen bei den sogenannten Engpaßsyndromen auf, z.B. beim Thoracic-Outlet-Syndrome. Endgradige komplexe Bewegungen der Extremitäten können auch die Lymphgefäße unter Spannung setzen und führen durch Verlängerung zur Verkleinerung ihres Lumens mit den unten beschriebenen Auswirkungen auf das Strömungsverhalten.

2.8.2 Das Strömungsverhalten im Blutkreislauf und in den Luftwegen

(Von Prof. Dr. med. W. Schmidt-Kessen, Freiburg und Eckartsweier)

Kreislauf und Luftwege sind Transportsysteme (Abb. 2.**44**), in deren Röhren für Blut und Luft die Strömungsgesetze gelten. Daher kann deren

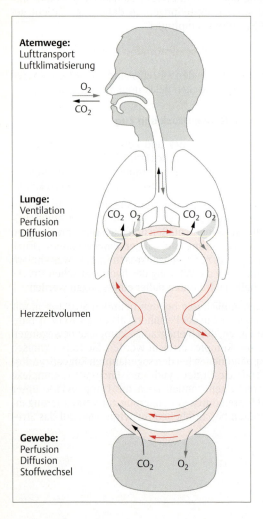

Abb. 2.**42** Atem- und Blutgefäße als Transportwege für Luft und Blut

Mechanik gemeinsam abgehandelt werden. Für die Größe und die Geschwindigkeit des Transportes sind der Bedarf an den Atemgasen O_2 und CO_2 bestimmend, die am schnellsten von allen Blutinhaltsstoffen zu ihren kapillaren Austauschflächen in den Geweben befördert werden müssen.

Der Kreislauf ist ein in sich zurückführendes (geschlossenes) System. Seine Gefäße sind reibungsarm, seine Innenauskleidung, das Endothel, ist nicht benetzbar und daher gerinnungshemmend.

Die Atemwege hingegen sind ein offenes System, das mit der Aufgabe des Transportes auch noch die der Luftklimatisierung erfüllt. Sie sind daher insgesamt mit einem selbstreinigendem Ziliarepithel bekleidet, das einen dauernden Schleimtransport zum Rachen hin bewirkt. Der Nasenraum ist mit seiner guten Durchblutung so gestaltet, daß er die einfließende Luft mit Wasserdampf sättigen, aufwärmen und von den meisten Partikeln, außer den kleinsten, reinigen kann. Bei der Ausatmung wird dann auf den Nasenschleimhäuten ein Teil des Wasserdampfes wieder rückkondensiert.

•••• Transportmechanismus

Die für die Strömung von Blut und Luft notwendigen Druckdifferenzen werden rhythmisch erzeugt. Den Bluttransport für den Lungen- und Körperkreislauf betreibt je eine zweikammerige Muskelpumpe. Jede arbeitet vergleichbar mit einer Zweiventrikel-Kolbenpumpe, der die Vorhöfe als Blutreservoire vorgeschaltet sind.

Die Atmung kann, wie keine andere vegetative Funktion, willkürlich beeinflußt und subjektiv wahrgenommen werden. Ihre neuromuskuläre Pumpe ist der wichtigste Angriffspunkt der Physiotherapie bei Störungen der Lungenbelüftung: bei verringerter Größe der Gasaustauschfläche und verminderter Ausdehnungsfähigkeit des Thorax (Restriktion) oder bei eingeengten Atemwegen (Obstruktion).

Den inspiratorischen Lufttransport bewirken das Zwerchfell und die Thoraxmuskeln, welche die Lunge von außen ähnlich einem Blasebalg ausweiten. Dadurch wird die Luftdruckdifferenz zwischen Alveolen und Naseneingang zur bewegenden Kraft für die Atemgase (Abb. 2.**45**). Die inspiratorische Dehnung des elastischen Lungengewebes und die Oberflächenspannung der Alveolen ermöglichen bei Ruheatmung die passive Exspiration. Um einer Engerstellung der kleineren weichwandigen Bronchiolen entgegenzuwirken, kommt es bei Beginn der Ausatmung zu einer unwillkürlichen, diese bremsenden kurzdauernden leichten Kontraktion der inspiratorischen Muskulatur. Die exspiratorischen Muskeln werden nur bei beschleunigter oder verlängerter Atmung aktiviert. Selbst ihr willkürlicher Maximaleinsatz führt wegen des Bronchiolen-

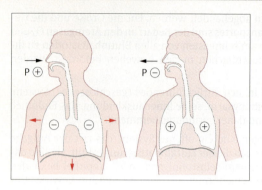

Abb. 2.**43** Differenzen zwischen intrapulmonalem und atmosphärischem Druck bewirken die Ein- und Ausatmung

kollapses nur zu Strömungsstärken bis etwa 10 l/sec; nur beim Husten steigt der Luftstrom wegen der Vorspannung des Thorax kurzdauernd auf mindestens 25 l/min und wesentlich höher an.

•••• Strömungen im Transportsystem

Die Transportwege von Blut und Luft sind in ihrem oberen Anteil eng; der normale Aortenquerschnitt beträgt in Herznähe etwa 3,5 cm², der des Naseneingangs weniger als 1 cm². Die elastischen großen Arterien werden systolisch um etwa die Hälfte des Schlagvolumens gedehnt. Diese gespeicherte Elastizitätskraft unterstützt in der Diastole den Blutfluß (Windkesselfunktion der Aorta).

Die knorpelgestützten großen Bronchien werden beim Husten durch den Thoraxinnendruck komprimiert, damit ein beschleunigter expiratorischer Luftstrom den Auswurf herausfödern kann. Die Aufzweigungen des Bronchial- und Gefäßlumens führen zu abnehmendem Durchmesser ihrer Äste. Dabei nimmt aber das Gesamtlumen ganz erheblich zu. Infolge der Kontinuität der einzelnen Röhrensysteme muß die Gesamtstromstärke über alle Querschnitte gleich bleiben. Wenn bei abnehmendem Lumen die Kontraktion der Gefäß- oder Bronchialmuskulatur für die Größe des Lumens immer mehr bestimmend wird, dann steigt der Strömungswiderstand und die Durchflußmenge sinkt (Abb. 2.**46**). Damit kann sich die Blut- oder Luftverteilung in den Geweben ändern. In den Einzelröhren wird der Durchfluß über die Länge am stärksten vom Rohrquerschnitt bestimmt; denn dieser ist mit der vierten Potenz des Radius für Stromstärke und Strömungswiderstand bestimmt.

Der Ingenieur Hagen und der Mediziner Poisseuille haben das zeitlich fließende Flußvolumen bei einem Röhrenradius r unter Berücksichtigung der Rohrlänge l, der Viskosität η und der Druckdifferenz ΔP angegeben.

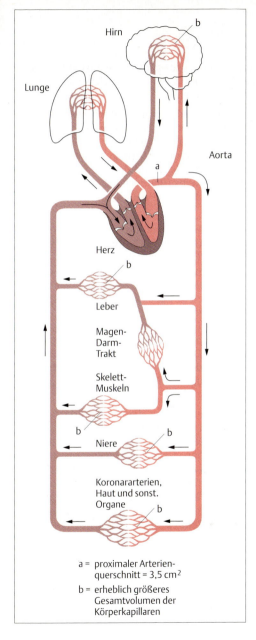

Abb. 2.**44** Veränderung des Gefäßdurchmessers (Lumen) von Aorta und den gesamten Körperkapillaren

Hagen-Poiseuille-Gesetz:

$$V = \frac{\Delta Pt}{8\eta\, l} \pi r^4$$

Dieses auf Bronchien und Gefäße angewandte Gesetz ist jedoch exakt nur gültig für starre Rohre, konstante Strömung, gleichbleibende Viskosität und laminare Strömung (s. unten).

Eine Zunahme des Gesamtwiderstandes in einem der Systeme führt zu vermehrter Druckarbeit seiner Pumpe, die normalerweise gut ausreguliert wird (z. B. Vasokonstriktion der Hautgefäße in Kälte, Durchblutungsänderungen und Mehrventilation bei Arbeit, die orthostatische Regulation u. a.). Andauernde Veränderungen des Regulationsniveaus mit Mehrbeanspruchung des Systems (Bluthochdruckkrankheit, Asthma bronchiale u. a.) führen jedoch auf die Dauer zu morphologischen Schäden desselben.

Innerhalb des großen Kreislaufs fällt der Blutdruck bis zu den Arteriolen hin kaum ab, was bei normalen Gefäßen die Blutverteilung überall sicherstellt. Diese Arteriolen bewirken zusammen mit den Kapillaren etwa $3/4$ des Gesamtwiderstandes im Körperkreislauf. Ihre Muskulatur bestimmt den lokalen Blutdurchfluß. Dabei wird sie vom jeweils unterschiedlichen Bedarf des versorgten Gewebes und von der konstriktorischen Sympathikusinnervation gesteuert. Letztere ist aber normalerweise nur bei der Hautdurchblutung im Dienste der Wärmeabgabe entscheidend. Wenn sich Gewebskapillaren öffnen, entsteht in den vorgeschalteten Gefäßen vermehrter Durchfluß und dadurch eine erhöhte mechanische Scherwirkung an deren Wänden. Diese bewirkt durch Freisetzung eines die Gefäßmuskulatur entspannenden Faktors aus dem Endothel die Erweiterung des Lumens.

Im kleinen Kreislauf (Lungenkreislauf) ist die Gefäßmuskulatur viel schwächer. Die Kapillaren an den Alveolen sind nicht röhren-, sondern spaltförmig, so daß sie eine größere Kontaktfläche haben. Da die Lungengefäße sehr dehnbar sind, können sie ihr Blutvolumen verändern und so das diastolische Volumen des linken Herzens bei Bedarf sofort steigern. Wo die Sauerstoffzufuhr behindert ist, entsteht Vasokonstriktion. Bei pulmonaler Insuffizienz betrifft der Abfall des Sauerstoffpartialdruckes die gesamte Lungendurchblutung – es entsteht eine pulmonale Hypertonie (Euler-Liljestrand-Reflex).

Laminare Strömung

Die Strömung erfolgt in den Bronchien und in den Blutgefäßen überwiegend laminar (laminare Strömung, d.h: ohne Wirbel; geordnet nebeneinander herlaufender Strömungsverlauf): die Teilchen bewegen sich im

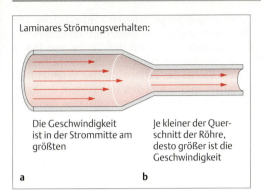

Abb. 2.45 Laminare Strömung in einer Röhre

ganzen Röhrendurchmesser parallel zur Gefäßachse (Abb. 2.47). Die Reibung der Teilchen aneinander, die Viskosität, ist in der Luft gering und im Blut hingegen groß. Wegen der Reibung erfolgt der Transport in der Mitte eines Rohres rascher als am Rand. Für die Blutviskosität besonders bestimmend sind die Menge und das Verhalten der Erythrozyten. Mit ihrer Konzentration nimmt die Viskosität zu. Diese ist jedoch nicht konstant; denn mit der Strömungsgeschwindigkeit sowie in kleinsten Gefäßen nimmt sie ab.

Turbulente Strömung

Wenn sich an Hindernissen oder bei hoher Geschwindigkeit Verwirbelungen der Gas- oder Flüssigkeitsteilchen bilden, treten Energieverluste der Strömung auf. Sie wird turbulent (mit Wirbeln versehen), wodurch Wandschwingungen und Geräusche entstehen können. Beispiele hierfür sind die Stenosegeräusche über pathologisch verengten Gefäßen oder die „bronchitischen" Atemgeräusche bei vermehrtem Schleimgehalt der Bronchien.

Strömungsverhalten beim Gasaustausch

Der Gesamtquerschnitt der Lungenkapillaren ist mindestans 100 mal, der der Körperkapillaren etwa 500 mal größer als der ihrer Ursprungsgefäße.

Der Gesamtquerschnitt des Gefäßbettes ist am größten und damit die Strömungsgeschwindigkeit am geringsten in den Venolen im Anschluß an die Kapillaren. Von hier zum Herzen besteht beim liegenden Menschen ein Druckgefälle von etwa 15 auf 4 mmHg. Der Rückfluß wird von der Einatmung und von der Muskelarbeit, besonders der „Beinmuskelpumpe", unterstützt. Dabei sorgen die peripheren Venenklappen und die Trikuspidalklappe für einen gerichteten Blutstrom. Rund 55 % des Blutvolumens befindet sich in den extrathorakalen Venen, nur 15 % in den Körperarterien. Bei der Wasserimmersion über die untere Thoraxapertur hinaus wird etwa ein Viertel des extrathorakalen Venenblutvolumens durch den hydrostatischen Druck in den Thoraxraum verlagert. Die dadurch entstehende Vorhofdehnung löst hormonal eine Zunahme der Diurese und eine Hemmung des Sympathikustonus, besonders der Muskelgefäße, aus, wenn die Badetemperatur „neutral" (ca. 35 °C) ist.

Im Bronchialsystem ändert sich die Aufgabe des Lufttransportes von der 17. Teilungsgeneration an; denn hier beginnt mit den ersten angeschlossenen Alveolen der Gasaustausch. Von hier an kommt es zu einer so starken Zunahme des Gesamtquerschnitts, daß die Stromstärke sehr gering wird und die Gase sich mehr und mehr durch Diffusion bewegen. Dadurch sind die atmungsbedingten Schwankungen des O_2- und CO_2-Partialdrucks in den Alveolen gering. Das erleichtert die Diffusion der Atemgase in die Lungenkapillaren. Diffusion ist ein physikalischer Vorgang, bei dem jedes Atemgas von seinem höheren zum niedrigeren Partialdruck fließt. CO_2 diffundiert wegen seiner besseren Wasserlöslichkeit im Köprer viel schneller als O_2.

• • • • Selbstreinigung des Atemwegesystems

Im Gegensatz zu dem „versiegelten" System des Kreislaufes besteht für das „offene" System der Atemwege zusätzlich die Aufgabe der Selbstreinigung bei der Exspiration. Ihr dient das Husten, bei dem die großen Bronchien bis etwa zur achten Teilungsgeneration zwar enger gestellt, aber durch Bronchialknorpel offengehalten werden. Noch etwas tiefer wirkt das Räuspern bei offener Glottis (engl. huffing), weil dadurch auch tiefere Bronchien offen bleiben und nicht kollabieren. Diese und andere Verfahren (Lagerung, Vibrationen, Inhalation) reichen oft nicht aus, um auch die tiefer gelegenen Atemwegen vom Sekret zu befreien, da der exspiratorisch ansteigende intrathorakale Druck sie schnell zum Kollabieren bringt.

Eltgol

Daher hat Postiaux eine biomechanische Methode angegeben, die er Eltgol nennt (**Eltgol** = **E**xspiration **l**angsam und **t**otal, **g**lottis **o**ffen, in **l**ateraler Lage = frz. **E**xpiration **l**ente, **t**otale **g**lotte **o**uverte en infra**l**atéral) [Postiaux 1991, ANDEM 1995]. Dabei wird die Seite, aus der das Sekret entfernt werden soll, komprimiert, wodurch das in den Bronchiolen noch befindliche Sekret herausgepreßt werden kann („Zahnpastatuben-Effekt"). Der Patient liegt auf der zu behandelnden Seite; das Zwerchfell wird aktiv durch die Arbeit der Bauchmuskeln hochgeschoben, was durch ein passives manuelles Hochdrücken vom Therapeuten ergänzt werden kann. Er atmet bei offener Glottis mehrfach langsam vollständig aus, wodurch das Sekret zu den großen Bronchien abfließt.

■ *Merke:*
Die Entfernung des Bronchialsekretes braucht:
- in den großen Bronchien eine große Ausatemgeschwindigkeit (Mitreißeffekt durch Hustentechniken, forcierte exspiratorische Techniken),
- in den kleinen Bronchien bei Kompression der entsprechenden Lunge kleine Atemgeschwindigkeit bei offener Glottis (Technik Eltgol).

Lymphgefäßsystem

Die Lymphgefäße sind ein in die Gewebe eingebundenes Drainagesystem (außer in Gehirn, Knochen, Oberhaut). Ihr Kapillarendothel mit Mikrospalten ist auch für Eiweiß und größere Partikel durchlässig. Lymphgefäße haben Ventilklappen und glatte Muskulatur, die sich in einem Eigenrhythmus kontrahiert. Sie führen hin zu den regionalen Lymphknoten und dann in das Venensystem. Der Transport wird sehr stark durch äußere Kompressionskräfte wie Muskelkontraktionen mitbestimmt sowie von Sympathikusreizen gefördert. Gezielter wirkt die Massagetechnik der Lymphdrainage. Lymphstauung bedarf jedoch ebenso wie die venöse Insuffizienz meist der Dauerbehandlung durch Kompressionsverbände. Kompression führt nicht nur zur Entlastung der Gefäßwände, sondern auch zur Beschleunigung der Strömung.

3 Ergonomie und Arbeitsmedizin

3.1 Grundlagen

G. Pressel

Arbeit ist ein fester Bestandteil des Lebens, nicht nur des menschlichen; auch Tiere müssen für ihren Lebensunterhalt sorgen. Da Leben ein positiver Wert ist, kann es konsequenterweise mit der Arbeit nicht anders sein. Es liegt bei dem einzelnen Menschen, ob er dies aufgrund seiner soziokulturellen Prägung, seiner Erfahrungen und seiner konkreten Lebenssituation ebenso sieht. Empfindet er die Arbeit als Last, neigt er sehr dazu, alle Mißempfindungen, Beschwerden und Erkrankungen mit der Arbeit in einen ursächlichen Zusammenhang zu bringen. Dies mag manchmal berechtigt sein; trotzdem ist Arbeit grundsätzlich auch in gesundheitlicher Hinsicht zumindest wertneutral. Wir kennen sogar eine gesundheitsfördernde Wirkungen der Arbeit, z.B. in Form der Arbeitstherapie. Ein entgegengesetzter Effekt kann beim Verlust der Arbeit beispielsweise durch Arbeitslosigkeit oder Ruhestand eintreten. Physiologisch gesehen sind auch Sport und Hobby Arbeit, die in gesundheitlicher Sicht überwiegend positiv zu bewerten sind.

Wenn es zu gesundheitlichen Beeinträchtigungen durch die oder bei der Arbeit kommt, liegt die Ursache in der Regel nicht bei der Arbeit selbst; vielmehr sind es ihre Begleitumstände oder die Bedingungen, unter denen sie verrichtet wird.

■ *Beispiel:* Die Herstellung eines Tisches muß nicht gesundheitsgefährdend sein. Entsteht jedoch Lärm beim maschinellen Sägen, Fräsen oder Hobeln des Holzes, oder werden Lösungsmittel aus Klebern oder Farbanstrichen freigesetzt, kann die Produktion zur Gefahr für die Gesundheit werden.

Aufgabe des technischen Arbeitsschutzes und der Arbeitsmedizin ist es daher, die krankmachenden Faktoren herauszufinden und Maßnahmen zu ihrer Eliminierung oder zumindest zum Schutz des Einzelnen vor ihnen in die Wege zu leiten. Auch arbeitsmedizinische Vorsorgeuntersuchungen dienen diesem Ziel. Die gesundheitlich verträgliche Gestaltung der Arbeit, der Arbeitsplätze und der Arbeitsumwelt fällt in das Gebiet der Ergonomie.

Zuständig und verantwortlich für den Schutz der Arbeitnehmer vor einer Gesundheitsgefährdung bei der Arbeit ist der Arbeitgeber. Er ist rechtlich verpflichtet, die Verhältnisse in seinem Betrieb daraufhin zu untersuchen und gegebenenfalls entsprechende Maßnahmen zur Abhilfe in die Wege zu leiten. Dabei unterstützt ihn die Fachkraft für Arbeitssicherheit bzw. der Betriebsarzt, ohne daß dieser dem Arbeitgeber die Verantwortung dafür abnehmen kann. Eine wichtige Hilfe bietet hierbei das heute recht umfangreiche System rechtlicher Vorschriften zum Schutz der Gesundheit bei der Arbeit.

Auch der Arbeitnehmer ist verpflichtet, die erforderlichen Schutzmaßnahmen zu beachten. Grundsätzlich ist jeder selbst für seine Gesundheit zuständig und verantwortlich. Schließlich hängen hiervon das Lebensgefühl, aber auch die berufliche Leistungsfähigkeit und Zukunft ab. Es ist also eine aktive Mitarbeit eines jeden beim Arbeitsschutz am Arbeitsplatz und allgemein bei der Bewahrung oder Wiederherstellung der Gesundheit notwendig. Das schließt die persönliche Lebensweise mit ein.

Es gibt demnach zwei unterschiedliche Ansätze zum Arbeits- und Gesundheitsschutz im Betrieb:

- Zum einen die Gestaltung der Arbeitsplätze, Arbeitsbedingungen und Arbeitsumwelt entsprechend den Vorschriften und den wissenschaftlichen Erkenntnissen durch den Arbeitgeber und die Experten des Arbeits- und Gesundheitsschutzes.

- Zum anderen das gesundheitsbewußte Verhalten des Einzelnen. Hier ist u. a. die individuelle Prävention durch Sport oder gezielte Bewegungstherapie zum Ausgleich einseitiger beruflicher Belastungen oder von Bewegungsmangel einzuordnen.

Gesundheit im Beruf ist nur durch partnerschaftliches Zusammenwirken aller Beteiligten zu erreichen und zu erhalten. Hohe Unfallzahlen, häufige Berufskrankheiten und hohe Fehlzeiten durch sonstige Erkrankungen sind immer ein Indiz dafür, daß das obengenannte Zusammenspiel im Betrieb gestört ist.

3.1.1 Begriffsdefinitionen

F. Heidinger

Der Zusammenhang zwischen Gesundheit, Krankheit und Arbeit war spätestens seit der Zeit der Industrialisierung als so wesentliches Thema erkannt worden, daß sich ein zugehöriger Wissenschaftszweig entwickelte. Zu diesem Wissenschaftszweig, der sich mit der Problematik Mensch - Arbeit befaßt, zählt letztlich eine ganze Gruppe von arbeitswissenschaftlich orientierten Disziplinen, wie z. B. Ergonomie, Arbeitsmedizin, Technischer Arbeitsschutz (Sicherheitstechnik), Arbeitsphy-

3.1 Grundlagen

siologie und Arbeitspsychologie sowie die Arbeitswissenschaft im engeren Sinn.

•••• Arbeitswissenschaft

Um sich einen Überblick zu den Inhalten der komplex zusammengesetzten, arbeitswissenschaftlich geprägten Disziplinen zu verschaffen, ist es zunächst sinnvoll, wesentliche Begriffe zu erklären.

Wie bedeutsam eine Begriffsbestimmung an dieser Stelle ist, wird daran erkennbar, daß von Hackstein (1977) etwa 50 Definitionen - allein des Begriffs Arbeitswissenschaft - zusammengestellt wurden.

Einige wesentliche Definitionsversuche der letzten 70 Jahre veranschaulichen die Entwicklung des Selbstverständnisses der Arbeitswissenschaft:

- „Arbeitswissenschaft ist die Wissenschaft von den Bedingungen und Wirkungen menschlicher Arbeit." (Lipmann 1926),
- „Arbeitswissenschaft ist die Wissenschaft von den Erscheinungsformen der menschlichen Arbeit und den Begleiterscheinungen ihres Ablaufes, den Entstehungserscheinungen und Wirkungen menschlicher Leistungsfähigkeit und Leistungsbereitschaft sowie den Möglichkeiten, sie zu schaffen, zu erhalten und zu beeinflussen" (Jungbluth 1962),
- „Arbeitswissenschaft wird verstanden als das systematische Studium der Menschen bei ihrer Arbeit mit dem Ziel sicherzustellen, daß die Leistung, die von Menschen verlangt wird, innerhalb der Grenzen ihrer Leistungsfähigkeit liegt und daß der beste Nutzen aus der Fähigkeit des Menschen gezogen wird" (Rohmert 1967).

Um die Vielfalt der bestehenden Definitionen zusammenzuführen, wurde von der Gesellschaft für Arbeitswissenschaft (GfA) 1974 in einer Denkschrift eine Begriffsbestimmung vorgenommen, die 1987 von Luczak, Volpert, Raeithel, Schwier nochmals aktualisiert wurde.

So entstand die „Kerndefinition" der Arbeitswissenschaft, die nach wie vor als maßgeblich anzusehen ist:

- *Definition:* Die Arbeitswissenschaft ist die Systematik der Analyse, Ordnung und Gestaltung der technischen, organisatorischen und sozialen Bedingungen von Arbeitsprozessen mit dem Ziel, daß die arbeitenden Menschen in produktiven und effizienten Arbeitsprozessen
  - schädigungslose, ausführbare, erträgliche und beeinträchtigungsfreie Arbeitsbedingungen vorfinden,
  - Standards sozialer Angemessenheit nach Arbeitsinhalt, Arbeitsaufgabe, Arbeitsumgebung sowie Entlohnung und Kooperation erfüllt sehen sowie

– Handlungsspielräume entfalten, Fähigkeiten erwerben und in Kooperation mit anderen Ihre Persönlichkeit erhalten und entwickeln können.

Diese umfassende Definition läßt bereits erkennen, daß die Arbeitswissenschaft zwangsläufig auf die Erkenntnisse verschiedener Wissenschaftsbereiche zurückgreifen muß. Wesentliche Erkenntnisse stammen aus folgenden wissenschaftlichen Disziplinen:

- Medizin (Anatomie, Physiologie, Pathologie, Hygiene, Ernährungslehre etc.),
- Technische Wissenschaften (Ingenieurwissenschaft, Physik),
- Sozialwissenschaften (Psychologie, Soziologie, Pädagogik),
- Wirtschaftswissenschaften sowie
- Rechtswissenschaften.

Kriterium aller arbeitswissenschaftlich orientierten Disziplinen ist es, die Analyse der Beziehung Mensch – Arbeit hervorzuheben: In der Arbeitswissenschaft steht der Mensch im Mittelpunkt (Bullinger 1994); sie ist ein humanzentriertes System (Schmidtke 1989).

Von den meisten Autoren (z.B. Hettinger u. Wobbe 1992; Schmidtke 1989) wird betont, daß es sich bei den arbeitswissenschaftlich orientierten Disziplinen in aller Regel um anwendungsorientierte Wissenschaften handelt. Letztlich bestimmt sich der Wert für den Menschen und den Betrieb daraus, in welchem Umfang die erarbeiteten Erkenntnisse in der Praxis anwendbar sind und auch umgesetzt werden.

Diese Umsetzung der wissenschaftlichen Erkenntnisse, die sogenannte *Arbeitsgestaltung*, gilt auch als zentrales Ziel der Arbeitswissenschaft im engeren Sinn: Das bedeutet nach Bullinger (1994), eine menschengerechte Gestaltung der Arbeitsmittel, Arbeitsplätze, Arbeitsumgebung und der Arbeitsorganisation zu erreichen. Laurig (1992) sieht den Inhalt der Arbeitswissenschaft im Entwickeln von Regeln zur Beurteilung und Gestaltung menschlicher Arbeit.

Unter Arbeit wird heute nicht nur die berufliche Arbeit, sondern jedes *zweck- und zielgerichtete Handeln* (Schmidtke 1989) bzw. *Tätigsein* (Laurig 1992) verstanden. Dementsprechend müssen sich die Inhalte der Arbeitswissenschaft auch nicht ausschließlich auf die *berufliche Erwerbstätigkeit* beziehen, sondern können durchaus auch für den *außerberuflichen Privatbereich* Geltung haben.

So weisen auch Hettinger, Wobbe (1993) darauf hin, daß beispielsweise Lärm im Privatbereich (z.B. Walkman, Diskothekenmusik) die gleiche gesundheitsgefährdende Wirkung für das Gehör hat wie Lärm am Arbeitsplatz. Ebenso führt ein in unphysiologischer Körperhaltung (Rund-

3.1 Grundlagen

rückenhaltung oder tordierte Oberkörperhaltung) zu Hause gehobener Kasten Mineralwasser prinzipiell gleichermaßen zu Fehl- und Überbelastungen der Bandscheiben wie berufliches Heben und Tragen von Lasten in ungünstiger Haltung.

Dies kann für den Physiotherapeuten beispielsweise im Rahmen der Anamneseerhebung von Bedeutung sein, da gesundheitsbeeinträchtigende Wirkungen von der Berufsarbeit *und* dem außerberuflichen Privatbereich ausgehen können.

Aufgrund der beschriebenen komplexen, interdisziplinären Zusammensetzung dieser Arbeitswissenschaften bestehen - meist ausbildungsbezogene - Spezialisierungen, wie z.B. Ergonomie, Arbeitsmedizin, Arbeitsphysiologie oder Arbeitspsychologie. Sie stellen letztlich mehr oder weniger deutlich voneinander abgrenzbare Disziplinen der arbeitswissenschaftlich orientierten Fächergruppe dar.

Allen diesen Disziplinen gemeinsam ist der *Zusammenhang Mensch - Arbeit*. Der Unterschied zwischen ihnen besteht im Blickwinkel, von dem aus dieser gemeinsame, zentrale Zusammenhang behandelt wird. Dieser Blickwinkel kann dabei eher medizinisch, technisch, wirtschaftswissenschaftlich oder psychologisch ausgerichtet sein, wobei die unterschiedlichen fachlichen Ansatzrichtungen erhalten bleiben. Dies wird auch darin deutlich, daß für die arbeitswissenschaftlich orientierten Disziplinen kein gemeinsames, einheitliches Lehrkonzept besteht.

- Die Arbeitswissenschaftler mit *medizinischer* oder *physiologischer* Ausbildung gehen im allgemeinen Fragen der „angewandten Physiologie", die im Zusammenwirken von Mensch und Arbeit wesentlich sind, nach. Hierzu zählen beispielsweise die Veränderungen menschlicher Organfunktionen (Herz-/Kreislaufsystem, Atmung, Muskulatur, Sinnesorgane etc.) unter Arbeitsbedingungen.

- Die *technisch-wirtschaftlich* ausgebildeten Arbeitswissenschaftler beschäftigen sich in erster Linie mit Aufgabenstellungen aus der Arbeitsanalyse, Arbeitsorganisation, Arbeitssicherheit oder auch Arbeitsablaufplanung und Fertigungsoptimierung.

- Schließlich untersuchen die *sozialwissenschaftlich* ausgebildeten Arbeitswissenschaftler Fragen der Mensch/Maschine-Kommunikation, des Arbeitsverhaltens, der Motivation sowie der Ausbildung und des Trainings.

Unabhängig von der Ansatzrichtung besteht die Hauptaufgabe der arbeitswissenschaftlich orientierten Disziplinen in der Anpassung von Mensch und Arbeit. Dies kann grundsätzlich auf zweierlei Arten erfolgen:

- Anpassung der Arbeit an den Menschen (Arbeitsgestaltung),
- Anpassung des Menschen an die Arbeit (z.B. Ausbildung, Einarbeitung).

Nachfolgend finden sich Begriffsdefinitionen für wesentliche arbeitswissenschaftlich orientierte Disziplinen:

Ergonomie

F. Heidinger

Der Begriff Ergonomie stammt aus dem Griechischen:

Ergon = die Arbeit

Nomos = die Regel, das Gesetz.

Laurig (1990) bezeichnet die Ergonomie als diejenige Wissenschaft, mit der Regeln zur Beurteilung und Gestaltung menschlicher Arbeit entwickelt wurden.

Schmidtke (1973) sieht die Ergonomie als dasjenige Teilgebiet der Arbeitswissenschaft, dessen Forschungsgegenstand auf die Interaktionen zwischen Mensch und technischen Systemen gerichtet ist.

Die Ergonomie baut demnach auf den *Humanwissenschaften* (Anatomie, Physiologie, Psychologie) und den *technischen Wissenschaften* (Physik, Ingenieurwissenschaften) auf.

Ergonomie ist nach einer weiteren Definition von Schmidtke (1993) diejenige Disziplin der Arbeitswissenschaft, die sich mit Maß und Zahl um die Arbeitsgestaltung bemüht. Die Ergonomie sucht nicht nur nach Erkenntnissen, sondern entwickelt auch Regeln zur Anwendung dieser Erkenntnisse in der praktischen Arbeitsgestaltung.

Griefahn (1996) bezeichnet die Anpassung von Maschinen, Bedienteilen, Hilfsmitteln und der Arbeitsumwelt an die Bedürfnisse des Menschen als die wesentlichste Aufgabe der Ergonomie.

Dieser Ansatz, der bereits über den rein technischen Aspekt hinausgeht, schreibt der Ergonomie im einzelnen folgende Aufgaben zu:

- Durchführung von Arbeitsanalysen und -bewertungen und darauf aufbauend
  - Gestaltung der Arbeitsaufgabe (Schwere, Schwierigkeit),
  - Verteilung der Arbeitsaufgaben im System Mensch - Arbeit (Automatisierung),
  - Gestaltung des Arbeitsplatzes, der Maschinen, der Bedienteile und sonstiger (technischer) Hilfsmittel,
  - Gestaltung der Arbeitsumgebung (Klima, Lärm, Beleuchtung),
  - Gestaltung der Arbeitsorganisation.

Arbeitsmedizin

G. Pressel

Schon im Altertum und im Mittelalter war den Ärzten bekannt, daß von der Arbeit mancherlei Gesundheitsgefahren ausgehen können. Deshalb hat beispielsweise Hippokrates (um 400 v. Chr.) seinen Kollegen geraten, den Patienten immer nach seinem Beruf zu fragen.

Die moderne Medizin hat sich insbesondere in diesem Jahrhundert immer stärker mit den gesundheitlichen Problemen, die durch die Arbeit entstehen können, auseinandergesetzt. Hierdurch entwickelte sich ein neues Fachgebiet - die Arbeitsmedizin. Deren Aufgaben werden von der Deutschen Gesellschaft für Arbeitsmedizin folgendermaßen definiert:

□ *Definition:* Arbeitsmedizin ist die Lehre von den Wechselbeziehungen zwischen Arbeit und Beruf einerseits, sowie dem Menschen, seiner Gesundheit und seinen Krankheiten andererseits.

Die Arbeitsmedizin beruht auf dem Studium der physischen und psychischen Reaktionen des Menschen auf Arbeit und Arbeitsumwelt. Diese Reaktionen werden mit modernen Methoden objektiviert und quantifiziert. Arbeitsbedingte Gesundheitsschäden müssen aufgedeckt werden. Das Verhältnis zwischen Mensch und Arbeit soll harmonisiert werden. Durch präventive und hygienische Maßnahmen sind Schäden an Leben und Gesundheit zu verhüten. Bereits aufgetretenen Störungen aller Art muß durch den Einsatz moderner Früh- und Feindiagnostik und umfassender Therapie in Praxis und Klinik entgegengewirkt werden. Das trifft speziell für das Erkennen und Behandeln der bisher anerkannten Berufskrankheiten am Arbeitsplatz - verursacht durch chemische Stoffe, physikalische Einwirkungen, durch Infektionserreger oder Parasiten, durch nicht einheitliche Einwirkungen usw. – zu. Dem Geschädigten ist durch Rehabilitation die Wiedereingliederung in seine Arbeitsumwelt zu erleichtern. Zumindest ist aber für ihn durch eine objektive und sachkundige Wertung und fachgerechte Begutachtung eine optimale Entschädigung zu erwirken.

Nach Valentin (1985) ist es das Ziel der Arbeitsmedizin:

- das körperliche, geistige und soziale Wohlbefinden der Arbeitnehmer in allen Berufen in größtmöglichem Ausmaß zu förder und aufrechtzuerhalten,
- zu verhindern, daß die Arbeitnehmer infolge ihrer Arbeitsbedingungen in irgendeiner Weise an ihrer Gesundheit Schaden nehmen,
- sie bei ihrer Arbeit gegen die Gefahren zu schützen, die sich durch das Vorhandensein gesundheitsschädlicher Stoffe ergeben können,
- den einzelnen Arbeitnehmer einer Beschäftigung zuzuführen, die seiner physiologischen und psychologischen Eignung entspricht, und ihm diese Beschäftigung zu erhalten sowie

❖ generell die Arbeit an den Menschen anzupassen und sie in allen Bereichen zu humanisieren.

Die Arbeitsmedizin hat inzwischen Spezialdisziplinen, wie die Arbeits;pathologie, -toxikologie oder -physiologie, entwickelt und berührt in unterschiedlich starkem Maße andere medizinische Fachgebiete, wie z. B. Dermatologie, Hals-Nasen-Ohrenheilkunde, Orthopädie oder Sozialmedizin. Enge Beziehungen bestehen zu manchen außermedizinischen Disziplinen wie Psychologie oder Soziologie.

Standen am Anfang die Erkrankungen durch schädigende Einwirkungen bei der Arbeit und deren Behandlung im Mittelpunkt, so hat sich in der Folgezeit die Arbeitsmedizin zunehmend zu einem präventiv orientierten Fach entwickelt. Die wissenschaftliche Erforschung der Grenzen der Belastbarkeit des menschlichen Organismus führte zur Aufstellung von Grenzwerten und die subtile Kenntnis der gesundheitlichen Folgen von schädigenden Einwirkungen zur Einführung eines ganzen Systems gezielter arbeitsmedizinischer Vorsorgeuntersuchungen. In die Betrachtung wurden weiterhin auch die Erkrankungen, Leiden oder Schäden mit einbezogen, die zwar nicht durch die Arbeit verursacht wurden, den Menschen aber bei seiner Arbeit beeinträchtigen (z.B. Herz-Kreislauf-Erkrankungen, Diabetes, Behinderungen und Unfallfolgen).

Heute erweitert sich das Aufgabengebiet der Arbeitsmedizin allmählich zu einer ganzheitlichen Betrachtungsweise. Ausgehend von der Tatsache, daß der arbeitende Mensch nicht nur aus der Summe potentiell gefährdeter Organe besteht, sondern mit all seinen körperlichen und psychischen Stärken und Schwächen in dem materiellen und sozialen Arbeitsumfeld einen wesentlichen Teil seines Lebens verbringt, hat sich die *Gesundheitsförderung* entwickelt. Ihr Ziel ist es, den Menschen zur Eigenverantwortung und Selbstbestimmung für seine Gesundheit zu befähigen. Dies setzt gesundheitsbezogene Informationen und Bildung sowie die Kompetenz im Umgang mit der eigenen Gesundheit und Krankheit voraus. Der Arzt ist dann nicht mehr so sehr der Beschützer (Arbeitsschutz, s. unten), sondern der Berater des arbeitenden Menschen.

•••• Arbeitsschutz

G. Pressel

Das Wissen von gesundheitsschädigenden Einwirkungen am Arbeitsplatz führte schon früh zu rechtlichen Konsequenzen: Es wurden sogenannte *Arbeitsschutzvorschriften erlassen.* Deren Ziel war es, die Arbeitsplätze und Arbeitsumwelt so zu gestalten, daß der Mensch seine Arbeit verrichten kann, ohne einen gesundheitlichen Schaden davonzutragen. Dabei war zu berücksichtigen, daß man es in der Arbeitswelt nicht nur mit gesunden Menschen zu tun hat, sondern daß jeder mit einer anderen Disposition (Vorschäden und Leiden) ausgestattet ist.

Dies führte zu zwei parallel laufenden Entwicklungen, nämlich der Schaffung eines Systems von Rechtsvorschriften und eines fachlich besonders qualifizierten Aufsichtsdienstes.

Das erste Arbeitsschutzgesetz in unserem Sinne war das „Regulativ zur Beschäftigung von jugendlichen Arbeitern in Fabriken" (1939). Es folgten viele Gesetze, Verordnungen und Vorschriften zur Verhütung von Unfällen und Gesundheitsschäden bei der Arbeit. Flankierend wurden Vorschriften zur Entschädigung von Unfallschäden und beruflich verursachten Erkrankungen (Unfallversicherungsgesetz, Berufskrankheitenverordnung), zum Schutz vor den sozialen Folgen von Arbeits- und Erwerbsunfähigkeit (Kranken- und Rentenversicherung), zur (Wieder-)Eingliederung Kranker oder Behinderter in das Berufsleben (Schwerbehindertengesetz) usw. erlassen. Vgl. 3.3.4 – Rechtsvorschriften, S. 474.

Es zeigte sich sehr schnell, daß für die Umsetzung dieser Vorschriften ein Team von Fachleuten mit unterschiedlicher Ausbildung erforderlich war. So kam es zu einer fruchtbaren Zusammenarbeit insbesondere von Technikern und Medizinern. Diese spielte sich auf verschiedenen Ebenen ab:

Zur Umsetzung der staatlichen Vorschriften (Gesetze und Verordnungen) wurden besondere Aufsichtsbehörden geschaffen. Diese nannten sich früher *Gewerbeaufsichtsämter* und heißen heute meist *Ämter für Arbeitsschutz*. Die dort tätigen Aufsichtsbeamten (meist Ingenieure, aber auch Chemiker, Physiker etc.) werden von Gewerbeärzten beraten. Die für die Entschädigung von Unfallschäden und Berufskrankheiten zuständigen Träger der Unfallversicherung (z.B. *Berufsgenossenschaften*) erhielten das Recht, eigene Vorschriften zu erlassen (*Unfallverhütungsvorschriften*). Um diese durchsetzen zu können, wurde ein eigener technischer Aufsichtsdienst (mit technischen Aufsichtsbeamten ähnlich wie bei den Gewerbeaufsichtsämtern) geschaffen. Die Betriebe selbst wurden durch das Arbeitssicherheitsgesetz verpflichtet, Sicherheitsfachkräfte (Sicherheitsingenieure) und Betriebsärzte (Arbeitsmediziner) zu bestellen. Deren Aufgabe ist es, gemeinsam für die Umsetzung der Arbeitsschutzvorschriften im Betrieb Sorge zu tragen.

Arbeitsphysiologie

F. Heidinger

Die Arbeitsphysiologie stellt ein Element der Arbeitsmedizin und auch der Ergonomie dar. In Anlehnung an Rubner, einen der Begründer dieser Wissenschaftsrichtung, ist unter Arbeitsphysiologie die Erforschung der menschlichen Leistung (körperlich und geistig) unter Arbeitsbedingungen zu verstehen, wobei u. a. alters- und geschlechtsabhängige Besonderheiten sowie Konstitution und Trainingseffekte berücksichtigt werden.

•••• **Arbeitswissenschaft aus der Sicht der Betriebe**

Aus humanitären, aber auch aus betriebswirtschaftlichen Erwägungen ist der sog. konzeptiven Arbeitsgestaltung - also der Arbeitsgestaltung, die bereits in der Planungsphase berücksichtigt wird - der Vorzug zu geben gegenüber einer korrektiven Arbeitsgestaltung.

Um in der Praxis Unternehmen dazu zu bewegen, den Grundsatz der konzeptiven Arbeitsgestaltung - also der präventiven Gesundheitsförderung - zu verwirklichen, ist die Arbeitswissenschaft in der Verpflichtung, den Stellenwert arbeitswissenschaftlicher Maßnahmen auch aus Sicht der Betriebswirtschaft zu belegen. Letztlich hängt die Umsetzung arbeitswissenschaftlicher Maßnahmen in der Praxis von deren wirtschaftlicher Machbarkeit ab.

In der Industrie bestehen in jüngster Zeit verstärkt Tendenzen, Maßnahmen der betrieblichen Gesundheitsförderung mit betriebswirtschaftlichem Methodeninventar (Nutzen-Kosten-Analysen) hinsichtlich Effektivität (Grad der Zielerreichung) und Effizienz (Grad der wirtschaftlichen Rentabilität) zu überprüfen (Duelli 1997).

Das derzeit in der Literatur bestehende Defizit in Hinblick auf eine stärkere Verknüpfung arbeitswissenschaftlicher und betriebswirtschaftlicher Ansätze zeigt, daß die Aussage „Arbeitswissenschaft rechnet sich" (Eissing u. Hering 1991; Eissing 1992) jedoch noch nicht in ausreichendem Maß in Forschung, Lehre und Praxis etabliert ist.

Im Sinne dieser Verknüpfung von Arbeitswissenschaft und Betriebswirtschaft soll die Anwendung arbeitswissenschaftlicher Erkenntnisse in der Praxis zu Humanität der Arbeit sowie Effektivität und Effizienz der Arbeit führen.

3.1.2 Ein erweitertes Verständnis der Arbeitswissenschaft

F. Heidinger, B. Jaspert, B. Duelli

Betrachtet man die im vorangegangenen Abschnitt vorgenommene Begriffsdefinitionen der arbeitswissenschaftlich geprägten Disziplinen unter dem Blickwinkel der modernen Arbeitswelt, so ist es zweckmäßig, die Inhalte zeitgemäß zu aktualisieren und an die in den letzten Jahrzehnten erheblich veränderten Arbeits- und Lebensbedingungen anzupassen.

Von den eher physisch (körperlich) betonten Arbeitsinhalten - vornehmlich an industriellen Arbeitsplätzen - geht der Trend hin zu meist bewegungsarmen, vorwiegend mentalen (geistigen) Tätigkeiten, den sog. Überwachungs-, Kontroll- und Steuerungstätigkeiten.

Ein weiterer wesentlicher Aspekt der Arbeitswelt in den modernen Industriestaaten liegt in der computerorientierten Arbeit, meist in Form von Büroarbeit. Bereits jetzt ist jeder zweite Arbeitsplatz in der Bundesrepublik Deutschland ein Büroarbeitsplatz - Tendenz steigend.

Typisch für den Büroarbeitsplatz ist die überwiegend *sitzende Arbeitshaltung*. Dabei ist inzwischen hinreichend bekannt, daß die langandauernde sitzende Arbeitshaltung *gesundheitliche Gefährdungen* birgt und Schädigungen der Wirbelsäule (Bandscheiben) sowie der Muskulatur insbesondere im Rücken- und Schulter-/ Nackenbereich provozieren kann.

Daß genau diese gesundheitliche Problematik hochaktuell ist, belegen die Statistiken des Bundesverbandes der Betriebskrankenkassen: Im Gegensatz zu den übrigen großen Krankheitsgruppen zeigen Erkrankungen des Muskel- und Skelettsystems einen klar steigenden Trend (Abb. 3.1).

Diese gesundheitliche Entwicklung in der Bevölkerung ist mitbedingt durch die moderne Arbeits- und Lebensweise, mit vorwiegend sitzenden Körperhaltung - am Arbeitsplatz und in der Freizeit - in Verbindung mit wenig körperlicher Bewegung.

Ausschlaggebend für diese Häufung von Erkrankungen im Bereich des Muskel- und Skelettsystems ist ein Mißverhältnis zwischen auftretender Belastung und Belastbarkeit. Um dieses Mißverhältnis zu korrigieren und damit die Wahrscheinlichkeit gesundheitlicher Störungen einzuschränken, bestehen grundsätzlich zwei Möglichkeiten:

❖ *Reduzieren der Belastungen* durch eine ergonomische Gestaltung des Arbeitsplatzes, der Arbeitsmittel und der Arbeitsumgebung etc. ei-

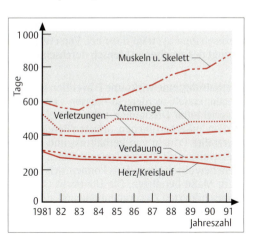

Abb. 3.1 Krankheitsbedingte Ausfalltage: Entwicklung nach einzelnen Krankheitsarten (bezogen auf 100 Pflichtmitglieder) nach Bundesverband der Betriebskrankenkassen (1992)

nerseits sowie durch richtigen gesundheitsbewußten Umgang mit dem Arbeitsplatz andererseits;
* *Erhöhen der Belastbarkeit* durch gezieltes körperliches Training.

Beide Ansatzrichtungen decken sich auch mit den Zielen der physiotherapeutischen Tätigkeit.

Verhältnis- und Verhaltensergonomie

Das Reduzieren potentiell krankmachender Belastungen setzt voraus, daß ergonomische Inhalte bei der Arbeitsgestaltung berücksichtigt werden. Diesen Ansatz verfolgt die sog. *Verhältnisergonomie*.

Angewandt auf den Büroarbeitsplatz bedeutet dies beispielsweise, daß Bürodrehstühle sinnvolle Einstellmöglichkeiten (Sitzhöhe, Lehnenhöhe etc.) sowie Bewegungsmöglichkeiten (dynamisches Sitzen) bieten müssen; Arbeitstische höhen- und neigungseinstellbar sein müssen.

Allerdings ist folgendes zu berücksichtigen:

Ergonomisch gestaltete Bürodrehstühle und Arbeitstische allein können eine Gesunderhaltung des Muskel- und Skelettsystems nicht garantieren. Erst wenn der arbeitende Mensch selbst mit dem Bürodrehstuhl und dem Arbeitstisch im arbeitswissenschaftlichen Sinn - richtig umgeht, also den Stuhl, den Tisch, den Bildschirm richtig einstellt und die richtige, aufrechte Sitzhaltung während des Arbeitens einnimmt, wird der Mensch - in Verbindung mit den ergonomisch gestalteten Arbeitsmitteln - Beschwerden des Muskel- und Skelettsystems wirkungsvoll vorbeugen können. Dieser Bereich bezeichnet die sog. *Verhaltensergonomie*.

Wichtig ist, zu erkennen, daß nicht nur langes Sitzen am Arbeitsplatz z. B. die Wirbelsäule belastet. Auch das Verhalten in der Freizeit (Sitzen im Auto, Kino, vor dem Fernsehapparat) trägt dazu bei. Von etwa 8760 Stunden eines Jahres verbringt der arbeitende Mensch durchschnittlich nur 20% am Arbeitsplatz.

Soll eine effektive Gesunderhaltung, eine wirksame Prävention gesundheitlicher Beeinträchtigungen, erzielt werden, so müssen sich die arbeitswissenschaftlich ausgerichteten Disziplinen neben der Situation am Büroarbeitsplatz auch dem außerberuflichen, privaten Bereich widmen. Denn das oben dargestellte Prinzip von Verhältnis- und Verhaltensergonomie gilt beispielsweise auch für den Freizeitbereich. An der Förderung eines gesundheitsbewußten Verhaltens können sich Physiotherapeuten in besonderem Maße beteiligen. Die Übersicht in Abbildung 3.2 verdeutlicht den geschilderten Zusammenhang und gleichzeitig das erweiterte arbeitswissenschaftliche Verständnis am Beispiel der Ergonomie.

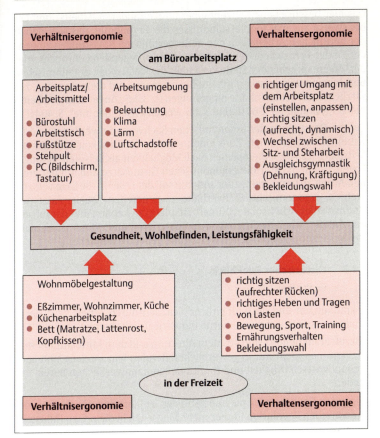

Abb. 3.2 Wesentliche Elemente der Verhältnis- und Verhaltensergonomie am Büroarbeitsplatz und im Freizeitbereich

Die Grundlage für Gesundheit, Wohlbefinden und Leistungsfähigkeit des am Büroarbeitsplatz tätigen Menschen besteht demnach aus folgenden Bausteinen:

- Aus der Verhältnisergonomie, die eine ergonomische Gestaltung der Arbeits- und Freizeitelemente zum Inhalt hat und
- aus der Verhaltensergonomie, die das gesundheitsgerechte Verhalten des Einzelnen kennzeichnet.

Das Zusammenwirken dieser beiden Säulen gilt zwar in erster Linie für den *Arbeitsplatz* als wissenschaftlich belegt, ist letztlich aber in analoger Weise auf den *Freizeitbereich* anzuwenden.

Das hier beschriebene Konzept eines an die moderne Arbeits- und Lebensweise angepaßten Verständnisses der Ergonomie, das sich neben der beruflichen Arbeit auch den außerberuflichen Belastungen zuwendet, findet sich auch in der *Gliederung* des vorliegenden Lehrbuchs wieder. An entsprechender Stelle wird über die klassischen ergonomischen und arbeitsmedizinischen Inhalte hinausgehend auf die genannten, zusätzlichen aktuellen Inhalte eingegangen (s. 3.2.5 „Angewandte Arbeitsplatzergonomie", S. 360 ff, und 3.2.6 „Verhaltensergonomie", S. 404 ff).

Bei der Darstellung der ergonomischen Sachverhalte werden zweierlei Aspekte berücksichtigt: Zum einen werden die Tätigkeit und der *Arbeitsplatz des Physiotherapeuten* nach Möglichkeit als Beispiele herangezogen, um dem Leser die ergonomischen Grundsätze anhand der eigenen Arbeit zu vermitteln; zum anderen soll der Leser in die Lage versetzt werden, ergonomische Sachverhalte zu generellen Arbeitsplatztypen (Industrieller Arbeitsplatz, Büroarbeitsplatz) zu kennen und darauf aufbauend die Arbeitsbedingungen zu analysieren und erforderlichenfalls Hinweise zur ergonomischen Gestaltung geben zu können.

3.1.3 Historischer Rückblick

G. Pressel

Erkrankungen und gesundheitliche Schäden durch Arbeit bzw. Beruf sind keineswegs auf die moderne Industriegesellschaft beschränkt.

„Berufskrankheiten" sind aus dem Altertum und dem Mittelalter belegt. Sie kommen nicht nur in gewerblichen Berufen vor, sondern sind auch im landwirtschaftlichen und traditionellen handwerklichen Bereich zu finden.

Als gegen Ende des 18. und zu Beginn des 19. Jahrhunderts als Folge der industriellen Revolution immer mehr Menschen in die neuen Industriegebiete einwanderten, hatte das nicht nur weitreichende soziale Veränderungen zur Folge. Die Gesundheit dieser Menschen wurde durch die schlechten Lebensverhältnisse, die mangelhaften hygienischen Bedingungen und vor allem durch die heute kaum noch vorstellbaren Arbeitsbedingungen erheblich in Mitleidenschaft gezogen. So verrichteten beispielsweise Frauen und Kinder schwere körperliche Arbeit in Fabriken und im Untertagebergbau. Es gab keine Begrenzung der Arbeitszeit, d. h. 10 oder 12 Stunden Arbeit an 6 Tagen der Woche waren nicht ungewöhnlich. Einen bezahlten Urlaub gab es nicht. Krankheit und Invalidität waren meist nicht abgesichert und damit gleichbedeutend mit Armut oder Elend. Ein systematischer Schutz vor gesundheitlichen Schäden durch die Arbeit war weitgehend unbekannt.

Es war einem preußischen General vorbehalten, der durch den schlechten Gesundheitszustand der Rekruten beunruhigt war, diese Probleme zur Sprache zu bringen. Die Folge war das erste Arbeitsschutzgesetz im modernen Sinne - im Prinzip ein Vorläufer des Jugendarbeitsschutzgesetzes. Dieses Gesetz von 1839 schränkte in seiner Form als „Regulativ über die Beschäftigung jugendlicher Arbeiter in Fabriken" zunächst die Arbeit von Kindern hinsichtlich Dauer und Art der Tätigkeit ein. Es wurde in den Folgejahren erweitert, u. a. auf Frauen ausgedehnt, und 1845 durch die „Allgemeine preußische Gewerbordnung", die erste grundsätzliche Regeln für den Arbeitsschutz aufstellte, ergänzt. Das war gleichzeitig die Geburtsstunde der staatlichen Gewerbeaufsicht, also einer Arbeitsschutzbehörde, die mit der Überwachung der Einhaltung der Arbeitsschutzvorschriften betraut wurde. Andere deutsche Staaten folgten Preußen nach, bis 1900 eine für das gesamte damalige Deutsche Reich einheitlich geltende Gewerbordnung geschaffen wurde.

Parallel zu dieser Entwicklung sicherte der Erlaß der sogenannten Sozialgesetze in den 80er Jahren des vorigen Jahrhunderts mit der Krankenversicherung, der Invalidenversicherung (heute: Rentenversicherung) und seit 1884 durch die Arbeitsunfallversicherung die wichtigsten Daseinsrisiken ab. Das war in der damaligen Zeit eine epochale Maßnahme, die erst in unserer Zeit in Form der Pflegeversicherung eine vergleichbare Ergänzung fand.

Bemerkenswert an der Unfallversicherung ist, daß damals schon gleichwertig neben die materielle Hilfe der Gedanke der Prävention trat. Mit der Durchführung der Unfallversicherung wurden branchenspezifische öffentlich-rechtliche Institutionen, die Berufsgenossenschaften, betraut. Diese erließen zur Unfallverhütung viele spezielle Vorschriften für unfallträchtige Tätigkeiten („Unfallverhütungsvorschriften" - abgekürzt: UVV) und schufen zur Kontrolle der Durchführung und zur praktischen Aufsicht in den Betrieben einen eigenen „Technischen Aufsichtsdienst". Seither gibt es im deutschen Arbeitsschutz ein duales System der Arbeitsschutzüberwachung.

Basis des Arbeitsschutzes ist heute eine System von Rechtsnormen, die sich in etwa 150 Jahren entwickelt haben und zuletzt im Rahmen der Europäischen Gemeinschaft mit den Arbeitsschutzvorschriften der anderen Länder vereinheitlicht wurden. (Beispiele s. 3.3.4 – Rechtsvorschriften, S. 474). Die Durchführung dieser Vorschriften wird von den o. g. beiden technischen Institutionen überwacht. Dabei hat sich im Laufe der Zeit eine Arbeitsteilung ergeben: Die Staatlichen Gewerbeaufsichtsämter (heute meist „Ämter für Arbeitsschutz") kontrollieren die Einhaltung der staatlichen Vorschriften. (z. B. Jugendarbeitsschutz, Strahlenschutz, Schutz vor Gefahrenstoffen) und die Technischen Aufsichtsdienste der Berufsgenossenschaften die Beachtung der praktisch orientierten Unfallverhütungsvorschriften.

Zeitlich etwas versetzt entwickelte sich neben der überwiegend technisch ausgerichteten Unfallverhütung das Fach der Arbeitsmedizin. Am Anfang waren einige sogenannte „Fabrikärzte" in den größeren chemischen Werken tätig, die mit den erheblichen toxikologischen Problemen der Produktion neuer chemischer Substanzen zu kämpfen hatten. Auch von staatlicher Seite sah man die Notwendigkeit, die technisch orientierte Gewerbeaufsicht durch Ärzte zu ergänzen, die sich speziell mit den noch wenig bekannten gesundheitlichen Schäden und Gefahren dieser Tätigkeiten beschäftigten. Dies waren die staatlichen Gewerbeärzte.

Außerdem wurden zur Beurteilung von Berufskrankheiten Experten benötigt. Denn daß mit dem Unfallbegriff (plötzliches, unerwartetes, von außen einwirkendes Ereignis) chronische Schäden bzw. Erkrankungen durch berufliche Einwirkungen nicht erfaßt werden, hatte man schon zu Beginn unseres Jahrhunderts erkannt. Aber erst 1925 wurden durch die „Verordnung über die Ausdehnung der Unfallversicherung auf gewerbliche Berufskrankheiten" derartige Erkrankungen versicherungstechnisch den Unfallfolgen gleichgestellt.

Richtungsweisend für die weitere Entwicklung der Arbeitsmedizin war dann das *Gesetz über Betriebsärzte, Sicherheitsingenieure und andere Fachkräfte für Arbeitssicherheit* (kurz: Arbeitssicherheitsgesetz) von 1973. Nach diesem Gesetz müssen alle Betriebe ihre Arbeitnehmer nicht nur im Hinblick auf den technischen Arbeitsschutz durch Sicherheitsfachkräfte sondern auch arbeitsmedizinisch durch Betriebsärzte betreuen lassen. In diesem Zeitraum wurde auch eine Weiterbildungsordnung für Ärzte mit dem Ziel eines Facharztes für Arbeitsmedizin geschaffen.

Auch etwa zu dieser Zeit wurde ein Vorschriftenwerk zur arbeitsmedizinischen Vorsorge bei bestimmten gefährdenden Tätigkeiten entwickelt. Danach müssen sich die betroffenen Arbeitnehmer regelmäßig von entsprechend qualifizierten Ärzten untersuchen lassen. Diese Vorsorgeuntersuchungen nehmen in der Tätigkeit der Betriebsärzte heute einen breiten Raum ein. Sie dienen der Früherkennung bzw. Verhütung von Berufskrankheiten und anderen arbeitsbedingten Erkrankungen.

3.1.4 Arbeitsphysiologische Grundlagen

F. Heidinger

Wie in 3.1.1 Begriffsdefinitionen, S. 219, erwähnt beschäftigt sich die Arbeitsphysiologie mit der menschlichen Leistung unter Arbeitsbedingungen. Dabei wird ihre Abhängigkeit von Lebensalter, Geschlecht und Trainingszustand berücksichtigt.

Auf arbeitsphysiologischen Fakten bauen Ergonomie und Arbeitsmedizin in deren praktischer Umsetzung auf, beispielsweise im Rahmen der

Arbeitsgestaltung (Ergonomie) oder im Rahmen der arbeitsmedizinischen Vorsorgeuntersuchungen (Arbeitsmedizin).

Bevor auf menschliche Leistung bzw. deren Veränderung unter bestimmten Bedingungen eingegangen wird, werden wesentliche Grundlagen erläutert.

Bewertungsebenen menschlicher Arbeit

Zur Bewertung menschlicher Arbeit hat sich im Bereich der Arbeitswissenschaft eine, je nach Autor, 4- bis 5-stufige Klassifikation einer menschgerechten Arbeitsgestaltung etabliert.

In Abbildung 3.3 sind die einzelnen Ebenen am Beispiel des von Rohmert (1972) entwickelten Modells dargestellt. Neuere Ansätze zur Diskussion der einzelnen Ebenen finden sich bei Luczak, Volpert, Raeithel, Schwiez (1987).

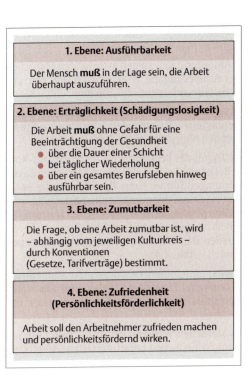

Abb. 3.3 Ebenen (Kriterien) einer menschgerechten Arbeitsgestaltung

Aus arbeitswissenschaftlicher Sicht gelten folgende Grundsätze:
- Eine Arbeit muß ausführbar und erträglich sein.
- Eine Arbeit sollte zumutbar sein und zufriedenstellen.

Arbeitsphysiologische, ergonomische und arbeitsmedizinische Erkenntnisse, die beispielsweise in DIN-(Deutsches Institut für Normung e.V)-Vorschriften oder MAK-(Maximale-Arbeitsplatz-Konzentration)-Werte einfließen, betreffen dabei im wesentlichen die Kriterien Ausführbarkeit und Erträglichkeit und schaffen damit die Voraussetzung für Zumutbarkeit und Zufriedenheit mit den Arbeitsbedingungen.

Die beiden letztgenannten Bereiche stellen eher ein Aufgabenfeld der Soziologie und der Arbeitspsychologie dar.

Belastung und Beanspruchung

In der Arbeitswissenschaft spielen die Begriffe Belastung und Beanspruchung eine wichtige Rolle. Das dazugehörige arbeitswissenschaftliche Konzept hat zwischenzeitlich eine ganze Reihe von Interpretationen verschiedener Autoren (Rohmert 1973; Rohmert 1984; Euler 1991) erfahren. Dabei findet sich immer folgender Kerngedanke:

Unter Belastung sind alle Anforderungen an den arbeitenden Menschen zu verstehen, die sich aus Arbeitsaufgabe, dem Arbeitsplatz, dem Arbeitsablauf sowie allen Arbeitsumgebungseinflüssen ergeben.

Unter Beanspruchung versteht man die durch die individuellen Eigenschaften des Menschen geprägten Reaktionen des Organismus auf Belastungen, die von außen auf den Menschen einwirken.

Entscheidend für das Verständnis des Belastungs-Beanspruchungs-Konzeptes ist, daß die gleiche Belastung bei verschiedenen Menschen zu unterschiedlichen Beanspruchungen führen kann. Die individuelle Beanspruchung ergibt sich zum einen aus der einwirkenden Belastung, zum anderen aus der individuellen physischen und psychischen Leistungsfähigkeit. Arbeitsbedingte Belastungen, die zu Beanspruchungen führen, die oberhalb der individuellen Dauerleistungsgrenze (s. unten) liegen, führen zu Ermüdung (s. unten) (Abb. 3.**4**).

Zentrale Aufgabe der Arbeitsphysiologie ist es, diesen Zusammenhang zwischen äußerer, arbeitsbedingter Einwirkung (Belastung) und individueller Reaktion des Organismus (Beanspruchung) zu beschreiben und zu quantifizieren.

Die Gesamtbelastung des Menschen während der Arbeit resultiert also aus der Gesamtheit der unterschiedlichen Belastungsarten (Arbeitsaufgabe, Arbeitsorganisation, Arbeitsumgebung). Dabei muß bei jeder Belastungsart deren Belastungshöhe und Belastungsdauer berücksichtigt werden.

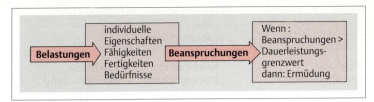

Abb. 3.**4** Schematischer Zusammenhang zwischen Belastung, Beanspruchung und Ermüdung

Einige Belastungen sind quantitativ meßbar (z.B. ein zu hebendes Gewicht), andere quantitativ nicht meßbar (z.B. Zeitdruck). Letztere können dann nur beschreibend dokumentiert werden (Tab. 3.1).

Bei der Betrachtung der Beanspruchung (Tab. 3.**2**) wird prinzipiell zwischen physischer und psychischer Beanspruchung unterschieden. In der Realität treten dabei meist Mischformen aus diesen beiden Beanspruchungsarten - sog. kombinierte Beanspruchungen - auf.

Verfahren zur Analyse der Belastungen werden in 3.2.4 Arbeits- und Arbeitsplatzanalyse, S. 339 ff, beschrieben; bei der Beanspruchungsanalyse werden die unterschiedlichen Arten der Arbeit (physisch und psy-

Tabelle 3.**1** Belastungsarten in Anlehnung an Bullinger (1994)

Belastungsarten

Arbeitsaufgabe
- Abgeben von Kräften
- Bewegen
- Aufnehmen und Verarbeiten von Informationen

Arbeitsumgebung
- Beleuchtung
- Klima
- Lärm
- Vibrationen
- Schadstoffe

Arbeitsorganisation
- Material- und Informationsfluß
- Betriebsklima
- Arbeitsinhalt

Quantitativ meßbar
- Kräfte
- Licht
- Klima
- Schall
- Schwingungen

Quantitativ nicht meßbar
- soziale Umwelt
- Zeitdruck
- Verantwortung
- Monotonie

Tabelle 3.2 Beanspruchungsarten in Anlehnung an Bullinger (1994)

Beanspruchung		
physische Beanspruchung	kombinierte Beanspruchung	psychische Beanspruchung
– Herz-/Kreislauf – Lunge, Atmung – muskuläre Systeme – Sehnen, Bänder – Skelettsystem, Wirbelsäule – Sinnesorgane – Nerven, Drüsen		mental/informatorische Beanspruchung sozial/emotionale Beanspruchung

chisch bzw. energetisch und informatorisch) berücksichtigt, um die kombinierte Beanspruchung zu erfassen (Tab. 3.**3** u. 3.**4**).

Leistung

Entsprechend der physikalischen Definition ist die Leistung (P) als Quotient aus Arbeit (W) und Zeit (t), die Arbeit (W) als das Produkt von Kraft (F) und Weg (s) beschrieben:

$$P = \frac{W}{t} \quad \text{(Nm/h, kJ/h, Watt)}$$

$$W = F \cdot s \quad \text{(J, Nm); wobei 1 Watt} = 1 \text{ Nm/s} = 1 \text{ J/s}$$

Diese physikalischen Definitionen sind jedoch in vielen Fällen nicht ausreichend, um menschliche Leistung und Arbeit zu quantifizieren. Beispielsweise ist es nach dieser Definition nicht möglich, das Halten eines Gegenstandes (ohne Wegänderung) sinnvoll zu beschreiben, da die Arbeit (W) in diesem Fall aufgrund des fehlenden Weges (s) gleich Null wäre, obwohl Muskelarbeit zum Halten des Gegenstandes erforderlich ist. Völlig unzureichend ist diese Definition zur Beschreibung geistiger Tätigkeiten.

In der Arbeitswissenschaft wird die Gesamtheit von Energieumsatz und Informationsverarbeitung, die erforderlich ist, um eine bestimmte Arbeitsaufgabe zu erfüllen, als Arbeitsleistung bezeichnet. Um diese Arbeitsleistung erfüllen zu können, müssen bestimmte menschliche und sachliche Leistungsvoraussetzungen gegeben sein (Abb. 3.**5**).

Tabelle 3.3 Systematik der Typen und Arten von Arbeit nach Laurig (1992)

Typ der Arbeit	Energetische Arbeit		Informatorische Arbeit	
Art der Arbeit	mechanisch	motorisch	reaktiv	kombinativ	kreativ
Was verlangt die Erledigung der Aufgabe vom Menschen?	Kräfte abgeben „Mechanische Arbeit" im Sinne der Physik	Bewegungen ausführen Genaue Bewegungen bei geringer Kraftabgabe	Reagieren und Handeln Informationen aufnehmen und darauf reagieren	Informationen kombinieren Informationen mit Gedächtnisinhalten verknüpfen	Informationen erzeugen Verknüpfen von Informationen zu „neuen" Informationen
Welche Organe oder Funktionen werden beansprucht?	Muskeln Sehnen Skelett Atmung Kreislauf	Sinnesorgane Muskeln Sehnen Kreislauf	Sinnesorgane Reaktions-, Merkfähigkeit sowie Muskeln	Denk- und Merkfähigkeit sowie Sinnesorgane	Denk-, Merk- sowie Schlußfolgerungsfähigkeit
Beispiele	Tragen	Montieren	Autofahren	Konstruieren	Erfinden

Tabelle 3.4 Methoden zur Beanspruchungsermittlung und -beurteilung nach Bullinger (1994)

Beanspruchungs-Ermittlungsverfahren

subjektive Techniken	Leistungsanalysen	Physiologische Verfahren
❖ Selbsteinschätzung (Beanspruchungsskalierung) ❖ Beobachtung	❖ Multimomentstudien ❖ Leistungserfassung ❖ Problemlösungsverhalten	❖ Elektro-Kardiographie (EKG) ❖ Elektro-Myographie (EMG) ❖ Elektro-Okulographie (EOG) ❖ Elektro-Enzephalogramm (EEG) ❖ Körperkerntemperaturmessung ❖ Ermittlung der Flimmerverschmelzungsfrequenz

Beanspruchungs-Beurteilungsparameter

physische Beanspruchung	psychische Beanspruchung
❖ Herzschlagfrequenz ❖ Arrhythmie der Herzschlagfrequenz ❖ Atemfrequenz ❖ Aktionspotentiale der Muskulatur ❖ Veränderungen der Muskulatur ❖ Veränderungen des Blutdrucks ❖ Veränderungen der Haut- und Körperkerntemperatur ❖ Veränderungen der Zusammensetzung von Körperflüssigkeiten (Schweiß, Harn, Blut) ❖ Flimmerverschmelzungsfrequenz	❖ Herzschlagfrequenz ❖ Arrhythmie der Herzschlagfrequenz ❖ Atemfrequenz ❖ Veränderungen des Hautwiderstands und der -temperatur ❖ Veränderungen des Blutdrucks ❖ Veränderungen der Zusammensetzung von Körperflüssigkeiten ❖ Veränderungen der elektrischen Signale des Gehirns ❖ Spannungsschwankungen bei Bewegung des Augapfels ❖ Lidschlagfrequenz ❖ Flimmerverschmelzungsfrequenz

3.1 Grundlagen

Als menschbezogene Leistungsvoraussetzungen gelten:

- Leistungsfähigkeit (längerfristige Leistungsvorbedingungen, abhängig von Alter, Geschlecht, Trainingszustand etc.) und
- Leistungsbereitschaft (kurzfristige Leistungsvorbedingungen, abhängig von Motivation, Ermüdung etc.).

Beide Leistungsvoraussetzungen sind demnach nicht konstant, sondern kurz- und längerfristig variabel.

In den Abbildungen 3.**6** bis 3.**11** finden sich verschiedene Beispiele zu Veränderungen der Leistungsfähigkeit verschiedener Organstrukturen in Abhängigkeit von Alter, Geschlecht und Trainingszustand im Verlauf des Lebens:

- Veränderung der körperlichen Leistungsfähigkeit (Abb. 3.**6**) und der Trainierbarkeit der Muskulatur (Abb. 3.**7**):
    - Die körperliche Leistungsfähigkeit beträgt beim 60jährigen Mann nur ca. 60% der des 20jährigen; Frauen verfügen nur über etwa 60% der körperlichen Leistungsfähigkeit der Männer.
    - Die Trainierbarkeit der Muskulatur beträgt beim 60jährigen Mann nur noch ca. 40% der des 20jährigen; Frauen verfügen in jüngeren

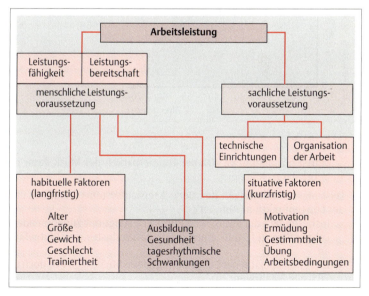

Abb. 3.**5** Einflußfaktoren auf die menschliche Arbeitsleistung

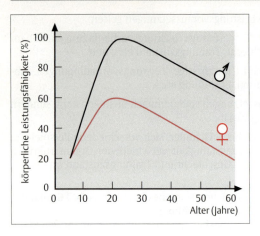

Abb. 3.6 Veränderung der körperlichen Leistungsfähigkeit in Abhängigkeit von Alter und Geschlecht nach Löhr (zit. in Luczak 1993)

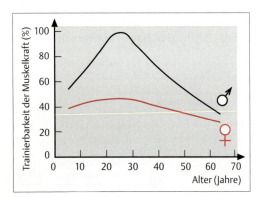

Abb. 3.7 Veränderung der Trainierbarkeit der Muskelkraft in Abhängigkeit von Alter und Geschlecht nach Hettinger (1966)

Jahren nur über etwa 40% der Trainierbarkeit der Muskulatur im Vergleich zu Männern.

❖ Leistungsveränderungen des Herz-/Kreislaufsystems (Abb. 3.8) und der Lungenfunktion (Abb. 3.9):
  ❖ Insbesondere der systolische Blutdruck steigt mit zunehmendem Lebensalter aufgrund eines Elastizitätsverlustes der Blutgefäße an.
  ❖ Die Vitalkapazität der Lunge beträgt beim 60jährigen nur noch ca. 70% des 20jährigen;

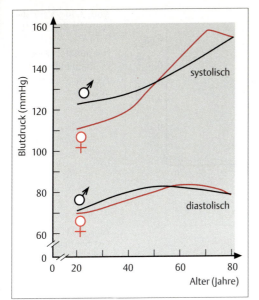

Abb. 3.**8** Veränderungen des durchschnittlichen systolischen (oben) und diastolischen (unten) Blutdrucks in Abhängigkeit von Alter und Geschlecht (USA, 1961–1962)

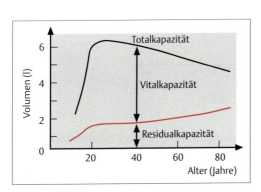

Abb. 3.**9** Veränderung der Atemgrößen Total-, Vital-, und Residualkapazität in Abhängigkeit vom Alter nach De Jours (1966)

- ❖ Leistungsveränderungen der Sinnesorgane Auge (Abb. 3.**10**) und Ohr (Abb. 3.**11**):
  - ❖ Die Akkomodationsfähigkeit (Brechkraft) des Auges beträgt bereits beim 40jährigen nur noch etwa 50% des 20jährigen, wodurch sich der Nahpunktabstand verdoppelt.
  - ❖ Die Hörfähigkeit nimmt mit zunehmendem Lebensalter insbesondere im Bereich der höheren Frequenzen ab.

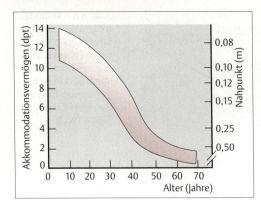

Abb. 3.**10** Veränderung der Brechkraft der Linse und des Nahpunktabstandes in Abhängigkeit vom Alter nach Graff (zit. in Ganong 1971)

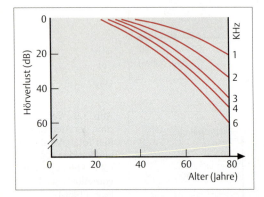

Abb. 3.**11** Hörverlust bei Männern in Abhängigkeit vom Alter. Der prinzipielle Verlauf ist bei Frauen der gleiche, jedoch zeigen Männer einen deutlicheren Verlust des Hörvermögens

Aus arbeitswissenschaftlicher Sicht sind diese Leistungsveränderungen so zu werten, daß aus gleicher arbeitsbedingter Belastung völlig unterschiedliche individuelle Beanspruchungen resultieren, in Abhängigkeit von den Individualfaktoren Alter, Geschlecht, Trainingszustand etc..

Diesem Sachverhalt wird in der Praxis insofern Rechnung getragen, als diese Individualfaktoren z. B. bei der Angabe von Belastungsgrenzwerten oder im Rahmen von Vorschriften zur Arbeitszeitregelung berücksichtigt werden. So sind die zulässigen Grenzwerte für das Heben und Tragen von Lasten alters- und geschlechtsspezifisch festgelegt (Tab. 3.**5**). Hierbei werden neben der geringeren körperlichen Leistungsfähigkeit sowie der niedrigeren Belastbarkeit der Wirbelsäule (geringere Bandscheibenfläche aufgrund der niedrigen mittleren Körpergröße) bei

Tabelle 3.**5** Grenzwerte für das Heben und Tragen von Lasten unter Optimalbedingungen nach Hettinger (1991)

Art des Lasttransportes	Geschlecht	Alter (Jahre)	Masse der Last in kg		
			selten	wiederholt	häufig
Heben	Männer	16–19	35	25	20
		19–45	55	30	25
		> 45	50	25	20
Heben	Frauen	16–19	13	9	8
		19–45	15	10	9
		> 45	13	9	8
Tragen	Männer	16–19	30	20	15
		19–45	50	30	20
		> 45	40	25	15
Tragen	Frauen	16–19	13	9	8
		19–45	15	10	10
		> 45	13	9	8

Frauen auch gynäkologische Aspekte (Gefahr der Überbelastung des Beckenbodens) bei der Grenzwertfestlegung einbezogen.

Neben den individuellen Abhängigkeiten der Leistungsfähigkeit ist für die praktische Arbeitsgestaltung auch die tagesrhythmische Veränderung der Leistungsbereitschaft wesentlich. Ihr Verlauf ist in Abbildung 3.**12** dargestellt und es sind zusätzlich verschiedene Leistungsbereiche ausgewiesen, die folgendermaßen zu beschreiben sind:

* Die unwillkürlich realisierbaren Leistungsreserven werden für die Lebensgrundfunktionen wie Kreislauf und Atmung sowie automatisierte Funktionen wie Stehen und Gehen eingesetzt.

* Die physiologischen Leistungsreserven kennzeichnen denjenigen Bereich, innerhalb dessen der Organismus Leistung ohne besondere Willensanstrengung abgeben kann. Wie der tagesrhythmische Verlauf dieser physiologischen Leistungsbereitschaft ausweist, unterliegen diese Leistungsreserven im Tagesverlauf erheblichen Schwankungen, die bei der Arbeitsgestaltung zu berücksichtigen sind (Nacht- und Schichtarbeit, s. 3.1.6 „Arbeitsorganisation", S. 250 ff).

* Oberhalb der physiologischen Leistungsreserven liegen diejenigen Leistungsreserven, die unter willentlicher Anstrengung mobilisiert werden können. Dieser Leistungsbereich ist jedoch nur kurzzeitig für

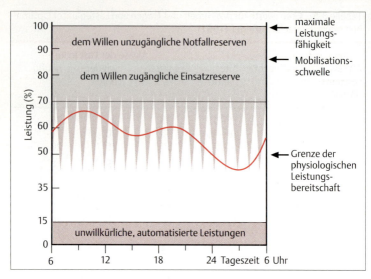

Abb. 3.**12** Kurve der physiologischen Leistungsbereitschaft mit Kennzeichnung der menschlichen Leistungsbereiche nach Graf (1961)

erhöhte Arbeitsanforderungen nutzbar, da hier verstärkte Ermüdungserscheinungen auftreten.

❖ Dem Willen nicht zugängliche Notfallreserven kennzeichnen den Bereich der autonom geschützten Leistungsreserven, die für den Menschen nur in z. B. existenzbedrohlichen Situationen kurzfristig genutzt werden können. Pharmakologisch ist es möglich, diesen Leistungsbereich zugänglich zu machen (z. B. durch Doping). Dabei können jedoch lebensbedrohliche Zustände provoziert werden.

Dauerleistungsgrenze (DLG)

Laurig (1992) definiert die Dauerleistungsgrenze wie folgt:

Die DLG bezeichnet diejenige Arbeitsbelastung, die maximale Arbeit ohne zusätzliche Erholungspausen über einen Zeitraum von 8 Stunden ohne Leistungsabfall zuläßt. Diese Dauerleistungsgrenze gilt für energetische (physische) und informatorische (psychische) Arbeit.

Bei der zugehörigen Bewertung von energetischer Arbeit ist zwischen dynamischer und statischer Muskelarbeit zu unterscheiden (Tab. 3.**6**):

3.1 Grundlagen

Tabelle 3.6 Einteilung der Muskelarbeit nach Rohmert (1989)

Form der Muskelarbeit	Bezeichnung	Kennzeichen	Beispiele	Kennzeichen der Beanspruchung
statisch	Haltungsarbeit	Keine Bewegung von Gliedmaßen, keine Kräfte auf Werkstück, Werkzeug oder Stellteile	Halten des Oberkörpers beim gebeugten Stehen	Durchblutung wird bereits bei Anspannungen von 15 % der maximal möglichen Kraft durch Muskelinnendruck gedrosselt, dadurch starke Beschränkung der maximal möglichen Arbeitsdauer auf wenige Minuten
	Haltearbeit	Keine Bewegung von Gliedmaßen, Kräfte an Werkstück, Werkzeug oder Stellteilen	Überkopfschweißen, Montieren, Tragearbeiten	
dynamisch	einseitige (dynamische) Arbeit	Kleine Muskelgruppen im allgemeinen mit relativ hoher Bewegungsfrequenz	Handhebelpresse, Schere betätigen	maximal mögliche Arbeitsdauer durch Arbeitsfähigkeit des Muskels beschränkt
	schwere (dynamische) Arbeit	Muskelgruppen > 1/7 der gesamten Skelettmuskelmasse	Schaufelarbeit	Begrenzung durch Leistungsfähigkeit der Sauerstoffversorgung durch Kreislauf

Für dynamische körperliche Arbeit gilt beispielsweise als Parameter für die DLG eine Erhöhung der Herzfrequenz von 30–40 Schlägen pro Minute über den Ruhewert (ca. 70 Schläge pro Minute).

Liegt eine Arbeitsbelastung oberhalb der DLG, wird kein steady-state der Herzfrequenz erreicht und es ergibt sich ein überproportional hoher Erholzeitbedarf (Abb. 3.**13**).

Bei statischer Haltearbeit dagegen wird die Muskeldurchblutung zunehmend eingeschränkt. Deshalb stehen in diesem Fall Pulsfrequenz und Höhe der Arbeitsbelastung nicht in direktem Zusammenhang, so daß die Pulsfrequenz keinen sinnvollen Bewertungsmaßstab für die indivi-

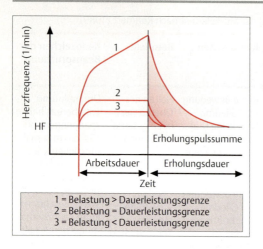

Abb. 3.13 Schematische Darstellung der Dauerleistungsgrenze in Abhängigkeit der Arbeitsbelastung

1 = Belastung > Dauerleistungsgrenze
2 = Belastung = Dauerleistungsgrenze
3 = Belastung < Dauerleistungsgrenze

duelle Beanspruchung darstellt (Tab. 3.**6**). In diesem Fall wird der Dauerleistungsgrenzwert als Prozentsatz der jeweiligen Maximalleistung der beanspruchten Muskulatur angegeben. Dieser Dauerleistungsgrenzwert liegt bei statischer Haltearbeit bei nur ca. 15 % der maximalen Haltekraft. Zum Vergleich: Der zugehörige Dauerleistungsgrenzwert für dynamische Muskelarbeit liegt bei ca. 30 % der Maximalkraft (s. auch Band 2, 1.3.1, 1.10.1 und 1.10.5).

Grenzwerte für arbeitsbedingte Belastungen sind:
– ca. 16,5 – 18,0 kJ/min (275 – 300 W) für Männer,
– ca. 11,0 – 12,0 kJ/min (185 – 200 W) für Frauen.

Energieumsatz

Der menschliche Organismus wandelt die zugeführte Nahrungsenergie (Kohlenhydrate, Fett, Eiweiß) in Verbindung mit Sauerstoff zu mechanischer Energie und Wärme um.

Der Energieumsatz (EU) setzt sich aus den Anteilen Grundumsatz (GU), Freizeitumsatz (FU) und Arbeitsumsatz (AU) zusammen:

EU = GU + FU + AU (Watt, kJ/h, kcal/h)

Als mittlere Werte für den Grundumsatz (abhängig von Alter, Geschlecht usw.) gelten ca. 6200 kJ/d bei Frauen und ca. 7200 kJ/d bei Männern. Der Freizeitumsatz hängt ab vom individuellen Freizeitverhalten; als Durchschnittswert können 1.000 – 2.500 kJ/d angenommen werden. Dabei sind besondere Aktivitäten (z. B. Sport) gesondert zu berücksichtigen. In Abbildung 3.**14** sind die einzelnen Anteile am Gesamtumsatz für verschieden schwere Arbeit dargestellt; Tabelle 3.**7** weist beispielhaft den Energieumsatz für verschiedene Tätigkeiten aus.

Eine Methode zur Messung des Energieumsatzes ist die sog. Indirekte Kalorimetrie, bei der aus der Menge des veratmeten Sauerstoffs auf den Energieverbrauch geschlossen wird (Diebschlag, 1992; Hettinger, Wobbe, 1993). Bei gemischter Ernährungsweise gilt in etwa folgende Beziehung: 1 l O_2 entspricht ca. 20,4 kJ oder 4,9 kcal.

Eine Zuordnung verschiedener physiologischer Parameter als Maß für die Beanspruchung bei unterschiedlicher Arbeitsschwere findet sich in Tabelle 3.**8**.

Ermüdung und Erholung

Nach Lehmann (1970) stellt Ermüdung eine reversible Verminderung der Funktionsfähigkeit eines Organs oder des gesamten Organismus als

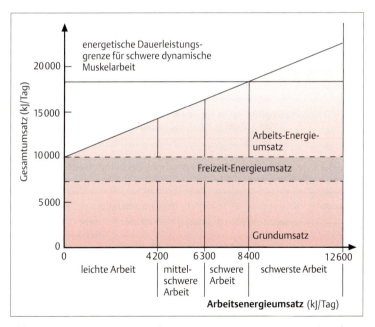

Abb. 3.**14** Zusammensetzung des Gesamtenergieumsatzes aus Grundumsatz, Freizeitumsatz und Arbeitsumsatz bei unterschiedlich schwerer Arbeit nach Hettinger (1989)

Tabelle 3.7 Beispiele für den Energieumsatz bei unterschiedlichen körperlichen Tätigkeiten nach Spitzer, Hettinger, Kaminski (1982)

Körperstellung/-bewegung	kJ/min
Sitzen	1,0
Knien	3,0
Stehen	2,5
gebücktes Stehen	4,0
Gehen	7,0 – 15,0
Steigen ohne Last, Steigung über 10°	3,0 je m Steighöhe

Art der Arbeit		kJ/min
Handarbeit	leicht	1,0 – 2,5
	mittel	2,5 – 4,0
	schwer	4,0 – 5,5
Einarmarbeit	leicht	2,5 – 5,0
	mittel	5,0 – 7,5
	schwer	7,5 – 10,0
Zweiarmarbeit	leicht	6,0 – 8,5
	mittel	8,5 – 11,0
	schwer	11,0 – 13,5
Körperarbeit	leicht	11,0 – 17,0
	mittel	17,0 – 25,0
	schwer	25,0 – 35,0
	sehr schwer	35,0 – 50,0

Tabelle 3.8 Klassifizierung der Beanspruchung bei unterschiedlicher Arbeitsschwere nach Schmidtke (1993)

Methode	Arbeitsbeanspruchung					
	sehr leicht	leicht	mäßig	schwer	sehr schwer	extrem schwer
Herzschlagfrequenz min^{-1}	(< 75)	75 – 100	100 – 125	125 – 150	150 – 175	> 175
Sauerstoffaufnahme l/min	< 0,5	0,5 – 1,0	1,0 – 1,5	1,5 – 2,0	2,0 – 2,5	> 2,5
Körpertemperatur °C		< 37,5	37,5 – 38,0	38,0 – 38,5	38,5 – 39,0	> 39,0
Schweißabgabe ml/h		< 200	200 – 400	400 – 600	600 – 800	> 800

Folge einer Beanspruchung dar. „Reversibel" heißt, daß die volle Funktionsfähigkeit des ermüdeten Organismus durch angemessene Erholung wiederhergestellt werden kann (s. auch Band 2, Kap. 1.3 und 2.5.1).

Erschöpfung kennzeichnet dagegen einen Zustand extremer Ermüdung, die beispielsweise dann auftritt, wenn die Leistungsanforderungen längerfristig oberhalb der physiologischen Leistungsbereitschaft liegen oder gar die autonom geschützten Leistungsreserven angegriffen werden (s. Abb. 3.12).

Ermüdung äußert sich neben der periodisch auftretenden Tag-Nacht-Ermüdung in der Regel dann, wenn die Dauerleistungsgrenze (DLG, s. Abb. 3.13) überschritten wird. Ermüdung betrifft dabei je nach Organstrukturen

- die Muskulatur infolge statischer oder dynamischer Muskelarbeit (periphere Ermüdung),
- das Zentralnervensystem (zentrale Ermüdung),
- die Sinnesorgane (Auge, Ohr) infolge visueller bzw. akustischer (Lärm) Beanspruchung und/oder
- den gesamten Organismus (allgemeine körperliche Ermüdung).

Periphere Ermüdung im Bereich der Muskulatur äußert sich beispielsweise in einer Reduzierung der Maximalkraft oder einer Veränderung physiologischer Parameter (z.B. Anstieg des Blut-Laktatspiegels), zentrale Ermüdung in Konzentrationsstörungen, Rezeptionsstörungen der Sinnesorgane, Wahrnehmungsstörungen oder Koordinationsstörungen, aber auch in Störungen des Denkens im engeren Sinne sowie des sozialen Verhaltens.

Sog. ermüdungsähnliche Zustände zeigen zwar ähnliche Erscheinungsbilder wie die zentrale Ermüdung, beruhen aber im wesentlichen auf einer länger anhaltenden Reizarmut (Monotonie, Störungen der Wachsamkeit - Vigilanz) oder aber Reizüberflutung (psychische Sättigung). Kennzeichnend für ermüdungsähnliche Zustände ist im Gegensatz zur echten Ermüdung, daß eine Veränderung der Arbeitssituation zu einem sofortigen Verschwinden der aufgetretenen Symptome führt.

Erholung dient prinzipiell dazu, die ermüdungsbedingten Funktionseinbußen wieder auszugleichen. Zur Erholung stehen Arbeitspausen, Nachtschlaf, Wochenendruhe und Urlaubszeiten zur Verfügung.

Für die Gestaltung von Arbeitspausen ist wesentlich, daß der Erholwert einer Pause nicht gleichmäßig ist, sondern einen exponentiellen Verlauf zeigt (Abb. 3.15). Demnach ist der Erholwert einer Pause zu Beginn am höchsten und nimmt mit zunehmender Pausendauer erheblich ab. Daraus läßt sich ableiten, daß - unter der Annahme gleicher Gesamtpausen-

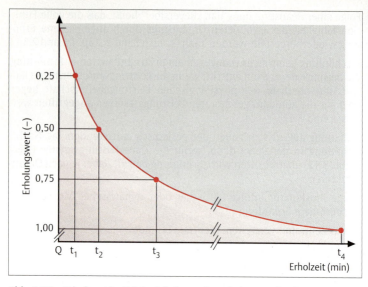

Abb. 3.**15** Erholwert in Abhängigkeit von der Erholzeit nach Lehmann (1962): Zu Pausenbeginn ist der Erholwert am höchsten und nimmt mit zunehmender Pausendauer ab.
t1: Zeitpunkt, an dem ein Viertel des Gesamterholwertes der Pause erreicht ist,
t4: Zeitpunkt, an dem der Gesamterholwert der Pause erreicht ist (Pausenende).

dauer - mehrere kurze Pausen einen wesentlich höheren Erholwert haben, als wenige lange Pausen (Abb. 3.**16**).

3.1.5 Arbeitsmedizinische Berufskunde

G. Pressel

Während seines gesamten Lebens ist der Mensch Belastungen ausgesetzt. Soweit diese naturgegeben sind, hat sich der Organismus im Laufe der Evolution weitgehend darauf eingestellt.

Erst durch die zunehmende Umgestaltung seines Lebens und seiner Umwelt, die ihn von der natürlichen Lebensweise entfernte, schuf der Mensch Belastungen, die die Grenzen seiner Beanspruchbarkeit überschreiten und auf die sein Organismus nicht eingestellt ist. Je schneller sich diese Prozesse entwickelten, um so weniger konnte sich der Organismus anpassen. Das gilt in besonderem Maß für die Zeit der Industrialisierung. Sie führte zu gesundheitlichen Einschränkungen und soge-

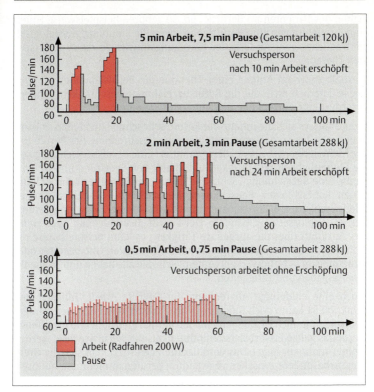

Abb. 3.**16** Wirkung unterschiedlicher Pausengestaltung bei körperlicher Arbeit: Verlauf der Herzfrequenz bei gleichbleibendem Verhältnis von Arbeitsdauer zu Pausendauer, jedoch unterschiedlicher Pausenorganisation nach Lehmann (1962)

nannten Berufskrankheiten. Das machte eine besondere gesundheitliche Fürsorge für Menschen notwendig, die im Arbeitsleben stehen.

Die arbeitsmedizinische Berufskunde befaßt sich mit der systemischen Erfassung von Belastungen, Beanspruchungen, Gefahren und Erkrankungen, die ein Beruf mit sich bringt.

Bei jedem im Berufsleben erkrankten Menschen sind die Arbeitsbedingungen zu berücksichtigen, wenn eine Behandlung gezielt und erfolgreich sein soll. Diese Arbeitsbedingungen sollten deshalb in das therapeutische Konzept mit einbezogen werden. Das gilt nicht nur für Beginn und Verlauf der Therapie, sondern ganz besonders für das weitere Verhalten des Patienten im Berufsleben. So gehören beispielsweise Hilfen und Empfehlungen zum Berufsleben sowie die Einübung physiologisch verträglicher oder förderlicher Bewegungsmuster zu einer umfassenden Therapie.

Deshalb muß am Anfang einer Therapie die Berufsanamnese stehen. Diese darf sich nicht auf die Berufsbezeichnung beschränken, sondern erfordert eine eingehende Befragung des Patienten.

Heute ändern sich die Inhalte der Berufe sehr schnell und teilen sich immer mehr auf, so daß eine systematische Beschreibung der Berufe immer schwieriger wird. Vor allem garantiert eine Berufsbezeichnung keine Einheitlichkeit der Tätigkeit und damit von Belastung und Gefährdung. Eine Bezeichnung „Schlosser" besagt nicht viel; es kann sich um einen Rohrschlosser, Bauschlosser, Kunstschlosser, Aufzugsschlosser, Modellschlosser, Blechschlosser, Kunststoffschlosser, Maschinenschlosser, Kfz-Schlosser usw. handeln. Der Begriff „Beamter" gibt noch weniger Auskunft über die ausgeübte Tätigkeit; es kann beispielsweise ein Polizeibeamter, Verwaltungsbeamter, Bankbeamter, Gutsbeamter oder Amtsmeister (= Handwerker) gemeint sein. Sie alle haben unterschiedliche Aufgaben und Tätigkeiten.

Auch eine eindeutige Abgrenzung der Begriffe *Arbeit*, *Tätigkeit* und *Funktion* ist kaum noch möglich. Hinzu kommt, daß es immer weniger selbstverständlich ist, daß jemand den einmal erlernten und ergriffenen Beruf das ganze Erwerbsleben hindurch ausübt; Berufswechsel werden immer mehr zur Regel. Das wird dadurch gefördert, daß sich die Grenzen insbesondere zwischen verwandten Berufen immer mehr auflösen.

Die Konsequenz aus dieser Situation ist, daß man sich bei jedem Patienten gezielt mit seiner konkreten Tätigkeit am aktuellen Arbeitsplatz und evtl. an früheren Arbeitsplätzen befassen muß. Dabei sind Pauschalierungen und Fehlschlüsse zu vermeiden. Die Angaben des Patienten müssen hinterfragt werden, da seine Bewertung nicht unbedingt immer mit den objektiven Verhältnissen übereinstimmt.

Viele Menschen sind geneigt, ihre Arbeit als besonders schwer zu bezeichnen. Dies kann Ausdruck der psychischen Verarbeitung der Arbeitssituation, aber auch meßtechnisch nachweisbar sein.

Es muß unterschieden werden:

- ob die Schwere der Arbeit in der Kompliziertheit der Arbeitsaufgabe bzw. den fachlichen Anforderungen besteht, also ein psychomentales Problem darstellt,
- ob sie in der Arbeitsmenge begründet ist, somit vor allem zu einer zeitlichen (Über-)Belastung führt,
- ob sie sich auf das Arbeitsumfeld bezieht und damit evtl. eine psychosoziale oder arbeitshygienische Belastung zur Folge hat, oder

- ob der körperliche Kraftaufwand oder eine einseitige Belastung durch bestimmte Arbeitsfaktoren (z. B. mangelhafte ergonomische Gestaltung des Arbeitsplatzes, Zeitdruck, Zwangshaltung) gemeint sind.

Folgende Kriterien sollen helfen, die jeweiligen Arbeitsbedingungen zu objektivieren:

Körperlich schwere Arbeit
F. Heidinger

Der Anteil an körperlicher Arbeit geht zwar in unserer modernen Industriegesellschaft immer weiter zurück, dennoch gibt es nach wie vor Arbeitsplätze z. B. in der Landwirtschaft, dem Bergbau oder der Metallindustrie, an denen körperlich schwere Arbeit geleistet wird.

Gemeint ist damit in erster Linie schwere dynamische Muskelarbeit der Rumpf- und Extremitätenmuskulatur, also Muskelarbeit, bei der mehr als $1/7$ der Skelettmuskelmasse beansprucht wird.

Die Fähigkeit des Menschen, schwere körperliche Arbeit zu leisten, wird in erster Linie von der Muskulatur (Kraft) und dem Herz-/Kreislaufsystem (Ausdauer) bestimmt. Als Maß für die Höhe der Arbeitsbelastung wird in der Praxis häufig der Energieumsatz angegeben: Anhand der Menge des veratmeten Sauerstoffs kann die im Menschen umgesetzte Energie ermittelt werden. Als „körperlich schwer" wird eine Arbeit dann bezeichnet, wenn in etwa die Grenze der energetischen Dauerleistung erreicht ist, eine Arbeit also über einen 8-Stunden Arbeitstag eben noch in einem energetischen Gleichgewicht ausgeführt werden kann. Eine noch höhere Arbeitsbelastung würde zu vorzeitiger Ermüdung mit überproportionalem Erholzeitbedarf führen.

Häufig ist schwere körperliche Arbeit mit dem Manipulieren (Heben, Tragen, Ziehen, Schieben) von Lasten verbunden. In diesen Fällen sind aus gesundheitlicher Sicht vor allem Überbeanspruchungen im Bereich der Wirbelsäule und – bei Frauen – im Bereich des Beckenbodens problematisch.

Während die individuelle Eignung für schwere körperliche Arbeit durch Untersuchung der Muskelkraft bzw. der individuellen Leistungsfähigkeit des Herz-/Kreislaufsystems ermittelt werden kann, stehen für die Untersuchung der Leistungsfähigkeit der Wirbelsäule bzw. des weiblichen Beckenbodens keine entsprechenden prophylaktischen Methoden zur Verfügung. Hier zeigt sich erst nach einer bereits vorliegenden Schädigung, daß eine Person nicht für eine bestimmte Tätigkeit (Heben und Tragen schwerer Lasten) geeignet ist.

Aus diesem Grund ist es an derartigen Arbeitsplätzen besonders wesentlich, daß die arbeitswissenschaftlichen Empfehlungen hinsichtlich der zulässigen Grenzlasten für das Heben und Tragen – abhängig von Geschlecht, Alter und Häufigkeit der Lastenmanipulation während der Schicht – und physiologisch sinnvolle Hebe- und Tragetechniken eingehalten werden.

Körperliche Unterforderung
G. Pressel

Die zunehmende Technisierung und Automatisierung des gesamten Wirtschaftslebens hat dazu geführt, daß die Anforderungen an die körperlichen Funktionen immer geringer geworden sind. Viele Arbeitsplätze sind heute durch Bewegungsarmut und überwiegend sitzende Tätigkeit gekennzeichnet. Hinzu kommt, daß auch andere Reize für den Organismus, wie Temperaturschwankungen, Helligkeitsunterschiede usw., weggefallen sind. Dafür stehen oftmals die psychomentalen Anforderungen durch hohe Konzentration, Entscheidungen usw. im Vordergrund.

Da der Organismus zur Aufrechterhaltung seiner Funktionsfähigkeit körperlicher Reize und Anforderungen bedarf, kommt es bei deren Fehlen zu Regulationsstörungen, Beschwerden und Erkrankungen insbesondere des Kreislaufs ("Kreislaufstörungen", venöse Leiden, arterielle Durchblutungsstörungen) und des Stütz- und Bewegungsapparates (Rückenbeschwerden, "Bandscheibenschäden").

Deshalb ist ein Ausgleich durch Gymnastik, Sport und sonstige sinnvolle Freizeitgestaltung immer dringender geworden. Manche Unternehmen bieten hierzu Möglichkeiten innerhalb des Betrieben an (Bewegungspausen, Fitneßräume u.ä.). Das Problem liegt darin, daß die Arbeitnehmer nur schwer davon zu überzeugen sind, daß sie durch bewußte körperliche Aktivitäten selbst entscheidend zur Erhaltung oder Wiederherstellung ihrer Gesundheit beitragen können.

Zwangshaltung

In der Arbeitsmedizin versteht man unter Zwangshaltung jede Form von Haltung des Körpers oder einzelner Körperteile, zu der die Arbeitsaufgabe „zwingt", weil sie ausschließlich in dieser Position verrichtet werden kann und eine Änderung der Position ausschließt. In diesem Sinne kann auch „normales" Sitzen oder Stehen eine Zwangshaltung darstellen (vgl. Bildschirmarbeitsplatz, S. 261 f). Im allgemeinen Sprachgebrauch versteht man unter Zwangshaltung aber Positionen, die der Mensch nur ungern einnimmt, weil sie schnell zu Beschwerden (Schmerz, Ermüdung) führen. Beispiele hierfür sind Überkopfarbeiten (z. B. in Kfz-Werkstätten), Arbeiten im Knien oder in der Hocke (z.B. bei Fußbodenarbeiten oder im Bergbau) oder in gebückter Haltung (z.B. Eisenflechter). Änderungen der Arbeitshaltung bedingen bei diesen Tätigkeiten immer auch eine Unterbrechung der Arbeit (Abb. 3.17).

Belastend ist die Zwangshaltung vor allem dann, wenn sie über längere Zeit eingenommen werden muß. Man spricht dann von *Dauerzwangshaltung*. Zeitliche Grenzwerte gibt es aber nicht; Sie wären auch willkürlich, weil die Verträglichkeit von der Art der Arbeit und den individuellen Gegebenheiten (Gewöhnung, Körpergröße und -konstitution, Gesundheitszustand) abhängt. „Dauer" heißt nicht unbedingt kontinuierlich; eine längere Dauer kann sich auch aus einer Reihe aus Arbeitsabschnitten mit Zwangshaltung ergeben. Arbeiten, die keine Unterbrechung - und damit auch der Zwangshaltung - erlauben, sind außerhalb des Untertagebaus selten (Abb. 3.18). Kurzzeitige Tätigkeiten von Sekunden oder Minuten in Zwangshaltung kommen jedoch im alltäglichen Leben immer wieder vor und führen nicht zwangsläufig zu Beschwerden oder Erkrankungen.

• • • • Psychomentale Belastung

Anforderungen an die fachliche Qualifikation, an Verantwortung und Führungskompetenz, Leistungsdruck, aber auch berufliche Frustration

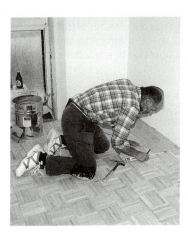

Abb. 3.17 Fußbodenarbeiten, die in Zwangshaltung ausgeführt werden.

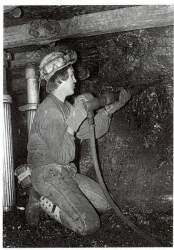

Abb. 3.18 Schwere körperliche Arbeit in Zwangshaltung beim Bergbau unter Tage.

und fehlende Anerkennung können je nach Persönlichkeitsstruktur zur Überforderung führen. Unterschiedliche Beschwerden und Krankheiten können die Folge sein. Gerade Rückenschmerzen haben oftmals psychomentale Ursachen. Auch eine Unterforderung, d. h. eine unterwertige Beschäftigung qualifizierter, intelligenter und leistungsorientierter Menschen, kann zu ähnlichen Konsequenzen führen.

Dem erkrankten Arbeitnehmer sind die Zusammenhänge meist nicht bewußt. Schon deshalb ist es oftmals für den Therapeuten schwer, die Hintergründe zu erkennen. Wenn der Verdacht auf eine psychomentale Krankheitsursache besteht, z. B. bei hartnäckiger Therapieresistenz, muß an eine psychotherapeutische Begleitbehandlung gedacht werden.

• • • • Psychosoziale Belastung

Der Mensch ist als „soziales Wesen" in hohem Maße von seiner Stellung in der Gesellschaft abhängig. Dies gilt auch in der Berufswelt. Ein gestörtes Verhältnis zu Vorgesetzten und Kollegen stellt eine Störung des Soziallebens dar und kann zu vielerlei Beschwerden und Krankheiten führen. Die Höhe des Krankenstandes ist - wie die Stärke der Fluktuation - der Spiegel der zwischenmenschlichen Kultur eines Unternehmens. Im Einzelfall ist die Frage der Schuld von nachrangiger Bedeutung. Das Spektrum reicht von der psychopathischen Persönlichkeit eines Einzelnen bis zum Mobbing durch Kollegen und Vorgesetzte. Bei dieser Problematik ist der betroffene Arbeitnehmer eher in der Lage und bereit, über seine zwischenmenschlichen Probleme am Arbeitsplatz zu sprechen.

In solch einer Situation besitzt die Therapie dann die größte Aussicht auf Erfolg, wenn sich das Unternehmen in seinen Zielen eindeutig zu einem guten Sozialklima bekennt. Dies beinhaltet u. a. eine Auswahl der Führungskräfte auch nach sozialer Kompetenz und deren Schulung in psychosozialen Fragen.

Weitere berufliche Belastungen und Einwirkungen der Arbeitsumwelt, wie Streß, Schichtarbeit, Klima, Lärm, Schadstoffe usw., werden weiter unten in den entsprechenden Abschnitten dargestellt.

3.1.6 Arbeitsorganisation

F. Heidinger, B. Jaspert, B. Duelli

Die Arbeitsorganisation stellt einen wesentlichen Bestandteil der ergonomischen Arbeitsgestaltung dar (s. 3.2 Ergonomie, S. 269 ff).

Die wesentlichen Elemente der Arbeitsorganisation sind Arbeitszeitregelung, dazu zählt u. a. der Problembereich Schicht- und Nachtarbeit (s. unten), sowie die Arbeitsstrukturierung (s. unten).

3.1 Grundlagen

• • • • Arbeitszeitgestaltung

Grundgedanke der Arbeitszeitgestaltung ist in Anlehnung an das Belastungs-/Beanspruchungskonzept (s. 3.1.4, S. 228 ff), daß bei gegebener Belastungshöhe (tätigkeitsbedingte Arbeitsschwere) durch Festlegung einer bestimmten Belastungsdauer (Arbeitszeit) diejenigen Belastungen vermieden werden können, die oberhalb der Dauerleistungsgrenze liegen.

Nach Rutenfranz, Knauth, Nachreiner (zit. in Schmidtke 1993) ist die Arbeitszeit eines von mehreren zeitlichen Tageselementen:

1 – 3: Schichtzeit.
1. Arbeitszeit,
2. Betriebspausen,
3. Zeiten für Umkleiden, Waschen usw.

1 – 4: Sozial wirksame Arbeitszeit.
4. Wegzeiten zum und vom Betrieb.

5 – 6: Freie Zeit.
5. Echte Freizeit,
6. Zeit zur Erledigung persönlicher Bedürfnisse (Waschen, Essen, Einkaufen etc.).
7. Schlafzeit.

□ *Definitionen:*
  ❖ Arbeitszeit: Diejenige Zeit, in der der Arbeitnehmer täglich, wöchentlich, monatlich, jährlich einem Unternehmen vertraglich gegen Entgelt seine Arbeitskraft zur Verfügung stellt.
  ❖ Betriebszeit: Diejenige Zeit, in der ein Unternehmen produktiv arbeitet und als Ansprechpartner zur Verfügung steht.

In der Bundesrepublik Deutschland steht einer hohen Kapitalausstattung der Arbeitsplätze eine sinkende Arbeitszeit gegenüber. Dabei läßt sich der bundesdeutsche Wettbewerbsnachteil im internationalen Vergleich anhand der Jahresarbeitsstunden verdeutlichen (Abb. 3.**19**).

Neben der allgemein reduzierten Arbeitszeit spielen auch veränderte Wertvorstellungen eine Rolle, die arbeitnehmerseitig mehr individuellen Spielraum bei der Arbeitszeitgestaltung beinhalten.

Zur Anpassung an diese Voraussetzungen ist eine Entkopplung von Arbeits- und Betriebszeiten sowie eine Flexibilisierung erforderlich. Allerdings zeigt sich nach einer Umfrage von Wildemann (1991), daß zwar seit langem bekannte Modelle wie Schichtarbeit, Gleitzeit und Teilzeitarbeit eine breite Anwendung in bundesdeutschen Unternehmen finden, dagegen sind neuere Formen der Zeitgestaltung wie Mehrfachbesetzung von Arbeitsplätzen, Job Sharing oder Baukastenmodelle noch recht wenig verbreitet (Abb. 3.**20**). (Zur Einordnung: 1975 waren in der Bundesrepublik Deutschland ca. 18,5% der arbeitenden Bevölkerung im Schichtdienst tätig.)

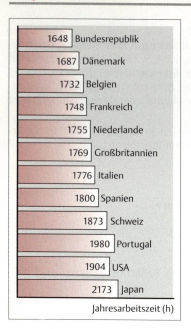

Abb. 3.**19** Jahresarbeitszeit in Stunden (Soll) im internationalen Vergleich bezogen auf das verarbeitende Gewerbe nach Wildemann (1991)

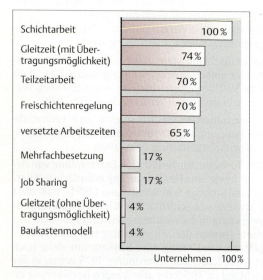

Abb. 3.**20** Verbreitung verschiedener Systeme flexibler Arbeits- und Betriebszeiten in befragten Unternehmen nach Wildemann (1991)

Neben der Dauer der Arbeitszeit als Belastungsbegrenzung spielt die zeitliche Lage der Arbeitszeit eine aus arbeitswissenschaftlicher Sicht bedeutsame Rolle: So ist eine 8 stündige Tagesarbeitszeit ganz unterschiedlich zu bewerten, je nachdem ob es sich um Früh-, Spät- oder Nachtschichtarbeit handelt.

Schicht- und Nachtarbeit

Schichtarbeit wird heute in verschiedensten Bereichen praktiziert: In Fabrikationsbereichen (z. B. Stahlindustrie, chemische Industrie) stehen technologische und wirtschaftliche Gründe für den Einsatz von Schichtarbeit im Vordergrund, da sich die zugehörigen Produktionsprozesse ohne Qualitätsverluste nicht laufend unterbrechen lassen, und der Einsatz teurer Maschinen und Anlagen nur dann rentabel ist, wenn sie ausgelastet sind. Weiterhin existiert Schichtarbeit aus Gründen der Versorgung der Bevölkerung im Dienstleistungssektor (z. B. Gesundheitswesen, Post, Bahn).

Da Schichtarbeit zu den klassischen Arbeitszeitmodellen gehört und nach wie vor ein hoher Verbreitungsgrad dieser Arbeitsform besteht, werden die aus arbeitswissenschaftlicher Sicht mit Schicht- und insbesondere Nachtarbeit in Verbindung stehenden Probleme im folgenden dargestellt.

■ *Definition:* Unter Schichtarbeit sind hierbei alle diejenigen Formen von Arbeitszeitorganisation zu verstehen, die zu wechselnder Zeit (z. B. Wechselschicht) oder zu konstanter, aber ungewöhnlicher Zeit (z. B. Dauer-Nachtschicht) stattfinden.

Demnach ist Schichtarbeit eine Form der Arbeitszeitorganisation, die unter dem Aspekt der Tageszeit wesentlich von der Regelarbeitszeit (sog. Normalschicht) der arbeitenden Durchschnittsbevölkerung abweicht.

■ *Definition:* Als Regelarbeitszeit ist eine Verteilung der Arbeitszeit zwischen 6 und 17 Uhr mit Fünftagewoche sowie Vierzigstundenwoche anzusehen.

Abbildung 3.**21** beschreibt wesentliche Begriffe im Zusammenhang mit Schichtarbeit, in Abbildung 3.**22** findet sich eine Übersicht zu verschiedenen Schichtsystemen.

Problematik bei Schichtarbeit

Entsprechend der Verlaufskurve der physiologischen Leistungsbereitschaft (s. 3.1.4, S. 230 ff) zeigt der menschliche Organismus erhebliche tagesrhythmische Schwankungen, die sog. zirkadiane Rhythmik. Gene-

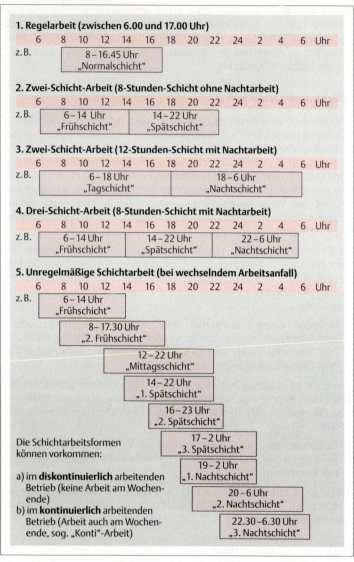

Abb. 3.**21** Darstellung wesentlicher Begriffe der Schichtarbeit mit Beispielen nach Rutenfranz, Knauth (1987)

> **A. Permanente Schichtsysteme** (in den USA bevorzugt)
>   I. Dauerfrühschicht
>   II. Dauerspätschicht
>   III. Dauernachtschicht (in Europa kombiniert Mit B I)
>   IV. Geteilte Schichten zu konstanten Zeiten
>   (z.B. Schiffswachen 0.00–4.00 und 12.00–16.00 Uhr;
>   4.00–8.00 Uhr und 16.00–20.00 Uhr; 8.00–12.00 Uhr und 20.00–24.00 Uhr)
>
> **B. Wechselschichtsysteme** (in Europa bevorzugt)
>   I. System ohne Nachtarbeit
>   1. Zweischichtsysteme ohne Wochenendarbeit
>   2. Zweischichtsysteme mit Wochenendarbeit
>   (z.B. mit Springern oder verdünnten Schichten)
>
>   II. Systeme mit Nachtarbeit ohne Wochenendarbeit
>   („diskontinuierliche" Arbeitsweise)
>   1. Regelmäßige Systeme
>   a) Zweischichtsysteme
>   (z.B. 12 Stunden Tagschicht, 12 Stunden Nachtschicht;
>   3 Schichtbelegschaften)
>   b) Dreischichtsystem
>   (z.B. 3x8 Stunden; 3 Schichtbelegschaften)
>   2. Unregelmäßige Systeme
>   (z.B. mit Variation der Anzahl von Schichtbelegschaften, der Schichtdauer,
>   der Schichtwechselzeiten, des Schichtwechselzyklus)
>
>   III. Systeme mit Nachtarbeit und Wochenendarbeit
>   („kontinuierliche" Arbeitsweise)
>   1. Regelmäßige Systeme
>   a) 3 Schichtbelegschaften
>   (z.B. Schiffswachen 12.00–16.00, 20.00–24.00, 8.00–12.00,
>   18.00–20.00, 4.00–8.00, 16.00–18.00, 24.00–4.00 Uhr)
>   b) 4 Schichtbelegschaften
>   (z.B. 8- oder 12-Stunden-Schichten; kombiniert als sogenannte
>   „Schwedenschichten")
>   c) 5 oder 6 Schichtbelegschaften
>   (z.B. bei zusätzlichen Tagdiensten für Wartungsarbeit
>   oder Weiterbildung)
>   2. Unregelmäßige Systeme
>   (z.B. mit Variation der Anzahl von Schichtbelegschaften, der Schichtdauer,
>   der Schichtwechselzeiten, des Schichtwechselzyklus)

Abb. 3.22 Darstellung verschiedener Schichtsysteme nach Rutenfranz, Knauth (1981)

rell gehört der Mensch zu den tagaktiven Lebewesen, deren Körperfunktionen tagsüber auf Leistungsabgabe, nachts dagegen auf Erholung ausgerichtet sind.

Dementsprechend muß der Schichtarbeiter insbesondere unter Nachtarbeitsbedingungen im Gegentakt zu seinen Körperfunktionen, also entgegen die sog. Phasenlage seines Organismus, Leistung erbringen (Nachtarbeit) bzw. sich erholen (Tagschlaf).

Infolge dieses Gegensatzes stellt Schichtarbeit unter Einschluß von Nachtarbeit eine erhöhte Belastung für den Organismus dar. Das Ausmaß der daraus resultierenden Beanspruchung hängt von einer Vielzahl intervenierender Faktoren ab, u. a. von individuellen Gegebenheiten (Alter, Geschlecht, individueller Rhythmustyp usw; Abb. 3.23).

Die aus der Schichtarbeit (Belastung) resultierende Beanspruchung ist um so größer, je ausgeprägter diese Verschiebung zwischen zirkadianer Rhythmik und tatsächlichem Schlaf/Wachrhythmus des Menschen ist. Diese zirkadiane Rhythmik wird durch periodische Umweltfaktoren, sog. Zeitgeber, auf den 24 Stunden-Rhythmus synchronisiert. Als Zeitgeber sind für den Menschen offenbar kognitive Zeitgeber (Zeitbewußtsein) und soziale Kontakte von ausschlaggebender Bedeutung, so daß sich die zirkadiane Rhythmik nach einem Interkontinantalflug innerhalb von 3 bis 14 Tagen an den neuen, verschobenen Tag/Nacht-Rhythmus anpassen kann.

Im Gegensatz dazu ist sich der Schichtarbeiter seiner persönlichen Schlaf/Wach-Zeitverschiebung bewußt und kennt zudem den andersartigen Zeitrhythmus seiner sozialen Umwelt. Deswegen stellt sich die zirkadiane Rhythmik seiner Körperfunktionen auch nach langandauernder Nachtarbeit nicht völlig um.

Zu dieser unvollständigen Anpassung der zirkadianen Rhythmik wirken bei Nachtarbeitern häufig zusätzlich weitere belastende Faktoren aus

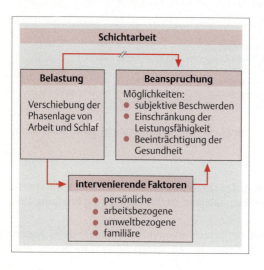

Abb. 3.23 Belastungs-Beanspruchungsmodell für Schichtarbeit nach Colquhoun, Rutenfranz (1980)

der Arbeitsaufgabe oder der Arbeitsumgebung (Klima, Lärm, Schadstoffe etc.), so daß derartige Arbeitsplätze dann durch sog. Mehrfachbelastungen gekennzeichnet sind.

Diese häufig anzutreffenden, insgesamt erhöhten Belastungen bei Schichtarbeitern können insbesondere in Verbindung mit weiteren ungünstigen intervenierenden Faktoren (s. Abb. 3.**23**) zunächst zu Befindlichkeitsstörungen führen:

Hier sind an erster Stelle Schlafstörungen, betreffend die Schlaftiefe und die Schlafdauer (Einschlaf- und Durchschlafstörungen), zu nennen. Da Schichtarbeit auch die Zeiten der Nahrungsaufnahme nachteilig beeinflußt, treten gehäuft Appetitstörungen auf. Weiterhin sind Störungen des sozialen Lebens anzutreffen, da Freizeit und Schlaf beim Schichtarbeiter gegenüber seiner sozialen Umwelt verschoben sind (Abb. 3.**24** und 3.**25**).

Da in Zukunft eher mit einer Intensivierung der Schichtarbeit zu rechnen sein wird, ist es aus arbeitswissenschaftlicher Sicht erforderlich, Kompensationsmaßnahmen zur Einschränkung negativer Auswirkungen der Schichtarbeit zu nutzen. Dabei spielt die Schichtplangestaltung eine herausragende Rolle.

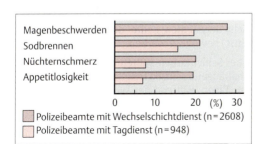

Abb. 3.**24** Anteil von Polizeibeamten im Schicht- und Tagdienst mit häufigen Befindlichkeitsstörungen im Bereich des Magen-Darm-Traktes nach Knauth (1983)

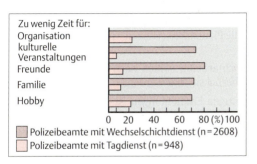

Abb. 3.**25** Angaben von Polizeibeamten im Schicht- und Tagdienst zur verfügbaren Zeit für verschiedene Freizeitbeschäftigungen nach Knauth (1983)

Knauth (1992) nennt folgende Ziele einer arbeitswissenschaftlichen Schichtplangestaltung:

- Hauptziel:
  - Erhaltung von Gesundheit, Leistungsfähigkeit und Wohlbefinden sowie Beeinträchtigungsfreiheit des sozialen Lebens.
- Nebenziele:
  - Minimieren der physiologischen Anpassungsprozesse in Zusammenhang mit Nachtarbeit,
  - Vermindern einer Akkumulation von Erholungsdefiziten,
  - Ermöglichen sozialer Kontakte an Werktagen und Wochenenden,
  - Anpassen des Arbeitszeitsystems an die persönlichen Bedürfnisse.

Als konkrete Maßnahmen sind zu nennen:

- Die Anzahl hintereinanderliegender Nachtschichten sollten möglichst klein sein (bis maximal 3 Nachtschichten), da dann die Umstellung der zirkadianen Rhythmik gering bleibt sowie Schlafdefizite nicht so häufig auftreten.
- Eingestreute Nachtschichten sind gegenüber vielen hintereinanderliegenden Nachtschichten zu bevorzugen.
- Die Länge der Schichten sollte an die Arbeitsschwere angepaßt werden.
- In kontinuierlichen Schichtsystemen sollte der Vorwärtswechsel (Früh-, Spät-, Nachtdienst) bevorzugt werden.
- Auch bei kontinuierlicher Schichtarbeit sollten arbeitsfreie Tage am Wochenende zusammenhängend sein, da freie Tage am Wochenende häufig gegenüber freien Tagen während der Woche bevorzugt werden.
- Ein Verdichten der Arbeitszeit ohne dazwischenliegende freie Tage sollte vermieden werden, um beispielsweise ein Akkumulieren von Ermüdung zu vermeiden.
- Der Schichtplan sollte möglichst übersichtlich sein und möglichst nicht kurzfristig von Unternehmensseite aus geändert werden, damit eine bessere individuelle Planbarkeit (Freizeit, soziales Leben) sichergestellt ist.
- Die Wünsche der Schichtarbeiter sollten nach Möglichkeit bei der Dienstplangestaltung berücksichtigt werden.

Trotz dieser allgemeingültigen Empfehlungen ist festzuhalten, daß es den idealen Schichtplan, der in allen Fällen Gültigkeit hat, nicht gibt. Beispiele für empfehlenswerte und ungünstige Schichtplangestaltungen finden sich in den Abbildungen 3.**26** und 3.**27**.

Schichtsystem (Arbeitstage/ freie Tage)	lfd. Nr.	Schichtfolge (8-Stunden-Systeme) (F, S, N = Früh-, Spät- bzw. Nachtschicht, – = Dienstfrei)	Zyklus- dauer (Wochen)	Anzahl der freien Wochenenden (Sa + So) pro Zyklus
21/7	1	N–FSN–––FSN–FFFSN–FSSSN–FSNN	4	1
	2	FSN–F––SN–FSSSN–FSNNN–FSN–FF	4	1
	3	FFSSNN––FFSSSNN––FFFSSNN–––	4	1
6/2	4	FFSSNN––	8	1
9/3	5	FFSSNN––FSN–	12	1
12/4	6	FSSSNN––FFFSNN––	16	2
15/5	7	FFSNN––FFSNN–FSSSN–	20	2
18/6	8	FFSSNN––FFFSNN––FSSSNN––	24	3
		Schichtfolge (12-Stunden-Systeme) (T, N = Tag- bzw. Nachtschicht, – = Dienstfrei)		
2/2	9	TN––	4	1
4/4	10	TT––NN––	8	2
6/6	11	TN––TT––NN––	12	3

zu lfd. Nr. 1) Vorschlag nach GRAF (1955) 3) 2–2–3-System („continental rota")
2) Vorschlag nach GRAF (1955) 4) 2–2–2-System („metropolitan rota")

Abb. 3.**26** Beispiele für eine empfehlenswerte Schichtplangestaltung bei kontinuierlicher Arbeitsweise nach Knauth et al. (1976)

Empfehlungen zur Gestaltung von diskontinuierlichen Schichtplänen unter Einbindung von Mehrfachbesetzungssystemen, Teilzeitkräften sowie flexiblen Arbeits- und Betriebszeiten unter arbeitswissenschaftlichen Aspekten finden sich bei Knauth, Hornberger (1993).

Arbeitsmedizinische Aspekte der Schichtarbeit
(s. 3.3.2 – Schichtarbeiter, S. 463)

Nach Griefahn (1996) sind manifeste Erkrankungen bei Schichtarbeitern grundsätzlich nicht häufiger als bei anderen Arbeitnehmern, obwohl Schichtarbeiter verstärkt über vegetative Symptome klagen.

Deutlich erhöht ist z. B. das Auftreten von Magen-Darm-Erkrankungen bei Schichtarbeitern, die nicht freiwillig, sondern aufgrund beruflicher oder finanzieller Zwänge Schichtarbeit leisten müssen. Gleiches gilt für ehemalige Schichtarbeiter oder weibliche Arbeitnehmerinnen mit beruflich/privater Doppelbelastung.

Neben der Einhaltung der oben angesprochenen Hinweise zur Schichtplangestaltung sind folgende individualbezogene Aspekte zu berücksichtigen, um gesundheitliche Störungen auszuschließen:

3 Ergonomie und Arbeitsmedizin

Schichtsystem (Arbeitstage/ freie Tage)	Schichtfolge (8-Stunden-Systeme) (F, S, N = Früh-, Spät- bzw. Nachtschicht, – = Dienstfrei)	Bemerkungen (siehe Fußnote)
21/7	FFFFFFF--SSSSSSS--NNNNNNN---	1)
	FSN-FFF-SSS-NNN-FFS-FSS-NNN-	2)
6/2	FFS-SNN-	2)
	FFSSN-N-	2)
9/3	FFFSSSNNN---	3), 4)
	FFF-SSS-NNN-	2)
12/4	FFS-FSS-FS-NNNN-	1), 2)
	FFFFSSSSNNNN----	1), 3), 4)
15/5	FFSSS---FFFSS-NNNNN-	1)
	FSN-FSS-FFS-FNN-SNN-	2)
18/6	FFFSSS--FFFSSS--NNNNNN--	1)
	FFFSSSNNNN-FFFSSSNN------	1), 3), 4)
	Schichtfolge (12-Stunden-Systeme) (T, N = Tag- bzw. Nachtschicht, – = Dienstfrei)	
2/2	T-N-	2)
4/4	TTNN----	4)
6/6	TNNN-TT-----	4)

zu lfd. Nr.
1) zu viele Nachtschichten hintereinander
2) keine zusammenhängenden Freischichten)
3) zusammenhängende Arbeitsperiode zu lang
4) ungünstige Freizeitverteilung

Abb. 3.**27** Beispiele für ungünstige Schichtplangestaltung bei kontinuierlicher Arbeitsweise nach Knauth et al. (1976)

Nicht in den Schichtarbeitsdienst aufgenommen werden sollten Personen mit ausgeprägten Schlafstörungen, Erkrankungen des Magen-Darm-Traktes sowie chronischen Erkrankungen (Diabetes mellitus, Epilepsie, psychiatrische Erkrankungen etc.).

Nachtarbeitsverbote bestehen für Jugendliche (Jugend-Arbeitsschutzgesetz: JArbSchG) sowie für werdende und stillende Mütter (Mutterschutzgesetz: MuSchG).

Darüber hinaus existiert eine Reihe von Empfehlungen als flankierende Maßnahmen zur Belastungs-Beanspruchungs-Minderung bei Schichtarbeit. Hier sind beispielsweise zu nennen:

Aus arbeitsmedizinischer Sicht:

- besondere arbeitsmedizinische Vorsorgeuntersuchungen (vor und während der Aufnahme von Schichtarbeit),
- epidemiologische Langzeitstudien zu den gesundheitlichen Auswirkungen von Schichtarbeit.

3.1 Grundlagen

Aus ergonomischer Sicht:

- optimierte Arbeitplatzgestaltung bei Schichtarbeitsplätzen,
- spezielle Maßnahmen zur Vermeidung/Reduzierung von Mehrfachbelastungen (Klima, Lärm, Schadstoffe) an Schichtarbeitsplätzen,
- spezielle Lärmdämmung bei Schlafräumen von Schichtarbeitern.

•••• Arbeitsstrukturierung

Systematisch begann man im 19. Jahrhundert, sich mit den Bedingungen menschlicher Arbeit zu beschäftigen, als nämlich gesundheitliche Probleme in weiten Bevölkerungsteilen infolge der damals üblichen industriellen Produktion auftraten (s. 3.1.3 Historischer Rückblick, S. 224 ff).

In Deutschland beschäftigt sich seit 1924 die REFA (ehemals: Reichsausschuß für Arbeitsstudien; jetzt: Verband für Arbeitsstudien und Betriebsorganisation) mit der praktischen Umsetzung arbeitswissenschaftlicher Erkenntnisse.

Weiterhin prägte F.W.Taylor mit seiner „wissenschaftlichen Betriebsführung" die Arbeitsorganisation in den Unternehmen.

Die tayloristische Sichtweise zeichnet sich aus durch eine möglichst arbeitsteilige Vorstellung von Arbeitsstrukturen mit Aufteilung komplexer Tätigkeiten in eine Vielzahl von Einzeltätigkeiten. Die wichtigsten Kennzeichen der tayloristischen Arbeitsstrukturen sind in Abbildung 3.**28** ausgewiesen.

Erste praktische Ansätze zur Entwicklung von Alternativen zur tayloristischen, also hocharbeitsteiligen Arbeitsorganisation wie sie beispielsweise in Fabrikationsbetrieben (Fließband) angewandt wurde, finden sich in den 50er und 60er Jahren. Seit den 70er Jahren prägten Begriffe wie „Menschgerechte Arbeitsgestaltung" und „Humanisierung der Arbeit" alternative Ansätze zur Arbeitsstrukturierung. Damit waren im allgemeinen Maßnahmen zur Erweiterung des Tätigkeitsinhaltes sowie des Entscheidungsspielraums für den Arbeitenden gemeint.

Taylorismus

- Trennung von planenden und ausführenden Tätigkeiten
- individuelle Leistungsanreizsysteme (Akkordlohn)
- viele Hierarchiestufen
- geringe Qualifikationsanforderungen
- geringe Arbeitsinhalte
- „one best way" für jede Arbeitsfolge

Abb. 3.**28** Wesentliche Kennzeichen der tayloristischen Arbeitsstrukturen nach Bullinger (1994)

Letztlich wird mit diesen Ansätzen versucht, sowohl den betrieblichen Zielsetzungen nach Produktivität, Qualität und Flexibilität als auch den menschbezogenen Interessen wie Qualifikation, Arbeitsattraktivität, Abbau einseitiger Belastungen etc. gerecht zu werden.

Ulich, Grosskurth, Bruggemann (1973) verwenden unter dem Aspekt „Humanisierung" der Arbeit zwei Dimensionen, um den individuellen Handlungsspielraum bei der Arbeit aufzuwerten:

- eine horizontale Dimension zur Erweiterung des Tätigkeitsspielraums,
- eine vertikale Dimension zur Erweiterung des Entscheidungs- und Kontrollspielraums (Abb. 3.**29**).

Auf diesem Prinzip des Handlungsspielraums aufbauend lassen sich gemäß Abbildung 3.**30** verschiedene Grundformen der Arbeitsstrukturierung für den Fall der Arbeitsfeldveränderung vornehmen. Voraussetzung für diese Arbeitsfeldstrukturierung ist eine bereits bestehende Arbeitssituation, bei der die bestehenden Bedingungen aus betrieblicher oder mitarbeiterbezogener Sicht nicht zufriedenstellend sind.

Als wesentliche Grundformen der Arbeitsstrukturierung gelten bei der Arbeitsfeldvergrößerung:

- Arbeitsplatzwechsel (job rotation),
- Arbeitserweiterung (job enlargement),
- Arbeitsbereicherung (job enrichment),
- teilautonome Gruppenarbeit.

Im Gegensatz zur Arbeitsfeldverkleinerung (s. Abb. 3.**30**), die sich in erster Linie einer optimalen Zeitrationalisierung von Arbeitsvorgängen

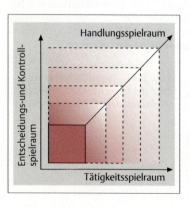

Abb. 3.**29** Der Handlungsspielraum als resultierende Größe aus Tätigkeitsspielraum sowie Entscheidungs- und Kontrollspielraum nach Ulich, Grosskurth, Bruggemann (1973)

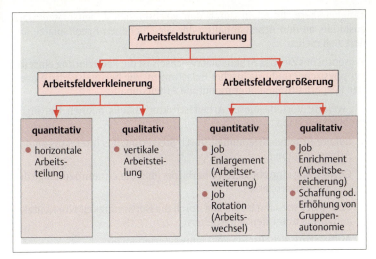

Abb. 3.**30** Grundformen der Arbeitsfeldstrukturierung nach Hahn, Link (1975)

widmet, orientieren sich Maßnahmen der Arbeitsfeldvergrößerung bevorzugt am „Arbeitssystem Denken" (Rohmert 1981). Dieses Systemdenken bezieht technisch-wirtschaftliche Ziele sowie insbesondere arbeitswissenschaftlich-humane Ziele mit ein.

Die in Abbildung 3.**30** ausgewiesenen Grundformen von Arbeitsstrukturmöglichkeiten stellen die prinzipiellen Möglichkeiten dar. Dabei kommen in der betrieblichen Praxis häufig Mischformen bzw. Kombinationen der verschiedenen Möglichkeiten zur Arbeitsfeldvergrößerung vor.

Nachfolgend findet sich eine Übersicht zu den genannten Grundformen der Arbeitsstrukturierung. Dabei sind jeweils deren wesentliche Inhalte kurz zusammengefaßt.

Arbeitsplatzwechsel (job rotation)

Der Arbeitsplatzwechsel ist als erster Schritt arbeitsstruktureller Maßnahmen zu sehen.

Bei diesem Prinzip wechseln die Mitarbeiter zwischen verschiedenen Arbeitsplätzen eines Arbeitssystems entweder planmäßig oder spontan. Die praktizierten Wechselintervalle erfolgen stunden-, tage- oder wochenweise. Beim Arbeitsplatzwechsel kommt die Ausweitung des

Tätigkeitsbereichs allein durch den wechselnden Arbeitsplatzeinsatz zustande, an den Arbeitsinhalten der verschiedenen Arbeitsplätze ändert sich nichts.

Wesentliches Ziel des Arbeitsplatzwechsels ist die Reduzierung einseitiger physischer und psychischer Belastungen, wie beispielsweise einseitige Körperhaltungen oder monotone Arbeitsinhalte.

Als weitere Vorteile dieses Arbeitsstrukturmodells nennen Hettinger, Wobbe (1993) u. a.:

- höhere Arbeitszufriedenheit durch Steigerung des Interesses an den Arbeitsaufgaben,
- Gewährung eines besseren Überblicks über die Zusammenhänge des Produktionsprozesses,
- Abbau der sozialen Isolierung durch die Notwendigkeit von Kontaktaufnahme unter den Mitarbeitern,
- Aufbau bzw. Erhaltung von Gruppenbeziehungen,
- höhere Anpassungsflexibilität der Mitarbeiter an personelle oder technische Veränderungen,
- größere organisatorische Beweglichkeit und Einsetzbarkeit der Mitarbeiter.

Folgende Nachteile des Arbeitsplatzwechsels können u. a. auftreten:

- erhöhter Einübungsaufwand nach jedem Wechselintervall, mit der entsprechenden zusätzlichen Beanspruchung und dadurch bedingte negative Einstellung der Mitarbeiter zum Wechselsystem,
- Schwierigkeiten der Integration neuer Mitarbeiter in die laufenden Wechselroutinen,
- aufwendigere Kontrollprozesse hinsichtlich der Zuordnung von Arbeitsaufgaben und Aufgabenträgern,
- erhöhter Planungsaufwand hinsichtlich der Aufstellung von Arbeitswechselprogramm und Produktionsprogramm.

Arbeitserweiterung (job enlargement)

Bei der Arbeitserweiterung (auch als horizontale Aufgabenerweiterung bezeichnet) werden mehrere Einzeltätigkeiten mit etwa gleichartigem Qualifikationsniveau zu einer größeren Gesamttätigkeit zusammengefaßt. Mit diesem Prinzip vergrößert sich die Anzahl der zu verrichtenden Arbeitstätigkeiten, prinzipiell andersartige Aufgabenanteile werden jedoch nicht mitaufgenommen.

Auch bei der Arbeitserweiterung soll einseitigen psychischen und physischen Belastungen begegnet werden; hier allerdings nicht durch den Tätigkeitswechsel (vgl. Arbeitsplatzwechsel), sondern durch eine Aufgabenerweiterung. In der Literatur finden sich verschiedene Aussagen zu den praktizierten Zykluszeiten bei der Arbeitserweiterung; diese liegen bei unter 5 Minuten bis hin zu 60 Minuten.

Auch bei diesem Prinzip der Arbeitstrukturierung wird kritisch angemerkt, daß die reine Arbeitserweiterung für den Mitarbeiter keine inhaltliche oder qualifikatorische Aufwertung bedeutet.

Arbeitsbereicherung (job enrichment)

Bei der Arbeitsbereicherung (auch als vertikale Aufgabenbereicherung bezeichnet) erfolgt eine Zusammenfassung von strukturell gleichartigen und verschiedenen Einzeltätigkeiten zu einer größeren Gesamttätigkeit. Dabei werden zusätzlich mehr Entscheidungs-, Kontroll- und Verantwortungskompetenzen einbezogen. Ziel ist es, mit dieser Arbeitsstrukturmaßnahme verschiedene Aufgaben zu einer größeren Handlungseinheit sinnvoll zusammenzufassen (Ulich et al. 1973). Im Gegensatz zur reinen Aufgabenerweiterung sind innerbetriebliche Maßnahmen der Arbeitsbereicherung in der Regel mit weiterreichenden Konsequenzen in organisatorischer und qualifizierender Hinsicht verbunden.

In Ergänzung zu den Zielen der Arbeitserweiterung sind bei der Arbeitsbereicherung u. a. folgende Ziele zu nennen (Hettinger u. Wobbe 1993):

- Erhöhung von Arbeitsmotivation und Arbeitsengagement,
- Steigerung der qualifikatorischen Anforderungen und des persönlichen Selbstwertgefühls,
- Verbesserung der betrieblichen Einsetzbarkeit und der beruflichen Aufstiegschancen,
- Erhöhung der Arbeitszufriedenheit,
- Verringerung der Arbeitsentfremdung und Fremdsteuerung/Erhöhung der Identifikation und Selbststeuerung,
- Sicherstellung des Belastungswechsels,
- Verringerung der Abwesenheitsraten und Fluktuation,
- Verbesserung der Wirtschaftlichkeit, Produktivität und Produktqualität,
- Erhöhung der Flexibilität des Arbeitssystems/Verringerung der Störanfälligkeit.

Hinsichtlich der Ergebnisse dieser betrieblichen Maßnahmen zur Arbeitsstrukturierung existieren positive und negative Rückmeldungen.

So können zum einen innerbetriebliche Widerstände auftreten, da die Arbeitsbereicherung durch den damit verbundenen Effekt der Steigerung von Entscheidungs- und Verantwortungskompetenzen an den angestammten Hierarchieprinzipien rühren kann. Weiterhin können mitarbeiterbezogene Fehleinschätzungen hinsichtlich Qualifizierungspotential und Verantwortungsbewußtsein zu Problemen bei der Umsetzung von Arbeitsbereicherungsmaßnahmen führen.

Trotz der Möglichkeiten, die zu nachteiligen Effekten bei der Umsetzung von Arbeitsbereicherung führen können, überwiegen in der Literatur die positiven Berichte über diese Maßnahme der Arbeitsstrukturierung.

Teilautonome Gruppenarbeit

Die teilautonome Gruppenarbeit stellt dasjenige Prinzip der vorgestellten Arbeitsstrukturmaßnahmen dar, das die weiteste Entwicklungsform im Hinblick auf eine menschgerechte Arbeit beinhaltet.

Teilautonome Gruppenarbeit umfaßt dabei in der Regel 3 bis 10 Arbeitspersonen, die in Selbstverantwortung komplette Produkte oder Dienstleistungen erbringen. Je nach Ausprägung der Gruppenarbeit können verschiedene Möglichkeiten bestehen, der Gruppe Entscheidungen bzw. zumindest Einflußmaßnahmen auf die Arbeitsorganisation zu übertragen (Gulowson 1972 zit. in Hettinger u. Wobbe 1993):

- Die Gruppe hat Einfluß auf die Formulierung und Festlegung der für sie geltenden Ziele in qualitativer (welche Produkte) und quantitativer (welche Mengen) Hinsicht.
- Die Gruppe entscheidet in gewissen Grenzen, wo, mit wem und wann (Zahl der Arbeitsstunden) sie arbeitet.
- Die Gruppe trifft die erforderlichen Entscheidungen hinsichtlich der Wahl der geeigneten Produktionsmethode (wenn Alternativen bestehen).
- Die Gruppe entscheidet über die interne Aufgabenverteilung.
- Die Gruppe entscheidet über die interne Zusammensetzung ihrer Mitglieder (Aufnahme und Ausschluß).
- Die Gruppe entscheidet, ob und welches Mitglied sie als internen Führer und welchen externen Führer sie zur Regelung von Grenzbedingungen haben will.
- Jedes einzelne Gruppenmitglied entscheidet darüber, wie es seine zu erfüllenden Einzelaufgaben erledigen will.

Je nachdem, welche dieser Kriterien erfüllt sind, ergibt sich ein zugehöriger kennzeichnender Autonomie-Status der Gruppe (Abb. 3.**31**).

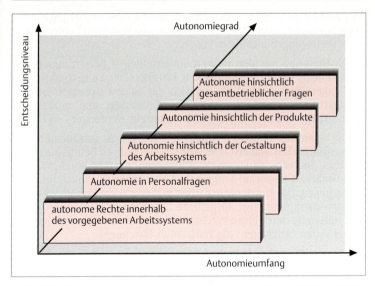

Abb. 3.31 Determinanten des Autonomiegrades nach Rohmert, Weg (1976)

In der Praxis liegen die Grenzen des tatsächlichen Autonomie-Status in der Regel bei der selbständigen Lösung von operativen Problemen des Betriebsalltags, also im wesentlichen bei arbeits- und arbeitsplatzbezogenen Inhalten, wie z. B. Pausenregelung, Arbeitsaufteilung, Produktkontrolle. Dagegen sind übergeordnete Funktionen, wie z. B. Autonomie bei Personalfragen oder Mitwirkung an der Produktentwicklung in der Regel nicht verwirklicht.

Als Ergebnisse der autonomen Gruppenarbeit werden den Projektkosten, erhöhten Investitions-, Lohn- und Ausbildungskosten folgende positive Auswirkungen gegenübergestellt: Verbesserte Produktivität, Qualität und Flexibilität sowie positive Effekte auf Fluktuationsraten und Krankenstand sowie insbesondere eine Verbesserung humaner Ziele (Qualifikation, Arbeitszufriedenheit, Selbstverwirklichungschancen, soziale Bedingungen im Betrieb etc.).

Mischarbeit

Eine häufig praktizierte Form der Arbeitsstrukturveränderung bildet die Mischarbeit, bei der mehrere unterschiedliche Tätigkeiten ausgeübt werden.

Mischarbeit existiert in unterschiedlichen Formen, wobei jeweils die vorgenannten Grundformen der Arbeitsstrukturierung auf unterschiedliche Weise eingebunden sein können:

In Abstimmung mit den in 3.1.4 vorgestellten 4 Bewertungsebenen menschlicher Arbeit (Ausführbarkeit, Erträglichkeit, Zumutbarkeit, Persönlichkeitsförderlichkeit) lassen sich die beiden Grundformen von Mischarbeit - belastungsmindernde Mischarbeit und qualifizierte Mischarbeit - wie in Abbildung 3.32 dargestellt einordnen:

- Die belastungsmindernde Mischarbeit beschränkt sich auf die Stufen Ausführbarkeit und Erträglichkeit des vierstufigen Beurteilungskonzepts. Die verschiedenartigen Tätigkeiten, die den Mischcharakter ausmachen, liegen auf dem gleichen Niveau von Qualifikationsanforderungen. Das Ziel der Mischarbeit in dieser Form liegt im wesentlichen darin, einseitige körperliche Belastungen zu verringern, beispielsweise durch einen Wechsel zwischen sitzend und stehend ausgeführten Tätigkeiten (sog. horizontale Mischung).

- Die qualifizierte Mischarbeit dagegen versucht, allen vier Beurteilungskriterien zu genügen, bezieht also auch die beiden Stufen der Zumutbarkeit und Persönlichkeitsförderlichkeit ein und beinhaltet eine Anreicherung von Arbeitsinhalten durch Tätigkeiten, die höhere Qualifikationsanforderungen stellen (sog. vertikale Mischung).

Um die Bereiche Zumutbarkeit und Persönlichkeitsförderlichkeit abzudecken, nennt Schardt (1984) eine Reihe von Inhalten, die bei qualifizierter Mischarbeit erfüllt werden sollen:

- Abwechslung bezüglich der Tätigkeitsarten.
- Komplette Arbeitsaufgaben, d.h. es muß ein funktionaler Zusammenhang der einzelnen Verrichtungen mit erkennbarem individuellem Arbeitsergebnis als Beitrag zur Gesamtaufgabe gegeben sein.

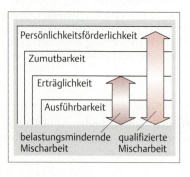

Abb. 3.32 Einordnung von Mischarbeit in die 4 Bewertungsebenen menschlicher Arbeit modifiziert nach Schardt (1984)

- Selbständigkeit, d.h. ein Mindestmaß an Wahlfreiheit hinsichtlich der Art und der Abfolge von Verrichtungen sowie der Möglichkeit, Entscheidungen zu treffen (Verantwortlichkeit).
- Lernanreize und -möglichkeiten.
- Soziale Beziehungen, die befriedigen, zumindest aber nicht dauerhaft beeinträchtigend sind.

3.2 Ergonomie

F. Heidinger, B. Jaspert, B. Duelli

Wie bei den Begriffsdefinitionen (S. 212 ff) der arbeitswissenschaftlich orientierten Fächer betont, handelt es sich bei der Ergonomie um einen Wissenschaftsbereich mit ausgeprägtem Anwendungsbezug. Als wesentlicher Bestandteil der Ergonomie zählt folglich deren praktische Umsetzung in Form der ergonomischen Arbeitsgestaltung. Nach Schmidtke (1993) hat die ergonomische Arbeitsgestaltung als vorrangiges Ziel die Harmonisierung von Humanität und Wirtschaftlichkeit (Abb. 3.33). Die Beurteilung menschlicher Arbeit erfolgt dabei anhand der bekannten Kriterien Ausführbarkeit, Erträglichkeit, Zumutbarkeit und Zufriedenheit (s. 3.1.4, S. 226 ff).

Als zentrale Aufgabe der Arbeitsgestaltung gilt die Optimierung - nicht Minimierung - der Beanspruchung des Arbeitnehmers mit dem Ziel, seine Leistung zu maximieren. Gegliedert werden die verschiedenen Bereiche der Arbeitsgestaltung so, daß sie letzlich der von der Arbeit ausgehenden Belastungswirkung zugeordnet werden: die arbeitsbedingte Beanspruchung des Menschen resultiert entsprechend dem Belastungs - Beanspruchungskonzept (s. 3.1.4, S. 228 ff) aus

- der Belastungsart und -höhe,
- der Belastungsdauer sowie
- der individuellen Charakteristik.

Um die Belastungsart und -höhe in ergonomisch sinnvollen Grenzen (Beanspruchung unterhalb der Dauerleistungsgrenze, s. 3.1.4) zu halten, müssen der geometrische Aufbau des Arbeitsplatzes sowie der funktionelle Arbeitsablauf nach menschbezogenen, anatomisch-physiologischen Gesichtspunkten gestaltet sein.

So sind beispielsweise die geometrischen Gegebenheiten der Arbeitsplätze (Tischhöhe, Stuhlhöhe, Anordnung von Bedienelementen etc.) nach den Körpermaßen unterschiedlich großer Menschen zu konzipieren (s. „Anthropometrische Arbeitsgestaltung").

Die Gestaltung von Arbeitsabläufen erfordert die Berücksichtigung anatomischer und physiologischer Gegebenheiten, um z. B. ermüdungsbe-

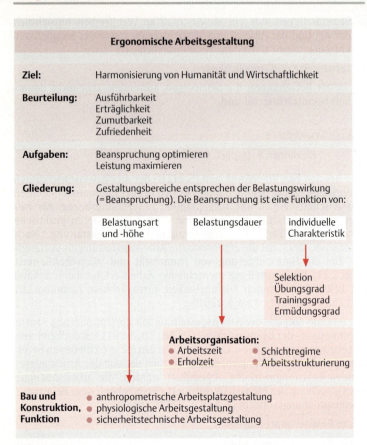

Abb. 3.**33** Elemente der Ergonomischen Arbeitsgestaltung (modifiz. nach Rohmert; zit. in Schmidtke, 1993)

dingte Leistungseinbußen oder gesundheitliche Beeinträchtigungen zu vermeiden. Hier liefert die physiologische Arbeitsgestaltung Handlungshilfen, um beispielsweise statische Arbeitsanteile zugunsten dynamischer Tätigkeiten zu reduzieren, da es bei statischer Muskelarbeit aufgrund der speziellen Stoffwechselsituation (anaerobe Energiegewinnung, vgl. 3.1.4, S. 226 ff) kurzfristig zu vorzeitiger Ermüdung sowie langfristig zu Muskelverspannungen kommen kann.

Für die Optimierung der Belastungsdauer unter dem Aspekt der Beanspruchung (Beanspruchung ≤ Dauerleistungsgrenze) spielen die zeitliche Arbeitsgestaltung (s. 3.1.4 Arbeitszeit, Erholzeit, S. 226 ff, aber auch das Schichtregime s. S. 253 ff) sowie die Arbeitsorganisation (z. B. Formen der Arbeitsstrukturierung: job rotation, job enlargement, job enrichment etc., 3.1.6, S. 250 ff) nach ergonomischen Grundsätzen eine Rolle.

Aufbauend auf den in Kapitel 3.1.4 geschilderten arbeitsphysiologischen Grundlagen werden in den folgenden Abschnitten weitere wesentliche Elemente der ergonomischen Arbeitsgestaltung dargestellt und anhand von Anwendungsbeispielen illustriert.

3.2.1 Arbeitsplatzgestaltung

F. Heidinger, B. Jaspert, B. Duelli

Die Arbeitsplatzgestaltung bildet ein zentrales Element der ergonomischen Arbeitsgestaltung.

Aufbauend auf menschbezogenen Grundlagen, wie z. B. Körpermaßen, Greifräumen oder Körperkräften, ist es Aufgabe der Ergonomie, Arbeitsplätze technisch so zu gestalten, daß ermüdungsbedingte Leistungseinbußen oder gesundheitliche Beeinträchtigungen vermieden werden.

Im folgenden werden zunächst wesentliche menschbezogene Grundlagen der Arbeitsplatzgestaltung erläutert (s. „Menschbezogene Grundlagen", s. u.). Daran anschließend werden Anwendungshilfen (z. B. Körperumrißschablonen) zur Konzipierung eines Arbeitsplatzes vorgestellt (s. „Anwendungshilfen", S. 287 ff). Die praktische Umsetzung erfolgt dann anhand der Auslegungsprinzipien verschiedener Sitz- und Steharbeitsplätze (s. „Umsetzung", S. 289 ff).

Eine Darstellung konkreter Anwendungsfälle (z. B. Bildschirmarbeitsplatz, Arbeitsplatz des Physiotherapeuten) findet sich in „Angewandte Arbeitsplatzergonomie", S. 360 ff).

•••• Menschbezogene Grundlagen

Als eine Hauptaufgabe der Ergonomie wurde bei den Begriffsdefinitionen, S. 212 ff, die Anpassung der Arbeit an den Menschen genannt. Der arbeitende Mensch gilt demnach als Maßstab für die Auslegung des Arbeitsplatzes und der Arbeitsmittel (Werkzeuge, Stellteile, Anzeigen usw.).

Die hierzu erforderlichen Datengrundlagen liefert die Anthropometrie, eine Fachrichtung, die sich mit der Erfassung und Aufbereitung von Maßgrößen des menschlichen Körpers beschäftigt.

Für die praktische Arbeitsgestaltung sind folgende menschbezogenen Daten erforderlich:

- Abmessungen des menschlichen Körpers,
- Bewegungsbereiche der Gelenke und Länge der Extremitäten mit den sich daraus ergebenden Greifräumen,
- Körperstellungen und Körperhaltungen,
- Körperkräfte sowie
- Blickfelder und Gesichtsfelder.

Abmessungen des menschlichen Körpers

In erster Linie muß sich die Anpassung eines Arbeitsplatzes auf die Körperabmessungen der arbeitenden Person beziehen. Die Körpermaße (Gesamtkörperhöhe, Teilkörpermaße) variieren erheblich in der Bevölkerung (z. B. alters- und geschlechtsabhängig). Weiterhin sind die erforderlichen Arbeitsplatzmaße von der Arbeitshaltung (sitzend, stehend usw.) sowie vom Arbeitsgegenstand und der Arbeitsaufgabe abhängig (Abb. 3.**34**).

Da die Anpassung eines Arbeitsplatzes so weit wie möglich an die individuellen Körpermaße erfolgen muß, ist die Definition eines „Durchschnittsmenschen" mit Durchschnittsmaßen in den wenigsten Fällen sinnvoll. Für die Arbeitsgestaltung ist es folglich nötig, Körpermaße für breite Bevölkerungsgruppen zu kennen. Hierbei muß allerdings insofern eingeschränkt werden, als extrem kleine und extrem große Menschen bei Standardauslegungen aufgrund der technisch-wirtschaftlichen Machbarkeit nicht berücksichtigt werden können.

DIN 33 402, in der die wesentlichen Körpermaße tabelliert sind, beschreibt hierzu den Begriff des Perzentils:

> *Definition:* Ein Perzentilwert gibt an, wieviel Prozent der Menschen in einer Bevölkerungsgruppe – in Bezug auf ein bestimmtes Körpermaß – kleiner sind als der jeweils angegebene Wert. So liegt z. B. das 95. Perzentil der Körperhöhe von 16- bis 60jährigen Männern bei 1841 mm. Das besagt, daß 95 % dieser Bevölkerungsgruppe kleiner und 5 % größer als 1841 mm sind.

In der praktischen Arbeitsgestaltung wird in der Regel ein Anpassungsbereich zwischen dem 5. und 95. Perzentil gewählt, d. h. die Auslegung des Arbeitsplatzes erfolgt so, daß für 90 % der jeweiligen Benutzerpopulation eine ausreichende Anpassung möglich ist.

Abbildung 3.**35** weist beispielhaft für die deutsche Bevölkerung (Männer und Frauen im Alter von 16 bis 60 Jahren) die Verteilung des Maßes „Körperhöhe" auf der Grundlage der Daten in DIN 33 402 aus. In Tabelle

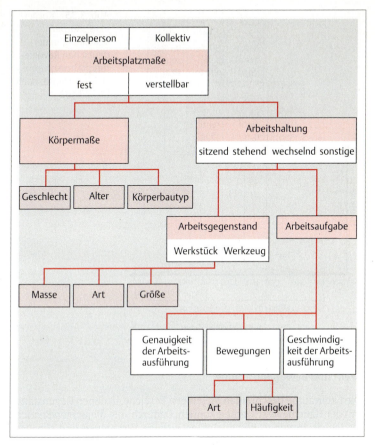

Abb. 3.**34** Wesentliche Faktoren, die die Arbeitsplatzmaße beeinflussen nach Bullinger (1994)

3.**9** sind wesentliche Körpermaße des stehenden und sitzenden Menschen ausgewiesen, die als Grundlage für die Gestaltung von Steh- und Sitzarbeitsplätzen (s. „Umsetzung", S. 289 ff) heranzuziehen sind.

Eine umfangreiche anthropometrische Datensammlung findet sich im Handbuch der Ergonomie. Hier sind in Ergänzung zu den Daten des unbekleideten Menschen auch erforderliche Zuschläge für Bekleidung ausgewiesen.

3 Ergonomie und Arbeitsmedizin

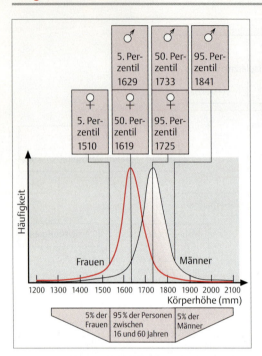

Abb. 3.35 Körpermaß „Körperhöhe": Verteilung in der deutschen Bevölkerung; Altersgruppe 16 bis 60 Jahre; nach DIN 33 402

Greif- und Bewegungsräume

Die Greifräume beschreiben diejenigen Bereiche, in denen Gegenstände mit der Hand bewegt werden können. Dadurch sind diejenigen Bereiche festlegbar, in denen Bedienelemente sowie Werkzeuge und sonstiges Hilfsmaterial angeordnet sein müssen. Zu große Greifbereiche erfordern ein Mitbewegen des Rumpfes. Dadurch werden die Genauigkeit und Ökonomie des Arbeitsablaufs beeinträchtigt und das Risiko von Beschwerden im Schulter-Nackenbereich und Rücken erhöht.

Zu unterscheiden sind:

Anatomisch maximaler Greifraum: Dieser Bereich kann bei unbewegtem Oberkörper mit maximal ausgestreckten Armen unter Mitbewegung des Schultergelenkes erreicht werden.

Physiologisch maximaler Greifraum: Dieser Bereich kann bei unbewegtem Oberkörper mit entspannten Armen ohne Mitbewegung des Schultergelenkes erreicht werden. Dieser physiologisch maximale Greifraum ist für die praktische Arbeitsgestaltung sehr bedeutsam. Sein Radius ist

3.2 Ergonomie

Tabelle 3.9 Ausgewählte Körpermaße des stehenden und sitzenden Menschen (unbekleidet, Altersgruppe 16 bis 60 Jahre); nach DIN 33402

Ohne Schuhe ergeben sich die gerundeten Maße

Frauen	Männer
5. Perzentil .... 1,51 m	
50. Perzentil .... 1,63 m .... 5. Perzentil	
95. Perzentil .... 1,73 m .... 50. Perzentil	
1,84 m .... 95. Perzentil	

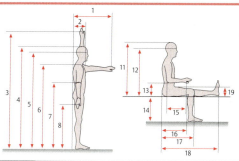

Abmessungen (in cm)	Perzentile					
	männlich			weiblich		
	5.	50.	95.	5.	50.	95.
1 Reichweite nach vorn	66,2	72,2	78,7	61,6	69,0	76,2
2 Körpertiefe	23,3	27,6	31,8	23,8	28,5	35,7
3 Reichweite nach oben (beidarmig)	191,0	205,1	221,0	174,8	187,0	200,0
4 Körperhöhe	162,9	173,3	184,1	151,0	161,9	172,5
5 Augenhöhe	150,9	161,3	172,1	140,2	150,2	159,6
6 Schulterhöhe	134,9	144,5	154,2	123,4	133,9	143,6
7 Ellbogenhöhe über der Standfläche	102,1	109,6	117,9	95,7	103,0	110,0
8 Höhe der Hand über der Standfläche	72,8	76,7	82,8	66,4	73,8	80,3
9 Schulterbreite	31,0	34,4	36,8	31,4	35,8	40,5
10 Hüftbreite, stehend	36,7	39,8	42,8	32,3	35,5	38,8
11 Körpersitzhöhe (Stammlänge)	84,9	90,7	96,2	80,5	85,7	91,4
12 Augenhöhe im Sitzen	73,9	79,0	84,4	68,0	73,5	78,5
13 Ellbogenhöhe über der Sitzfläche	19,3	23,0	28,0	19,1	23,3	27,8
14 Länge d. Unterschenk. m. Fuß (Sitzflächenh.)	39,9	44,2	48,0	35,1	39,5	43,4
15 Ellbogen-Griffachsen-Abstand	32,7	36,2	38,9	29,2	32,2	36,4
16 Sitztiefe	45,2	50,0	55,2	42,6	48,4	53,2
17 Gesäß-Knie-Länge	55,4	59,9	64,5	53,0	58,7	63,1
18 Gesäß-Bein-Länge	96,4	103,5	112,5	95,5	104,4	112,6
19 Oberschenkelhöhe	11,7	13,6	15,7	11,8	14,4	17,3
20 Breite über d. Ellbogen	39,9	45,1	51,2	37,0	45,6	54,4
21 Hüftbreite, sitzend	32,5	36,2	39,1	34,0	38,7	45,1

um etwa 10% kleiner als der des anatomisch maximalen Greifraums. Innerhalb dieses Bereichs sollen Werkstücke, Werkzeuge, Bedienelemente und Materialbehälter angeordnet sein.

Kleiner Greifraum: Dieser Bereich kann mit unbewegtem Oberkörper und bequem herabhängenden Oberarmen von den Unterarmen umfahren werden. Der kleine Greifraum kennzeichnet den sinnvollen Bereich für häufig wiederkehrende Greifbewegungen.

Innerhalb des Greifraums können vier Zonen unterschieden werden, in denen die Bewegungsabläufe grundsätzlich verschieden sind:

- Zone 1 - Arbeitszentrum: Beide Hände arbeiten nahe beieinander im Blickfeld. Montageort, Ort für Aufnahmevorrichtungen.
- Zone 2 - Erweitertes Arbeitszentrum: Beide Hände arbeiten im Blickfeld und erreichen alle Orte dieser Zone.
- Zone 3 - Einhandzone: Zone zum Lagern von Teilen und Handwerkszeugen, die einhändig oft gegriffen werden sowie für Handstellteile.
- Zone 4 - Erweiterte Einhandzone: Äußerste nutzbare Zone für Greifbehälter.

Prinzipiell sollte der Greifraum nach der kleinsten Arbeitsperson der in Frage kommenden Benutzergruppe dimensioniert werden (z.B. 5. Perzentile Frau, Abb. 3.**36** und 3.**37**).

Körperstellung / Körperhaltung

Wie bereits bei der Darstellung der Körpermaße erkennbar, spielen bei der praktischen Arbeitsgestaltung die jeweilige Körperstellung und Kör-

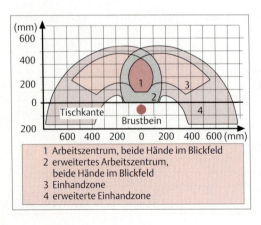

Abb. 3.**36** Horizontalschnitt durch den Greifraum in Ellenbogenhöhe (5. Perzentile Frau) in Anlehnung an Lange (1985)

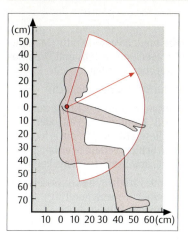

Abb. 3.**37** Vertikalschnitt durch den Greifraum in der Schultergelenkebene (5. Perzentile Frau) in Anlehnung an Schmidtke (1993)

perhaltung eine grundlegende Bedeutung für die Dimensionierung des Arbeitsplatzes.

- Körperstellung: Grundstellungen, also Sitzen, Stehen, Liegen.
- Körperhaltung: Modifikationen der Grundstellungen, also z. B. gebeugtes Stehen.

Ziel der ergonomischen Arbeitsgestaltung ist es, ungünstige Körperhaltungen zu vermeiden, da anderenfalls für den eigentlichen Arbeitsablauf nicht mehr die volle Leistungsfähigkeit zur Verfügung steht. Angestrebt wird, daß

- möglichst natürliche (physiologische) Arbeitshaltungen eingenommen werden können (z. B. aufrechtes Stehen, Sitzen anstelle von gebeugten Körperhaltungen),
- möglichst wenig einseitig statische Arbeitshaltungen und Arbeitsstellungen zugunsten eines regelmäßigen Wechsels (z. B. Wechsel zwischen Sitz- und Steharbeit) vorgesehen werden.

Werden beispielsweise Lasten beim Heben und Tragen einseitig hantiert oder wird nicht auf eine möglichst symmetrische Arbeitsplatzgestaltung geachtet, können sich arbeitsbedingte Rückenbeschwerden (z. B. Skoliosen) ergeben. Diese Gefahr besteht u. a. an Kassenarbeitsplätzen, bei Bedienungspersonal in der Gastronomie (einseitige Tragehaltung des Tabletts) oder auch bei Berufskraftfahrern, wenn die Bedienteile (Lenkrad, Pedalerie) unsymmetrisch angeordnet sind.

Körperkräfte

Bei vielen Arbeiten müssen von der arbeitenden Person Kräfte (Manipulieren von Gegenständen, Heben und Tragen von Lasten) und Drehmomente (z. B. Drehen von Stellteilen) abgegeben werden.

Grundsätzlich sind zwei unterschiedliche Situationen möglich:

- Die Arbeitsperson muß im Schichtverlauf regelmäßig Kräfte zur Ausübung ihrer Tätigkeiten abgeben (z. B. Montagetätigkeit oder auch Tätigkeit des Physiotherapeuten). In diesen Fällen darf die erforderliche Kraft nicht so hoch sein, daß es im Schichtverlauf bzw. langfristig zu Überbeanspruchungen des Muskel- und Skelettsystems kommt.

- Die Arbeitsperson muß eine bestimmte Tätigkeit, beispielsweise im Gefahrenfall (Verschließen/Öffnen einer Feuerschutztüre), überhaupt ausüben können (sicherheitskritische Fälle).
  In diesen Fällen muß die Betätigung beispielsweise eines Drehrades oder eines Hebels überhaupt möglich sein, d. h. daß die zur Stellteilbetätigung erforderliche Kraft darf nicht die jeweilige Maximalkraft der Arbeitsperson überschreiten.

Relativ leicht festlegbar sind die maximalen Körperkräfte, die von einem Menschen abgebbar sind. Diese Kräfte können im Rahmen von Reihenuntersuchungen gemessen und - ähnlich den Körperabmessungen - in Perzentile eingeteilt werden (Abb. 3.**38**).

Für die praktische Arbeitsgestaltung sind jedoch auch diejenigen Kräfte, die nach Höhe und Dauer als erträglich (beeinträchtigungslos) einzustufen sind, bedeutsam.

Dies ist insofern problematisch, als diese von einer ganzen Reihe von personenbezogenen und tätigkeitsbezogenen Einflüssen abhängig sind, die in den praktischen ergonomischen Empfehlungen nur teilweise berücksichtigt werden können, z. B.:

- Personenbezogene Einflußgrößen:
- Geschlecht,
- Alter,
- Konstitution,
- Trainiertheit,
- Übung,
- etc.

- Tätigkeitsbezogene Einflußgrößen:
- Lage des Kraftangriffspunktes,
- Kraftrichtung,
- Häufigkeit der Muskelarbeit,
- Dauer der Arbeitszeit,
- Dauer der statischen Muskelarbeit,

Kräfte an Hebeln

Definition
Die Kraftausübung erfolgt als statische Stellkraft in einer
Frontalebene vor dem Körper mit der rechten oder linken Hand.

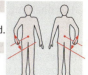

Meßmethode
Die Messung der maximalen isometrischen Stellungskraft erfolgt bei nicht fest vorgegebener Körperhaltung im Stehen. Meßwert für die maximale isometrische Stellungskraft ist der maximale Kraftwert, der beim Verfolgen einer rampenförmig ansteigenden Anzeige erzielt wird.

Meßinstrument Drehmomentaufnehmer
Datenbasis
Frauen: N = 56, Alter 19 – 30 Jahre ($\bar{x}_A = 23{,}1 \pm 2{,}0$)
Männer: N = 404, Alter 18 – 30 Jahre ($\bar{x}_A = 20{,}9 \pm 2{,}1$)
Erhebung 1983

Perzentile	max. Kräfte (N) Betätigungsrichtung			
	Druck		Zug	
	Frauen	Männer	Frauen	Männer
1	./.	349	./.	361
5	302	448	248	498
10	323	474	263	551
15	347	505	298	604
20	355	524	325	623
25	365	544	335	648
30	378	558	346	678
35	388	570	370	695
40	392	581	380	719
45	399	591	390	732
50	408	600	397	766
55	413	611	410	787
60	427	624	431	806
65	432	639	458	824
70	443	649	470	857
75	454	663	477	882
80	462	681	483	911
85	470	697	491	937
90	485	719	512	993
95	514	758	539	1058
99	566	802	558	1253
$\bar{x} \pm s$	410,9 ± 65,2	601,7 ± 95,7	403,2 ± 89,8	768,5 ± 173,3

Die Perzentilwerte basieren auf den individuellen Mittelwerten aus jeweils rechts- und linkshändiger Betätigung

Abb. 3.**38** Beispiel eines Datenblattes über isometrische Körperkräfte in Perzentildarstellung nach Schmidtke, Rühmann (1983) Simulierter Anwendungsfall: Betätigung eines Hebels vor dem Körper in Druck- und Zugrichtung

- Körperstellung und -haltung bei der Muskelarbeit,
- Einsatz von Arbeitshilfen,
- Greifart,
- Handhaltung,
- etc.

Je nach Art der muskulären Tätigkeit kann in statische oder dynamische Fälle des Kraftaufbringens unterschieden werden. Dabei sind aus Sicht der Arbeitsgestaltung verschiedene Aspekte zu berücksichtigen:

Statische Kräfte

Für gelegentliche Kraftausübung in *nicht-sicherheitskritischen* Anwendungsfällen wird empfohlen, 80% der Maximalkraft der 5. Perzentile als zulässigen Grenzwert heranzuziehen (Rühmann 1993).

Die zugehörigen Richtwerte für *sicherheitskritische* Anwendungsfälle müssen dagegen noch deutlich niedriger liegen, nämlich bei ca. 60% der Maximalkraft der 1. Perzentile.

Für den Fall, daß im Arbeitsablauf regelmäßig oder sogar andauernd statische Kraftaufwendungen erforderlich sind, muß folgendes berücksichtigt werden: Statische Muskelarbeit kann nur dann über einen längeren Zeitraum ermüdungsfrei ausgeübt werden, wenn die abgeforderte Kraft kleiner als 15% der isometrischen Maximalkraft beträgt (s. auch 3.1.4, S. 239). In Tabelle 3.**10** sind exemplarisch die Hubkräfte an Griffen und Packstücken für verschiedene Perzentile ausgewiesen.

Dynamische Kräfte

Um Aussagen zu Richtwerten für dynamische Fälle des Kraftaufbringens zu ermöglichen, entwickelte Burandt (1978) ein zugehöriges Berechnungsverfahren, das sich auf die isometrischen Stellungskräfte stützt. Ausgehend von der Normalkraft (F_N), die etwa 30jährigen Männern entspricht, wird durch Berücksichtigung verschiedener Korrekturfaktoren für Lebensalter und Geschlecht (K_A) sowie Trainiertheit (K_B) auf die individuelle Maximalkraft (F_{Ind}) der interessierenden Personen geschlossen, also

$F_{Ind} = F_N \cdot K_A \cdot K_B$ (Abb. 3.**39**)

Ein weiterer Korrekturfaktor K_C berücksichtigt die Häufigkeit der dynamischen Kraftanstrengung innerhalb z. B. einer 8-Stunden-Schicht. Hier wird weiter unterschieden in schwer-dynamische Körperarbeit (z. B. Heben von Lasten) und einseitig-dynamische Muskelarbeit des Hand-Arm-Systems (z. B. Sortieren von Sendungen im Zustelldienst) bzw. des Fuß-Bein-Systems.

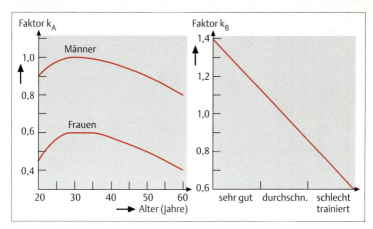

Abb. 3.**39** Diagramm zur Bestimmung der Faktoren K_A (Lebensalter und Geschlecht) und K_B (Trainiertheit) nach Rühmann (1993)

Wie Abbildung 3.**40** verdeutlicht, darf der Faktor K_C bestimmte Grenzwerte in Abhängigkeit vom Lebensalter nicht überschreiten.

Die für dynamische Kraftausübung zulässige Kraft (F_{Zul}) ist formal zu beschreiben mit:

$F_{Zul} = F_{Ind} \cdot K_C$

Ausführliche Angaben zu Körperkräften in verschiedensten Fällen des Kraftaufbringens finden sich in DIN 33 411 (Körperkräfte des Menschen) sowie im Handbuch der Ergonomie.

Bullinger (1994) stellt ein Berechnungsverfahren vor, mit dessen Hilfe zulässige Kräfte für statische und dynamische Muskelarbeit des Hand-Finger-Systems abgeschätzt werden können. Die Empfehlungen sind in Tabelle 3.**11** ausgewiesen.

Berechnungsverfahren existieren auch für die Ermittlung zulässiger Hebe- und Tragelasten (NIOSH- National Institute of Occupational Safety and Health -Verfahren, Ergon-Lift-Verfahren nach Laurig) unter den Aspekten zulässiger Muskelkraft und Wirbelsäulenbelastung.

Für die Praxis werden jedoch häufig Grenzlasten verwendet, die eine Reihe von Einflüssen unberücksichtigt lassen und folglich nur als Anhaltswerte gelten können. Als Beispiel hierfür seien die in 3.1.4 Arbeitsphysiologische Grundlagen, S. 226 ff, ausgewiesenen Grenzwerte für das Heben und Tragen von Lasten (s. auch Tabelle 3.**5**) genannt, die Optimalbedingungen voraussetzen, also beispielsweise eine aufrechte Wirbel-

Tabelle 3.10 Hubkräfte (N) an Griffen und Packstücken nach Rühmann (1993)

Nr.	Beschreibung der Kraftaufbringungsfälle		männlich			weiblich	
			Perzentile				
		5	10	50	5	10	50
1.	Hubkraft an T-förmigem Griff in der Medianebene, stehend, beidhändig, körpernah, Kraftangriffshöhe 100 mm			911			543
2.	Hubkraft an T-förmigem Griff in der Medianebene, stehend, beidhändig, körperfern, Kraftangriffshöhe 500 mm			563			444
3.	Hubkraft am Packstück vor dem Körper mit Unterfassungsgriff, stehend, beidhändig Kraftangriffshöhe:						
	150 mm	573	667	973	240	283	458
	500 mm	611	712	990	267	318	495
	850 mm				283	303	411
	900 mm	596	617	825			
	1100 mm	348	390	539	143	169	244
	1350 mm				142	153	198
	1500 mm	290	316	401			

4. Hubkraft am Packstück mit Eingriff, stehend, beidhändig

   Kraftangriffshöhe:

400 mm	593	682	1 103	253	308	475
750 mm	635	738	1 282	264	316	517
1 105 mm				250	267	358
1 155 mm	528	586	844			
1 350 mm	265	301	417	114	130	183
1 355 mm				128	137	209
1 455 mm	244	255	407			

5. Hubkraft an Tragholmen, stehend, beidhändig
   Kraftangriffshöhe 280 mm

	869	1008	1353	385	467	675

6. Hubkraft an Tragegriff in der Sagittalebene, stehend, einhändig, körpernah

   Kraftangriffshöhe:

400 mm	556	632	832	245	301	447
600 mm	684	708	854	203	284	488
1000 mm	422	451	634	186	214	279

7. Hubkraft an Tragegriff in der Sagittalebene, stehend, einhändig, körperfern

   Kraftangriffshöhe:

600 mm	359	378	512	139	177	276
1000 mm	239	250	343	98	129	184

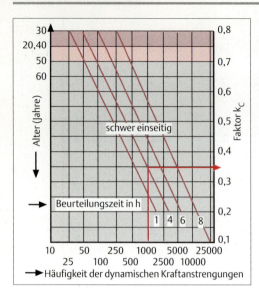

Abb. 3.40 Diagramm zur Bestimmung des Faktors K_C (Häufigkeit der dynamischen Anstrengung) nach Rühmann (1993)

säulenhaltung ohne seitliche Verdrehung. Bei der Anwendung derartiger Grenzwerte ist zu berücksichtigen, daß die real häufig anzutreffenden Hebe- und Tragehaltungen mit Rundrückenhaltung oder auch Torsions-(Dreh-)bewegungen der Wirbelsäule in keiner Weise den geforderten Optimalbedingungen entsprechen.

Blickfeld und Gesichtsfeld

Die Gestaltung des Arbeitsplatzes unter optischen Gesichtspunkten spielt insofern eine besondere Rolle, als der Mensch 80–90% seiner Sinneseindrücke über das Auge wahrnimmt. Bei den meisten Arbeitsaufgaben erfolgen Steuerung und Kontrolle des Arbeitsablaufs durch den optischen Apparat.

Aufgabe der Arbeitsplatzgestaltung unter optischen Gesichtspunkten ist es, Beobachtungsobjekte so anzuordnen, daß die Beanspruchung des optischen Apparates so niedrig wie möglich ist, um Ermüdungseffekten und damit auch Leistungseinbußen (Fehlerhäufigkeit) entgegenzuwirken. Praktisch bedeutet dies, daß beispielsweise wichtige Anzeigen oder Instrumente möglichst im optimalen Blickfeld, unwichtige Elemente eher in der Peripherie angeordnet werden.

3.2 Ergonomie

Tabelle 3.11 Datenblatt mit Maximalkräften des Hand-Finger-Systems nach Bullinger (1994)

Maximalkraft in N	Datenblatt mit Maximalkräften des Hand-Finger-Systems		Maximalkraft in N	Datenblatt mit Maximalkräften des Hand-Finger-Systems	
90		Daumen gegen Zeigefingerspitze	400		Daumenballenschalter
120		Daumen gegen Zeigefingerseite	250		Mehrfingerdruckknopfschalter
410		Faustschluß um einen Zylinder mit 40 mm Durchm.	60		Einfingerdruckknopf (Zeigefinger)
80		Einfingerdruckknopf an Handschalter	120		Mehrfingerdruckleiste
100		Daumenschalter, Zeigefingergegenhalten	180		Druckleiste durch Daumenballen betätigen
190		Maximalkraft zwischen Daumen und vier Fingern	100		Druckknopf durch Daumen betätigen
460		Maximalkräfte beim Schließen von Zangengriffen (Öffnungsweite 70%)			

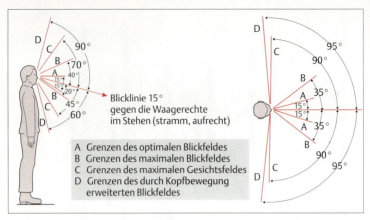

Abb. 3.41 Bereiche des vertikalen und horizontalen Blick- und Gesichtsfeldes nach Lange (1985)

Nach DIN 33 414 wird der Sehraum zum einen durch die Größe des Gesichts-, Blick- und Umblickfeldes, zum andern durch die Lage der Sehachse bestimmt.

- *Definitionen:*
  - ❖ Gesichtsfeld: Das Gesichtsfeld umfaßt den Bereich, der bei fester Kopfstellung und fixierenden Augen übersehen werden kann.
  - ❖ Blickfeld: Das Blickfeld umfaßt den Bereich, in dem bei fester Kopfhaltung und bewegten Augen Sehobjekte fixiert werden können.
  - ❖ Umblickfeld: Das Umblickfeld umfaßt den Raum, in dem bei bewegtem Körper, bei bewegtem Kopf und bewegten Augen Sehobjekte fixiert werden können.
  - ❖ Sehachse: Als Sehachse wird die Verbindungslinie zwischen einem fixierten Punkt und dem Fixationsort auf der Netzhaut des Auges bezeichnet. Die Normallage der Sehachse ist durch die entspannte Kopfhaltung und Augenhaltung bestimmt.

In Abbildung 3.41 sind die für die optische Arbeitsgestaltung wesentlichen Bereiche horizontaler und vertikaler Blick- und Gesichtsfelder dargestellt. Abbildung 3.42 zeigt die Neigung der entspannten Sehachse bei verschiedenen Körperstellungen (Stehen, Sitzen) bzw. Körperhaltungen (Stehen aufrecht, Stehen bequem).

Der erforderliche Sehabstand wird je nach dem Feinheitsgrad der Sehaufgabe folgendermaßen angegeben:

- ❖ für Feinstarbeit (nur sitzend: 25 cm)

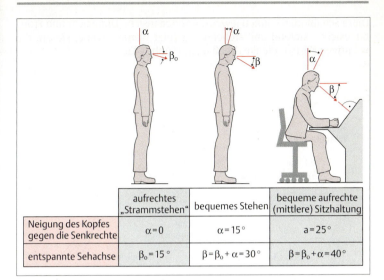

Abb. 3.42 Neigung der entspannten Sehachse bei unterschiedlichen Körperstellungen und -haltungen nach Lange (1985)

- für Feinarbeiten (sitzend/stehend: 35 cm)
- für Grobarbeiten (sitzend/stehend: 60 cm).

Anwendungshilfen

Zur Auslegung von Arbeitsplätzen stehen verschiedene konstruktive Hilfsmittel zur Verfügung. Zur vereinfachten Anwendung eignen sich Zeichen-Schablonen, die im Maßstab 1 : 10 für 4 verschiedene Körpergrößen (s. unten) existieren. Diese in DIN 33416 genormten Zeichenschablonen repräsentieren die menschlichen Körperumrisse in typischen Arbeitshaltungen, wobei bei allen 4 Schablonen jeweils Zuschläge für Bekleidung und Schuhwerk berücksichtigt sind. Die Schablonen bestehen für folgende Körpertypen:

- 1540 mm: „kleinste Frau" (nur ca. 5 % Frauen sind kleiner).
- 1660 mm: „durchschnittliche Frau" (ca. 50 % Frauen sind kleiner bzw. größer) und „kleinster Mann" (nur ca. 5 % Männer sind kleiner).
- 1760 mm: „größte Frau" (nur ca. 5 % Frauen sind größer) und „durchschnittlicher Mann" (ca. 50 % Männer sind kleiner bzw. größer).
- 1870 mm: „größter Mann" (nur ca. 5 % Männer sind größer).

Diese Schablonen können jeweils in Seitenansicht, Draufsicht und Frontalansicht - sitzend und stehend - genutzt werden, wobei sie um die wichtigen Körpergelenke drehbar sind (Abb. 3.**43**).

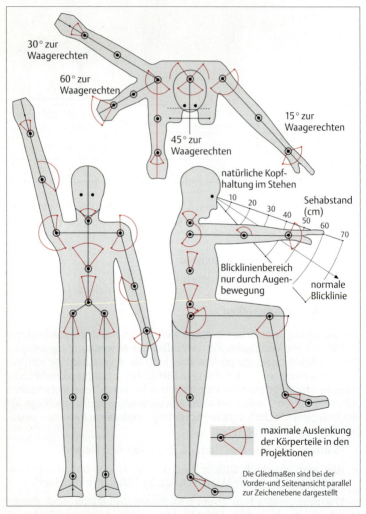

Abb. 3.**43**   Somatographieschablonen nach DIN 33 416

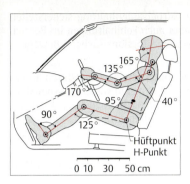

Abb. 3.44 Zweidimensionale Zeichenschablonen für die konstruktive Auslegung von Sitzarbeitsplätzen (Beispiel Sitzhaltung im Fahrzeug) nach DIN 33 408

Für die Gestaltung und Überprüfung von Sitzarbeitsplätzen wird entsprechend DIN 33 408 die Anwendung der beweglichen „Kieler Puppe" (Abb. 3.44) beschrieben.

Diese Methode der maßstabsgerechten Darstellung der menschlichen Gestalt und des Arbeitsplatzes wird als Somatographie bezeichnet und ermöglicht bereits in der Konstruktionsphase eines Arbeitsplatzes dessen menschgerechte Auslegung. Zudem können bereits bestehende Arbeitsplätze hinsichtlich deren ergonomischer Qualität bewertet werden.

Weiterentwickelte Verfahren der geometrischen Arbeitsplatzgestaltung und -beurteilung benutzen Videodarstellungen von Menschen in verschiedenen Arbeitshaltungen in Kombination mit Konstruktionsskizzen von Arbeitsplätzen oder Arbeitsmitteln. Heute ermöglichen EDV-gestützte Verfahren am Bildschirm schnelle Variation der Arbeitspersonentypen, Körperhaltungen und -stellungen sowie der Arbeitsplatzgegebenheiten (Systembezeichnungen z. B. ANYBODY, ANTHROPOS oder RAMSIS).

• • • • **Umsetzung**

Ein wichtiger Grundsatz der praktischen Arbeitsgestaltung liegt darin, statische Muskelbeanspruchungen zugunsten dynamischer Bewegungsabläufe zu vermeiden.

Statische Muskelarbeit führt aufgrund ihrer ungünstiger Stoffwechselsituation (gedrosselte Durchblutung, anaerober Energiestoffwechsel; s. 3.1.4, S. 226 ff) zu vorzeitiger Ermüdung und längerfristig zu Beschwerden. Ein zweiter Grundsatz liegt darin, Wirbelsäulenschädigungen dadurch zu vermeiden, daß die Arbeitsplatzgegebenheiten nach Möglichkeit eine aufrechte, physiologische Wirbelsäulenhaltung sicherstellen müssen, also Rundrückenhaltung, aber auch Fehlhaltungen im Bereich der Halswirbelsäule (Überstrecken) sowie Torsions-(Scher-) Bewegungen zu vermeiden sind.

Auch in Hinblick auf die nicht durchbluteten, sondern nur durch druckabhängige Diffusion ernährten Bandscheiben sind statische Arbeitshaltungen zugunsten dynamischer Situationen nach Möglichkeit abzubauen, weil sie den Stoffwechsel der Bandscheiben anregen.

Aus den genannten Gründen müssen der Arbeitsablauf, der Arbeitsplatz, Maschinen, Geräte und Werkzeuge so gestaltet bzw. angeordnet werden, daß statische Muskelanspannungen sowie Fehlhaltungen der Wirbelsäule möglichst ausgeschlossen werden.

Grandjean (1991) formulierte unter diesen Aspekten 7 Leitsätze zur praktischen Arbeitsgestaltung:
1. Gebeugte und verdrehte Körperhaltungen vermeiden.
2. Frontales oder seitliches Verharren der Arme in ausgestreckter Haltung vermeiden (entweder durch andere Anordnung der Arbeitsmittel oder Schaffen von Armauflagen).
3. Sitzende oder auch wechselnd sitzend - stehende Arbeitsweise anstreben.
4. Armbewegungen sollten entweder in entgegengesetzter oder symmetrischer Richtung ausgeführt werden. Anderenfalls entstehen Kompensationsmechanismen durch einseitige, statische Muskelbeanspruchungen im Rumpfbereich.
5. Die Höhe des Arbeitsfeldes (Arbeitshöhe oder Tischhöhe) ist so anzulegen, daß die jeweils optimale Sehdistanz (abhängig von der Sehaufgabe, s. „Menschenbezogene Grundlagen", S. 271 f) bei einer physiologischen Körperhaltung möglich ist. Anderenfalls kommt es zu kompensatorischen Haltungsveränderungen (s. unten), die aus muskelphysiologischer und wirbelsäulenhygienischer Sicht ungünstig sein können.
6. Griffe, Hebel, Werkzeuge und Arbeitsgüter sollen an Arbeitsplätzen und Maschinen so angeordnet sein, daß die häufigsten Bewegungen körpernah und mit angewinkelten Ellenbogen ausgeführt werden können.
7. Einstellbare Ellbogen-, Unterarm-, Hand- oder Fußstützen sind sinnvolle Hilfsmittel für die Praxis, um statische Haltearbeit zu vermeiden.

Die Grundvoraussetzung für eine physiologische Arbeitshaltung besteht in der richtigen Gestaltung des Arbeitsplatzes. Aufbauend auf den anthropometrischen Maßtabellen (s. „Abmessungen des menschlichen Körpers", S. 272 ff) sind dabei grundlegende ergonomische Gestaltungsregeln zu berücksichtigen. Als erste Grundregel ist zu nennen, daß sich die geometrische Gestaltung des Arbeitsplatzes nicht an einem Durchschnittsmenschen orientieren darf, sondern daß der Bereich des 5. Perzentils bis 95. Perzentils der Benutzer zugrundegelegt wird.

Für die praktische Arbeitsplatzauslegung bedeutet dies (Abb. 3.**45**):

- Bestimmte Maße werden nach den Körpermaßen des 5. Perzentils ausgelegt, z. B. Reichweiten von Händen und Füßen, um auch kleinen Personen das Erreichen von Gegenständen zu ermöglichen, ohne daß Fehlhaltungen provoziert werden.

- Bestimmte Maße werden nach den Körpermaßen des 95. Perzentils ausgelegt, z. B. der Freiraum für Beine und Füße sowie die Arbeitshöhe, wenn diese nicht einstellbar ist. Dies erfordert jedoch, daß für Personen der Größe des 5. Perzentils bis 95. Perzentils entsprechende Anpassungshilfen zur Verfügung gestellt werden müssen (Steharbeitsplatz: Podest; Sitzarbeitsplatz: Fußstütze, s. unten).

Unabhängig davon, ob es sich um eine sitzende oder stehende Arbeitsweise handelt, liegt in Hinblick auf eine ermüdungs- und beschwerdefreie Tätigkeit zentrale Bedeutung bei der Wahl der richtigen Arbeitshöhe. Zu hohe Arbeitshöhe provoziert ein kompensatorisches Hochziehen der Schulter-Arm-Region mit nachteiligen Wirkungen für die betroffene Muskulatur. Zu niedrige Arbeitshöhe führt längerfristig zu Rundrückenhaltung mit Rückenbeschwerden. Die Wahl der richtigen Arbeitshöhe hängt zum einen von den individuellen anthropometrischen Gegebenheiten (kleine Frau - großer Mann), zum anderen von arbeitsbedingten Anforderungen (z. B. Arbeitsarten: feine, leichte, schwere Arbeiten; unterschiedliche Sehanforderungen) ab.

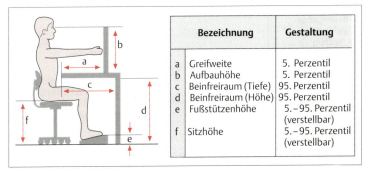

Abb. 3.**45** Ergonomische Gestaltungsprinzipien zur Auslegung von Sitzarbeitsplätzen nach Bullinger (1994)

Arbeitsarten	Sitzen	Stehen
Sonderaufgaben	• Ziehen an Bohrmaschinenhebel • Greifen nach Schrauber am Galgen	• Nageln in Wand • Ziehen am Bohrmaschinenhebel • Greifen nach Schrauber am Galgen • Zeichnen an bzw. Anstreichen einer Wand
Präzisionsarbeiten • fein-visuell (meist mit abgestützten Armen)	• Einlegen kleiner Teile in Exzenterpressen • Justieren von Kontakten • Bedienen von Stellteilen mit Skalen, senkrecht • Löten senkrecht mit kleinem Kolben	• Schrauben waagrecht • Montieren kleiner Teile • Halten kleiner Teile auf Bohrmaschinentisch • Feine Pinzettenarbeit
Präzisisonsarbeiten • geschickt-visuell	• Halten von Teilen beim Bohren, Nieten • Einlegen großer Teile in Exzenterpressen • Montieren mittlerer Teile, senkrecht • Lesen und Schreiben, waagrecht	• feines Schrauben, senkrecht • grobes Schrauben, waagrecht • Schreiben und Lesen, waagrecht
Bewegungsaufwendig • schnell Bewegungsaufwendig • kräftig	• Schreibmaschinenschreiben • Montieren großer Teile, senkrecht • Sortieren und Handhaben schwerer Lasten, Haltearbeit, senkrecht	• Halten großer Werkstücke auf Bohrmaschinentisch • Sortieren von Teilen • Handhaben und Sortieren mittelschwerer Werkstücke • Zeichnen und Anreißen, waagrecht • Nageln, waagrecht • Hobeln • grobes Schrauben, senkrecht • kraftbetontes Bedienen von Stellteilen
Schwerarbeit • schwer anheben		• Greifen mit hängenden Armen ohne Rückenbeugen
Schwerarbeit • kräftig mit Körpereinsatz		• Handhaben schwerer Lasten

Abb. 3.46 Arbeitsarten zur Ermittlung der Arbeitshöhe mit zugehörigen Tätigkeitsbeispielen in Anlehnung an Kirchner, Baum (1990)

In Abbildung 3.**46** sind verschiedene Arbeitsarten ausgewiesen und praktischen Arbeitsbeispielen (stehend - sitzend ausgeführt) zugeordnet. Je nach Arbeitsart ergeben sich unterschiedliche Anforderungen an die Arbeitshöhen im Stehen (Abb. 3.**47**) oder Sitzen (Abb. 3.**48**) je nach individueller Körpergröße.

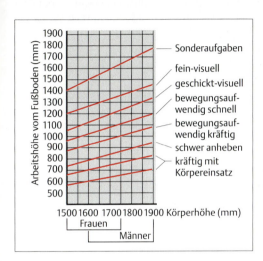

Abb. 3.**47** Arbeitshöhen für Tätigkeiten im Stehen in Anlehnung an Kirchner, Baum (1990)

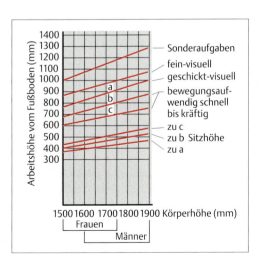

Abb. 3.**48** Arbeitshöhen für Tätigkeiten im Sitzen in Anlehnung an Kirchner, Baum (1990)

Bullinger (1994) klassifiziert 5 Grundarbeitsplatztypen für Sitzarbeit, Steharbeit oder kombinierte Sitz-/Steharbeit (Abb. 3.**49**).

Ziel der Arbeitsplatzauslegung muß es sein, eine möglichst aufrechte Sitz- bzw. Stehhaltung verschieden großer Personen sicherzustellen:

❖ Beim Steharbeitsplatz existieren 2 Bezugspunkte: Tischhöhe und Fußboden. Ist die Tischhöhe nicht einstellbar (Auslegung orientiert am 95. Perzentil, s. oben), so muß das Fußbodenniveau durch ein Podest für kleinere Personen angehoben werden.

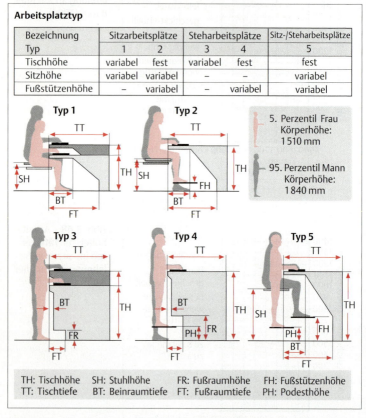

Abb. 3.**49** Klassifizierung der 5 Grundarbeitsplatztypen nach Bullinger (1994)

❖ Beim Sitzarbeitsplatz bestehen 3 Bezugspunkte: Tischhöhe, Sitzhöhe, Fußboden. Die Sitzhöhe muß immer an die individuellen Körpermaße angepaßt werden, unabhängig davon, ob der Arbeitstisch höheneinstellbar oder höhenfest ist. Bei höhenfesten Arbeitstischen muß das Fußbodenniveau für kleinere Personen wiederum durch Fußstützen angehoben werden.

In Abbildung 3.49 sind die 5 Grundarbeitsplatztypen graphisch dargestellt; Tabelle 3.12 weist die zugehörigen Maßempfehlungen für die Arbeitsplatztypen 1 bis 3 (Büroarbeitsplätze) aus. Bei den Steharbeitsplatztypen 4 und dem kombinierten Sitz-/Steharbeitsplatztyp 5 können Richtwerte für die einzelnen Maße nicht pauschal formuliert werden, da die Arbeitshöhe immer von der Arbeitsaufgabe abhängt (s. Abb. 3.47 und 48).

Grobe Empfehlungen zur Anordnung der verschiedenen Arbeitsplatzelemente bei Steharbeitsplätzen liefern die Abbildungen 3.50 und 3.51.

Tabelle 3.12 Maßempfehlungen für Büroarbeitsplätze (vgl. Abb. 3.49) nach Bullinger (1994)

Maße		Typ 1	Typ 2	Typ 3
TH: Tischhöhe	TH	680–760		
		600–820	720	900–1200
TT: Tischtiefe	TT	800	800	800
SH: Stuhlhöhe		900	900	900
BT: Beinraumtiefe	SH	420–530	420–530	
FT: Fußraumtiefe		380–550	380–550	
FH: Fußstützenhöhe	BT	450	450	250
		600	600	400
	FT	600	600	200
minimal (mm)		800	800	450
optimal (mm)	FH		0–220	

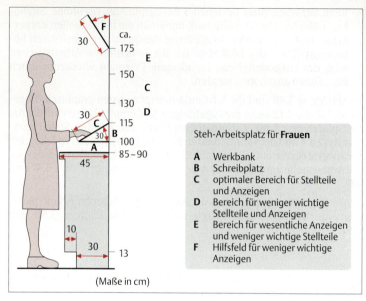

Abb. 3.**50** Empfehlungen zur Auslegung von Steharbeitsplätzen für Frauen nach Lange (1985)

3.2.2 Arbeitsmittel

F. Heidinger, B. Jaspert, B. Duelli

Als Arbeitsmittel (Betriebsmittel) werden prinzipiell alle beweglichen und unbeweglichen technischen Elemente verstanden, die erforderlich sind, um eine Arbeitsaufgabe zu erfüllen. Wesentliche Arbeitsmittel sind beispielsweise

- Werkzeuge,
- Stellteile: (Handstellteile: Hebel, Schalter, Fußstellteile: Pedale),
- Tastaturen,
- Anzeigen.

Da die Arbeitsmittel in der Regel die Schnittstelle zwischen Mensch und Arbeitsaufgabe bilden, ist deren mensch-angepaßte Ausführung wesentlicher Bestandteil der ergonomischen Arbeitsgestaltung.

Allgemein beinhaltet die Arbeitsmittelgestaltung nach ergonomischen Grundsätzen folgende Schwerpunkte:

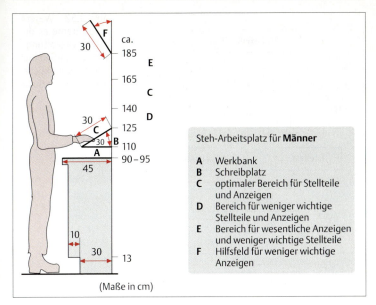

Abb. 3.**51** Empfehlungen zur Auslegung von Steharbeitsplätzen für Männer nach Lange (1985)

- Anpassung an die anthropometrischen Gegebenheiten des arbeitenden Menschen (z. B. geometrische Gestaltung von Arbeitsmitteln: Griffe von Werkzeugen);
- Anpassung an die physischen Gegebenheiten des arbeitenden Menschen (z. B. erforderliche Betätigungskräfte von Stellteilen);
- Anpassung an die mentalen Gegebenheiten des arbeitenden Menschen (z. B. in Hinblick auf die aufzunehmenden Informationen: gezielte Anordnung von Anzeigen);
- Anpassung an sicherheitstechnische Erfordernisse (z. B. Vermeiden von Fehlablesungen durch sinnvolle Gestaltung von Anzeigeinstrumenten).

Abbildung 3.**52** gibt einen Überblick zu den konkreten Parametern, die bei der Gestaltung von Arbeitsmitteln berücksichtigt werden müssen, dargestellt am Beispiel von Handarbeitsmitteln (z. B. Werkzeuge: Zangen, Schraubendreher, Bohrmaschine).

Bei der *Analyse der Arbeitsaufgabe*, für die das jeweilige Arbeitsmittel eingesetzt werden soll, sind zunächst anatomisch-biomechanische Kri-

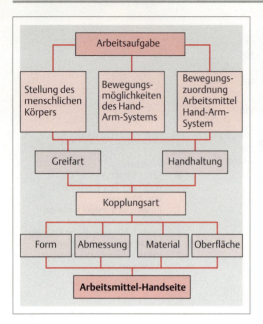

Abb. 3.52 Wesentliche Parameter, die bei der Gestaltung von Handarbeitsmitteln zu berücksichtigen sind nach Bullinger (1994)

terien zu beachten: So ist beispielsweise die während des Arbeitsvorgangs eingenommene *Körperstellung* dann am günstigsten, wenn sich die geforderte Bewegungsrichtung mit den biomechanisch günstigen Bewegungsmöglichkeiten des arbeitenden Menschen deckt (Abb. 3.53).

Analoges gilt für die *Bewegungszuordnung*, deren Ziel es ist, die Funktionsbereiche des Arbeitsmittels (z. B. Bewegungsausschlag eines Drehschalters) abzustimmen auf die biomechanisch günstigen Bewegungsmöglichkeiten des Hand-/Armsystems (s. unten Abb. 3.54).

Die *Handhaltung* sollte prinzipiell möglichst entspannt sein. Diese Normallage der Hand besteht dann, wenn Handlängs- und Unterarmachse fluchten (Abb. 3.55 und 3.57).

Die *Greifart* beschreibt, wie das Hand-/Finger-System mit dem Arbeitsmittel verbunden ist. Zu unterscheiden sind:

- Kontaktgriff,
- Zufassungsgriff,
- Umfassungsgriff (Abb. 3.56).

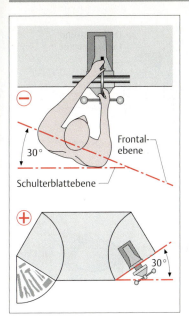

Abb. 3.53 Körperstellung für ein frei geführtes Arbeitsmittel (z. B. Feile) und die sich daraus ergebende sinnvolle Anordnung des Arbeitsplatzes (z. B. Schraubstock) nach Bullinger (1994)

Die *Kopplungsart* zwischen Hand und Arbeitsmittel beschreibt die Art der Kraftübertragung auf das Arbeitsmittel (unmittelbare Kraftübertragung durch Formschluß: Die Oberflächen von Hand und Arbeitsmittel liegen großflächig und weitgehend paßgenau aneinander; mittelbare Kraftübertragung durch Reibschluß: Die Kraft wird von der Hand auf das Arbeitsmittel unter Nutzung der Reibkräfte zwischen beiden Elementen übertragen; Abb. 3.**57**).

Aus der je nach Arbeitsaufgabe festgelegten Greifart und Kopplungsart ergeben sich dann bestimmte Anforderungen an die *Griffgestaltung* des Arbeitsmittels hinsichtlich Form, Abmessungen, Material und Oberfläche (Abb. 3.**58** und Abb. 3.**59**).

• • • • Mensch-Maschine-Schnittstelle

Der Begriff Mensch-Maschine-Schnittstelle spielt im Zusammenhang mit Arbeitsmitteln eine wesentliche Rolle. Bezeichnet werden mit diesem Begriff alle Komponenten eines Arbeitssystems (Mensch-Maschine), die sich auf die funktionelle Interaktion (Informationsabgabe: z. B. Anzeigen, Informationseingabe: z. B. Bedienhebel, s. unten) zwischen Mensch und Maschine beziehen (Abb. 3.**60**).

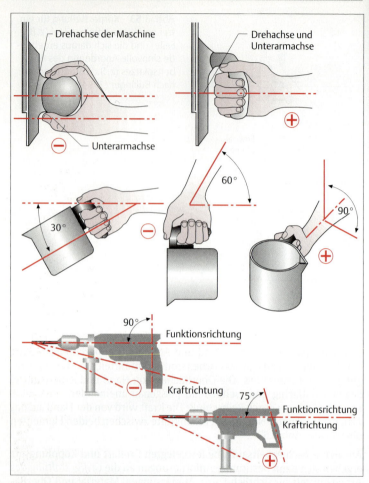

Abb. 3.**54** Falsche (-) und richtige (+) Bewegungszuordnung an
- einer Zeichenmaschine
- einem Behältergriff
- einer Bohrmaschine

nach Bullinger (1994)

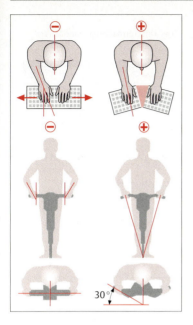

Abb. 3.55 Verbesserung der Handhaltung
- bei einer Tastatur
- an einem Preßlufthammer

nach Bullinger (1994)

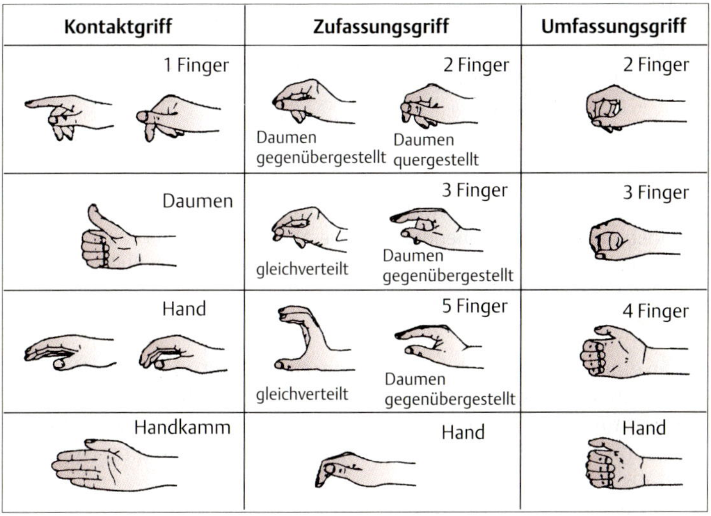

Kontaktgriff	Zufassungsgriff	Umfassungsgriff
1 Finger	2 Finger Daumen gegenübergestellt / Daumen quergestellt	2 Finger
Daumen	3 Finger gleichverteilt / Daumen gegenübergestellt	3 Finger
Hand	5 Finger gleichverteilt / Daumen gegenübergestellt	4 Finger
Handkamm	Hand	Hand

Abb. 3.56 Systematik der Greifarten nach Bullinger (1994)

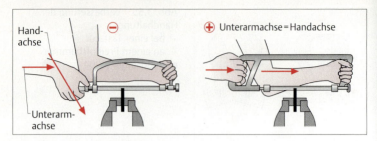

Abb. 3.**57** Reib- und formschlüssige Kopplung zwischen Hand und Griff bei Werkzeugen
links: reibschlüssige Kopplung (mit hier ungünstiger Handhaltung)
rechts: formschlüssige Kopplung (mit hier günstiger Handhaltung)
modifiziert nach Schmidtke (1993)

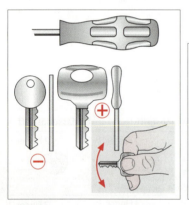

	Länge l in mm	Durchmesser d1 in mm	Durchmesser d2 in mm
minimal	90	28	18
mittel	100	32	22
maximal	120	38	28

Abb. 3.**58** Ergonomisch sinnvolle Formgebung eines Schraubendrehergriffs und eines Schlüssels nach Bullinger (1994)

Abb. 3.**59** Gestaltungshinweise für die Abmessungen von Griffen für Handumfassung nach Bullinger (1994)

Ein an einer Maschine arbeitender Mensch benötigt zum einen Informationen über deren Betriebszustand oder auch Betriebsstörungen (Informationsaufnahme), damit er möglichst schnell kontrollieren (Informationsverarbeitung) und erforderlichenfalls korrigieren kann (Informationsabgabe).

Diese erforderlichen Informationen über den Betriebszustand einer Maschine erhält der Mensch über Informationsausgabe-Elemente (z. B. An-

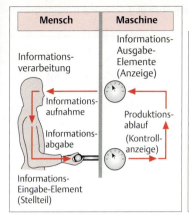 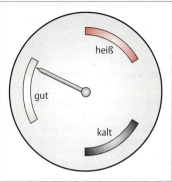

Abb. 3.**60** Schematische Darstellung des Regelkreises Mensch-Maschine mit Informationsausgabe- und Informationseingabe-Elementen modifiziert nach Grandjean (1991)

Abb. 3.**61** Beispiel für eine einfach gestaltete Anzeige zur Bereichskontrolle nach Grandjean (1991)

zeigen). Die Reaktion des Menschen, also sein steuerndes Eingreifen in den Maschinenlauf erfolgt über Informationseingabe-Elemente, also beispielsweise Stellteile (Hebel, Schalter) oder über eine Tastatur.

Anzeigen

Eine Anzeige ist ein Informationsausgabe-Element, das dem Menschen eine Information adäquat - also über ein Sinnesorgan wahrnehmbar - zur Verfügung stellt.

In Mensch-Maschine-Systemen handelt es sich in der Regel um visuelle Informationen über dynamische Vorgänge, z.B. Temperaturverläufe in einer Produktionsanlage. Die wichtigsten Formen von Anzeigegeräten und deren spezielle Eignung sind in Tabelle 3.**13** ausgewiesen.

Eine wesentliche ergonomische Forderung an die Gestaltung von Anzeigen besteht darin, daß die Informationsdarbietung der Anzeige möglichst gut an den tatsächlichen Informationsbedarf angepaßt ist. Demnach sollen die Skalenunterteilungen den kleinsten Einheiten entsprechen, die auch wirklich abgelesen werden müssen. Wenn es nicht auf das Ablesen exakter Zahlenwerte ankommt, sondern Bereiche zur Kontrolle genügen, sollten diese Informationen in möglichst einfacher und unmißverständlicher Form angeboten werden (Abb. 3.**61**).

Tabelle 3.**13** Gebräuchliche Formen von Anzeigegeräten mit Eignungszuordnung nach Grandjean (1991)

Skalentyp	Beweglicher Zeiger	Bewegliche Skala	Zähler
Werte ablesen	brauchbar	brauchbar	sehr gut
Beobachtungen von Anzeigebewegungen	sehr gut	brauchbar	ungünstig
Einstellen auf gewünschten Wert; Regelungen eines Vorganges	sehr gut	brauchbar	brauchbar

Um das Ablesen nicht zu erschweren und um Ablesefehler zu vermeiden, sollen die Zeigerspitzen die Zahlen in keinem Fall überdecken. Zweckmäßigerweise sollte die Zeigerspitze etwa die gleiche Dicke aufweisen wie die Skalenteilstriche (Abb. 3.**62**).

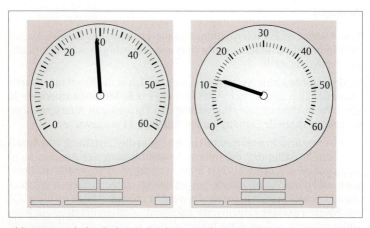

Abb. 3.**62** Falsche (links) und richtige (rechts) Anordnung von Zeigern auf dem Zifferblatt einer Anzeige nach Schmidtke (1993)

Stellteile

Um Stellteile (Informationseingabe-Elemente) gezielt gestalten zu können, muß die zugehörige Arbeitsaufgabe zunächst analysiert werden. Bullinger (1994) liefert dazu ein Struktogramm, mit dessen Hilfe die zugehörigen Anforderungen definiert werden können (Abb. 3.**63**).

Grob kann unterschieden werden in:

- Stellteile für *kleine Betätigungskräfte*, die vorwiegend mit den Fingern gegriffen und betätigt werden.
- Stellteile für *großen Kraftaufwand*, die in der Regel mit den Armen oder der Beinen betätigt werden.

Folgende Grundsätze sollten nach Grandjean (1991) bei der Wahl von Stellteilen berücksichtigt werden:

- Die beabsichtigte Funktion der Bedienelemente muß den anatomischen Gegebenheiten der Extremitäten angepaßt sein: Für rasche und Präzision verlangende Bewegungen Stellteile für die Finger oder Hände, für Kraft erfordernde Bewegungen Stellteile für die Arme oder Füße auswählen.
- Die Distanzen zwischen Stellteilen müssen den anatomischen Gegebenheiten angepaßt sein: Bei Fingerbedienung ist zwischen zwei Knöpfen oder Schaltern eine Mindestdistanz von 15 mm, beim Einsatz der ganzen Hand mindestens 50 mm einzuhalten.
- Für Betätigungen mit geringem Kraftaufwand, kleinen Ausschlägen und hoher Präzision eignen sich Handdruckknöpfe, Kippschalter für stufenweise (diskrete) und Drehknöpfe für kontinuierliche Regelung.
- Für Betätigungen mit großem Kraftaufwand, großen Ausschlägen und eher geringer Präzision eignen sich Schalthebel mit großem Hebelarm, Kurbeln, Handräder und Pedale.

In den Abbildungen 3.**64** und 3.**65** finden sich Spezifikationen von Stellteilen nach DIN 33 401.

Tastaturen

Tastaturen stellen eines der wesentlichsten Informationseingabe-Systeme dar. Tastaturen werden
- meist in Verbindung mit Bildschirmen betrieben;
- an Arbeitsplätzen im Bürobereich (Sachbearbeitung, Programmierung, Textverarbeitung, CAD-Systeme) oder im industriellen Bereich (z. B. Steuerung von Industrierobotern oder Werkzeugmaschinen) eingesetzt.

3 Ergonomie und Arbeitsmedizin

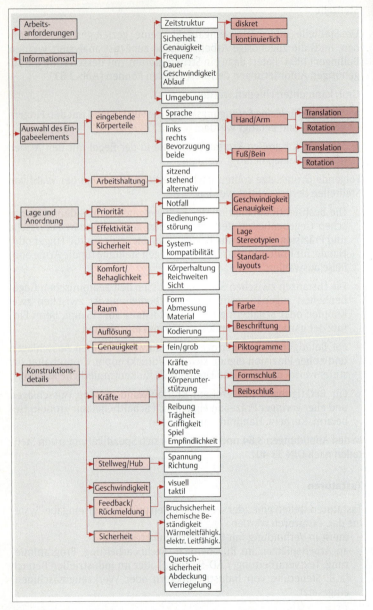

Abb. 3.63 Struktogramm zur Definition wesentlicher Gestaltungskriterien für Stellteile (Informationseingabe-Elemente) nach Bullinger (1994)

3.2 Ergonomie

Stellbewegungen	Stellteile Beispiele	Greifart Tretart	Betätigung mit	Stellaufgabe			Eignung unter den Gesichtspunkten für									
				S1 2 mögliche Stellungen	S2 mehr als 2 Stellungen	S3 stufenloses Stellen	a1 Halten des Stellteils in einer Stellung	a2 schnelles Einstellen einer bestimmten Stellung	a3 genaues Einstellen einer bestimmten Stellung	a4 geringer Platzbedarf	a5 einhändiges gleichzeitiges Stellen mehr. Stellt.	a6 Sehen der Stellung	a7 Tasten der Stellung	a8 Verhinderung unbeabsichtigtem Stellens	a9 Festhalten am Stellteil
Drehen	ST 1 Kurbel	Zufassungsgriff Umfassungsgriff	Hd	+	+	++	++	+	+	−	−	+	+	−	+
	ST 2 Handrad	Zufassungsgriff Umfassungsgriff	Hd	+	++	++	++	+	++	−	−	−	−	−	++
	ST 3 Drehknebel	Zufassungsgriff	Fi Hd	++	++	++	++	+	++	+	−	++	+	+	+
	ST 4 Drehknopf	Zufassungsgriff	Fi Hd	++	++	++		+	++	++	−	+	−	+	−
	ST 5 Schlüssel	Zufassungsgriff	Fi	++	+	−	++	+	+	+	−	++	+	+	−
Schwenken	ST 6 Schalthebel	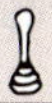 Zufassungsgriff	Hd	++	++	+	+	++	+	−	−	++	++	−	−
	ST 7 Stellhebel	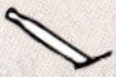 Umfassungsgriff	Hd	++	++	++	+	++	+	−	−	++	++	−	+
	ST 8 Hebeltaste	Kontaktgriff Zufassungsgriff	Fi	++	−	−	+	++	−	+	++	−	+	−	−
	ST 9 Kippschalter	Kontaktgriff Zufassungsgriff	Fi	++	+	−	−	++	++	++	++	++	++	−	−
	ST 10 Wippschalter	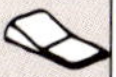 Kontaktgriff	Fi	++	−	−	−	++	++	++	++	+	+	−	−
	ST 11 Pedal	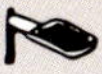 Gesamtfußauflage	Fu	++	+	++	++	++	+	−	−	−	−	−	+

++ = gut geeignet   + = geeignet   − = ungeeignet   Fi = Finger   Hd = Hand   Fu = Fuß

Abb. 3.**64**   Klassifizierung von Stellteilen nach DIN 33 401

Drücken	ST 12 Drahtauslöser		Kontaktgriff	Fi	++	–	+	+	–	–	++	–	–	++	–
	ST 13 Druckknopf		Kontaktgriff Vorfuß oder Fersenauflage	Fi Hd Fu	++	–	–	–	++	++	++	++	+	+	–	–
	ST 14 Drucktaster		Kontaktgriff Vorfuß oder Fersenauflage	Fi Hd Fu	++	–	–	++	++	++	++	++	–	–	–	–
	ST 15 Tastatur		Kontaktgriff	Fi Hd	++	–	–	++	++	++	++	++	–	–	–	–
Schieben	ST 16 Griffschieber		Kontaktgriff Zufassungsgriff Umfassungsgriff	Fi Hd	++	++	++	++	++	++	+	–	+	++	++	–	+
	ST 17 Fingerschieber formschlüssig		Kontaktgriff Zufassungsgriff	Fi	++	++	++	++	++	+	+	+	++	++	–	–
	ST 18 Fingerschieber reibschlüssig		Kontaktgriff	Fi	++	–	–	–	+	–	+	++	–	++	–	+	–
Ziehen	ST 19 Zugbügel		Umfassungsgriff	Hd	++	+	+	++	++	+	++	–	–	++	–	–	++
	ST 20 Zuggriff		Umfassungsgriff	Hd	++	+	+	+	+	+	+	–	++	+	+
	ST 21 Zugring		Kontaktgriff Zufassungsgriff	Fi Hd	++	–	+	++	+	+	+	–	++	+	–
	ST 22 Zugknopf		Zufassungsgriff	Hd	++	+	+	+	+	+	–	++	+	–

++ = gut geeignet   + = geeignet   – = ungeeignet   Fi = Finger   Hd = Hand   Fu = Fuß

Abb. 3.**65**   Klassifizierung von Stellteilen nach DIN 33401 / Teil II

Zur Gestaltung von Tastaturen existiert eine ganze Reihe von Empfehlungen (Tab. 3.**14**). Entscheidend ist aus ergonomischer Sicht die richtige Handhaltung in Hinblick auf eine Vermeidung von skeleto-muskulären Problemen im Finger-/ Hand-/Unterarmsystem (s. Abb. 3.**55**). Diesbezüglich existieren Empfehlungen zur Gestaltung des Tastaturfeldes für eine verbesserte Handhaltung.

•••• **Kompatibilität (Sinnfälligkeit)**

Die Gestaltung von Anzeigen und Stellteilen nach ergonomischen Gesichtspunkten bezieht auch den Begriff der Kompatibilität bzw. Sinnfälligkeit ein.

Eine Anzeige ist prinzipiell dann kompatibel, wenn der Aufwand für das Decodieren der dargebotenen Information gering ist. Kompatibilität ba-

Tabelle 3.**14** Empfehlungen zur Tastaturgestaltung modifiziert nach Bullinger (1994)

Tastaturparameter	Tastenparameter
• vom Bildschirm getrennt • rutschhemmende Auflage • Bauhöhe 30 mm (max. 50 mm) • Neigungswinkel 5 – 15 Grad • Reflexionsgrad 20 – 50 % • Glanzgrad matt bis seidenmatt • Handauflage	• Durchmesser 12 – 15 mm • Rastermaß 18 – 20 mm • abriebunempfindliche Zeichensymbole • reflexionsarme Tastflächen • Reflexionsgrad 20 – 50 % • Glanzgrad matt bis seidenmatt
Anordnungsparameter	**Funktionsparameter**
• Funktionstasten entsprechend Arbeitsaufgabe eingliedern • Funktionstasten und -blöcke durch Farbe, Form und Lage abheben • wenig benützte Tasten in Peripherie verlagern	• Betätigungskraft 0,25 – 1,5 N • Tastenweg 4 mm (1 – 5 mm) • Betätigungsrückmeldung (akustisch, auditiv, visuell) • Anzeige von Tastenfehlfunktionen (Doppeldrücken)

siert auf der Erwartung des Menschen in Bezug auf die Anzeige und die Realität, auf Stereotypien. Diese Stereotypien sind angelernte Reaktionen, die weitgehend unbewußt, also quasi automatisch ablaufen.

Für die Praxis bedeutet dies, daß z. B. funktionell zusammengehörende Stellteile und Anzeigen übereinstimmende Bewegungsrichtungen aufweisen sollen, die gemäß diesen Stereotypien vom Menschen als sinnvoll empfunden werden (Abb. 3.**66**): Wird ein Drehknopf nach rechts gedreht, so wird erwartet, daß sich auch der Zeiger der zugehörigen Anzeige nach rechts bewegt.

Auch die sinnfällige (kompatible) räumliche Anordnung von Stellteilen ist wichtig. Als entsprechendes Beispiel zeigt Abbildung 3.**67**, wie Stereotypien bei der Anordnung von Schaltern und den zugehörigen Herdplatten zu berücksichtigen sind, um Fehlbedienungen zu vermeiden.

3.2.3 Arbeitsumgebung

M. Hocke

Ein wesentliches Ziel der ergonomischen Gestaltung der Arbeitsumgebung ist die günstige Beeinflussung der Gesundheit sowie der physischen und psychomentalen Leistungsfähigkeit. Diese ist abhängig von endogenen Faktoren (Alter, Geschlecht, Konstitution, Trainingszustand

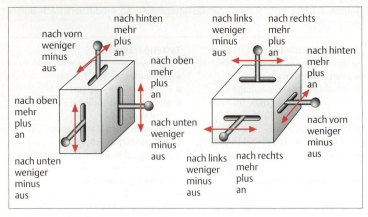

Abb. 3.**66** Erwartete Wirkungen bei verschiedenen Bewegungsrichtungen eines Stellhebels nach Neumann und Timpe (1970)

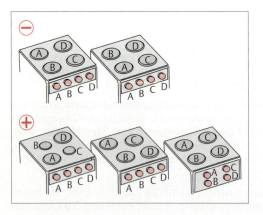

Abb. 3.**67** Stereotypien bei der Anordnung von Schaltern und Herdplatten an einem simulierten Kochherd nach Chapanis und Lindenbaum (1959)

u.v.m.) sowie exogenen Faktoren (Arbeitsumgebung). Die Arbeitsumgebung läßt sich im wesentlichen durch die Elemente Klima, Lärm, Beleuchtung, Vibrationen und Schadstoffe charakterisieren.

Da die Einflußmöglichkeiten auf die endogenen Faktoren denkbar gering sind, kommt der günstigen Gestaltung der exogenen Faktoren eine besondere Bedeutung zu. Die oben genannten Umgebungselemente wirken im positiven wie im negativen Sinn als Stressoren. Als Funktion ihrer jeweiligen Intensität reagiert der menschliche Organismus mit einer Veränderung vegetativer Funktionen:

- innerhalb physiologischer Grenzen mit Eustress-Reaktionen,
- außerhalb physiologischer Grenzen mit Disstress-Reaktionen.

Dabei können sich folgende Parameter verändern: Körper-(kern-)temperatur, Blutdruck, Herzfrequenz, Atemfrequenz, Herzminutenvolumen, Hormonspiegel u.v.m. (s. auch Bd. 2, 1.7 bis 1.14).

Klima

Beispiele für Arbeitsplätze an denen dem Aspekt „Klima" besondere Aufmerksamkeit gewidmet werden muß sind: Hitzearbeitsplätze (Gießerei, Hochofen), Kältearbeitsplätze (Kühlhäuser, Baustellen), Wechselarbeitsplätze (im Freien/in umbauten Räumen: Postzustellung) u.v.m.

Grundlagen

☐ *Definition:* Der Begriff Klima beschreibt in der Meteorologie den mittleren Zustand der Atmosphäre über einem bestimmten Gebiet während eines gegebenen Zeitraums.

Basierend auf diesem Außen- oder Makroklima sowie klimatechnischen Einflüssen (Heizung, Lüftung, Luftbefeuchtung) stellt sich in umbauten Räumen ein bestimmtes Raumklima ein, das nachfolgend Gegenstand der Betrachtung sein soll. In der unmittelbaren Umgebung des Menschen stellt sich, in Abhängigkeit vom Raumklima, der ausgeführten Tätigkeit (Arbeitsschwere, endogene Wärmeproduktion) und des getragenen Bekleidungssystems (Isolationswert der Bekleidung) an der Kontaktfläche Mensch-Bekleidung ein Mikroklima ein. Dieses Mikroklima bestimmt ganz wesentlich das thermische Befinden oder die klimatische Behaglichkeit des Menschen.

Normalerweise wird ein behagliches Raumklima nicht bewußt wahrgenommen, ein unbehaglicher Klimazustand aber um so eher, je größer die Abweichung von individuellen behaglichen Werten ist. Das Gefühl der Unbehaglichkeit kann dabei einen weiten Bereich umfassen, der abhängig ist vom Ausmaß der Störung des thermischen Gleichgewichts (Physiologisch-anatomische Zusammenhänge s. Bd. 2, 1.11). Der Mensch wird deshalb versuchen, durch eine Anpassung des Bekleidungssytems und des körperlichen Aktivitätsniveaus sowie der Variation technischer Einrichtungen seine gestörte Wärmebilanz erneut ins Gleichgewicht zu bringen.

Treten trotz solcher Gegenmaßnahmen Behaglichkeitsstörungen auf, so werden sie von funktionellen Änderungen (Schweißbildung, Durchblutungsveränderung) begleitet, die sich auf den gesamten Organismus auswirken. Im Falle der Abkühlung verzeichnet man einen höheren Bewegungsdrang, der von einer Abnahme der psychomentalen Leistungsfähigkeit begleitet wird. Im entgegengesetzten Fall der Überwärmung nimmt die psychomentalen Leistungsfähigkeit ebenfalls ab, die motorische Leistung wird reduziert und es kommt zu einem Anstieg der Fehlleistungen. Beide Reaktionsweisen - Aktivitätssteigerung bzw. Aktivitätsminderung - dienen dem Schutz des Organismus, zum einen durch Steigerung der Wärmeproduktion, zum anderen durch deren Senkung.

Bei der Realisierung behaglicher Raumklimabedingungen ist nach Fanger (1973) zu berücksichtigen, daß unter sonst gleichen Randbedingungen erhebliche interindividuelle aber auch intraindividuelle Unterschiede der Behaglichkeitstemperatur bestehen. Abbildung 3.**68** erläutert diesen Zusammenhang. Der Anteil der Beurteilungen im Sinne von „kühl-kalt", der erwartungsgemäß bei relativ niedrigen Temmperaturen hoch ist, nimmt mit steigender Temperatur ab. Umgekehrt steigt die Zahl der Beurteilungen im Sinne von „warm-heiß" mit der Temperatur an. Die durchgezogene Kurve gibt den Anteil der Personen wieder, die sich vollkommen behaglich fühlen. Sie deckt einen Raumtemperaturbereich von über 10 °C ab. Zu beachten ist, daß diese Kurve einen Maximalwert von ca. 60 % der untersuchten Personen erreicht. Selbst wenn man zu den Kurvenwerten die Beurteilungen „etwas kühl" und „etwas warm", die nur geringfügig von einer behaglichen Beurteilung abweichen, addiert, so erreicht man nach Fanger günstigstenfalls einen Maximalwert von 95 % der untersuchten Personen. Bei vorgegebenem Klima werden sich mindestens 5 % einer Gruppe gleich bekleideter und gleich tätiger Personen unbehaglich kühl oder warm fühlen.

Das Gefühl der Behaglichkeit wird, ähnlich dem Wärmeaustausch des Menschen mit seiner Umgebung (s.auch Bd. 2, 1.11), von den nachfolgend genannten Klimafaktoren bestimmt:

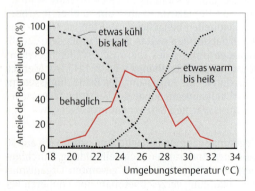

Abb. 3.**68** Individuelle Unterschiede in der Beurteilung verschiedener Umgebungstemperaturen (n. Fanger 1972)

- Lufttemperatur,
- Luftfeuchtigkeit,
- Luftbewegung und
- Wärmestrahlung der den Menschen umschließenden Flächen.

Messung

Tab. 3.15 gibt einen Überblick über die o. g. Klimafaktoren, deren jeweilige Meßgröße, die zugehörigen Meßgeräte sowie die zugeordneten Dimensionen:

Die *Lufttemperatur* gibt die Temperatur des umgebenden Mediums (Luft) in °C an. Mittels eines Thermometers (herkömmliches Quecksilberthermometer, elektrische Widerstände o. ä.) wird die Trockentemperatur gemessen. Voraussetzung ist, daß der zugehörige Meßfühler trocken ist. Andere Einflußfaktoren wie beispielsweise Wärmestrahlung sollten während der Messung abgeschirmt werden, um das Meßergebnis nicht zu verfälschen.

Die *Luftfeuchte* beschreibt den Wassergehalt der Luft. Man unterscheidet den absoluten Wassergehalt der trockenen Luft [g/m^3] vom relativen Wassergehalt [r.F. in %]. Der relative Wassergehalt bzw. die relative Feuchte geben den Grad der Sättigung der trockenen Luft mit Wasser an. In Abhängigkeit der Temperatur weist die Luft ein unterschiedliches Speichervermögen für Wasser auf. Der Zusammenhang zwischen absolutem Wassergehalt, relativer Feuchte und der Feuchttemperatur kann

Tabelle 3.15 Klimafaktoren, Meßgrößen, Meßgeräte, Wertangabe

Klimafaktor	Meßgröße	Meßgerät	Dimension
Lufttemperatur	Trockentemperatur	Thermometer	Grad Celsius [°C] oder Grad Kelvin [°K]
Luftfeuchte	Feuchttemperatur	Aspirationspsychrometer oder Hygrometer	Prozent relativer Feuchte [%] r.F.
Luftbewegung	Luftströmungsgeschwindigkeit	Flügelrad- oder thermisches Anemometer	Meter pro Sekunde [m/s]
Wärmestrahlung	Wärmestromdichte	Globethermometer oder Infrarotmeßsonden	Watt pro Quadratmeter [W/m^2]

einschlägigen Tabellen oder Zustandsdiagrammen der feuchten Luft entnommen werden (DIN 33 403).

Zur Ermittlung der Feuchttemperatur wird ein Thermometer mit einem angefeuchteten Gewebestrumpf verwendet (Aspirationspsychrometer nach Assmann), das einem Luftstrom ausgesetzt wird. Der Luftstrom nimmt Wassermoleküle auf und entzieht dem Fühler durch Verdunstung Wärme. Je trockener die vorbeiströmende Luft ist, desto mehr Wassermoleküle kann sie speichern. Am Fühler wird sich durch den beschriebenen Verdunstungsprozeß eine (Feucht-)Temperatur einstellen, die niedriger ist als die zugehörige Trockentemperatur. Bei einem Feuchtegehalt der Luft von 100% kann aus physikalischen Gründen keine Verdunstung stattfinden, so daß Trocken- und Feuchttemperatur identisch sind.

Die *Luftbewegung* wird primär durch die Erfassung der Strömungsgeschwindigkeit der Luft dargestellt. Zur Erfassung stehen mechanische und thermisch-elektrische Verfahren zur Verfügung. Bei den mechanischen Verfahren treibt die vorbeiströmende Luft ein Flügelrad an, bei den thermisch-elektrischen Verfahren kühlt die vorbeiströmende Luft einen aufgeheizten Draht. Die Kühlung des Drahtes bzw. dessen dadurch bedingte Widerstandsänderung ist ein Maß für die Geschwindigkeit der strömenden Luft. Das thermische Verfahren ist sehr sensibel, weshalb es bevorzugt in der ergonomischen Praxis zum Einsatz kommt, wenn z.B. in Büroräumen sehr geringe Luftbewegungen erfaßt werden sollen. Die mechanischen Verfahren eignen sich eher für den Einsatz im Freien, wenn Geschwingkeiten über 0,5 m/s erfaßt werden. Desweiteren können zur Beschreibung der Luftbewegung Turbulenzmessungen durchgeführt werden, die allerdings einen hohen meßtechnischen Aufwand erforderlich machen.

Die *Wärmestrahlung* ist eine örtlich variierende Klimagröße, die durch unterschiedlich temperierte Flächen (Fenster) oder Gegenstände (Heizkörper, glühender Stahlblock) zustande kommt. Die auftretende Temperaturstrahlung ist ein Energiestrom der als Wärmestromdichte bezeichnet wird und dessen Einheit W/m^2 ist. Zur Erfassung der Wärmestrahlung dienen bei grob orientierenden Messungen das Globethermometer, zur differenzierteren Darstellung von Strahlungsasymetrien Sonden auf Infrarotbasis.

Beurteilung

Um den Einfluß der vorgenannten Klimafaktoren, des getragenen Bekleidungssystems und der Arbeitsschwere auf den menschlichen Organismus und dessen Leistungsfähigkeit summarisch erfassen oder mathematisch bestimmen zu können und damit beurteilbar zu machen, wurden in den vergangenen Jahrzehnten zahlreiche Klimasummenmaße entwickelt. Die Anwendung der teilweise sehr komplexen Algorithmen ist allerdings auf sehr enge Temperaturbereiche beschränkt. Exemplarisch sei hier lediglich das älteste und immer noch gebräuliche Klimasummenmaß der Effektivtemperatur (Yaglou 1927) genannt. Eine Effektivtemperatur von 25 °C wird dabei beispielsweise genauso enpfunden wie eine Vergleichs-Lufttemperatur von 32 °C bei einer Luftgeschwindigkeit von 2,0 m/s und einer Luftfeuchte von 45 % r.F.

Tabelle 3.16 gibt einige Beispiele für subjektiv gleiche Empfindung an. Arbeitsschwere und Isolation der Bekleidung können zusätzlich berücksichtigt werden. Für Personen, die übliche Straßenbekleidung tragen, kommt die Normal-Effektiv-Temperatur (NET) zur Anwendung, für Personen mit unbekleidetem Oberkörper die Basis-Effektiv-Temperatur (BET).

Gestaltungsmaßnahmen

Tabelle 3.17 gibt exemplarisch Empfehlungen und Gestaltungsmaßnahmen für verschiedene Klimagrößen bei sitzender Bürotätigkeit.

Bei körperlicher Arbeit steigt die Wärmeproduktion in den Muskeln erheblich an, so daß der Mensch immer mehr Wärme an die Umgebung abführen muß, damit seine Körperkerntemperatur in engem Rahmen konstant gehalten werden kann. Um diese Wärmetransportvorgänge günstig zu beeinflussen, und um den jeweiligen Behaglichkeitsbereich zu erhalten, ist es notwendig die Raumtemperatur abzusenken. Nachfol-

Tabelle 3.16 Beispiele für Kombinationen der Klimafaktoren Lufttemperatur, Luftfeuchte und Luftbewegung, die jeweils zu gleicher thermischer Empfindung führen

Lufttemperatur [°C]	Relative Feuchte [%]	Luftbewegung [m/s]	Normal-Effekt-Temperatur (NET) [°C]
25	100	0,1	
26	100	0,5	
27	75	0,1	
28	100	2,0	25
32	45	2,0	
32	25	0,1	
27	10	3,0	

Tabelle 3.17 Behaglichkeitsbereiche der Klimagrößen bei sitzender Bürotätigkeit (Radl 1986)

Klimafaktor	Grenzen des Behaglichkeitsbereichs	Bemerkung
Lufttemperatur	Im Sommer 20–23 °C (bei höheren Außentemperaturen als 20 °C im Arbeitsraum nicht mehr als 4 °C unter Außentemperatur), im Winter 18–22 °C.	Frauen bevorzugen meist um 1–2 °C höhere Temperaturen als Männer (bei üblicher Bürobekleidung). Reguliermöglichkeiten der Bekleidung ausnutzen.
Luftfeuchte	40–65 % r.F. Niedrige Raumluftfeuchten sind besonders im Winterhalbjahr während des Heizbetriebes zu beachten und geeignete Gegenmaßnahmen zu ergreifen.	Geringe Luftfeuchte begünstigt die Austrocknung der Schleimhaut des Respirationstraktes und elektrostatische Aufladungen.
Luftbewegung	0,05–0,1 m/s (an der Körperoberfläche), bei höheren Temperaturen werden auch höhere Strömungsgeschwindigkeiten toleriert.	Manche Menschen bewerten Luftgeschwindigkeiten über 0,1 m/s bereits als störende Zugluft.
Wärmestrahlung	Nicht mehr als 250 Watt/m^2	Keine Wärmeabstrahlung auf unterkühlte Raumumschließungsflächen.

gende Tabelle 3.18 gibt allgemeine Empfehlungen zur Raumtemperatur bei körperlicher Arbeit und einer empfohlenen Luftfeuchte von 50 % r.F.

Die vorstehend genannten Gestaltungsempfehlungen können nur als ganz allgemein gültig angesehen werden. Grundsätzlich ist jeder Arbeitsplatz bzw. jede Gruppe von Arbeitsplätzen oder Arbeitssituationen einer genauen Analyse zu unterziehen, um dann spezifische Empfehlungen, basierend auf einschlägigen Richtlinien und Normen, zu entwickeln.

Aus physiotherapeutischer Sicht sollte im Falle einer Therapie von arbeitsbedingten Muskel- und Skeletterkrankungen oder einer Arbeitsplatzbegehung unter klimatischen Gesichtspunkten besonders auf die Zugluftsituation geachtet werden, da Zuglufterscheinungen in ihrer Wirkung häufig unterschätzt werden. Exemplarisch sei hier die Reizung der zugluftsensiblen Regionen „Schulter/Nacken", „Nierengegend" sowie „Knöchelbereich", speziell bei sitzender Tätigkeit, genannt. Zugluft-

Tabelle 3.18   Empfohlene Raumtemperaturen bei unterschiedlichen Aktivitätsniveaus

Art der Aktivität	Raumtemperatur in °C
sitzende geistige Tätigkeit	21
sitzende leichte Arbeit	19
stehende leichte Arbeit	18
stehende schwere Arbeit	17
sehr schwere Arbeit	15 – 16

effekte werden naturgemäß verstärkt wenn beispielsweise nasse Füße angeströmt werden.

Desweiteren sollte das Augenmerk auf flankierende Maßnahmen zur Raum- und Mikroklimagestaltung gelegt werden, die bei geringem Aufwand einen relativ hohen Nutzen erwarten lassen. Besonders ist in diesem Zusammenhang an die Nutzung der Variabilität der Bekleidungssysteme zu denken.

• • • • Lärm

Beispiele für Arbeitsplätze an denen dem Aspekt „Lärm" besondere Aufmerksamkeit gewidmet werden muß: Metallbearbeitung (Stanzerei, Schmiedepressen), Bau (Fahrzeuge) sowie verschiedenster Werkzeugeinsatz (Schleif- und Fräsmaschinen, Sägen etc.).

Grundlagen

Der Begriff Lärm stellt im allgemeinen Sprachverständnis den unerwünschten Teil des Phänomens Schall dar. Unter medizinisch-physiologischen Gesichtspunkten ist neben dessen kommunikationsstörender Wirkung die gesundheitsschädliche Wirkung zu berücksichtigen.

Der Lärm am Arbeitsplatz hat sich in den letzten Jahrzehnten zu einem bedeutenden sozialen und finanziellen Problembereich entwickelt, da die entschädigungspflichtige Berufskrankheit „Lärmschwerhörigkeit", die aus einer langeinwirkenden Lärmbelastung resultiert, zahlenmäßig eine Spitzenposition einnimmt. Abbildung 3.69 stellt die Anzahl der Fälle der Berufskrankheit Lärmschwerhörigkeit in den vergangenen Jahrzehnten dar.

Trotz der in den 70er Jahren durchgeführten Lärmschutzprogramme, deren positive Auswirkung an den abfallenden Kurven faßbar wird,

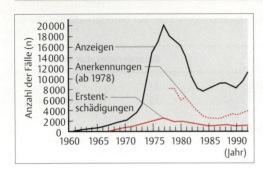

Abb. 3.69 Anzahl der angezeigten und erstmals entschädigten Fälle der Berufskrankheit Lärmschwerhörigkeit (BK 2301, alte Bundesländer, Berufsgenossenschaft-Statistik, 1992)

stellt das Phänomen Lärm auch heute noch eine nicht zu unterschätzende gesundheitliche Gefahr dar. Primäres Ziel einer Auseinandersetzung mit dem Lärm muß die Verhinderung von dessen Entstehung sein, und erst an den Stellen, an denen Lärm unvermeidbar ist, müssen Maßnahmen etabliert werden, die den Menschen vor den unterschiedlichsten Lärmwirkungen schützen.

Vor der Darstellung von Meßmethoden, Beurteilungshilfen und Gestaltungsmaßnahmen ist eine physikalische und technische Beschreibung der Begriffe Schall bzw. Lärm erforderlich (Physiologisch-anatomische Zusammenhänge s. Bd. 2, 1.4).

Unter Schall werden Schwingungen in festen (Körperschall), flüssigen (Wasserschall) und gasförmigen Medien (Luftschall) im Frequenzbereich zwischen 16 Hz und 20.000 Hz verstanden. Frequenzen unterhalb dieses Frequenzbereiches werden als Infraschall bezeichnet und können vom Menschen z.T. als Vibrationen wahrgenommen werden; Schwingungen über 20.000 Hz werden als Ultraschall bezeichnet und können vom menschlichen Ohr nicht registriert werden.

Der ergonomisch primär interessierende Luftschall ist eine sich wellenförmig ausbreitende Druckschwankung, deren Ausbreitungsgeschwindigkeit in Luft ca. 340 m/s beträgt. Die Anzahl der Druckschwankungen pro Sekunde werden in der o.g. Maßeinheit Hertz (Hz) angegeben.

Betrachtet man den Zeitverlauf von Schall, so lassen sich die drei Ereignisse „Ton", „Klang" und „Geräusch" unterscheiden. Der Ton ist durch eine ganz bestimmte Frequenz, die Tonhöhe, gekennzeichnet. Eine Summe von Tönen, die in ihrem Zusammenwirken vom menschlichen Ohr harmonisch empfunden wird, heißt Klang. Dagegen wird eine unharmonische Summe von Frequenzen oder Tönen als Geräusch bezeichnet. Ton, Klang und Geräusch beschreiben die Qualität des Schalls; die Quantität, also die Energie eines jeden Schallereignisses, die das menschliche

Ohr wahrnimmt oder ertragen muß, wird durch das physikalische Maß „Schalldruck" beschrieben. Damit es überhaupt zu einer akustischen Wahrnehmung kommt, muß der Schalldruck einen für jede Frequenz typischen, minimalen Wert, die Hörschwelle, überschreiten. Der schwächste, überhaupt noch wahrnehmbare Schalldruck, später Bezugsschalldruck p_o genannt, beträgt bei 1 kHz 20 mPa entsprechend 2×10^{-5} N/m². Da das menschliche Ohr andererseits Schalldrücke toleriert, die rund das Millionenfache des Bezugsschalldruckes betragen, war es, wie Abbildung 3.**70** zeigt, für die praktische graphische Darstellung der Ordinaten zweckmäßig, ein logarithmisches Maß, den Dezibel-Maßstab, einzuführen. Der tatsächlich auftretende Schalldruck p_{eff} wird dabei in Beziehung zum o. g. Bezugsschalldruck p_o gesetzt und daraus der Schalldruckpegel L_p errechnet. Nachfolgende Gleichung gibt den Zusammenhang wieder:

$$L_p = 20 \cdot \log \frac{p_{eff}}{p_o} \ ;$$

In Abbildung 3.**70** ist neben der Hörschwelle für alle Frequenzen auch die Schmerzgrenze eingetragen.

Abbildung 3.**71** gibt einen Überblick über den Schalldruck bzw. den Schalldruckpegel unterschiedlicher Schallquellen.

Messung

In DIN IEC 651 sind die Anforderungen festgeschrieben, die von Meßgeräten erfüllt werden müssen, die als Schallpegelmesser zum Einsatz gelangen. Die objektive Messung von Schallpegeln nach internationalen Normen und nationalen Vorschriften und Verordnungen (UVV Lärm, Ar-

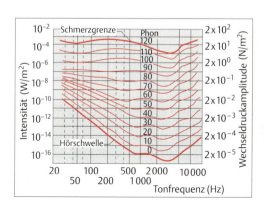

Abb. 3.**70** Hör- und Schmerzschwellenverlauf sowie die Kurven gleicher Lautstärke in Phon (n. DIN 45 630)

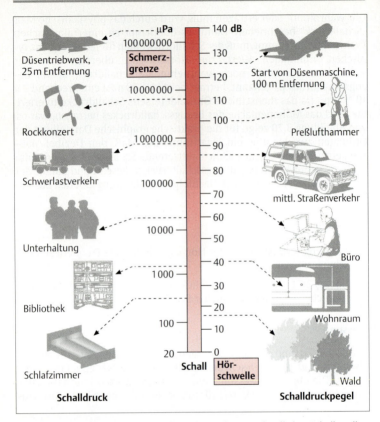

Abb. 3.**71** Schalldruck bzw. Schalldruckpegel unterschiedlicher Schallquellen (n. Bullinger 1994)

beitsstättenverordnung) erfolgt durch standardisierte und reproduzierbare Meßroutinen, um die Einwirkung des Schalls auf das menschliche Gehör möglichst naturgetreu abzubilden.

Jedes Schallpegelmeßgerät verfügt über ein Mikrophon, eine Frequenzbewertung (s. unten), mathematische Rechenprozeduren (Mittelung, Logarithmus u.v.m.) und eine Anzeige. Die Frequenzbewertung bietet die Möglichkeit, registrierte Schallsignale frequenzabhängig zu bewerten. Wie Abbildung 3.**70** zu entnehmen ist, spiegelt sich die frequenzabhängige Empfindlichkeit des menschlichen Gehörs in den Kurven gleicher Lautstärke (phon) wieder. Der Mensch empfindet folglich einen Ton von 60 dB und 100 Hz genauso laut wie einen Ton von 40 dB bei 1 kHz. Würde ein Schallereignis beide Töne enthalten und bei einer gleichberechtigten, linearen Messung gemischt werden, dann wäre der Ton bei 100 Hz stark überrepräsentiert. Dieser Ton muß folglich um 20 dB gesenkt oder gedämpft werden, damit er mit der Empfindung des Tones bei 1000 Hz verglichen werden kann. Die Aufgabe des weitgehenden Nachbildens dieser Eigenschaft des menschlichen Gehörs übernimmt für den gesamten Frequenzbereich die Filterkennlinie „A" (dB(A)).

Beurteilung

Da Schalleinwirkungen sowohl psychische (Wohlbefinden vs. Unbehagen) als auch physische Wirkungen (Gehörschädigung) nach sich ziehen können, kommt der Lärmbewertung in ergonomisch-physiologischer Hinsicht große Bedeutung zu. Die besonderen Schwierigkeiten, die sich dabei ergeben, seien an den Beispielen „Preßlufthammertätigkeit" und „Musik" verdeutlicht. Der Schall der Preßlufthammertätigkeit wird vermutlich allgemein sowohl als unangenehm (psychische Wirkung) als auch als potentiell gehörschädigend (physische Wirkung) angesehen. Anders verhält es sich mit den Schallereignissen der Musik. Musik kann situationsabhängig sowohl als wohlklingend als auch als störend empfunden werden (psychische Wirkung). Gleichzeitig ist anschaulich klar, daß das Erlebnis eines Rockkonzertes, vor allem in Lautsprechernähe, gehörschädigend sein kann (physische Wirkung).

Da Schallereignisse psycho-physische Folgen haben können, ist es die Aufgabe der Lärmbeurteilung, sowohl den Grad der Mißempfindung als auch den der physischen Gefährdung durch standardisierte Verfahren möglichst objektiv zu erfassen.

Zu unterscheiden ist dabei zwischen einer aktuellen und einer längerfristigen Lärmbeurteilung. Im Rahmen der aktuellen Lärmbeurteilung werden Lautstärken von Tönen mit Hilfe von Filterungen, die Lautheit von Geräuschen mit Hilfe spezieller Verfahren (Stevens- bzw. Zwicker-Verfahren; Schmidtke 1993) untersucht.

Längerfristige Untersuchungen beschäftigen sich mit der Beurteilung der über längere Einwirkungsdauern auftretenden variablen Schallpegel, um deren Summenwirkung darstellen zu können. Das besondere Problem dabei ist zum einen, wie, und zum anderen, was addiert werden soll. Um dieses Problem zu lösen, wurden wiederum standardisierte bzw. normierte Verfahren (Mittelungspegel L_m, Beurteilungspegel L_r für den Tag, für die Nacht sowie für den Arbeitsplatz, Schalldosis) etabliert.

Gestaltungsmaßnahmen

Der Beurteilungspegel L_r nach DIN 45 641 entspricht dem mittleren Schalldruckpegel über eine Arbeitsschicht von 8 Stunden. Er wird als direkter Vergleichswert herangezogen, um die in der Arbeitsstättenverordnung und der Unfallverhütungsvorschrift „Lärm" vorgegebenen Richtwerte überwachen zu können. Tabelle 3.**19** gibt die gesetzlichen Grenzwerte wieder.

Um sinnvolle Maßnahmen (lärmarme Produkte, Maschinen und Arbeitsplätze) entwickeln zu können, sind umfangreiche Kenntnisse über Lärmentstehung bzw. Lärmfortleitung notwendig (Bullinger 1994).

Darauf aufbauend gibt Abbildung 3.**72** einen zusammenfassenden Überblick über eine dreistufige Vorgehensweise zur Lärmminderung.

Für die praktische Anwendung der genannten Lärmminderungsmaßnahmen sei abschließend auf zwei besondere Problembereiche verwiesen. Zum einen wird die sich entwickelnde Lärmschwerhörigkeit subjektiv erst dann wahrgenommen, wenn der Sprachbereich betroffen ist, so daß parallel zur Etablierung von Lärmminderungsmaßnahmen unbe-

Tabelle 3.**19** Gesetzliche Grenzwerte für Lärmimmissionen

Beurteilungspegel L_r in dB (A)	Gesetzliche Vorschrift	Beispiele
bis 55	Arbeitsstättenverordnung	Bei überwiegend geistigen Tätigkeiten; in Pausen-, Bereitschafts-, Liege- und Sanitätsräumen
bis 70		Bei einfachen, überwiegend mechanischen Bürotätigkeiten oder anderen gleichartigen Tätigkeiten
bis 85		Bei sonstigen Tätigkeiten, höchster Richtwert
bis 90		Nur in Ausnahmefällen, wenn nach betrieblicher Möglichkeit 85 dB (A) nicht eingehalten werden können.
86 bis 90	Unfallverhütungsvorschrift „Lärm"	Persönliche Schallschutzmittel müssen zur Verfügung gestellt werden.
über 90		Persönlicher Schallschutz muß getragen werden, Lärmbereiche müssen gekennzeichnet sein, Vorsorgeuntersuchungen sind vorgeschrieben.

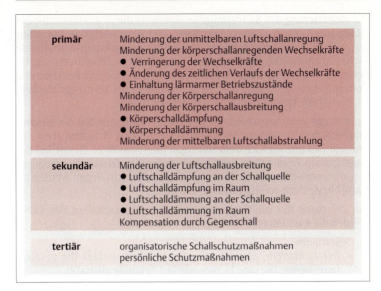

Abb. 3.**72** Lärmminderungsmaßnahmen

dingt eine umfassende und fundierte Aufklärung durchgeführt werden sollte. Zum anderen können bei zusätzlich schmutz- und staubbelasteten Arbeitsplätzen, an denen Gehörschutz getragen wird, bei mangelnder Hygiene Ekzeme im Gehörgang auftreten.

• • • • Beleuchtung

Beispiele für Arbeitsplätze, an denen dem Aspekt „Beleuchtung" besondere Aufmerksamkeit gewidmet werden muß, sind: Büro- und Bildschirmarbeitsplätze, Montage feinmechanischer und elektrischer Bauteile, Uhrmacherei, Operationsaal.

Grundlagen

Da 80–90% aller Umweltinformationen visuell aufgenommen werden, kommt dem ausgewogenen Zusammenspiel aus Auge, Sehvorgang und zugehöriger Beleuchtungssituation eine ganz besondere Bedeutung zu. Die Augen sind das Rezeptororgan für die einfallende Lichtenergie, die im Auge in elektrische Nervenimpulse gewandelt wird, um im Zentralnervensystem weiterverarbeitet zu werden (Physiologisch-anatomische Zusammenhänge s. Bd. 2, 1.4).

Die Reduzierung des Sehvermögens einerseits durch anatomisch-physiologische Veränderungen (Alter, Kurz- und Weitsichtigkeit, Krankheiten u.v.m.), andererseits durch ungünstige Beleuchtungsverhältnisse (Beleuchtungsstärke, Blendung u.v.m.) kann das Wohlbefinden negativ beeinflussen, zu vorzeitiger Ermüdung führen und folglich Reaktion und Konzentration herabsetzen sowie zu Einbußen bei Leistungsfähigkeit, Leistungsbereitschaft und Arbeitssicherheit führen.

Licht ist der vom menschlichen Auge wahrgenommene Teil des elektromagnetischen Spektrums im Wellenlängenbereich zwischen etwa 380 nm und 780 nm. Ähnlich dem Hörorgan filtert das Auge diesen Teil der angebotenen Frequenzen zur Weiterverarbeitung heraus. Die Frequenzen, die unter- bzw. oberhalb des sichtbaren Bereichs liegen werden Infrarot- bzw. Ultraviolettstrahlung genannt.

Zur Erfassung der physikalisch-technischen Eigenschaften des Lichts werden die nachfolgenden Meßgrößen verwendet:

- *Definitionen:*
    - Der *Lichtstrom,* angegeben in Lumen (lm), umfaßt die gesamte Lichtmenge, die eine Lichtquelle in 1 Sekunde abstrahlt.
    - Die *Lichtstärke,* angegeben in Candela (cd), bezeichnet den Lichtstrom, der je Raumwinkeleinheit in eine bestimmte Richtung ausgesandt wird.
    - Die *Leuchtdichte,* angegeben in Candela pro m^2 (cd/m^2), ist die Lichtstärke pro m^2 der scheinbaren Oberfläche eines Strahlers. Das kann sowohl die Lichtquelle selbst, als auch eine reflektierende Fläche sein. In wissenschaftlichen Untersuchungen ist sie die eigentliche, physiologisch relevante Größe; in der Praxis reicht meist die Angabe der Beleuchtungsstärke (s. unten) aus.
    - Die *Beleuchtungsstärke,* angegeben in Lux (lx), beschreibt den Lichtstrom, der pro m^2 beleuchteter Fläche auftrifft.
    - Die *Lichtausbeute* ist ein Maß für den Wirkungsgrad der Lichtquelle, also das Verhältnis von abgestrahltem Lichtstrom und eingebrachter elektrischer Leistung.
    - Der *Reflexionsgrad,* angegeben in %, gibt das Verhältnis des gesamten zurückgestrahlten Lichtstoms zum eingestrahlten Lichtstrom wieder.

Die exakten mathematischen Beziehungen dieser Einheiten finden sich im DIN-Blatt 5035.

Messung

Für die ergonomische Forschung und Praxis sind die Beleuchtungsstärke, die Leuchtdichte sowie der Reflexionsgrad die relevanten lichttechnischen Meßgrößen.

Die Messung der Leuchtdichte ist mit einem erheblichen Aufwand (Durchführung und Apparate) gekoppelt. Technische Details der Durchführung sind bei Schmidtke (1993) ausführlich beschrieben.

Deutlich weniger aufwendig ist die Bestimmung der Beleuchtungsstärke, die mit Luxmetern durchgeführt wird, die den aus der Photographie bekannten Belichtungsmessern ähnlich sind. Der darstellbare Meßbereich ist bei den einfacheren Geräten so ausgelegt, daß er die typische Situation der Innenraumbeleuchtung ausreichend gut erfaßt.

Bestimmungen des Reflexionsgrades einer Oberfläche (z.B. Schreibtischoberfläche) können über den Vergleich der Leuchtdichte des interessierenden Gegenstandes mit einer genormten Bezugsfläche erfolgen.

Beurteilung

Wie in den Grundlagen beschrieben, hat Licht ein weites Spektrum von physischen und emotionalen Wirkungen auf den Menschen. Das Auge selbst ist in der Lage, an sehr stark schwankende Beleuchtungsverhältnisse zu adaptieren. Z.B. können bei nächtlicher Straßenbeleuchtung (3 lx) noch Informationen (Hinweisschilder u.v.m) aufgenommen werden. Irreversible Funktionsminderungen treten praktisch nicht auf, lediglich Ermüdungserscheinungen, wenn bei unzureichender Beleuchtungsstärke oder kontrastarmer Schrift gelesen wird. Psychische Wirkungen lassen sich zeigen, wenn beispielsweise eine Steigerung der Aufmerksamkeit durch verbesserte Beleuchtungsverhältnisse erzielt wird.

Wie eine Beleuchtungssituation ergonomisch zu beurteilen ist, hängt von nachfolgend exemplarisch genannten Faktoren ab.

Altersabhängiger Lichtbedarf

Die Abbildungen 3.**73** und 3.**74** verdeutlichen zum einen die Abhängigkeit der Sehschärfe von der Beleuchtungsstärke und dem Lebensalter sowie den Lichtbedarf von älteren und jüngeren Menschen bei unterschiedlichen Beleuchtungsstärken.

Die Sehleistung ist innerhalb gewisser Grenzen direkt proportional der Beleuchtungsstärke. Zum einen muß die Beleuchtungsstärke der Sehaufgabe angepaßt werden, zum anderen muß der Parameter Lebensalter, der die Sehleistung reduziert, durch eine erhöhte Beleuchtungsstärke kompensiert werden.

Wie der Abbildung 3.**74** zu entnehmen ist, verringert sich der altersbedingte Sehleistungsunterschied mit zunehmender Beleuchtungsstärke. Daraus kann der Schluß gezogen werden, daß ein höheres Beleuchtungsniveau allen Beschäftigten zugute kommt.

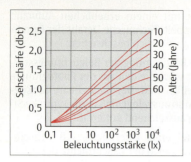

Abb. 3.**73** Abhängigkeit der Sehschärfe von Beleuchtungsstärke und Lebensalter (Studiengemeinschaft Licht, 1968, zit. n. Bullinger 1994)

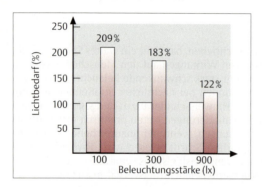

Abb. 3.**74** Lichtbedarf älterer und jüngerer Menschen bei unterschiedlichen Beleuchtungsstärken (Handbuch der Beleuchtung, 1975, zit. n. Bullinger 1994)

Kontraste

Helligkeits- und Farbkontraste sowie Kombinationen daraus sind unabdingbar notwendig damit ein Objekt überhaupt erkannt werden kann. Dieser erforderliche Minimalwert des Kontrastes wird lichttechnisch durch den Leuchtdichteunterschiede des Objektes zu seiner Umgebung beschrieben. Naturgemäß wird die Fähigkeit des menschlichen Auges, Kontraste zu registrieren auch von anderen Faktoren wie Objektgröße, Leuchtdichte, Rezeptionszeit u.v.m. bestimmt.

Blendung

Ist die Leuchtdichte zu hoch, so tritt Blendung ein. Dieser Vorgang läßt sich grob so skizzieren, daß im Auge ein Streulicht entsteht, das die anfängliche Anpassung des Auges verändert. Dadurch werden die ursprünglich ausreichenden Kontraste ungenügend.

Zu unterscheiden ist desweiteren die Direkt- von der Reflektionsblendung. Beim direkten Blick in die Lichtquelle liegt Direktblendung vor. Wenn sich Lichtquellen in stark reflektierenden, also glänzenden Oberflächen spiegeln, spricht man von Reflektionsblendung.

Gestaltungsmaßnahmen

Die noch immer bedeutendste Lichtquelle ist die Sonne bzw. das Tageslicht. Das Tageslicht setzt sich zusammen aus dem direkten Sonnenlicht und dem Himmelslicht, die in ihrer Summe Globalstrahlung genannt werden.

Für Arbeitsplätze gilt die generelle Vorschrift, daß „hinreichende Tageslichtbeleuchtung für alle Räume, die für den dauernden Aufenthalt von Menschen bestimmt sind", vorhanden sein muß. Räume ohne Fenster sind lediglich für den kurzzeitigen Aufenthalt, d. h. nicht mehr als einige Stunden täglich, als Arbeitsräume zugelassen.

Nach Bullinger (1994) können zehn Gebote für eine richtige Beleuchtung aufgestellt werden, die, sei es durch Tageslicht, Kunstlicht oder einer Kombination aus beiden, günstige Arbeitsbedingungen schaffen:
- Ausreichend hohes Helligkeitsniveau,
- harmonische Helligkeitsverteilung,
- größtmögliche Blendungsbegrenzung,
- gute Kontrastwiedergabe,
- richtige Lichteinfallsrichtung,
- richtige Schattigkeit,
- richtige Lichtfarbe und angemessene Farbwiedergabe,
- hoher Energienutzungsgrad,
- angenehme Lichtatmosphäre,
- sparsamer Energieverbrauch.

Von den genannten „zehn Geboten" für richtige Beleuchtung wird abschließend das Helligkeitsniveau anhand der arbeitsaufgabenabhängigen Nennbeleuchtungsstärke nach DIN 5035 als Leitfaden exemplarisch dargestellt (Tab. 3.**20**).

Für die physiotherapeutische Praxis können ungenügende Beleuchtungssituationen für die Patienten dann bedeutsam werden, wenn diese z. B. an Bildschirmarbeitsplätzen unphysiologische Körperhaltungen und daraus folgend skeleto-muskuläre Beschwerden auslösen.

• • • • **Vibrationen**

Beispiele für Arbeitsplätze an denen dem Aspekt Vibrationen besondere Aufmerksamkeit gewidmet werden muß sind: Fahrersitze (Baustellen-

Tabelle 3.20 Nennbeleuchtungsstärken (Stufe 1 – 12) 85 cm über Fußbodenniveau nach DIN 5 035

Sehaufgaben	Nennbeleuchtungsstärken		
	Beispiele	Nennbeleuchtungsstärke [lx]	Stufe
Orientierung, nur vorübergehender Aufenthalt	Stahlbau, Mindestwert nach Arbeitsstättenverordnung	15	1
	Abstell- und Nebenräume, Werkstraßen, Höfe, Baustellen	30	2
leichte Sehaufgabe; große Details mit hohen Kontrasten	Verladerampen, Aufzugskabinen, Fahrtreppen	60	3
	Lagerräume, Umkleide-, Waschräume, Toiletten, Schmieden, Grobmontage, Flure, Treppen	120	4
	Büroarbeiten mit leichten Sehaufgaben, Schweiß- und Schlosserarbeiten, Betriebslaboratorien	250	5
normale Sehaufgaben; mittelgroße Details mit mittleren Kontrasten	Büroarbeiten mit normalen Sehaufgaben, Datenverarbeitung, Einrichten von Werkzeugmaschinen, Montage	500	6
schwierige Sehaufgabe; kleine Details mit mittleren Kontrasten	Anreißen, Feinmontage, Kontrolle	750	7
	Großraumbüro, Technisches Zeichnen, Feinstmontage, feinmechanische Arbeiten, Kontrolle, Meß- und Prüfräume	1.000	8
sehr schwierige Sehaufgaben; sehr kleine Details mit sehr geringen Kontrasten	Montage elektrischer Bauteile, Edelsteinschleiferei, Kunststopfen	1.500	9
	Montage von Subminiaturteilen der Elektronik, Uhrmacherei, Goldschmieden	2.000	10
		3.000	11
Sonderfälle	Operationsbeleuchtung	5.000 und mehr	12

fahrzeuge, Ackerschlepper), Einsatz von besonderen Werkzeugen (Preßlufthammer, Schlagbohrmaschinen).

Grundlagen

Der Mensch kann sich seiner (Arbeits-)Umgebung in gewissen Grenzen anpassen und besitzt gegenüber den vorstehend diskutierten Belastungen (Klima, Lärm und Beleuchtung) körpereignene Schutzsysteme, die helfen, schädliche Einflüsse abzuwehren oder zumindest zu verringern. Gegenüber den meist künstlich erzeugten mechanischen Schwingungen, deren Auftreten durch den Einsatz moderner Technik (Maschinen, Fahrzeuge, Geräte) zunehmend gesteigert wurde, besitzt der Mensch keine Möglichkeiten, physiologisch sinnvolle Schutzmechanismen zu aktivieren. Er ist folglich der Schwingungsreizung schutzlos ausgesetzt. Groben Schätzungen zufolge sind in der Bundesrepublik mehrere Millionen Menschen täglich arbeits- und zusätzlich auch freizeitbedingten Schwingungsbelastungen ausgesetzt.

Physikalisch kann ein mechanisches Schwingungsereignis als eine zeitlich regelmäßige oder unregelmäßige Bewegung eines Masseelements um seine Ruhelage beschrieben werden. Dabei muß definitionsgemäß eine Umkehr der Bewegungsrichtung stattfinden. Die Schwingung wird durch die Parameter Weg oder Amplitude [m], Geschwindigkeit [m/s] oder Beschleunigung [m/s^2] charakterisiert.

Die zugehörige Schwingfrequenz wird, ebenso wie bei der Beschreibung akustischer Ereignisse, in der Einheit Hertz [Hz] mit der Dimension [1/s] angegeben. Der Kehrwert der Frequenz ergibt die Periodendauer. Diese beschreibt den Zeitraum, nach dem sich die vorgegebene Bewegung der Schwingung wiederholt. Ergonomisch-arbeitsmedizinisch unterscheidet man zwischen Ganzkörper- und Hand-Arm-Schwingungen. Die Erstgenannten werden primär von stationären Maschinen (z. B. Stanzen, Turbinen), die Zweitgenannten von handgeführten Maschinen (z. B. Preßlufthämmer, Bohrmaschinen) verursacht. Allerdings sind die Übergänge fließend, gerade auch dann, wenn man die von Transportmaschinen (z. B. Züge, Flugzeuge) verursachten Schwingungen miteinbezieht. Prinzipiell wird, ähnlich wie bei akustischen Ereignissen, zwischen periodischen und stochastischen (zufälligen, nicht periodischen) Schwingungsanteilen unterschieden. Periodische Schwingungen können z. B. von einer Stanzmaschine in der Blechteilfertigung verursacht werden. Dagegen erzeugt die Fahrt mit einer Erdbaumaschine im freien Gelände vorzugsweise stochastische Schwingungen.

Tabelle 3.21 gibt eine Zusammenstellung der ergonomisch-arbeitsmedizinisch relevanten mechanischen Schwingungen sowie deren akute und chronische Folgen wieder.

Die anatomisch-physiologischen Folgen einer Schwingungsbelastung können Veränderungen von Muskelreflexen, Sehvermögen und Geschicklichkeit sein. Die medizinisch-physiotherapeutischen Konsequenzen schließen Beschwerden und Gesundheitsschäden, wie Wirbelsäulenerkrankungen, Erkrankungen der Hände und Arme (z. B. Arthrosen, Atrophien) ein.

Bei der Untersuchung von Ganzkörperschwingungen ist zu berücksichtigen, daß sich der menschliche Körper nicht wie eine einzige große Masse verhält, die mit einer für sie charakteristischen Frequenz (Eigen- oder Resonanzfrequenz, bei der sich die Schwingung aufschaukeln kann) schwingt, sondern daß körperteil-bezogene Betrachtungen notwendig sind.

Tabelle 3.21 Wirkungen mechanischer Schwingungen auf den Menschen (n. Bullinger 1994)

	Ganzkörper-Schwingungen	Hand-Arm-Schwingungen
Akute Wirkungen	Beeinflussung des biomechanischen Schwingungsverhaltens	
	des Rumpfes und des Kopfes	des Hand-Arm-Schulter-Systems
	Physiologische Reaktionen	
	♦ erhöhtes Atemminutenvolumen ♦ erhöhte Muskelaktivität ♦ vegetative Störungen (Reflexminderung)	♦ verminderte periphere Durchblutung ♦ erhöhte Muskelaktivität ♦ Störung des peripheren Nervensystems (Abnahme der Tastempfindung)
	Unangenehme subjektive Wahrnehmung, Unwohlsein und Schmerzen	
	Leistungsbeeinflussung	
	♦ erschwerte feinmotorische Koordination ♦ verminderte visuelle Wahrnehmung	♦ erschwerte feinmotorische Koordination
Chronische Wirkungen	Gesundheitsschädigung im Bereich der Wirbelsäule und des Magens	Schädigung von Knochen und Gelenken Vasospasmus in den Fingern

Nach Dupuis et al. (1988) konnten die in Tabelle 3.22 aufgezeigten, körperhaltungsabhängigen Eigenfrequenzen des gesamten Körpers und seiner Teile ermittelt werden.

Summarisch betrachtet liegen für vertikale Schwingungen die energiereichsten und damit potentiell wirksamsten Schwingungen im Bereich zwischen 4 und 8 Hz. Für das Schwingverhalten des Körpers bei sitzender Haltung und vertikaler Schwingung gilt:

- In der Hals- und Lendenwirbelsäule werden im Frequenzbereich zwischen 2,5 und 5 Hz starke Resonanzen erzielt, die eine Vergrößerung der Schwingstrecke von bis zu 240 % nach sich ziehen.

- Im Rumpf-, Schulter- und Nackenbereich sind im Frequenzbereich zwischen 4 und 6 Hz deutliche Resonanzen darstellbar, die eine Vergrößerung des Schwingstrecke von bis zu 200 % bewirken.

- Zwischen Schulter und Kopf sind im Frequenzbereich zwischen 20 und 30 Hz die stärksten Resonanzen meßbar und bewirken eine Vergrößerung der Schwingstrecke von bis zu 350 %.

Messung

Um die aus der Schwingungsbelastung resultierende Beanspruchung des menschlichen Körpers ermitteln zu können, ist die Erfassung von Schwingungsereignissen an der Übertragungs- oder Einleitungsstelle erforderlich. Normalerweise wird die Schwingungsenergie an den meisten Arbeitsplätzen direkt über Füße, Beine, Gesäß, Rumpf, Arme und/

Tabelle 3.22 Eigenfrequenzen des Gesamtkörpers und verschiedener Körperteile

Körperteil	Körperhaltung	Resonanzfrequenz [Hz]
gesamter Körper	Liegen	1–2
Wirbelsäule	Sitzen	3–4,5
Magen	Sitzen	4–7
Magen	Liegen	4–8
Brustkorb	Sitzen	4–6
Brustkorb	Liegen	6–12
Hand-Arm-System (Ellbogen)	horizontaler Unterarm	10–20
Augäpfel	Kopf aufrecht	20–25
Schädelknochen	Liegen	50–70

oder Kopf eingeleitet. Da, wie oben dargestellt, die Wirkung der Schwingungseinleitung auch körperteilabhängig ist, ist eine genaue Angabe des Einleitungsortes und der zugehörigen Körperhaltung (stehend, sitzend, liegend) erforderlich.

Die zur Messung mechanischer Schwingungen üblichen Meßverfahren sind bei Schmidtke (1993) ausführlich erläutert. Die von den dabei verwendeten Beschleunigungsaufnehmern abgegebenen Signale werden verstärkt und weiterverarbeitet zu einem beschleunigungsproportionalen, zeitlichen Spannungssignal. Die registrierte Beschleunigung ist die üblicherweise verwendete Maßzahl für Messung und Bewertung von Schwingungen. Will man aus den zeitlichen Meßsignalen (Abb. 3.75: oben) die auftretenden Frequenzen ermitteln, transformiert man die Zeitsignale mittels des mathematischen Verfahrens der Fourier-Analyse in den Frequenzbereich (Abb. 3.75: unten). Dadurch läßt sich die auf den Menschen einwirkende Überlagerung vieler Einzelschwingungen nach Frequenz und Amplitude auflösen und die o. g. physiologisch wirksamen Schwingungen können direkt abgelesen werden. Abbildung 3.75 zeigt die Vorgehensweise in graphischer Darstellung.

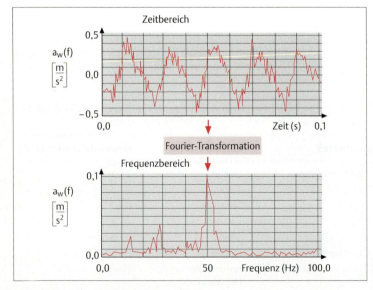

Abb. 3.**75** Zeit- und Frequenzbereich eines Beschleunigungsverlaufes

Beurteilung

Ähnlich einer Lärmmessung müssen bei der Bewertung mechanischer Schwingungen sowohl Frequenz als auch Amplitude in die Bewertung miteinbezogen werden. Da Schwingungen gleicher Amplitude, aber verschiedener Frequenz unterschiedliche Wahrnehmungen provozieren, werden die auf den Menschen einwirkenden und gemessenen Schwingungsgrößen (Beschleunigungen) mit einer frequenzabhängigen Funktion, vergleichbar der Bewertung A bei Lärmmessungen, bewertet. Einschlägige Richtlinien und Normen (VDI-Richtlinie 2057, DIN 45 675) unterscheiden bei der Bewertung nach Ganzkörperschwingungen sowie Hand-Arm-Schwingungen. Die tatsächlichen Wirkungen der Schwingungen auf den Menschen werden mittels der Wahrnehmungsstärke K bewertet. In dieser Kennzahl werden unterschiedliche Frequenzen und Intensitäten, die Schwingungsrichtungen sowie die Körperhaltungen (Stehen, Sitzen oder Liegen) verrechnet. Die genaue Vorgehensweise und die zugehörige Auswertung der Kurven sowie die daraus ermittelbaren maximalen Expositionszeiten können der VDI-Richtlinie 2057 entnommen werden.

Gestaltungsmaßnahmen

Durch geschickte Konstruktion und mathematische Modellrechnungen sollte grundsätzlich schon in der Entwurfs- und Konstruktionsphase versucht werden, die Entstehung potentiell schädlicher Schwingungen für Mensch und Maschine zu vermeiden (Primärmaßnahme).

In der Praxis kommen aber Sekundärmaßnahmen zur Verminderung der Schwingungsenergieübertragung wesentlich häufiger zum Einsatz.

Als ultima ratio kommen arbeitsorganisatorische und persönliche Maßnahmen (Tertiärmaßnahmen) zur Anwendung (schwingungsisolierende Bekleidungssysteme (Vibrations- und Schallschutzanzüge, Vibrationsschutzhandschuhe).

Vor dem Hintergrund zunehmender skeleto-muskulärer und bandscheibenbedingter Rückenprobleme sei als Beispiel ein schwingungsdämpfender Fahrersitzes erwähnt, bei dem der Konstrukteur die Sitzkinematik sowie das Zusammenspiel von Feder- und Dämpferelementen so gestaltet, daß ein Maximum an Dämpfung und Sitzkomfort erzielt wird.

• • • • **Gefahrstoffe**

Beispiele für Arbeitsplätze an denen dem Aspekt „Gefahrstoffe" besondere Aufmerksamkeit gewidmet werden muß sind: Chemische Industrie, Chemische Reinigung, Ladehoftätigkeiten (Abgasbelastungen), Bergbau.

Grundlagen

Nach Landau et al. (1992) können entsprechend der Gefahrstoffverordnung (GefStoffV) alle festen, flüssigen oder in der Luft schwebenden Stoffe, die potentiell gesundheitsschädlich oder zumindest gesundheitsbeeinträchtigend sind, als am Arbeitsplatz auftretende Gefahrstoffe bezeichnet werden. Von den in Abbildung 3.**76** wiedergegebenen Gefahrstoffen kommt den Schwebstoffen wie Staub, Rauch, Gas, Dampf und Nebel ganz besondere Bedeutung zu.

Stäube, Rauche (feste Schwebstoffe) sowie Nebel können zum Begriff Aerosole zusammengefaßt werden. Staub definiert eine Dispersion fester Stoffe in Gasen (Atemluft), die durch mechanische Prozesse (Schneiden, Schleifen u.v.m.) entstanden sind. Sind die Feststoffe durch chemische oder thermische Reaktionen in die Umgebungsluft gelangt, so spricht man von Rauchen. Nebel hingegen sind Feinstverteilungen von Stoffen in Tröpfchenform.

Entsprechend unterschiedliche Wirkungen sind dabei zu berücksichtigen. Primär langfristig fibrogene (bindegewebige Veränderungen) Wirkungen sind bei Stäuben zu berücksichtigen, chemisch-irritative bzw. chemisch-toxische Folgen bei Rauchen und Nebeln.

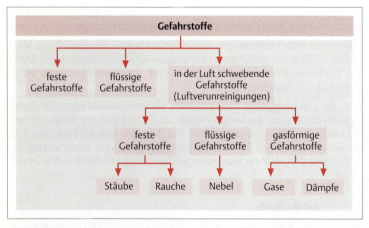

Abb. 3.**76** Gefahrstoffe am Arbeitsplatz (zit. n. Landau, 1992)

Da Aerosole bzw. Stäube prinzipiell inhaliert werden können, ist ein ganz wesentlicher Parameter der Gefährlichkeit, wie weit sie in den Atemtrakt vordringen können. Da die Inhalationstiefe entscheidend von der Partikelgröße sowie der Partikelform abhängt, unterscheidet man wie folgt: Grobstaub (25–200 µm) setzt sich bereits auf der Nasenschleimhaut ab, atembarer Staub (< 25 µm) sedimentiert im Tracheobronchialbaum und Feinstaub (< 7 µm) dringt bis in die Alveolen vor. Staubfasern stellen eine eigens definierte Partikelform dar. Sie müssen eine Länge von mindestens 5 µm und einen Durchmesser von weniger als 3 µm aufweisen. Dabei muß das Verhältnis zwischen Länge und Durchmesser mindestens 3:1 betragen.

Eine besondere Maßzahl für das Eindringen der Stäube in den Organismus ist der sog. aerodynamische Durchmesser. Darunter versteht man den Durchmesser eines Partikels beliebiger Form und Dichte der gleich ist dem Durchmesser einer Kugel mit der Dichte 1 [g/cm^3], die in ruhender oder laminar strömender Luft die gleiche Sinkgeschwindigkeit wie das untersuchte Partikel besitzt.

Naturgemäß ist neben der Partikelgröße zur Abschätzung oder Beurteilung der möglichen Gesundheitsgefahren auch die spezifische Schadstoffwirkung, die Konzentration sowie die Expositionszeit entscheidend.

Die Konzentration definiert den Anteil eines Stoffes (Staub, Gas, Dampf usw.) pro Kubikmeter (Atem-)Luft. Sie wird angegeben in Milligramm pro Kubikmeter [mg/m^3], in parts per million [ppm] oder in Faserzahl pro Kubikzentimeter [n/cm^3].

Der im gesamten Atembereich des Menschen vorhandene Staub, der aufgrund der o.g. Partikelgeometrie tatsächlich eingeatmet werden kann wird als gesamter einatembarer Staubanteil beschrieben.

Der Anteil des inhalierten Staubes, der als Funktion der Partikelgeometrie in Nase, Rachen sowie Kehlkopf, im Tracheobronchialbaum oder in den Alveolen abgelagert werden kann, wird als total deponierter Staub bezeichnet. Allerdings können bis zu 90 % des inhalierten Staubes durch die Selbstreinigungsmechanismen des Respirationstraktes beseitigt werden. Dabei unterliegen die nach ihrem Ablagerungsort bezeichneten Stäube unterschiedlichen Eliminationswegen. Der Nasen-Rachen-Kehlkopfstaub wird entweder abgehustet oder gelangt in den Verdauungstrakt. Die Partikel des Tracheobronchialstaubes werden durch die Bewegung des Flimmerepithels nach oben transportiert und danach ebenfalls abgehustet oder in den Verdauungstrakt befördert. Die in den Alveolen abgelagerten Partikel werden von Gewebsmakrophagen (Freßzellen) aufgenommen und entweder auf dem Lymphwege ins Lungeninterstitium (Gerüst) transportiert oder im Bronchialbaum soweit zurückgefördert, daß sie vom Reinigungsmechanismus des Flimmerepithels erfaßt werden können.

Die Menge der inhalierten und abgelagerten Partikel in den einzelnen Etagen des Respirationstraktes hängt nach Griefahn (1996) von den nachfolgend genannten Faktoren ab:

- Die Dispostion beschreibt anatomische und physiologische Besonderheiten des Individuums z. B. den Querschnitt der Atemwege, das Lungenvolumen, die Nasen- oder Mundatmung, die Funktionsfähigkeit des Flimmerepithels
- Die Arbeitsplatzverhältnisse werden durch die Zusammensetzung und durch die physikalisch-chemischen Eigenschaften der einzelnen Partikel, durch deren Konzentration und durch die Expositionsdauer sowie lüftungstechnischen Bedingungen (Strömungsrichtung und -geschwindigkeit der Luft) charakterisiert.
- Das Atemminutenvolumen hängt von der individuellen körperlichen Belastung ab.
- Außerberufliche Einwirkungen und Gewohnheiten (Rauchen) beeinflussen die individuelle Disposition (Schädigung des Respirationsepithels).

Die biologischen Auswirkungen eingeatmeter Partikel gibt Abbildung 3.**77** wieder. Desweiteren muß nach Griefahn (1996) an vielen Arbeitsplätzen mit Gasen und Dämpfen gerechnet werden, die proteindenaturierende Eigenschaften besitzen und folglich durch chemische Reaktionen Entzündungen der Atemwege verursachen. Die Wirkung und die Wirkstärke dieser Stoffe ist eine Funktion ihrer Wasserlöslichkeit sowie ihrer pathophysiologischen Reaktionspotentiale auf den einzelnen Etagen des Respirationstraktes. Details dazu können sehr anschaulich einschlägigen Toxikologiebüchern (z. B. Forth et al. 1988) entnommen werden.

Messung

Zur Bestimmung des Gefahrstoffinhaltes der Atemluft stehen in Abhängigkeit der interessierenden Klasse verschiedenartige Meßverfahren zur Verfügung.

- Für über 100 verschiedene Luftverunreinigungen wurden Prüfröhrchen entwickelt, die primär zur Kontrolle am Arbeitsplatz eingesetzt werden können und dabei u. a. auch der Analyse von Rauchen, Gasen sowie Motorabgasen dienen können. Das Meßverfahren beruht auf der Absorption der interessierenden Luftverunreinigung an einer festen Oberfläche und einer dadurch ausgelösten Indikatorreaktion (Farbumschlag).

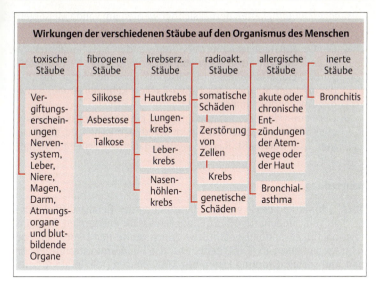

Abb. 3.77 Biologische Wirkung von Stäuben auf den Menschen (zit. n. Landau/Stübler 1992)

- Physikalische Verfahren basieren auf der Messung der Lichtabsorption der Luftschadstoffe im infraroten oder ultravioletten Bereich des Lichtspektrums.
- Gaschromatographische Verfahren dienen der Untersuchung gas- und dampfförmiger Belastungen der Luft und kommen dann zum Einsatz, wenn nur geringe Probemengen zur Verfügung stehen. Ein Gemisch von auch chemisch nahe verwandten Einzelkomponenten kann dadurch effektiv aufgetrennt und analysiert werden. Das Verfahren ist so empfindlich, daß auch Luftinhaltsstoffe mit wenig ausgeprägten chemischen Nachweisreaktionen sicher erfaßt und differenziert werden können.
- Bei chemischen Verfahren wird der interessierende Gefahrstoff durch entsprechende Reaktionen in einen Zustand überführt, der charakteristische und automatisch meßbare Eigenschaften aufweist (Meßreaktion, Hilfsreaktion, Indikatorreaktion).
- Zur Ermittlung der Staubkonzentration am Arbeitsplatz wird die Luft angsaugt und die darin enthaltenen Stäube durch Abscheidevorrichtungen in die o. g. einzelnen Fraktionen aufgetrennt. Beim Ansaugvorgang müssen die unterschiedlichen Anströmrichtungen und An-

sauggeschwindigkeiten berücksichtigt werden um valide Meßergebnisse zu erhalten.

- Der Gesamtstaub ist dabei der Anteil, der durch Probenahmegeräte bei einer Ansauggeschwindigkeit von 1,25 m/s ± 10% erfaßt wird. Das Meßergebnis gibt Aufschluß über die Menge des total deponierten Staubes, des Nasen-Rachen-Kehlkopfstaubes sowie des Tracheobronchialstaubes.
- Der Fein- oder Alveolarstaub passiert ein Abscheidesystem, welches 50% der Partikel mit einem aerodynamischen Durchmesser von 5 µm durchläßt. Rauche werden dabei wie Feinstaub behandelt.

Beurteilung

Nach Schmidtke (1993) sind zur Beurteilung der Gefahrstoffbeladung der Luft verschiedenartige Beurteilungsmaßstäbe entstanden. Die Kommission für gesundheitsgefährliche Arbeitsstoffe der Deutschen Forschungsgemeinschaft (DFG) erstellt für das Bundesministerium für Arbeit und soziale Ordnung Listen mit MAK-Werten (Maximale Arbeitsplatzkonzentration). MAK-Werte sind ungefähre Grenzwerte für den durchschnittlichen Gehalt an Luftverunreinigungen am Arbeitsplatz im Laufe einer Acht-Stunden-Schicht. Sie werden für Gase und Dämpfe in ppm bei definierter Temperatur und Luftdruck, für Schwebstoffe in mg/m^3 angegeben und gelten jeweils für den betreffenden Reinstoff und nicht für Gefahrstoffgemische.

Die MAK-Werte hängen vom jeweiligen Stand der Erkenntnisse ab und unterliegen damit naturgemäß Korrekturen nach oben oder unten. Sie sind keine gesetzlichen Grenzwerte, sondern lediglich Richtwerte, die auch keinen Rückschluß auf die Gesundheitsgefährdung bei geringerer Expositionszeit und höherer Konzentration zulassen.

Desweiteren existieren BAT-Werte (Biologische-Arbeitsstoff-Toleranz-Werte).

- *Definition:* Der BAT-Wert ist die beim Menschen höchstzulässige Quantität eines (meist reinen) Arbeitsstoffes bzw. Arbeitsstoffmetaboliten oder die dadurch ausgelöste Abweichung eines biologischen Indikators an seiner Norm, die nach dem gegenwärtigen Stand der wissenschaftlichen Kenntnis im allgemeinen die Gesundheit der Beschäftigten auch dann nicht beeinträchtigt, wenn sie durch Einflüsse des Arbeitsplatzes regelhaft erzielt wird. Wie bei den MAK-Werten wird in der Regel eine Arbeitsstoffbelastung von maximal 8 Stunden täglich und 40 Stunden wöchentlich zugrunde gelegt. BAT-Werte sind als Höchstwerte für gesunde Einzelpersonen konzipiert. (DFG 1987)

Grundsätzlich muß allerdings bei der Arbeit mit derartigen Richtwerten die Schwellenwertproblematik berücksichtigt werden (zum Vergleich: Alkoholschwellenwert und dessen Aussagekraft für die Fahrsicherheit).

Für einige krebserzeugende und erbgutändernde Arbeitsstoffe können keine MAK-Werte ermittelt werden. Für solche Fälle kommt die TRK (Technische Richtkonzentration) zum Tragen. Durch deren Einhaltung soll das Risiko einer Gesundheitsbeeinträchtigung vermindert werden, kann dadurch allerdings nicht völlig ausgeschlossen werden.

Weitere Wertetabellen wie MIK (Maximale Immsissionskonzentration), MEK (Maximale Emmissionskonzentration) sowie TRgA (Technische Regeln für gefährliche Arbeitsstoffe) können der einschlägigen Literatur entnommen werden.

Gestaltungsmaßnahmen

Einige Maßnahmen, die zur gesundheitsschützenden Gestaltung der Arbeitsumgebung bei Gefahrstoffbelastung beitragen können, seien nachfolgend exemplarisch genannt:

- Aufklärung der Mitarbeiter über die schädigende Wirkung, die einschlägigen Gefahrensymbole, die geeignete Handhabung der Stoffe und adäquate Schutzmaßnahmen sowie eine der Verordnung entsprechende Kennzeichnung der Gefahrstoffbehälter,
- Technische Schutzmaßnahmen fertigungs- und betriebstechnischer Art wie Automatisierung, räumliche Entkopplung der Gefahrenbereiche, Austausch von Gefahrstoffen gegen ungefährliche Stoffe (Steinwolle statt Asbest), Modifizierung der Arbeitsverfahren (Naß- statt Trockenschleifen),
- Absaugen von Gefahrstoffen vom Ort ihrer Entstehung.

Sind die Möglichkeiten technischer und organisatorischer Art ausgeschöpft oder führen diese nicht zum gewünschten Ziel, sind persönliche Schutzmaßnahmen zu ergreifen. Diese schließen vorgeschriebene Vorsorgeuntersuchungen, Augen-, Haut- und Atemschutz ein, die durch die Anwendung entsprechender Schutzbekleidung und durch Atemluftfilter oder Druckluftatemgeräte realisiert werden.

3.2.4 Arbeits- und Arbeitsplatzanalyse

M. Hocke

Mit dem Zusammenschluß von Menschen in größere Sozialgemeinschaften und dem damit verbundenen Übergang von der Individual- zur arbeitsteiligen Versorgung stellte sich zunehmend die Frage der Bewertung von Arbeitsaufgaben, damit angemessene Gegenleistungen für die unterschiedlichsten handwerklichen Tätigkeiten erbracht werden konnten. Bereits aus der Zeit von Christi Geburt sind differenzierte Berufseinteilungen bekannt, mit deren Hilfe für unterschiedliche Tätigkeiten gestaffelte Löhne festgesetzt wurden, deren Höhe sich an der damaligen Auffassung der *Arbeitsschwierigkeit* orientierte. Bemerkenswert ist dabei, daß die Spitzenlöhne für künstlerische Tätigkeiten entrichtet wurden.

Vor Beginn der Industrialisierung wandelten sich einzelne Handwerksbetriebe bereits zu Manufakturen, in denen der *Gelernte* und der *Ungelernte* durch den *Angelernten* ergänzt wurde, dem die Bedienung der damals verfügbaren Maschinen oblag und der dafür eine Ausbildung erhielt, die zwischen dem Gelernten und dem Ungelernten angesiedelt war.

Die Einteilung in Gelernte, Angelernte und Ungelernte wird in der Literatur als „klassische Dreiteilung" bezeichnet und hatte folgende Konsequenzen: Der Gelernte wurde als Gelernter entlohnt, auch dann wenn er überwiegend Handreichungen ausübte, der Angelernte wurde als Angelernter entlohnt, auch wenn er durch entsprechenden Einsatz, gewonnene Erfahrung und Übung Fähigkeiten eines Gelernten aufwies. Eine derartige Arbeits- bzw. Lohnbewertung, die sich ausschließlich am Beruf oder dem Grad der Ausbildung (Lehre) orientierte, wurde als *Arbeiterbewertung* bezeichnet.

Da die klassische Dreiteilung der Arbeiterbewertung der fortschreitenden Entwicklung von Wirtschaft und der damit gekoppelten Ausbildung nicht mehr gerecht wurde, rückte die Bewertung der tatsächlich zu verrichtenden Arbeit in den Mittelpunkt, die sich letzlich in der Arbeitsbewertung manifestierte.

Die nachfolgend exemplarisch vorgestellten *Arbeitsbewertungsverfahren* (summarisch, analytisch und ergonomisch) dienen der Ermittlung des Arbeitswertes zur
- Personalplanung,
- Lohndifferenzierung,
- Betriebsorganisation sowie
- Arbeits-(platz-)gestaltung

und bewerten nicht den Menschen, sondern das Arbeitssystem (Abb. 3.**78**).

Nach Hettinger et al. (1993) lassen sich alle Arbeitsbewertungsverfahren von ihrem Aufbau her prinzipiell in vier Grundtypen unterteilen. Dabei ermöglicht die inhaltliche Gestaltung des Einzelverfahrens eine große Variationsvielfalt.

Zur Ermittlung der Anforderungen gibt es zwei unterschiedliche Verfahrensarten:

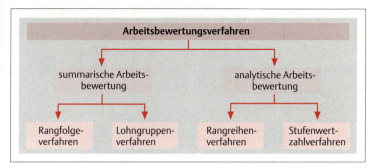

Abb. 3.78 Grundtypen der Arbeitsbewertung

- Summarische Arbeitsbewertung: Die Arbeitsschwierigkeit wird mittels einer einzigen Gesamtschätzung beurteilt.
- Analytische Arbeitsbewertung: Die Arbeitsschwierigkeit wird zunächst in Einzelanforderungen unterteilt und getrennt bewertet. Die Einzelergebnisse werden anschließend gewichtet und nachfolgend zu einem Arbeitswert zusammengefaßt.

Die Ergebnisse der Arbeitsbewertung können prinzipiell nach den Prinzipien *Reihung* oder *Stufung* geordnet werden. Bei der Reihung liegen die Ergebnisse nach ihrem ermittelten Schwierigkeitsgrad in einer Präferenzreihe (induktives Ordnungsprinzip) vor, bei der Stufung werden die Arbeiten vorher definierten Stufungsabschnitten (deduktives Ordnungsprinzip) zugeordnet.

Bei den beiden summarischen Verfahren ist der Erhebungsaufwand vergleichsweise gering. Nachteilig ist allerdings die Abhängigkeit des Ergebnisses von der subjektiven Einschätzung des Beurteilers.

• • • • Rangfolgeverfahren (induktives Ordnungsprinzip)

Ziel des Rangfolgeverfahrens ist die Bildung einer Rangfolge, in der alle in einem Unternehmen vorkommenden und bewerteten Tätigkeiten aufgeführt sind. Das geschieht z. B. mittels eines Paarvergleiches. Dazu werden alle in einem Unternehmen bewerteten Tätigkeiten in einer Matrix aufgelistet (Abb. 3.79) und paarweise miteinander verglichen. Höherwertige Tätigkeiten werden mit einem Plus (+), niederwertige Tätigkeiten mit einem Minus (-) eingestuft. Gleichbewertung wird durch (o) gekennzeichnet. Nach einer Auszählung kann aus der Häufigkeitsverteilung der Höherbewertungen eine Rangfolge gebildet werden.

Tätigkeit	Vergleichstätigkeit							Rang-folge
	Gruppen-leiter (Ing.)	Abteilungs-leiter	Konstruk-teur	Detail-Kon-strukteur	Schaltplan-zeichner	Technischer Zeichner	Ingenieur	
Gruppenleiter (Ing.)	O	−	+	+	+	+	+	2
Abteilungsleiter	+	O	+	+	+	+	+	1
Konstrukteur	−	−	O	+	+	+	−	4
Detail-Konstrukteur	−	−	−	O	+	+	−	5
Schaltplanzeichner	−	−	−	−	O	−	−	7
Technischer Zeichner	−	−	−	−	+	O	−	6
Ingenieur	−	−	+	+	+	+	O	3

Abb. 3.79 Paarvergleich zur Rangfolgebildung

Naturgemäß stößt die Handlichkeit des Verfahrens bei einer großen Anzahl von zu bewertenden Arbeitsplätzen bald an seine Grenzen, so daß man in der Praxis dazu übergeht, zunächst in einzelnen Abteilungen eine derartige Rangfolge aufzustellen, um nachfolgend mittels Paarvergleich einen Quervergleich zwischen den einzelnen Rangfolgen durchzuführen. Dabei werden aber nicht alle Tätigkeiten des Unternehmens miteinander verglichen, sondern lediglich auf vergleichbarer Abteilungsrangfolge plazierte Tätigkeiten einem Vergleich unterzogen.

Weitere Probleme dieses Verfahrens sind, daß die innerhalb einer Abteilung gebildete Rangfolge nicht allgemein akzeptiert wird und daß bei festliegender Rangfolge die Abstandsgröße zwischen den einzelnen Tätigkeiten nicht erkennbar ist. Desweiteren muß, um von der Rangfolge eine Entlohnungsgrundlage ableiten zu können, eine Zusammenfassung von relativ gleichwertigen Tätigkeiten zu einer Gruppe erfolgen, die einer definierten Lohnhöhe zugeordnet werden.

●●●● Lohngruppenverfahren (deduktives Ordnungsprinzip)

Der entgegengesetzte Weg wird beim Lohngruppenverfahren beschritten. Nach der Definition der Lohn- bzw. Gehaltsgruppen werden die Einzeltätigkeiten diesen Gruppen zugeordnet. Die Orientierung zur Einstufung erfolgt dabei an genau beschriebenen Richtbeispielen, die nachfolgend auszugsweise genannt sind (Zander 1970):

- Lohngruppe 1: Arbeiten mit geringen Belastungen, die ohne vorherige Arbeitskenntnisse und ohne jegliche Ausbildung nach kurzer Anweisung ausgeführt werden können (z. B. Be- und Entladetätigkeiten).

- Lohngruppe 4: Arbeiten mit geringen Belastungen, die eine gewisse Sach- und Arbeitskenntnis erfordern und nach einer kurzfristigen Einarbeitung ausgeführt werden können (z. B. Lageristentätigkeit).

- Lohngruppe 7: Facharbeiten, die neben beruflicher Fertigkeit und Berufskenntnissen einen Ausbildungsstand erfordern, wie er entweder durch eine fachentsprechende Berufslehre oder durch eine entsprechende Ausbildung mit zusätzlicher Berufserfahrung erzielt wird (Facharbeiter).

- Lohngruppe 12: Facharbeiten, die hervorragendes Können, Dispositionsvermögen, umfassendes Verantwortungsbewußtsein und entsprechende theoretische Kenntnisse erfordern (z. B. Meistertätigkeit in der Fertigung).

Insgesamt liegt das Problem der summarischen Arbeitsbewertungsverfahren darin, daß verschiedene Faktoren wie Art, Höhe und Dauer der Beanspruchung in ihrer Bedeutung und Wirksamkeit gleichzeitig abgeschätzt werden.

Analytische Arbeitsbewertungsverfahren

Um den Nachteilen der summarischen Bewertungsverfahren entgegenzuwirken, werden analytische Verfahren verwendet, die eine differenziertere Betrachtung situationsabhängiger Arbeitsbedingungen bei relativ ähnlichen Tätigkeiten erwarten lassen.

Rangreihenverfahren (induktives Ordnungsprinzip)

Innerhalb einer jeden festgelegten Anforderungsart (Können, Belastung, Verantwortung, Umgebungseinflüsse) werden Rangreihen der zu bewertenden Tätigkeiten gebildet. Die Bildung der Rangreihen erfolgt analog dem o. g. Rangfolgeverfahren. Die Anzahl der Rangreihen ist folglich identisch der Anzahl der Anforderungsarten.

1950 wurde auf der „1. Internationalen Tagung über Arbeitsbewertung" in Genf das *Genfer Schema* (Tab. 3.**23**) ausgearbeitet. Es gliedert sich in 4 Hauptanforderungsmerkmale, die unterteilt werden in eine Reihe von Bewertungsmerkmalen (BM).

Diese erste Zusammenstellung verschiedener Anforderungsarten diente als Grundlage für alle weiteren Arbeitsbewertungsverfahren. Die vielfältigen, darauf aufbauenden Vorgehensweisen unterscheiden sich allerdings in den jeweils gewählten Schwerpunkten und in ihrer Differenziertheit, die je nach Branche und Anwendungsbereich gezielt modifiziert werden (Arbeiter, Angestellte, Führungskräfte etc.).

Tabelle 3.23 Genfer Schema von 1950

Hauptanforderung	Bewertungsmerkmal (BM)	
Können	1	Kenntnisse
	2	Geschicklichkeit
Belastung	3	Belastung der Sinne und Nerven
	4	Zusätzliche Denkprozesse
	5	Betätigung der Muskeln
Verantwortung	6	für die eigene Arbeit
	7	für die Arbeit anderer
	8	für die Sicherheit anderer
Umwelteinflüsse	9	Öl, Fett, Schmutz
	10	Staub
	11	Temperatur
	12	Nässe, Säure, Lauge
	13	Gase, Dämpfe
	14	Lärm
	15	Erschütterungen
	16	Blendung, Lichtmangel
	17	Erkältungsgefahr
	18	Unfallgefahr
	19	hinderliche Schutzbekleidung

Ein differenzierteres Vorgehen ermöglicht das REFA-Schema (REFA = Verband für Arbeitsstudien und Betriebsorganisation e. V.) von 1977 (Tab. 3.**24**).

Nach der Bewertung müssen die Platzziffern der Rangreihen der einzelnen Anforderungsarten in addierbare Wertzahlen umgesetzt werden. Dazu werden mehrere aufeinanderfolgende Tätigkeiten zu einer Gruppe zusammengefaßt, die eine bestimmte Wertzahl erhält. Folglich existieren für eine bestimmte Tätigkeit Wertzahlen für jede Anforderungsart, deren Summation schließlich den Arbeitswert ergibt.

Stufenwertzahlverfahren (deduktives Ordnungsprinzip)

Dieses Verfahren setzt voraus, daß für jede Anforderungsart eine definierte Stufung vorhanden sein muß, die den jeweiligen Belastungsgrad erkennen läßt. Eine genaue Beschreibung der Stufen erleichtert die Einstufung der zu bewertenden Tätigkeit. Wenn physikalisch exakte Meßgrößen vorhanden sind (Gewichte, Schallpegel, Temperaturen etc.) werden diese einer verbalen Stufung naturgemäß vorgezogen.

Tabelle 3.24   Anforderungsarten nach dem REFA-Schema (1977)

Kenntnisse	Ausbildung
	Erfahrung
	Denkfähigkeit
Geschicklichkeit	Handfertigkeit
	Körpergewandheit
Verantwortung	für die eigene Arbeit
	für die Arbeit anderer
	für die Sicherheit anderer
geistige Belastung	Aufmerksamkeit
	Denkfähigkeit
muskuläre Belastung	dynamische Muskelarbeit
	statische Muskelarbeit
	einseitige Muskelarbeit
Umgebungseinflüsse	Klima
	Nässe
	Öl, Fett, Schmutz
	Staub
	Gase, Dämpfe
	Lärm
	Erschütterung
	Blendung oder Lichtmangel
	Erkältungsgefahr
	Schutzkleidung
	Unfallgefährdung

Von Anforderungsart zu Anforderungsart kann die Anzahl der Bewertungsstufen natürlich variieren. Sind mehrere Parameter für eine Anforderungsart kennzeichnend (z.B.: thermische Belastung und Einwirkungsdauer, Verantwortung und Anzahl der unterstellten Mitarbeiter), so kommen kombinierte Stufungen zum Einsatz, die dieser Parameterkombination gerecht werden.

Das sich an die Bewertung anschließende Vorgehen zur eigentlichen Lohnfindung (Gewichtung, Vergleich von Anforderungsarten) und der tarifpolitische Einfluß (vereinbarte oder unterstellte Wertigkeit) darauf sind detailliert in Hettinger et al. (1993) dargestellt.

• • • • Ergonomische Arbeitsbewertungsverfahren

Arbeits- bzw. Arbeitsplatzgestaltungen unter ergonomischen Aspekten werden im allgemeinen nach folgendem Schema durchgeführt:

- Analyse,
- Messung,
- Bewertung,
- Gestaltung.

In den Analyse- und Meßphasen kommen einschlägige ergonomische Bewertungsverfahren zum Einsatz, aus deren Fülle nachfolgend zwei unterschiedliche Analysekonzepte vorgestellt werden: zum einen das „Arbeitswissenschaftliche Erhebungsverfahren zur Tätigkeitsanalyse (AET)" (Rohmert et al. 1979), dessen Ziel die Informationssammlung über die Interaktion Mensch-Arbeit ist, zum anderen die „Ergonomische Bewertung von Arbeitssystemen (EBA)" (Schmidtke 1976), die speziell auf die Bewertung technischer Systemkomponeneten abzielt.

Das Arbeitswissenschaftliche Erhebungsverfahren zur Tätigkeitsanalyse (AET)

Das Arbeitswissenschaftliche Erhebungsverfahren zur Tätigkeitsanalyse (AET) ist als Untersuchungsinstrumentarium für den Einsatz bei einer hohen Arbeitsplatzzahl besonders geeignet, weil es ohne aufwendige Messungen auskommt und dennoch eine umfassende Beschreibung der menschlichen Tätigkeit am Arbeitsplatz liefert. Der Einsatz dieses universellen Verfahrens erfordert definitionsgemäß allein die exakte Beobachtung bzw. in Grenzfällen das Befragen des Arbeitnehmers oder der betrieblichen Vorgesetzten (Beobachtungsinterview). Erfaßt werden alle relevanten Aspekte des Arbeitsgegenstandes, der Betriebsmittel, der Arbeitsumgebung, der Arbeitsaufgabe sowie der Arbeitsanforderungen.

Das Beobachtungsinterview am Arbeitsplatz bietet die Möglichkeit, einzelne Belastungen nach Dauer, Höhe sowie der zeitlichen Lage innerhalb einer Schicht zu beschreiben. Da das AET nach Beanspruchungs-Kategorien aufgebaut ist, kann die gewonnene Belastungs-Beschreibung bestimmten Beanspruchungen zugeordnet werden. Dem AET-Aufbau liegt ein kombiniert ingenieurwissenschaftlich-physiologisches und verhaltensorientiert-psychologisches Gliederungskonzept zugrunde.

Das AET enthält in seiner Basisversion 216 Einzelmerkmale in den Teilen A, B und C (Abb. 3.**80**), mit denen die Arbeitsanalyse vorgenommen wird:

Im Teil A wird zunächst das Arbeitssystem analysiert (143 Merkmale). Miteinbezogen sind in diesem Teil die Arbeitsobjekte, die Arbeits- und Betriebsmittel sowie die physikalischen, organisatorischen, sozialen und ökonomischen Bedingungen der Arbeit. In Abbildung 3.**81** ist beispielhaft eine Übersicht zur Klassifikation der Betriebsmittel im AET gegeben.

Teil A	Teil B	Teil C
Arbeitssystemanalyse	Aufgabenanalyse	Anforderungsanalyse
1. Arbeitsobjekte	1. Aufgaben bezogen auf stoffliche Arbeitsobjekte	1. Anforderungsbereich: Informationsaufnahme
2. Betriebsmittel	2. Aufgaben bezogen auf abstrakte Arbeitsobjekte	2. Anforderungsbereich: Entscheidung
3. Arbeitsumgebung	3. Aufgaben bezogen auf den Menschen	3. Anforderungsbereich: Handlung

Abb. 3.**80** Gliederungsübersicht zum Arbeitswissenschaftlichen Erhebungsverfahren zur Tätigkeitsanalyse (AET)

Im Hauptteil B wird eine Aufgabenanalyse vorgenommen, unterteilt nach den Arbeitsobjektarten (31 Merkmale).

Im Hauptteil C erfolgt die Anforderungsanalyse, deren Aufbau am Handlungsmodell des Menschen nach Welford (1965) orientiert ist, also in die Elemente der Informationsaufnahme, Informationsverarbeitung und Informationsabgabe untergliedert ist (42 Merkmale). Abbildung 3.**82** gibt diesbezüglich einen Überblick zur Analyse der Belastungen beim Handlungsvollzug mit dem AET. Eine vollständige Auflistung der 216 Einzelmerkmale findet sich bei Rohmert (1979).

Der formale Aufbau des AET läßt sich folgendermaßen charakterisieren: Jedes der 216 AET-Merkmale besteht aus einer definierten Fragestellung, die stichwortartig den zu erfassenden Sachverhalt beschreibt, aus einer Erläuterung und aus der Angabe eines Merkmalschlüssels, nach dem das jeweilige Merkmal eingestuft werden soll. Tabelle 3.**25** zeigt den formalen AET-Aufbau am Beispiel des Merkmals Nr. 205: Belastung durch statische Haltearbeit der Finger-, Hand- und Unterarmregion. Die Einstufung (0, 1, 2, 3, 4 oder 5) der angegebenen Merkmalschlüssel (in Tab. 3.**25**: Zeitdauerschlüssel) werden in Prozentpunkte der maximal möglichen Einstufung umgerechnet (0 = 0 %, 1 = 20 % usw.).

Die aufgeführten Erläuterungen sollen stichwortartig die Fragestellung des AET-Merkmals bzgl. Umfang, Abgrenzung und Einstufung klarstellen. Mit Hilfe des angegebenen Merkmalschlüssels wird das jeweilige Merkmal skaliert. Im angegebenen Beispiel ist dies ein Zeitdauerschlüssel. Um für jede Arbeitssituation eine geeignete und eindeutige Skalierung vornehmen zu können, werden im AET fünf verschiedene Merkmalschlüssel angeboten:

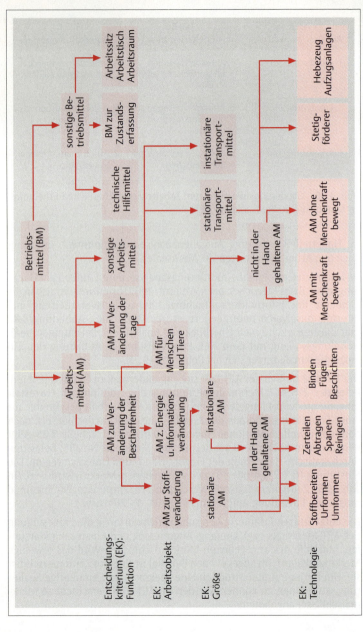

Tabelle 3.25 AET-Merkmal „Belastung durch statische Haltearbeit" (Rohmert et al., 1979)

Merkmal-Nummer	Merkmal-Schlüssel	Merkmaltext
205	Z	Belastung durch statische Haltearbeit *Fragestellung:* Innerhalb welchen Anteils der Schichtzeit ist der Stelleninhaber durch statische Haltearbeit belastet? *Sachverhalt in Stichworten und Erläuterung:* Unter statischer Haltearbeit versteht man eine länger andauernde ($>$ 4 sec) Anspannung der Muskeln, dabei führt die Anspannung nicht zu einer Körperbewegung (im Gegensatz zur dynamischen Arbeit). Der Mensch leistet bei statischer Haltearbeit im Sinne der Mechanik keine meßbare Arbeit. Bei statischer Haltearbeit kommt eine Anspannung der Muskeln nicht nur infolge einer äußeren Krafteinwirkung, sondern auch infolge der zum Halten des Gewichts der eigenen Körperextremität notwendigen Kraft zustande. *Belastete Körperregion:* Körperregion „Finger-Hand-Unterarm" *Merkmal:* Wirkung von Muskelkraft ohne Unterstützung durch Körpergewicht. *Beispiele:* Greifen und Halten von Arbeitsprojekten, Tastaturbedienung *Zu verwendender Merkmalschlüssel:* Zeitdauerschlüssel (Z) 0: trifft nicht zu (oder nur sehr selten) 1: $<$ 1/10 ($<$ 50 min) der Schichtzeit 2: $<$ 1/3 ($<$ 160 min) der Schichtzeit 3: zw. 1/3 (160 min) und 2/3 (320 min) der Schichtzeit 4: $>$ 2/3 (320 min) der Schichtzeit 5: beinahe ununterbrochen während der gesamten Arbeitszeit

◀ **Abb. 3.81** Auszug aus den Bewertungskriterien des AET: Klassifikation der Betriebsmittel nach Funktion, Arbeitsobjektart, Größe und Technologie

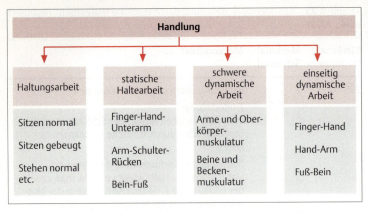

Abb. 3.**82** Auszug aus den Bewertungskriterien des AET: Analyse der Belastungen beim Handlungsvollzug

- Alternativschlüssel (A): ermöglicht die Eingrenzung von Belastungsfaktoren; d.h. Arbeitselement trifft zu oder trifft nicht zu.
- Sonderschlüssel (S) und Wichtigkeitsschlüssel (W): dienen der Festlegung der Belastungshöhen; (S) bezieht sich immer auf das jeweilige Merkmal, (W) auf die Wichtigkeit oder Bedeutung des Merkmals für die Arbeit.
- Zeitdauer (Z) und Häufigkeit (H): dienen der Kennzeichnung der Belastungsdauer.

Bei der praktischen Umsetzung geht der Analytiker an den zu untersuchenden Arbeitsplatz, für dessen Inhaber eine ergonomische Tätigkeitsanalyse durchgeführt werden soll. Er beobachtet dabei die Tätigkeit sowie alle Arbeits- und Arbeitsplatzbedingungen.

Die vom Analytiker in den Markierungsbeleg eingetragenen Einstufungen für jedes AET-Merkmal weden ausgewertet und können weiteren Analysen unterzogen und in anschaulichen Balkendiagrammen dargestellt werden. Der Einsatzschwerpunkt des AET als Arbeitsanalyseverfahren ist aus ergonomischer Sicht die Anpassung der Arbeit an den Menschen durch konstruktive und planerische Arbeitsgestaltung und der Anpassung des Menschen an die Arbeit durch Ausbildung, Übung und Auslese.

3.2 Ergonomie

Praxisbeispiel

Soll ein Unternehmen z. B. unter dem Aspekt „Krankenstand" ergonomisch untersucht werden, kann man aus den o. g. 216 AET-Merkmalen eine aufgabenanpaßte Auswahl treffen und diese der Fragestellung entsprechend auswerten.

Nachfolgende Abbildung 3.**83** zeigt exemplarisch und geeignet zusammengefaßt die Analyseergebnisse von 145 beurteilten Arbeitsplätzen (Brief- und Paketumschlag sowie zugehörige Weiterverteilung und Zustellung). Bei dieser Auswertung der AET-Analyse sind die erfaßten Einzelmerkmale durch rechnerische Verknüpfung so zusammengefaßt, daß eine komprimierte Belastungsübersicht gegeben wird. In Ergänzung zur Standard-Auswertung nach ROHMERT et al. (1979) sind im unteren Abschnitt der Darstellung zusätzliche Merkmale ausgewiesen, die ergänzende Informationen hinsichtlich der speziellen Bedingungen an den untersuchten Arbeitsplätzen liefern.

Die Analyse der erhobenen AET-Daten zeigt für dieses Beispiel zusammenfassend über alle beurteilten Arbeitsplätze die folgenden qualitativen Belastungsschwerpunkte:

- Skeleto-muskuläre Belastungen (hohe muskuläre Belastung in Verbindung mit häufig unphysiologischer Körperhaltung; Balken: schwer dynamische Arbeit, ungünstige Körperhaltung, Haltungsarbeit),
- Belastungen durch Umgebungsfaktoren (insbesondere durch Klima und Lärm; Balken: Klima, Lärm, trocken, staubige Luft, nasse Arbeitsumgebung/Witterung),
- Belastungen infolge der zeitlichen Arbeitsorganisation (Schicht-/Nachtarbeit mit hoher Wechselhäufigkeit und teilweise ungünstigen Schichtzeiten sowie diskontinuierlicher Arbeitsweise infolge stoßweisen Arbeitsaufkommens; Balken: zeitliche Arbeitsorganisation, Wechsel der Arbeitszeit, diskontinuierlicher Arbeitsablauf).

Infolge der Mittelung über eine große Anzahl von Arbeitsplätzen kann die Intensität der einzelnen Merkmalsausprägung gedämpft sein. Die für die allgemeine Arbeitssituation kennzeichnenden, oben genannten Belastungsschwerpunkte sind jedoch deutlich erkennbar.

Für die Mehrzahl der untersuchten Arbeitsplätze trifft mindestens einer der genannten Belastungsschwerpunkte zu. Wesentlich ist, daß bei einer Reihe von Arbeitsplätzen Mehrfachbelastungen wirken können, also beispielsweise
- körperlich schwere Arbeit,
- unter ungünstigen Umgebungsbedingungen (Klima, Lärm etc.),
- im Nachtschichtdienst

erbracht wird.

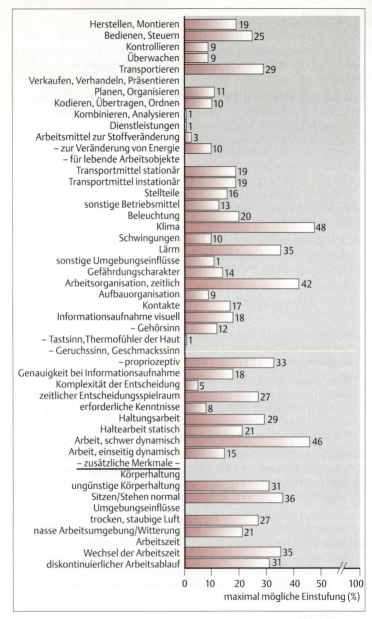

Abb. 3.83 Komprimiertes AET-Analyseprofil gemittelt über 145 Arbeitsplätze

Ergonomische Bewertung von Arbeitssystemen (EBA)

Das Verfahren „Ergonomische Bewertung von Arbeitssystemen (EBA)" nach Schmidtke (1976) ist als Bewertungsinstrumentarium für den praktischen Einsatz ebenfalls besonders geeignet, weil hier arbeitswissenschaftliche Erkenntnisse so aufbereitet sind, daß sie in eine quantitative Bewertung umgesetzt werden können.

Nach Schmidtke (1976) ist beim EBA im Gegensatz zum AET nicht die Erfassung der Beanspruchung der Menschen im Arbeitsprozeß vorrangig, sondern eine Bewertung der Akzeptanz der technischen Subsysteme innerhalb einer gegebenen physikalischen und organisatorischen Arbeitsumwelt. Ergonomische Akzeptanz kann dann unterstellt werden, wenn das technische Subsystem
- eine gesundheitliche Schädigung des Nutzers ausschließt,
- unter psychophysiologischen und sozialen Aspekten für den Nutzer zumutbar ist,
- bedienungs- und funktionssicher ist und
- personelle Erfüllbarkeit gewährleistet.

Die gesundheitliche Unbedenklichkeit technischer Systeme kann u.a. durch die Einwirkung von Kräften (z.B. Beschleunigungen), Energien (z.B. Wärme- oder Laserstrahlung) und Schadstoffen (z.B. Kohlenmonoxid oder nitrose Gase) beeinträchtigt werden oder die Dauerleistungsgrenze des Nutzers wird überschritten (skeleto-muskuläre Schäden), wenn bei Muskelarbeit große Widerstände zu überwinden sind.

Im Rahmen von „EBA" werden 40 Einzelmerkmale bewertet, die sich auf 7 Merkmalsklassen verteilen. Als Bewertungsrahmen werden soweit möglich graphische Darstellungen (Abb. 3.**84**) verwendet, aus denen im konkreten Einzelfall der Grad der arbeitswissenschaftlichen Einstufung (Bewertung) abzuleiten ist. Im gezeigten Beispiel wird die Kombination einer Schallimpulseinwirkung (Ordinate) mit der zugehörigen Wirkdauer (Abszisse) bewertet (z.B. wird ein Schallimpuls mit 150 dB und einer Wirkdauer von 30 ms in Stufe 8 eingeordnet. Bedeutung der Einstufung s. unten).

Die o.g. 7 Merkmalsklassen sind folgendermaßen definiert:
1. Die allgemeine Konfiguration des Arbeitssystems bzw. des Arbeitsplatzes unter anthropometrischem und ergonomischem Aspekt (Arbeitsplatz).
2. Die Auslegung des Arbeitssystems oder -platzes unter dem Aspekt des Arbeitsschutzes und der Arbeitssicherheit (Sicherheit).
3. Die in Erfüllung des Zwecks des Arbeitssystems oder -platzes auf den Menschen als Glied des Arbeitssystems oder als Inhaber des Arbeitsplatzes einwirkende physische und informatorische Belastung (Psychophysische Belastung).

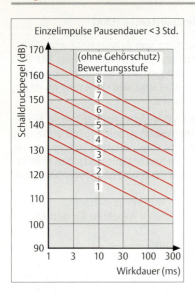

Abb. 3.**84** Stufenschranken für die Bewertung von Impulsschall in Form von Einzelimpulsen bei einer Pausendauer ≤ 3 Stunden relativ zur Wirkdauer

4. Die Umwelteinflüsse, die auf das Arbeitssystem oder den Arbeitsplatz einwirken bzw. die physikalischen oder chemischen Einflußgrößen, die im Zusammenhang mit der Zweckerfüllung auftreten (Umwelteinflüsse).
5. Die Auslegung (Gestaltung) der im Arbeitssystem oder am Arbeitsplatz vorhandenen Arbeitsmittel (Arbeitsmittel).
6. Die ergonomisch bedeutsamen Aspekte der Arbeitsorganisation (Arbeitsorganisation).
7. Der für die Zweckerfüllung erforderliche Grad an Aus- und Vorbildung (Aus- und Vorbildung).

Die Bewertung innerhalb einer Merkmalsklasse bzw. eines Einzelmerkmals wird im Rahmen dreier Hauptstufen vorgenommen, die jeweils in 3 Unterstufen gegliedert sind, so daß sich insgesamt eine 9-stufige Bewertungsskala ergibt:

- 1. Hauptstufe: Stufe 1–3: Bedingung ist unkritisch bzw. ohne wesentliche Einschränkung voll zumutbar.
- 2. Hauptstufe: Stufe 4–6: Bedingung ist teilweise kritisch bzw. nur unter Beachtung von Einschränkungen zumutbar.
- 3. Hauptstufe: Stufe 7–9: Bedingung ist kritisch bzw. unzumutbar oder gesundheitsgefährdend.

Diesen 3 Hauptstufen wird jeweils eine 4. Stufe (Stufe 0) zugeordnet, die dann heranzuziehen ist, wenn das Merkmal für das Arbeitssystem, den Arbeitsplatz oder das Arbeitsmittel nicht zutreffend ist.

Nachfolgende Tabelle 3.**26** verdeutlicht zu den oben genannten 9 Bewertungsstufen die zugehörigen Einordnungen für die Aspekte:

- Zumutbarkeitsgrad für den Menschen,
- Mängelgrad für Arbeitsmittel,
- Komfort-, Leistungs- und Gesundheitsbeeinträchtigung und
- Ergonomische Empfehlung.

Nach Durchführung der Bewertung in allen zutreffenden Merkmalen kann der Bewertungsbefund in einer Profildarstellung wiedergegeben werden (Abb. 3.**85**).

Praxisbeispiel

Während mittels AET die in Abbildung 3.**83** dargestellten Belastungsschwerpunkte *qualitativ* gut dargestellt werden können, ermöglicht das EBA-Verfahren eine ergänzend *quantitative* Abschätzung. In dem dargestellten Beispiel (s. Abb. 3.**81**) kann die gezeigte qualitative Lärmbelastung (AET) hinsichtlich ihrer direkten gesundheitsschädigenden Wirkung auf das Gehör (aurale Lärmwirkungen) sowie ihrer leistungsmindernden und psychovegetativen Wirkungen (extraaurale Lärmwirkungen) quantitativ beurteilt werden (EBA).

Erfahrungsgemäß führt der technische Wandel an den Arbeitsplätzen eher zu einer Verstärkung der Lärmproblematik durch gesteigerte Produktivität und Arbeitsgeschwindigkeit (z. B. umfangreiche Fördertechnik).

Nach EBA kann Lärm als subjektiv negativ bewertete Schalleinwirkung bereits auf sehr niedrigem Intensitätsniveau störend wirken. Vegetative Reaktionen des Herz-/Kreislaufsystems und des Verdauungstraktes sind bereits ab 60–70 dB(A), Gehörschäden ab 85 dB(A) möglich.

Lärm kann an den Beispielarbeitsplätzen entweder als weitgehend gleichbleibender Dauerlärm (z. B. in Maschinennähe) oder mit stochastischen Lärmspitzen (Impulsschall) auftreten. Dabei liegt der Lärmpegel zwar im allgemeinen unterhalb der pathologisch wirksamen Schädigungsgrenze für das Gehör, eine deutliche Streßwirkung infolge Lärmeinwirkung ist jedoch mit Sicherheit gegeben.

Tabelle 3.26 Verbalisierung der Bewertungsstufen nach EBA (Schmidtke, 1976)

Stufe	Allgemeine Bedingungskennzeichnung	Zumutbarkeitsgrad für den Mensch	Mängelgrad für Arbeitsmittel	Komfort-, Leistungs- und Gesundheitsbeeinträchtigung	Ergonomische Empfehlung
1	absolut unkritisch bzw. ausgezeichnet	uneingeschränkt zumutbar	mängelfrei	Komfort, Leistung und Gesundheit nicht beeinträchtigt	uneingeschränkt empfehlenswert
2	unkritisch bzw. sehr gut	voll zumutbar	mit sehr geringen Mängeln behaftet	Komfort leicht, Leistung und Gesundheit nicht beeinträchtigt	empfehlenswert
3	überwiegend unkritisch bzw. gut	zumutbar	mit geringen Mängeln behaftet	Komfort deutlich, Leistung und Gesundheit nicht beeinträchtigt	noch empfehlenswert
4	im allgemeinen noch unkritisch bzw. befriedigend	mit leichten Einschränkungen zumutbar	mit leichteren Mängeln behaftet	Komfort erheblich, Leistung leicht, Gesundheit nicht beeinträchtigt	eingeschränkt empfehlenswert
5	teilweise kritisch bzw. ausreichend	eingeschränkt zumutbar	mit erheblichen Mängeln behaftet	Komfort schwer, Leistung deutlich, Gesundheit nicht beeinträchtigt	noch zulässig
6	überwiegend kritisch bzw. unzureichend	mit erheblichen Einschränkungen zumutbar	mit bedenklichen Mängeln behaftet	Komfort schwerstens, Leistung erheblich, Gesundheit ggfs. leicht beeinträchtigt	abzuraten

7	kritisch bzw. mangelhaft	weitgehend unzumutbar	mit sehr bedenklichen Mängeln behaftet	Komfort schwerstens, Leistung schwer, Gesundheit beeinträchtigt	abzulehnen
8	sehr kritisch bzw. ungenügend	weitestgehend unzumutbar	mit schwerwiegenden Mängeln behaftet	Komfort und Leistung schwerstens, Gesundheit schwer beeinträchtigt	unannehmbar
9	in höchstem Maße kritisch bzw. völlig ungenügend	absolut unzumutbar	mit gefährlichen und/oder schwersten Mängeln behaftet	Komfort, Leistung und Gesundheit schwerstens gefährdet, Lebensgefahr	unzulässig

3 Ergonomie und Arbeitsmedizin

Bewertungsmerkmal	Nr.	Klasse
Anthropometrische Arbeitsplatzgestaltung	1.1	Arbeitsplatz
Körperhaltung bei der Arbeit	1.2	Arbeitsplatz
Zugänglichkeit des Arbeitsplatzes	1.3	Arbeitsplatz
sicherheitstechnische Arbeitsgestaltung	2.1	Arbeitssicherheit
Rettungswege und Rettungsmittel	2.2	Arbeitssicherheit
dynamische Muskelbelastung	3.1	Psychophys. Belastung
einseitige Muskelbelastung	3.2	Psychophys. Belastung
statische Muskelbelastung	3.3	Psychophys. Belastung
Belastung durch Überwachungs- u. Kontrollaufg.	3.4	Psychophys. Belastung
Belastung durch Steuerungs- u. Regelungsaufg.	3.5	Psychophys. Belastung
Belastung durch Aufgabenwiederholung	3.6	Psychophys. Belastung
Hitzeklima	4.1	Umwelteinflüsse
Lärm – breitbandiger Dauerschall	4.2	Umwelteinflüsse
Lärm – intermittierende Geräusche	4.3	Umwelteinflüsse
Lärm – Impulsschall b. Einzelimpuls. u. Impulsfolg.	4.4	Umwelteinflüsse
mech. Schwingungen – Ganzkörperschwingungen	4.5	Umwelteinflüsse
mech. Schwingung.– Schwingungserreg. Hand-Arm	4.6	Umwelteinflüsse
Stoßeinwirkungen	4.7	Umwelteinflüsse
Unter- und Überdruck	4.8	Umwelteinflüsse
Beleuchtung	4.9	Umwelteinflüsse
Blendung	4.10	Umwelteinflüsse
Lichtmangel	4.11	Umwelteinflüsse
toxische Einflüsse	4.12	Umwelteinflüsse
Schmutz, Staub u. Nässe	4.13	Umwelteinflüsse
Anzeigen-Positionierung	5.1	Arbeitsmittel
Anzeigen-Ablesbarkeit	5.2	Arbeitsmittel
sonstige optische Informationsmittel	5.3	Arbeitsmittel
Nutzungsfrequ. v. Anzeig. u. opt. Informationsmitt.	5.4	Arbeitsmittel
Kommunikationsmittel	5.5	Arbeitsmittel
Steuerarmatur., Bedien- u. Stellteile-Positionierung	5.6	Arbeitsmittel
Steuerarmatur., Bedien- u. Stellteile-Dimensionierg.	5.7	Arbeitsmittel
Steuerarmaturen, Bedien- u. Stellteile-Kodierung	5.8	Arbeitsmittel
Gesamtbedienbarkeit	5.9	Arbeitsmittel
Werkzeuge und Vorrichtungen	5.10	Arbeitsmittel
Arbeitstische, Werkbänke und Konsolen	5.11	Arbeitsmittel
Körperunterstützung (Sitze)	5.12	Arbeitsmittel
Wartbarkeit	5.13	Arbeitsmittel
Arbeitszeitregime	6.1	Arb. org.
Arbeitsablauf	6.2	Arb. org.
Vor- und Ausbildungserfordernisse	7.1	A. V.

Bewertungsstufen (0–9, ergonomische Empfehlungen):
- 0 entfällt
- 1 uneingeschr. empf. wert
- 2 empfehlenswert
- 3 noch empfehlenswert
- 4 eingeschr. empfehlenswert
- 5 noch zulässig
- 6 abzuraten
- 7 abzulehnen
- 8 unannehmbar
- 9 unzulässig

Abb. 3.85 Ergonomischer Bewertungsbogen mit Bewertungsprofil - schwarz ausgefüllte Bewertungsstufen sind nicht vorhanden - schraffierte Bewertungsstufe: trifft zu

Als Ergebnis der qualitativen Untersuchungen (AET) konnte festgehalten werden:

- Lärmbelastungen stellen grundsätzlich eine bedeutsame Belastungsart dar, die Intensität der Ausprägung ist jedoch von der jeweiligen Arbeitsplatzsituation abhängig.
- Die Belastung durch Lärm ist durch bauliche Maßnahmen einschränkbar (schallschluckende Raumakustik).
- Belastungen durch kontinuierlichen Lärm treten vornehmlich durch zu wenig lärmgedämpfte Maschinen und Förderanlagen etc. auf.
- Belastungen durch stochastischen Lärm resultieren beispielsweise aus besonderen technischen Manipulation wenn entsprechende lärmdämpfende Ausrüstung fehlt (z. B. Anschlaggummis).

Zur quantitativen Untermauerung der beschriebenen qualitativen Ergebnisse wurden Lärmpegelmessungen (EBA) durchgeführt.

Die dabei gemessenen Schallpegel lagen je nach Arbeitsplatzsituation im Bereich zwischen 58 dB(A) und 78 dB(A). Über diese Dauerpegel hinausgehend traten bei Zusatzereignissen (besondere technische Manipulationen) kurzzeitige Spitzenpegel zwischen 79 dB(A) und 106 dB(A) auf.

Die Einstufung der gemessenen Dauerschallpegel L_{eq} läßt nach EBA eine Empfehlung aus ergonomischer Sicht von „uneingeschränkt empfehlenswert" (Stufe 1) bis „noch zulässig" (Stufe 5) zu.

Bewertet man den gemessenen Bereich für die Impulspegel L_i nach EBA, so ergab sich eine unkritische Lärmeinwirkung, sehr geringe Störung der Sprachverständlichkeit mit der sich daraus ergebenden ergonomischen Empfehlung „uneingeschränkt empfehlenswert".

Bedeutsam bei der Bewertung der äquivalenten Dauerschallpegel L_{eq} ist, daß der Bereich der permanenten Hörschwellenverschiebung nicht erreicht wird, d. h. eine gesundheitliche Gefährdung (Lärmschwerhörigkeit) allein durch Lärmeinwirkung nicht zu erwarten ist. Die Einstufungen der Dauerlärmbelastungen in die Stufen 4 bis 5 beinhaltet jedoch bereits eine erhebliche Einschränkung des Komforts und der Leistung.

Wesentlich in Hinblick auf eine Vermeidung von Lärmbelastungen ist einerseits die strikte Einhaltung von Obergrenzen der Maschinen-Emissionswerte (z. B. Definition der Anforderungen an Hersteller hinsichtlich Schalldämmung, Schalldämpfung, Kapselung), zum anderen die jeweilige Raumakustik: Je schallhärter (mit geringem Schallschluckgrad) die Raumflächen ausgestattet sind, desto ungünstiger wirkt sich Reflexionsschall auf den Schallpegel im Rauminnern aus.

Persönlicher Gehörschutz (Gehörschutzwatte, Stöpsel, Kapseln) muß nach technischen (Vermeidung der Schallentstehung, Schallausbreitung) und arbeitsorganisatorischen (Lärmpausen) Schallschutzmaßnahmen als letzte Möglichkeit zur betrieblichen Lärmbekämpfung gesehen werden (s. auch „Lärm", S. 17).

Die beiden ausgewählten Praxisbeispiele verdeutlichen, daß eine sinnvolle Kombination bzw. gegenseitige Ergänzung verschiedener ergonomischer Bewertungsverfahren auf unterschiedlichen Stufen der Arbeits- bzw. Arbeitsplatzgestaltung (Analyse, Messung) möglich und sinnvoll ist.

Eine aktualisierte, rechnergestützte Weiterentwicklung der im wesentlichen noch manuell durchzuführenden Bewertung mittels EBA stellt das Ergonomische Datenbank-System (EDS) nach Schmidtke et al. (1996) dar. Dieses System erlaubt es dem Benutzer auf sehr einfache Art und Weise, zeitsparend arbeitsplatzspezifische Bewertungsformulare mit zugehörigen Vergleichs-Datensätzen zu erstellen, diese nach Bearbeitung auszuwerten, mit implementierten Sollwerten zu vergleichen sowie auf die zugehörigen Literaturzitate zugreifen zu können.

Speziell die ergonomischen Bewertungsverfahren ermöglichen es dem Benutzer, kritische und potentiell gesundheitsgefährdende bzw. gesundheitsschädliche Arbeits(-platz)situationen zu erkennen und zu deren Beseitigung beizutragen.

3.2.5 Angewandte Arbeitsplatzergonomie

F. Heidinger, B. Jaspert, B. Duelli

Wie in Kapitel 3.1.2. Ein erweitertes Verständnis der Arbeitswissenschaft, S. 220 ff, ausgeführt, beruht ein aktualisiertes Konzept für eine wirkungsvolle Prävention – insbesondere gegenüber den überproportional häufig auftretenden Erkrankungen des Muskel- und Skelettsystems – auf

- der Verhältnisergonomie (s. auch 3.2.1 – 3.2.4), also der menschgerechten Gestaltung der Arbeit, des Arbeitsplatzes, der Arbeitsumgebung etc. und
- der Verhaltensergonomie (s. 3.2.6, S. 404 ff), also dem bewußten, verantwortungsvollen Umgang des Einzelnen mit den Arbeitsbedingungen.

Weiterhin bezieht ein umfassendes Präventionskonzept den beruflichen und häuslichen Arbeitsplatz sowie den außerberuflichen (Privat-) Bereich mit ein.

Diesem Grundsatz folgend finden sich im vorliegenden Kapitel konkrete Empfehlungen zur

- Gestaltung des beruflichen Arbeitsplatzes nach ergonomischen Grundsätzen. Hierbei wird speziell auf den Büroarbeitsplatz (Bildschirmarbeitsplatz), also die überwiegend sitzende Tätigkeit eingegangen.

- Gestaltung von außerberuflichen (Arbeits-)Plätzen (Schüler- und Studentenarbeitsplatz, häuslicher Arbeitsplatz, Arbeitsplatz Kfz).

In Hinblick auf gesundheitserhaltende Erholbedingungen spielt aus ergonomischer Sicht auch die menschgerechte Gestaltung des Bettsystems (Matratze, Lattenrost etc.) eine zentrale Rolle. Zugehörige Grundsätze werden hierzu erläutert.

Büro-(Bildschirm-) Arbeitsplatz

In den modernen Industriestaaten gewinnt der Büroarbeitsplatz immer mehr an Bedeutung.

Nach Peters (1993) sind in der Bundesrepublik Deutschland bereits ca. 50% aller Arbeitsplätze Büroarbeitsplätze - mit weiterhin steigender Tendenz.

Als ein wesentliches Kennzeichen der Büroarbeit gilt die sitzende Körperhaltung, die - eingenommen über viele Jahre - eine Reihe von gesundheitlichen Risiken birgt. Neben Herz-Kreislaufbeschwerden (Durchblutungsstörungen in den Beinen), Atembeschwerden und Verdauungsbeschwerden sind vor allem skeleto-muskuläre Gesundheitsstörungen in der Muskulatur (z.B. Muskelverspannungen im Schulter-/Nackenbereich), in den Gelenken (z.B. Handgelenk) und insbesondere in der Wirbelsäule (Bandscheibenprobleme, Nervenschmerzen insbesondere im Bereich der Hals- und Lendenwirbelsäule) sowie auch Kopfschmerzen und Sehstörungen bei Bildschirmarbeitern hervorzuheben.

Aus Feldversuchen ist bekannt, daß die subjektive Einschätzung von Bildschirmarbeitern hinsichtlich der Belastung durch die sitzende Arbeitsweise zu mehr als 40% als „stark" bzw. „sehr stark" beurteilt wird (Abb. 3.**86**), wobei die aus der Tätigkeit resultierenden Beschwerden überwiegend entweder von kurzer Dauer sind oder aber praktisch andauernd bestehen (Abb. 3.**87**).

Im folgenden werden wesentliche Aspekte einer ergonomischen Gestaltung von Büro- bzw. Bildschirmarbeitsplätzen dargestellt:

- Zunächst werden allgemeine Grundsätze zur Auslegung von Sitzarbeitsplätzen erläutert,
- danach wird der Arbeitsstuhl (Bürodrehstuhl) als zentrales Element des Sitzarbeitsplatzes diskutiert,
- abschließend werden die besondere Problematik des Bildschirmarbeitsplatzes sowie die zugehörige, aktuelle rechtliche Situation beschrieben.

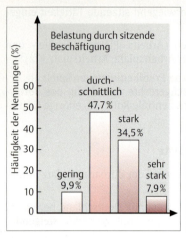
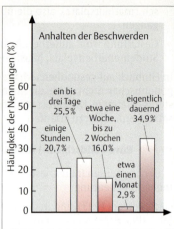

Abb. 3.**86** Subjektive Einschätzung der durch sitzende Beschäftigung entstehenden Belastung nach Krüger (1996)

Abb. 3.**87** Subjektive Aussagen zur Dauer der Beschwerden am Stütz- und Bewegungsapparat infolge sitzender Beschäftigung nach Krüger (1996)

Sitzarbeitsplatz

Ein Sitzarbeitsplatz kann prinzipiell nur dann zu einem ergonomisch optimierten System werden, wenn alle wesentlichen Arbeitsplatzelemente (Arbeitstisch, Stuhl, Fußauflage) individuell aufeinander abstimmbar sind. Hinsichtlich dieser Abstimmung gilt die Grundregel, daß jeweils eine fixe und zwei variable Ebenen existieren müssen:

- Bei höhenfesten Arbeitstischen (fix) müssen die Höhe der Sitzfläche (Variable 1) und die Höhe der Fußauflage (Variable 2) an die individuellen anthropometrischen Bedingungen der sitzenden Person anpaßbar sein, um eine physiologische Sitzhaltung sicherzustellen.
- Bei höheneinstellbaren Arbeitstischen (Variable 1) und höheneinstellbarem Stuhl (Variable 2) kann auf Fußstützen verzichtet werden. Hierbei bildet der Fußboden den Fixpunkt.

Die beiden Arbeitsplatzsituationen mit höhenfestem und höheneinstellbarem Arbeitstisch sind in den Abbildungen 3.**88** und 3.**89** illustriert.

Hinsichtlich der ergonomisch richtigen Abstimmung der Arbeitsplatzelemente gilt bei höhenfesten Arbeitstischen:

3.2 Ergonomie

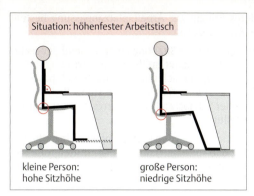

Abb. 3.88 Prinzipdarstellung zur Einstellung der Parameter, Sitzhöhe und Fußauflagenhöhe für unterschiedlich große Personen bei Arbeitsplatzsituationen mit höhenfestem Arbeitstisch

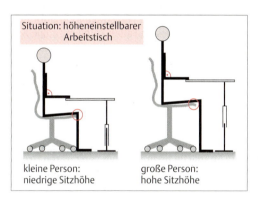

Abb. 3.89 Prinzipdarstellung zur Einstellung der Parameter Tischhöhe und Sitzhöhe für unterschiedlich große Personen bei Arbeitsplatzsituationen mit höheneinstellbarem Arbeitstisch

Die erste Anforderung zur Einstellung der Sitzgrundposition lautet: Die Sitzhöhe muß so eingestellt werden, daß die Oberarme in etwa senkrecht gehalten werden und mit den Unterarmen in etwa einen rechten Winkel bilden. In dieser Sitzgrundposition besteht auch ein sinnvoller Sehabstand zur Tischoberfläche. Um diese Sitzposition bei einem nicht höheneinstellbaren Arbeitstisch (Höhe ca. 720 mm) zu ermöglichen, muß eine kleine Person die Sitzhöhe hoch und eine große Person die Sitzhöhe niedrig einstellen.

Damit aber die zweite Anforderung an eine richtige Sitzgrundposition erfüllt wird, nämlich waagerechte Oberschenkelstellung und etwa senkrecht stehende Unterschenkel, müssen kleinere Personen in der beschriebenen Arbeitsplatzsituation zwangsläufig Fußstützen verwenden. Anderenfalls ist bei nicht höheneinstellbarem Arbeitstisch keine sinnvolle Sitzgrundposition für kleine Personen möglich.

Ein grundsätzlich anderes Prinzip zur Arbeitsplatzanpassung besteht bei höheneinstellbaren Arbeitstischen:

In dieser Situation wird zunächst die Sitzhöhe entsprechend der rechtwinkligen Oberschenkel-/Unterschenkelstellung passend eingestellt - die Füße stehen auf dem Boden. Danach wird die individuell passende Arbeitstischhöhe in der Weise eingestellt, daß eine sinnvolle Oberkörperhaltung und ein sinnvoller Sehabstand entstehen (etwa rechtwinklige Oberarm-/ Unterarmstellung).

Dieses Einstellprinzip funktioniert bei den marktgängigen Einstellbereichen der Arbeitstische (ca. 650–790 mm) nur für eher mittelgroße und große Personen. Kleine Personen mit einer Körpergröße bis 160 cm benötigen trotz unterster Tischhöheneinstellung nach wie vor Fußstützen für eine optimal eingestellte Sitzgrundposition.

Die in der Praxis häufig anzutreffende Situation höhenfester Arbeitstische (Fixpunkt 1) und fehlender Fußstützen (Fixpunkt 2) erlaubt den obigen Ausführungen zufolge in den meisten Fällen keine optimale Anpassung:

- So führt eine zu hoch eingestellte Tischfläche (oder zu tief eingestellte Sitzhöhe) zu einem Hochziehen der Schulter-/Oberarmregion mit entsprechenden muskulären Problemen; überdies wird der Sehabstand in dieser Situation verkürzt.
- Eine zu niedrig eingestellte Tischfläche (oder zu hoch eingestellte Sitzhöhe) fördert eine unphysiologische Rundrückenhaltung.
- Eine zu hoch eingestellte Sitzfläche bedingt einen verstärkten Druck auf die Oberschenkelrückseite im Bereich der Sitzflächenvorderkante, wodurch der venöse Blutrückfluß aus den Unterschenkeln behindert wird.

Sitz-/Steharbeitsplätze

Da bekannt ist, daß insbesondere die statischen Belastungsanteile bei der sitzenden Körperhaltung trotz optimierter Anpassung der Arbeitsplatzelemente zu unphysiologischen Stoffwechselsituationen führen (Drosselung der Muskeldurchblutung, Dauerkompression der Bandscheiben mit Stagnation des Stoffwechsels, vgl. Kap. 3.1.3), wird zunehmend angeregt, mehr dynamische Anteile mit mehr Bewegung in die Büroarbeit zu integrieren. Der sich in diesem Zusammenhang etablierende Begriff ist die *Bewegungsergonomie*. Zentraler Bestandteil der Bewegungsergonomie ist die Integration bewegungsfördernder Elemente in die Arbeitsplatzgestaltung und die Arbeitsorganisation. So sind durch gezielte Gestaltungsmaßnahmen an der Büroausstattung, beispielsweise mit Stehpulten, kombinierte Sitz-/Steharbeiten zur Vermeidung einseitiger Zwangshaltungen etablierbar.

Wesentlich dürfte es sein in Hinblick auf eine längerfristig positive, gesundheitsförderliche Wirkung die Bewegung wirklich in den Arbeitsablauf zu integrieren und nicht - wie es momentan im überwiegenden Ausmaß der Fall ist - die statischen Arbeitsabläufe nur im Bedarfsfall - also bei gehäuftem Auftreten von Beschwerden - durch Kompensationsmaßnahmen (z. B. Rückenschulen) aufzulockern. Ein derartiges Konzept bietet keinen echten präventiven Gesundheitsschutz, sondern wirkt allenfalls kompensatorisch und zeigt zudem relativ häufig eine begrenzte Wirkung, beispielsweise aufgrund mangelnder Akzeptanz von Rückenschulungsmaßnahmen bei den beteiligten Arbeitnehmern.

Konkret ergibt sich von arbeitswissenschaftlicher Seite aus - ausgehend von einer 8 stündigen täglichen Arbeitsdauer - folgende Empfehlung:
- ca. 50 % sitzen,
- ca. 25 % stehen,
- ca. 25 % bewegen,

wobei der Körperhaltungswechsel regelmäßig, in recht kurzen Zyklen (ca. 2 bis 4 Haltungswechsel pro Stunde) erfolgen sollte.

Bürodrehstuhl

Der Bürodrehstuhl spielt bei der Abstimmung der Arbeitsebenen als funktionelles Bindeglied (Fußauflage - Sitzfläche - Arbeitstischfläche) eine zentrale Rolle. Dabei muß sich der Stuhl an die individuellen anthropometrischen Gegebenheiten der sitzenden Person anpassen lassen.

Als wesentliche Gestaltungskriterien für einen ergonomisch empfehlenswerten Sitz sind zu nennen:

* Formgebung von Sitz- und Lehnenfläche,
* Abstimmung der Polsterung in Härte und Dicke,
* Einstellfunktionen und Einstellbereiche,
* Bewegungsmechanik,
* Bedienteile.

Die Formgebung und Abmessungen von Sitz- und Lehnenfläche müssen den anatomischen und anthropometrischen Bedingungen des sitzenden Menschen angepaßt sein. Beispielsweise muß die Lehnenfläche in Längsrichtung so geformt sein, daß die physiologische Kontur der Wirbelsäule (Lendenlordose, Brustkyphose) nachgebildet wird, um eine sinnvolle Sitzhaltung zu unterstützen und Fehlhaltungen (Rundrücken) nach Möglichkeit zu vermeiden. Um sicherzustellen, daß die Lehne als Becken- und Lendenwirbelstütze auch wirklich genutzt werden kann, muß die Sitzflächentiefe am anthropometrischen Maß „Körpertiefe sitzend" der 5. Perzentile Frau orientiert sein, damit der Beckenkontakt zur Lehne auch für kleine Personen erhalten bleibt.

Die gezielte Abstimmung der Polsterung in Härte und Dicke sorgt zum einen dafür, daß eine individuelle Feinanpassung an die Körperkonturen (z. B. Rückenkontur) durch Einsinken in die Polsterung erfolgt, wodurch gleichzeitig die Kontaktfläche zwischen Mensch und Sitz im Vergleich zu ungepolsterten Unterlagen vergrößert wird und der Druck auf das Gewebe abnimmt. Dieser Effekt ist insbesondere auf der Sitzfläche bedeutsam, wo es darauf ankommt, die Spitzendruckwerte unter den Sitzbeinhöckern durch eine gepolsterte Sitzfläche zu reduzieren. Zum anderen soll die Polsterung so aufgebaut sein, daß die von der Hautoberfläche abgegebene Feuchtigkeit möglichst gut abgeführt wird. Aus diesem Grund sollten keine wasserdampfdichten Sperrschichten im Sitzaufbau bestehen, also z. B. keine vollflächig verklebten Bezugsstoffe eingesetzt werden.

Die Einstellfunktionen und zugehörigen Einstellbereiche ermöglichen eine Anpassung an die individuellen Körpermaße und an die jeweilige Arbeitsplatzsituation (z. B. höhenfester Tisch oder höheneinstellbarer Tisch). Wesentliche Einstellfunktionen sind z. B.:

- die Sitzhöhe, zur individuellen Anpassung an die jeweilige Arbeitsplatzsituation (s. oben)
- die Lehnenhöhe, zur Anpassung der Lehne an die individuelle Rückenkontur, insbesondere zur Stützung des lendenlordotischen Bereichs,
- die Höhe der Armlehnen, um die Unterarme bei aufrechtem Sitzen vollfächig abzustützen und damit den Schultergürtel zu entlasten.

Wesentliche Sitzmaße und Einstellbereiche sind in Abbildung 3.**90** und Tabelle 3.**27** ausgewiesen.

In Hinblick auf die Forderung nach möglichst vielen dynamischen Elementen während des Sitzens spielt bei einem Bürodrehstuhl die Bewegungsmechanik eine wesentliche Rolle. Ein gut gestalteter Bürodrehstuhl soll einen regelmäßigen Wechsel zwischen vorderer, mittlerer und hinterer Sitzhaltung (dynamisches Sitzen, Abb. 3.**91**) ermöglichen. Als günstige technische Lösung hat sich in diesem Zusammenhang die sog. Synchronmechanik erwiesen, bei der sich Sitzflächenwinkel und Lehnenflächenwinkel in einem festgelegten Verhältnis zueinander bewegen, wenn sich die sitzende Person von der vorderen in die hintere Sitzhaltung begibt. Wesentlich ist, daß die Mechanik des Stuhles so weit wie möglich an den biomechanischen Bewegungsablauf des sich sitzend bewegenden Menschen angepaßt ist, also die mechanischen Drehpunkte für Sitz- und Lehnenfläche an den korrespondierenden menschlichen Gelenken orientiert sind. Dementsprechend muß der Drehpunkt der

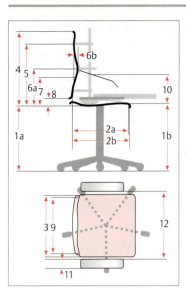

Abb. 3.**90** Darstellung wesentlicher Sitzmaße (s. Tab. 3.**27**)

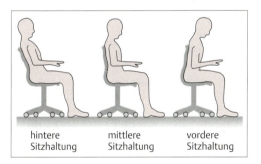

Abb. 3.**91** Dynamisches Sitzen: regelmäßiger Wechsel zwischen vorderer, mittlerer und hinterer Sitzhaltung

Sitzfläche möglichst nah an der Sitzvorderkante (Nähe Kniegelenk), der Lehnenflächendrehpunkt im Bereich der Sitzbeinhöckerauflage (Nähe Beckendrehpunkt) angeordnet sein (Abb. 3.**92**).

Ungünstige Drehpunktanordnungen führen dazu, daß es zu inkongruenten Bewegungsabläufen zwischen Sitz und Mensch (z.B. „Hemdschiebeeffekt" an der Lehne oder Anheben der Sitzvorderkante) kommt. Ein weiteres wesentliches Qualitätskriterium für die Bewegungsmechanik liegt in der individuell einstellbaren Rückstellkraft: Eine Bewegungsmechanik ist nur dann sinnvoll ausgelegt, wenn die Rückstellkraft

Tabelle 3.27 Ergonomische Anforderungen und darüber hinausgehende Empfehlungen zur Gestaltung von Bürodrehstühlen. Sb: Sitzbeinhöcker; unbenannte Maße in mm (vgl. Abb. 3.90) in Anlehnung an die Prüfanforderungen des Siegels „Ergonomie Geprüft" des TÜV Rheinland

Maßbezeichnung	Nr.	Ergonomische Anforderung	Ergonomische Empfehlung
Sitzfläche			
Sitzhöhe (SB-Bereich: min; max)	1 a	< 420; > 515	< 400; > 530
Höhe der Sitzfläche im Bereich der Oberschenkelauflage (min; max)	1 b	< 440; > 535	
Restfederweg (unten)	1 c	> 10	
Sitztiefe (effektiv)	2 a		
– einstellbar (min; max)			400; 480
– nicht einstellbar		> 400	
Sitztiefe (konstruktiv)	2 b		
– einstellbar (min; max)		< 430; –	
– nicht einstellbar		< 430	
Sitzbreite (effektiv)	3	> 430	> 450
Lehnenfläche			
Lehnenhöhe (konstruktiv)	4		
– Lehnenhöhe einstellbar (min; max)		–; > 480	< 500; > 650
– Lehnenhöhe nicht einstellbar		> 450	> 480
Brustkyphosenanlagenhöhe	5		
– Lehnenhöhe einstellbar		460 bis 520	
– Lehnenhöhe nicht einstellbar		460 bis 520	
Lendenlordosenhöhe	6 a		230 bis 290
– Lehnenhöhe einstellbar		> 210	230 bis 290
– Lehnenhöhe nicht einstellbar		> 210	
Lordosevorwölbungstiefe	6 b		
– einstellbar (min; max)			10; 50
– nicht einstellbar		20 bis 40	
Beckenkammabstützung	7	170 bis 230	
Gesäßfreiraum	8		
– Lehnenhöhe einstellbar (min; max)		< 130; < 170	
– Lehnenhöhe nicht einstellbar		< 130	
Lehnenbreite (effektiv)	9	> 360	> 400
Armlehnen			
Armlehnenhöhe (SB-Bereich – min; max)	10	200 bis 280	
Armlehnenbreite (effektiv)	11	> 35	40 bis 60
Lichte Weite zwischen den Armlehnen	12	> 470	> 490

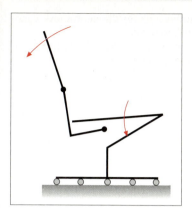

Abb. 3.**92** Anordnung der mechanischen Sitz- und Lehnenflächendrehpunkte in Annäherung an die biomechanischen Drehpunkte des sich sitzend bewegenden Menschen bei Sitzen mit synchroner Bewegungsmechanik

- so gering eingestellt werden kann, daß eine kleine, leichte Person die Stuhlmechanik ohne größere Kraftanstrengungen von der vorderen in die hintere Sitzhaltung bewegen kann;
- so stark eingestellt werden kann, daß eine große, schwere Person beim Übergang von der vorderen Sitzhaltung in die hintere Sitzhaltung in allen Positionen ausreichend abgestützt wird und nicht nach hinten fällt.

Damit die an einem gut gestalteten Bürodrehstuhl zur Verfügung stehenden Einstellfunktionen auch wirklich sinnvoll genutzt werden, müssen die zugehörigen Bedienteile (Hebel, Griffe) nach ergonomischen Grundsätzen gestaltet, also

- gut erreichbar (Anordnung) und
- leicht bedienbar (Formgebung, Auslösekräfte) sein.

Grundlegende Hinweise zur Gestaltung von Bürodrehstühlen finden sich in DIN 4551. Aus ergonomischer Sicht darüberhinausgehende Anforderungen werden mit dem Zertifikat „Ergonomie geprüft" für Bürodrehstühle des TÜV Rheinland (Heidinger, Jaspert, Diebschlag 1996) bzw. dem AGR-Gütesiegel bestätigt.

Neben den beschriebenen, eher klassisch ergonomisch orientierten Anforderungen an die Gestaltung von Bürodrehstühlen existiert eine Reihe von alternativen Sitzvarianten (Krüger 1995):

- Sitz- oder Gymnastikball
  Diese Sitzhilfen sind für zwischendurch geeignet, um zum einen das bewußt richtige Sitzen zu trainieren (aufrechte Becken- und Wirbelsäulenhaltung; Kap. 3.2.6, S. 404 ff). Zum anderen stellt das Sitzen auf

einem Gymnastikball einen Trainingsreiz für die neuromuskulären Sicherungsmechanismen der Wirbelsäule dar.

Aufgrund der fehlenden Rückenlehne ist jedoch im Gegensatz zu einem ergonomisch gestalteten Bürodrehstuhl laufende, weitgehend statische Muskelarbeit erforderlich, um den Oberkörper in einer sinnvollen Stellung zu halten. Weiterhin besteht häufig Ablehnung gegenüber diesen Bällen wegen erhöhter Unfallgefahr.

- Kniehockersitz mit nach vorne abfallender Sitzfläche: Aufgrund der schrägen Sitzfläche wird prinzipiell eine aufrechte Beckenstellung mit physiologischer Wirbelsäulenhaltung unterstützt. Allerdings ergibt sich erfahrungsgemäß häufig eine Belastungsumverteilung - weg von den Bandscheiben - hin zu den Kniegelenken.

  Im übrigen gelten bei den Modellen mit fehlender Lehne die bereits beim Sitzball angesprochenen Probleme der statischen Muskelarbeit zum Aufrechthalten des Oberkörpers.

Derartige Sitzvarianten sind aufgrund der beschriebenen Eigenarten nicht als echte Alternative zu einem ergonomisch gestalteten Bürodrehstuhl zu werten, sondern eher als Ergänzung für zwischendurch. Der Hauptansatzpunkt dieser Sitzvarianten liegt wohl weniger im Bereich der Verhältnisprävention als vielmehr in der Verhaltensprävention, da das Sitzen auf diesen Modellen dazu beitragen kann, bewußt das Einnehmen einer aufrechten Rückenhaltung zu erlernen und die zugehörigen neuromuskulären Steuer- und Regelmechanismen der Wirbelsäulenhaltung zu trainieren.

Bildschirmarbeitsplatz

Mit der wachsenden EDV-Nutzung im Büro steigt die Zahl der Bildschirmarbeitsplätze kontinuierlich an. Heutzutage ist bereits jeder zweite Büroarbeitsplatz mit einem Bildschirm ausgestattet. Wesentliche ergonomische Gestaltungskriterien für einen Bildschirmarbeitsplatz sind in Abbildung 3.**93** dargestellt.

Hinsichtlich der Umgebungseinflüsse Beleuchtung, Klima und Lärm gelten prinzipiell die unter 3.2.3 Arbeitsumgebung, S. 309 ff, getroffenen Aussagen. Kurzgefaßte zusammenfassende Hinweise zur Gestaltung dieser Umgebungseinflüsse an Büro- bzw. Bildschirmarbeitsplätzen finden sich am Ende dieses Kapitels.

Für die Qualität der am Bildschirmarbeitsplatz eingenommenen Sitzhaltung ist die Abstimmung der Arbeitsplatzelemente Arbeitstisch, Bürodrehstuhl und Fußstütze (vgl. vorangegangenen Abschnitt: Sitzarbeitsplatz) sowie die Anordnung von Bildschirm, Tastatur sowie ggf. Beleghalter ausschlaggebend.

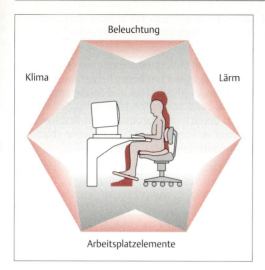

Abb. 3.**93** Wesentliche Aspekte für die Gestaltung eines Bildschirmarbeitsplatzes

Die prinzipielle geometrische Auslegung eines Bildschirmarbeitsplatzes für einen höhenfesten Arbeitstisch ist in Abbildung 3.**94** wiedergegeben.

Da neuere Untersuchungen (Marx 1996) belegen, daß die Häufigkeit skeleto-muskulärer Beschwerden im Rücken-Schulter-Nackenbereich dann deutlich verringert werden kann, wenn auch die hintere Sitzhaltung regelmäßig anteilig als Arbeitshaltung genutzt wird, sollten auch Arbeitstisch- und Bildschirmanordnung variabel nutzbar sein. Bei so einem Synchronprinzip kann die Bildschirmposition der Sitzhaltung (vor-

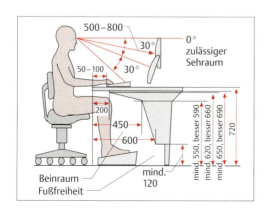

Abb. 3.**94** Bemaßungsempfehlungen für einen Bildschirmarbeitsplatz (mit höhenfester Arbeitstischhöhe 720 mm) nach ZH 1/618 zit. in Geberzahn, Redemann (1995)

dere, mittlere, hintere) angepaßt werden, so daß in jeder Sitzhaltung eine sehachsengerechte und abstandsgleiche Zuordnung zwischen Augen und Bildschirm besteht.

An Bildschirmarbeitsplätzen treten in Verbindung mit intensiver Tastaturbedienung (gleichartige Bewegungen mit hoher Repetitionsrate) zunehmend Störungen im Bereich der Muskulatur und Sehnen des Hand-Arm-Systems auf. Feststellbar sind vorzeitige Ermüdung, Schmerzen und Entzündungen, die dem Bereich der rheumatischen Beschwerden und Erkrankungen zugeordnet werden (z.B. RSI - Repeditive-strain-Injury-Syndrom oder Karpaltunnelsyndrom).

Daß die traditionelle Tastenanordung bei Tastaturen - historisch von der Schreibmaschinentastatur abgeleitet - zu einer unphysiologischen Haltung der Hände und Arme führen kann, wurde bereits unter Arbeitsmittel, S. 96 ff, dargestellt.

Eine verbesserte Hand-Arm-Haltung mit nachweislich reduzierter Muskelbeanspruchung ergibt sich beispielsweise bei geteilten Tastaturen mit variabler Einstellbarkeit für unterschiedliche Arbeitssituationen.

Anordnung des Bildschirmarbeitsplatzes im Raum

Die richtige Anordnung des Bildschirmarbeitsplatzes im Raum ist deshalb wesentlich, weil sich anderenfalls - z.B. in Fensternähe – Blendungseffekte am Bildschirm ergeben, die wiederum kompensatorische Fehlhaltungen hervorrufen können: Durch zu hohe Leuchtdichten oder Leuchtdichtenunterschiede (s. 3.2.3, Beleuchtung, S. 309 ff) kann es zu Blendung mit herabgesetzter Sehleistung und vorzeitiger Ermüdung kommen. Um Blendungseffekte (Direktblendung, Reflexblendung) möglichst zu vermeiden, ist bei der Anordnung des Bildschirmarbeitsplatzes im Raum folgendes zu berücksichtigen (Abb. 3.**95**):

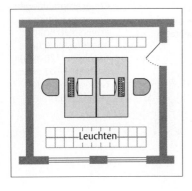

Abb. 3.**95** Empfehlung zur Anordnung von Bildschirmarbeitsplätzen parallel zur Fensterfront und zwischen den Leuchtenreihen zur Vermeidung von Blendung

3.2 Ergonomie

- Der Bildschirmarbeitsplatz sollte nicht direkt im Fensterbereich angeordnet sein; die Blickrichtung sollte weder direkt zum Fenster hin (Gefahr der Direktblendung) noch entgegengesetzt (Gefahr der Indirektblendung über die Bildschirmfläche) sein, sondern parallel zur Fensterfront. Zusätzlich können geeignete Lichtschutzmaßnahmen (z. B. Lamellenstores an den Fenstern, Stellwände) genutzt werden, um einen störenden Lichteinfall zu vermeiden.
- Der Bildschirmarbeitsplatz sollte nicht direkt unter den Leuchtenreihen, sondern dazwischen angeordnet sein, um Direktblendung durch die Leuchten oder Indirektblendung durch sich an der Bildschirmoberfläche spiegelnde Leuchten zu vermeiden.

Anordnung von Bildschirm, Tastatur und Beleg

Um einseitige Zwangshaltungen während der Bildschirmtätigkeit zu vermeiden, sollten Bildschirm, Tastatur und Beleghalter auf dem Arbeitstisch so angeordnet werden, daß sich eine der jeweiligen Haupttätigkeit angepaßte, möglichst wenig verdrehte Körperhaltung ergibt. Abbildung 3.**96** weist hierzu verschiedene Möglichkeiten aus.

Anforderungen an Bildschirm und Tastatur

Folgende grundsätzliche Anforderungen sind an die *Bildschirmgestaltung* zu nennen:

- Die auf dem Bildschirm dargestellten Zeichen müssen scharf, deutlich und ausreichend groß sein; weiterhin muß ein angemessener Zeichen- und Zeilenabstand bestehen (Abb. 3.**97** bis 3.**99**).

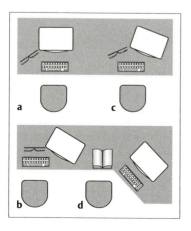

Abb. 3.**96** Anordnung von Bildschirm, Tastatur und Beleg in Abhängigkeit vom Tätigkeitsschwerpunkt nach Krüger (1989)
a) vorwiegende Arbeit am Bildschirm
b) vorwiegende Arbeit mit dem Beleg
c) gemischte Tätigkeit
d) seltene Bildschirmnutzung

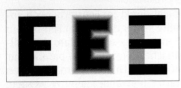

Abb. 3.**97** Einfluß der Zeichenschärfe auf die Erkennbarkeit

abcdefghiklmnopqrstuvwxyz
ABCDEFGHIKLMNOPQRSTUVWXYZ

abcdefghiklmnopqrstuvwxyz
ABCDEFGHIKLMNOPQRSTUVWXYZ

abcdefghiklmnopqrstuvwxyz
ABCDEFGHIKLMNOPQRSTUVW

abcdefghiklmnopqrstuvwx
ABCDEFGHIKLMNOPQ

abcdefghiklmnopqrst
ABCDEFGHIKLM

Abb. 3.**98** Einfluß der Schriftgröße auf die Lesbarkeit

Eine gute Lesbarkeit ist wichtig
Eine gute Lesbarkeit ist wichtig
Eine gute Lesbarkeit ist wichtig
Eine gute Lesbarkeit ist
Eine gute Lesbarkeit ist wichtig
Eine gute Lesbarkeit ist wichtig
Eine gute Lesbarkeit ist wichtig
Eine gute Lesbarkeit ist wichtig
Eine gute Lesbarkeit ist wichtig
Eine gute Lesbarkeit ist
Eine gute Lesbarkeit ist wichtig
Eine gute Lesbarkeit ist wichtig
Eine gute Lesbarkeit ist wichtig
Eine gute Lesbarkeit ist
Eine gute Lesbarkeit ist wichtig
Eine gute Lesbarkeit ist wichtig

Abb. 3.**99** Einfluß der Schriftart auf die Lesbarkeit

- ❖ Das auf dem Bildschirm dargestellte Bild muß flimmerfrei und stabil sein; weiterhin dürfen keine Verzerrungen auftreten.

Grundsätzlich sind bei Bildschirmen zweierlei Darstellungsarten zu unterscheiden:

- ❖ Positivdarstellung: dunkle Zeichen auf hellem Untergrund
- ❖ Negativdarstellung: helle Zeichen auf dunklem Untergrund

Eine flimmerfreie Positivdarstellung (Bildwiederholfrequenz 85 bis 100 Hz) bietet aus verschiedenen Gründen günstigere Bedingungen als die Negativdarstellung (Abb. 3.**100**):

- ❖ Die Leuchtdichteverteilung auf dem Bildschirm (dunkle Zeichen auf hellem Grund) entspricht eher den Vorlagen (z. B. Texte auf Papier), so daß der Aufwand für das Auge, sich laufend Hell-Dunkel-Wechseln anpassen zu müssen (Adaptation), geringer ist.
- ❖ Die Lesbarkeit der Zeichen wird verbessert, weil bei gleichem Kontrast Zeichen vor einem hellen Untergrund besser erkennbar sind als vor dunklem.

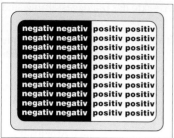

Abb. 3.**100** Positive und negative Bildschirmdarstellung

❖ Reflexionen und Spiegelungen werden weniger störend wahrgenommen.

Bildschirme müssen weiterhin möglichst frei sein von störenden Reflexionen und Blendungen, weil dadurch der Zeichenkontrast verringert und damit die Lesbarkeit der Zeichen verschlechtert wird. Unabhängig vom richtigen Aufstellungsort des Bildschirms (fensterparallel, zwischen Deckenleuchten s.oben) bestehen herstellerseitig verschiedene Möglichkeiten zur Reflexionsminderung an Bildschirmoberflächen (z. B. optische Oberflächenvergütungen). Um eine Anpassung des Bildschirms an unterschiedliche Arbeitsplatzbedingungen, individuelle Sitzhaltungen etc. vornehmen zu können, muß der Bildschirm neigbar (ca. 5° nach vorne, 20° nach hinten) und drehbar sein.

Wesentliche Anforderungen an die Gestaltung von *Tastaturen* sind:

❖ Die Tastatur muß vom Bildschirmgerät getrennt und neigbar (bis zu 15°) sein, um flexibel an verschiedenen Arbeitshaltungen anpaßbar zu sein.

❖ Die Tastatur muß variabel, jedoch rutschfest auf dem Arbeitstisch anzuordnen sein. Die Hände müssen vor der Tastatur auf dem Arbeitstisch aufgelegt werden können. Die mittlere Bauhöhe der Tastatur darf 30 mm nicht überschreiten, die Oberfläche muß reflexionsarm sein. Empfehlenswert sind weiterhin fingerformgerechte konkave Tastenflächen. Um eine sichere Rückmeldung über die Tastenbetätigung sicherzustellen, sollte der Tastenweg 2 bis 4 mm betragen, wobei ein deutlicher Druckpunkt spürbar sein sollte.

Software-Ergonomie

Die Software-Ergonomie befaßt sich mit der benutzergerechten Gestaltung der Software. Zum einen betrifft dies die Qualität der Darstellung auf dem Bildschirm, zum anderen die Gestaltung des Dialogs zwischen

Mensch und Computer. Wesentliche Aspekte der Dialoggestaltung sind u. a.:

- Aufgabenangemessenheit: Die Software soll möglichst genau auf die zu lösende Arbeitsaufgabe zugeschnitten sein, die verwendeten Begriffe und Symbole müssen widerspruchsfrei und eindeutig sein.
- Selbstbeschreibungsfähigkeit: Die Software soll dem Benutzer den Einsatzzweck (Anwendungsgebiet) und den Funktionsumfang (Anwendungsanleitung, ggf. mit Beispielen) deutlich machen.
- Steuerbarkeit: Die Software soll dem Benutzer je nach Arbeitsaufgabe die Möglichkeit geben, Ablauf, Geschwindigkeit, Auswahl und Reihenfolge des Einsatzes von Arbeitsmitteln (Tastatur oder Maus), Art und Umfang der Ein- und Ausgaben beeinflussen zu können.
- die Fehlertoleranz: Die Software soll dem Benutzer fehlertolerante Dialogmöglichkeiten bieten, also z. B. Fehlermeldungen verständlich, sachlich, einheitlich strukturiert liefern und auch Korrekturmöglichkeiten aufzeigen. Befehle mit großer Tragweite sollten eine zusätzliche Bestätigung erfordern.
- die Erwartungskonformität: Die Software soll erwartungskonforme Dialoge bieten, also z. B. den Wortschatz verwenden, der zu der jeweiligen Arbeitsaufgabe paßt; Aktionen des Benutzers sollten eine direkte Rückmeldung provozieren.
- die Individualisierbarkeit und Lernförderlichkeit: Individualisierbarkeit und Lernförderlichkeit einer Software ist dann gegeben, wenn beispielsweise der Benutzer je nach individuellem Kenntnisstand das Dialogsystem verändern kann oder eigene Funktionen hinzufügen oder zusammenfassen kann.

Weitere Details zu ergonomischen Anforderungen an die Dialoggestaltung mit Bildschirmgeräten finden sich in DIN EN ISO 9241 – 10.

Aktuelle Rechtslage zu Bildschirmarbeitsplätzen

Im Zuge der Europäisierung wurden 1989 gesetzliche Grundlagen für den Gesundheitsschutz in der europäischen Gemeinschaft geschaffen: Die neue Rahmenrichtlinie „Richtlinie des Rates vom 12. Juni 1989 über die Durchführung von Maßnahmen zur Verbesserung der Sicherheit und des Gesundheitsschutzes der Arbeitnehmer bei der Arbeit (89/391/EWG)" wird durch Einzelrichtlinien konkretisiert, beispielsweise mit der Bildschirmrichtlinie, der fünften Einzelrichtlinie „Richtlinie des Rates vom 19. Mai 1990 über die Mindestvorschrift bezüglich der Sicherheit und des Gesundheitsschutzes bei der Arbeit an Bildschirmgeräten (90/270/EWG)".

In der Bundesrepublik Deutschland wurde die europäische Rahmenrichtlinie im August 1996 in nationales Recht umgesetzt mit dem „Gesetz zur Umsetzung der EG-Rahmenrichtlinie Arbeitsschutz und weiterer Arbeitsschutz-Richtlinien". Die europäische Bildschirmrichtlinie wurde im Dezember 1996 in eine „Verordnung über Sicherheit und Gesundheitsschutz bei der Arbeit an Bildschirmgeräten", die Bildschirmarbeitsplatzverordnung umgesetzt.

Bis zum 31.12.1999 müssen alle Bildschirmarbeitsplätze den Anforderungen dieser Bildschirmarbeitsplatzverordnung entsprechen. Dazu sind in den Unternehmen Arbeitsplatzanalysen durchzuführen, die Ergebnisse zu dokumentieren und erforderlichenfalls Mängel zu beheben. Da häufig Unsicherheit darüber besteht, welche Anforderungen aus der Bildschirmrichtlinie an die Gestaltung der Arbeitsplätze resultieren, findet sich im folgenden eine Zusammenfassung der wesentlichen Inhalte. Ausgewiesen sind nicht nur die gesetzlich vorgeschriebenen Mindestanforderungen, sondern auch darüberhinausgehende Empfehlungen für eine ergonomische Gestaltung von Bildschirmarbeitsplätzen (Verwaltungs-Berufsgenossenschaft, 1996).

1. Bildschirmgeräte
   Bestehend aus Bildschirm, Tastatur oder sonstigen Eingabeeinheiten (Maus) sowie einer Steuereinheit (Rechner). Sie sind mit einem entsprechenden Rechenprogramm (Software) ausgerüstet.
1.1 Bildschirm
   - Flimmerfrei, mind. 73 Hz, empfohlen mehr als 80 Hz Bildelementfolgefrequenz,
   - dreh- und neigbar, Gehäuse nicht zu hell und nicht zu dunkel (weder weiß noch schwarz),
   - mittlere Leuchtdichte bei empfohlener Positivdarstellung auf dem Bildschirm ($100\,cd/m^2$) DIN EN 29 241 Teil 3 ist einzuhalten.
1.2 Tastatur
   - Flexibel aufstellbar - vom Bildschirm getrennt,
   - Tastaturbeschriftung gut lesbar,
   - Tastaturhöhe max. 30 mm (in C-Reihe),
   - Tastaturneigung kleiner als $15°$,
   - Tastaturbelegung nach DIN 2137 Teil 2 und DIN 9758.
1.3 Vorlagenhalter
   - Frei aufstellbar - zwischen $15°$ und $75°$ neigbar,
   - ausreichend groß (entsprechend der Vorlage) und standsicher auch beim Bestempeln, Abzeichnen oder Korrigieren der Vorlage,
   - Vorlagen müssen gut lesbar sein.
2. Arbeitsplatz Tisch/Stuhl
   Arbeitstisch ausreichend standsicher und erschütterungsfrei, Prüfung nach DIN 4554.

2.1 Höhe der Arbeitsfläche
- Tischhöhe nicht höhenverstellbar .... 72 cm,
- Tischhöhe verstellbar mindestens .... 68–76 cm,
- Höhenverstellung in bestimmten Fällen ergonomisch zweckmäßig, aber nicht zwingend vorgeschrieben, bei größerem Verstellbereich, Erweiterung nach unten empfohlen,
- Arbeitshöhe (einschließlich z. B. Tastaturhöhe) von 75 cm darf nicht überschritten werden.

2.2 Größe der Arbeitsfläche
- Tischfläche mindestens .... 160 × 80 cm oder mindestens .... 1.28 m² berechnet bei 80 cm Tischtiefe.
- Vergrößerung der Tischfläche in Stufen von .... 10 cm, um „Mischarbeit" zu ermöglichen und zur Vermeidung von Zwangspausen bei der Arbeit an Bildschirmgeräten - vorzugsweise durch angewinkelte Mehrflächenarbeitsplätze mit Arbeitskante von mindestens .... 60 cm,
- eine Mindestarbeitskante von .... 80 cm, bei Verwendung eines Unterschrankes von .... 120 cm muß zusätzlich vorhanden sein.

2.3 Tiefe der Arbeitsfläche
- Tiefe der Tischfläche am Bildschirm .... $\geqq$ 80 cm.
- Sie richtet sich nach der Sehentfernung zum Bildschirm, Tiefe des Bildschirmes (darf nicht über die Tischkante hinausragen) und Platz für Tastatur sowie Handballenauflage von mindestens .... 10 cm.
- Tiefe der Arbeitsfläche darf an keiner Stelle geringer sein als .... 80 cm.
- Plattentiefen unter 80 cm gelten nur als Ablage oder Aufstellfläche.

2.4 Neigung der Arbeitsfläche
- Tischfläche bis .... ca. 8° kann ergonomisch nützlich sein, aber nicht vorgeschrieben.

2.5 Oberfläche
- frei von störenden Reflexionen und Spiegelungen,
- Arbeitsfläche darf nicht zu hell und nicht zu dunkel sein und nicht glänzen (weder weiß noch schwarz und höchstens seidenmatt),
- Anforderungen entsprechend DIN 4554.

2.6 Beinraum am Arbeitsplatz
- Höhe mindestens .... 65 cm, besser 69 cm,
- Breite mindestens .... 58 cm,
- Tiefe mindestens .... 60 cm,

- Stellelemente (Füße) nicht im Beinraum (auch im Eckbereich mindestens 45 cm zurückversetzt) oder bei Unterteilung des Beinraumes sichtbar angeordnet (maximal 10 cm von der Vorderkante). Der jeweilige Mindestraum ist einzuhalten.
- Maße und Anforderungen nach DIN 4554.

2.7 Elektrifizierung
- Leitungsführende Installationskanäle (Kabelkanäle) ohne scharfe Kanten und Ecken, mit Zugentlastung für Netz- und Datenleitungen.

2.8 Arbeitsstuhl
- Bürodrehstuhl auf fünf gleichartigen abstützpunkten oder gebremsten Rollen höhenverstellbar von .... 42 bis 53 cm
- mit Tiefenfederung auch in niedrigster Einstellung Maße und Anforderungen nach DIN 4551
- Anpassung der Sitzhöhe an feste Tischhöhe für kleine Personen durch Fußstützen nach DIN 4556
- Rückenlehnen bei denen die Rückenlehnenoberkante 450 mm oder mehr über dem Sitz liegt, können allein durch die Veränderung ihrer Neigung den Benutzern mit unterschiedlichen Körpermaßen in den verschiedenen Sitzhaltungen angepaßt werden und brauchen deswegen nicht in der Höhe verstellbar zu sein.
- Bürodrehstühle mit Synchronverstellung werden empfohlen.

3. Arbeitsumgebung
- Bedienflächen vor allen Büroflächen generell .... 80 cm tief,
- am persönlich zugewiesenen Arbeitsplatz .... 100 cm tief,
- freie Bewegungsfläche mind. .... 1,5 m², ebenfalls an keiner Stelle weniger als .... 100 cm tief.
- Benutzerflächen dürfen sich nicht mit Stellflächen oder Verkehrswegeflächen im Raum überlagern (DIN 4543 – 1).

3.1 Empfohlene Farbgestalltung - für die Raumbegrenzungsflächen
- Farbgestaltung und Reflexionsgrad der Decke ..... 0,7 bis 0,85,
- Farbgestaltung und Reflexionsgrad der Wände .... 0,5 bis 0,65, sowie des Bodens im Bereich .... 0,2 bis 0,4,
    Empfohlene Farbgestaltung - für Arbeitsflächen, Einrichtungen und Geräte
- Reflexionsgrade im Bereich von .... 0,2 bis 0,5 Glanzgrade von matt bis seidenmatt

3.2 Blendung
- Die Blendung darf weder durch Lampen oder Leuchten (Direktblendung) noch durch Spiegelungen hoher Leuchtdichten auf glänzenden Flächen (Reflexblendung) hervorgerufen werden
- „Parallel-zum-Fenster-Aufstellung" der Bildschirmgeräte.

3.3 Klima
- Für Bürotätigkeiten gilt eine empfohlene Temperatur von .... 20–22 °C,
- bei hohen Außentemperaturen sollte die Raumtemperatur 26 °C nicht überschreiten.
- Luftgeschwindigkeit am Arbeitsplatz .... 0,1 bis 0,15 m/sec.
- Relative Luftfeuchtigkeit im Bereich von .... 30 % bis 65 %, empfohlen .... 50 %.

3.4 Licht
- Horizontale Beleuchtungsstärke am Arbeitsplatz mindestens .... 500 Lux.

3.5 Lärm
- Arbeitsmittel müssen mit Lärmminderungstechnik ausgerüstet sein.
- Umgebungslärm darf weder die Sprachverständigung noch die Konzentration beeinträchtigen.
- Beurteilungsspiegel am Arbeitsplatz .... max. 55 dB(A).

•••• **Schüler- und Studentenarbeitsplätze**

Gesundheitliche Störungen am Stütz- und Bewegungsapparat finden sich nicht erst bei Erwachsenen, sondern treten in zunehmendem Maße bereits bei Kindern und Jugendlichen auf.

Folglich muß bereits bei der Gesatltung von Sitzarbeitsplätzen für junge Menschen begonnen werden, ergonomische Grundsätze umzusetzen.

Sitzhilfen wie Hocker o. ä. sind nicht für eine mehrstündige sitzende Arbeitshaltung sondern allenfalls für kurzfristiges Sitzen zwischendurch geeignet.

Neben den mit Sicherheit positiven gesundheitlichen Auswirkungen eines sinnvoll gestalteten Sitzarbeitsplatzes für Schüler und Studenten ist davon auszugehen, daß sich eine physiologisch sinnvolle Sitzhaltung mit entspannter Muskulatur und möglichst geringgradig eingeschränkter Durchblutung letztlich auch auf die Lernleistung positiv auswirkt.

Schülerarbeitsplätze

Berquet (1998) stellt hierzu fest, daß etwa 50 % der Schulkinder bereits Haltungsfehler aufweisen. Über die Qualität der Haltung entscheidet meist der Zustand der Muskulatur. Während des Wachstums sorgt der Betätigungsdrang des Kindes für eine Kräftigung der Muskulatur. Vor diesem Hintergrund ist das vielstündige Sitzen in der Schule als problematisch zu werten. Dazu kommen vielfach unter ergonomischen Aspekten ungeeignete Schulmöbel mit mangelnder Anpassung an die individuelle Körpergröße der Kinder.

Erfahrungsgemäß sitzen die Kinder meist auf zu großen, selten auf zu kleinem Gestühl. Den Untersuchungen von Berquet (1988) zufolge haben nur etwa 40% der Schulkinder Stühle und Tische, die ihren Körpergrößen angepaßt sind.

In Abbildung 3.**101** sind qualitative Mindestanforderungen an die Gestaltung eines Schülerarbeitsplatzes ausgewiesen. Exakte Maßvorgaben für Schülergestühl verschiedener Alters- und Größengruppen finden sich in DIN/ISO 5970. Ansätze zur ergonomischen Gestaltung von Schülerarbeitsplätzen (Diebschlag, Heidinger, Kurz 1989) werden zwischenzeitlich von einzelnen Herstellern umgesetzt, finden aber in erster Linie wegen der gegenüber Standardbestuhlungen erhöhten Anschaffungskosten nur begrenzte Verbreitung.

In Ergänzung zu einer Körpergrößen-angepaßten Tisch-/Stuhlkombination wirkt sich insbesondere eine Schrägstellung der Tischfläche positiv auf die eingenommene Körperhaltung während des Schreibens aus (Abb. 3.**102**)

Um eine alters- und größengemäße Anpassung von Schülergestühl sicherzustellen, müssen in erster Linie folgende Anforderungen erfüllt sein (Sabath 1989):

- In der Lehrerausbildung muß sichergestellt sein, daß der Anpassungsvorgang „Schüler - Gestühl" vermittelt wird. Eine zugehörige

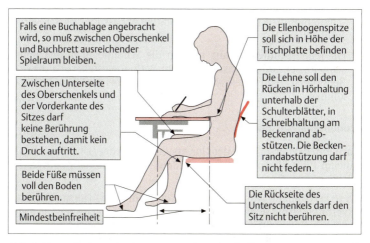

Abb. 3.**101** Mindestanforderungen an die individuelle Anpassung von Tisch und Stuhl ohne Berücksichtigung der technischen Ausführung nach Berquet (1988)

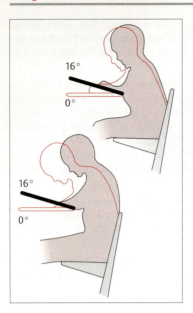

Abb. 3.**102** Haltungssituationen beim Schreiben an einer waagrechten und einer um 16° geneigten Tischfläche (Schematische Zeichnung nach Fotoaufnahmen) nach Höfling (1988)

Umfrage bei Lehrern ergab, daß nur 16% der Gymnasiallehrer, 21% der Realschullehrer, 33% der Hauptschullehrer und 46% der Grundschullehrer die Kriterien für eine richtige Anpassung von Schülergestühl kennen.

- Für jeden Schülerjahrgang müssen die Schulmöbel in den unterschiedlichen Größen ausreichend zur Verfügung stehen, da die Größenunterschiede innerhalb eines Jahrgangs bis zu 50 cm betragen können.

Studentenarbeitsplätze

Nach einer Untersuchung der Universität Oldenburg (zit. in Neumann-Unicum 1995) klagen ca. 90% der Studenten über zeitweilig auftretende Rückenschmerzen.

Diese Feststellung wird bei genauer Betrachtung des Hörsaalmobiliars in Verbindung mit dem Sitzverhalten der Studenten plausibel: Die in der Regel aus Holzkonstruktionen bestehenden Hörsaalbestuhlungen sind nicht individuell einstellbar, die geometrische Zuordnung von Arbeitsfläche und Sitz mit recht großer Distanz zwischen diesen beiden Arbeitsplatzelementen provoziert Rundrückenhaltungen. Weiterhin bedingen die in der Regel nahezu ungeformten Sitz- und Lehnenflächen

- das Auftreten hoher Druckwerte unter den Sitzbeinhöckern, weil die Körperlast übertragende Kontaktfläche im Vergleich zu geformten oder gar gepolsterten Sitzflächen zwangsläufig klein ist;

- das Auftreten von unphysiologischen Wirbelsäulenhaltungen (Rundrückenhaltung), weil eine Unterstützung der physiologischen Wirbelsäulenkontur durch eine entsprechend geformte Lehnenfläche (mit Becken- und Lendenwirbelstütze wie z. B. bei Bürodrehstühlen) in der Regel fehlt.

Weiterhin entstehen aufgrund der geschlossenen Holzschalen mikroklimatisch ungünstige Bedingungen an der Kontaktfläche Mensch/Sitz mit hohen Feuchtewerten und daraus resultierendem Diskomfort.

Dazu kommt die häufig von den Studenten - sicher unterstützt durch die unzureichende Arbeitsplatzgestaltung - eingenommene unphysiologische Körperhaltung (kein Kontakt zur Lehnenfläche, Rundrückenhaltungen).

In Abbildung 3.**103** sind wesentliche Maße für ein aus ergonomischer Sicht optimiertes Hörsaalgestühl (TU-München/Garching) ausgewiesen. Die Besonderheit dieses Konzeptes besteht gegenüber gängigen Hörsaalbestuhlungen u. a. in folgenden Details:

- Die geometrische Zuordnung zwischen Sitz- und Arbeitsfläche wurde so gewählt, daß eine Überdeckung besteht. Diese Annäherung bewirkt, daß die (ca. 10° gegen die Horizontale geneigte) Arbeitsfläche gut genutzt werden kann, auch wenn die sitzende Person an die Lehne angelehnt sitzt. Bei vergrößertem Abstand würde eher eine Rundrückenhaltung (ohne Beckenkontakt zur Lehne) in der vorderen Schreibhaltung provoziert.

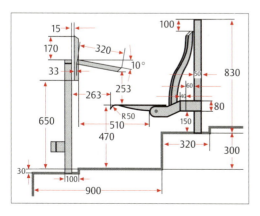

Abb. 3.**103** Maßangaben zu einem ergonomisch optimierten Hörsaalgestühl nach Rühmann, Heidinger, Jaspert (1997)

- Sitz- und Lehnenfläche sind körpergerecht geformt mit der Wirkung, daß
  - die auftretenden Kontaktflächendrücke auf der Sitzfläche um mehr als die Hälfte reduziert werden (Vergrößerung der Kontaktfläche, Abb. 3.**104**)
  - die physiologische Kontur der Wirbelsäule in vorderer und hinterer Sitzhaltung unterstützt wird.
  - Auf eine individuelle Einstellbarkeit von Sitzfunktionen (Sitzhöhe etc.) mußte aus Gründen der Wirtschaftlichkeit verzichtet werden.
- Die Sitzfläche wurde mit einer Mikroperforation versehen, wodurch eine wesentlich verbesserte Feuchteableitung von der Haut mit folglich niedrigen Kontaktflächenfeuchten im Sitzbereich zu erzielen ist (Abb. 3.**105**).

• • • • Häuslicher Arbeitsplatz (Küche)

Der Haushalt ist aus arbeitswissenschaftlicher Sicht der älteste und am meisten verbreitete Arbeitsplatz des Menschen.

Nach Hardt (1980) werden in der Bundesrepublik Deutschland etwa 43 % der wöchentlichen Arbeitsstunden im Haushalt erbracht. Davon wiederum wird etwa ein Drittel in der Küche mit dem Tätigkeitskomplex „Bereitstellen von Nahrung" geleistet. Diesem Tätigkeitskomplex sind folgende Teilaufgaben mit den zugehörigen Küchenelementen zuzuordnen:

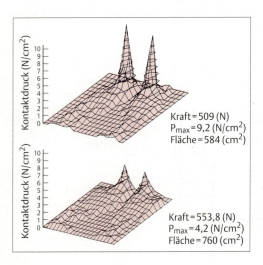

Abb. 3.**104** Druckverteilung zwischen sitzender Person und Sitzfläche
oben: nahezu ebene Standard-Holzsitzfläche
unten: seitlich angeformte Holzsitzfläche
Infolge der Kontaktflächenvergrößerung ergibt sich eine deutliche Senkung der Spitzendruckwerte (P_{max} in N/cm^2) unter den Sitzbeinhöckern bei der optimierten Sitzfläche nach Rühmann, Heidinger, Jaspert (1997)

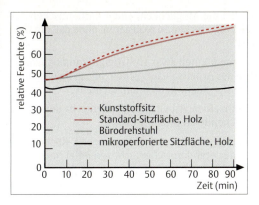

Abb. 3.**105** Vergleich der relativen Feuchtigkeit zwischen sitzender Person und Sitzfläche bei unterschiedlichen Sitzaufbauten (Mittelwerte von 4 Versuchspersonen und jeweils 3 Meßstellen; Raumklima 22 °C; 50 % rel. Feuchte) nach Rühmann, Heidinger, Jaspert (1997)

- Vorratshaltung (Kühl- und Gefriergerät für Kühl- und Gefriervorräte sowie Trocken- und Frischwaren, Hochschrank, Unter- und Oberschrank)
- Vorbereiten (Arbeitsfläche mit Raum für Vorbereitungsarbeiten)
- Nahrungszubereitung - Kochen, Backen (Herd, Arbeits- und Abstellflächen, Ober- und Unterschränke für Kochgeschirr, Gewürze etc.)
- Spülen/Reinigen von Geschirr bzw. Kochgeräten (Becken mit Ablaufbrett, Ober- und Unterschränke zur Aufbewahrung von Geschirr und Kochgeräten)

Aus arbeitswissenschaftlicher Sicht stehen zwei Aspekte bei der Gestaltung von Küchen im Vordergrund:

- Die räumlich-horizontale Anordnung der verschiedenen Arbeitszonen (Küchen-Grundriß) soll einen möglichst flüssigen Arbeitsablauf mit kurzen Wegen ermöglichen.
- Die räumlich-vertikale Anordnung der Arbeitszonen (Arbeitshöhen) muß so sein, daß eine möglichst günstige Körperhaltung während der Arbeit eingehalten werden kann und auch Haltungswechsel (Stehen/Sitzen) möglich sind.

Küchengrundrißformen

- Die einzeilige Küche stellt eine Basislösung insbesondere für beengte Platzverhältnisse dar.
- Die zweizeilige Küche ermöglicht demgegenüber zwar verkürzte Arbeitswege, erfordert jedoch häufiges 180°-Umdrehen mit der Folge von Arbeitsunterbrechungen.

- L-förmige Küchen bieten die Möglichkeit, einen harmonischen Arbeitsablauf bei kurzen Wegstrecken zu realisieren, ohne daß ein Umdrehen erforderlich ist.
- U- und G-förmige Küchen können zwar großzügige Staumöglichkeiten bieten, hinsichtlich des Arbeitsablaufs gelten jedoch im wesentlichen die für die zweizeilige Küche genannten Nachteile.

Für die Anordnung der einzelnen Arbeitsplatzelemente in der Küche bietet DIN 66 354 entsprechende Empfehlungen.

Die in Abbildung 3.**106** ausgewiesene Anordnung einer L-Küche nach dieser Norm zeigt jedoch aus ergonomischer Sicht zweierlei Nachteile:

- Zum einen wechselt die Arbeitsrichtung zwischen den einzelnen Arbeitsschritten „Vorbereiten", „Zubereiten" und „Spülen"; generell gilt, daß für Rechtshänder eine Arbeitsrichtung von rechts nach links ermöglicht sein sollte (umgekehrt für Linkshänder).
- Zum anderen ergeben sich in der Vorbereitungsphase recht lange erforderliche Wegstrecken.

Bubb (1989) schlägt hierzu einen unter ergonomischen Gesichtspunkten optimierten Grundriß einer L-Küche vor. Dieser in Abbildung 3.**107** dargestellt Grundriß ermöglicht prinzipiell einen Arbeitsfluß von rechts nach links bei den Tätigkeiten „Aufbewahren - Vorbereiten - Zubereiten - Spülen".

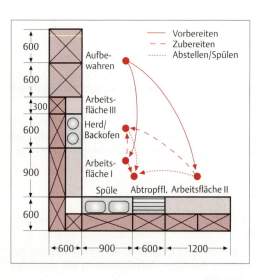

Abb. 3.**106** Grundriß einer L-förmigen Küche nach DIN 66 354

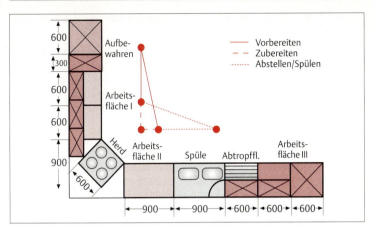

Abb. 3.**107** Grundriß einer ergonomisch optimierten Küche nach Bubb (1989)

Weiterhin sind die erforderlichen Wegstrecken bei diesem Küchengrundriß deutlich kürzer.

Im wesentlichen ergeben sich diese Vorzüge dadurch, daß sich die Hauptarbeitsfläche (Arbeitsfläche I) bei diesem optimierten Grundriß zwischen den Bereichen „Aufbewahren" und „Herd" mit einer größeren Breite (1,20 m) befindet.

Wechsel der Arbeitshaltung

Da eine Reihe von Tätigkeiten in der Küche auch in sitzender Arbeitshaltung durchgeführt werden können und ein derartiger Wechsel zwischen Steh- und Sitzarbeit aus Gründen des Belastungswechsels sinnvoll ist, müssen entsprechende Arbeitsmittel vorgesehen werden. Bubb (1989) empfiehlt hierzu einen fahrbaren, niedrigen Arbeitstisch, beispielsweise in Verbindung mit einem Küchenhocker.

Vertikale Anordnung der Küchenelemente

In Hinblick auf eine möglichst aufrechte Oberkörperhaltung während der Arbeit spielt die Arbeitshöhe eine ausschlaggebende Rolle. Die richtige Arbeitshöhe hängt dabei einerseits von den individuellen anthropometrischen Gegebenheiten (5. Perzentile Frau - 95. Perzentile Mann, vgl. Kap. 3.2.1) sowie andererseits von der jeweiligen Tätigkeit ab. Nach DIN

67901 sollte die Arbeitshöhe von Kücheneinrichtungen 80 cm oder 90 cm betragen.

Um eine gebeugte Arbeitshaltung (Rundrückenhaltung) mit unphysiologischer Bandscheibenbelastung und verstärkter statischer Haltearbeit der Rückenmuskulatur zu vermeiden, ist jedoch eine individuelle Anpaßbarkeit der Arbeitsflächenhöhe sinnvoll. Zudem sind grundsätzlich verschiedenartige Tätigkeiten in der Küche auszuüben, die ebenfalls unterschiedliche Arbeitshöhen erforderlich machen:

- Gerätearbeit: Arbeit mit Küchengeräten (Teigrühren etc.); Hierbei ist eine Griffhöhe der Küchenarbeitsgeräte über der Arbeitshöhe sowie ein physiologioscher Ellenbogenwinkel zu berücksichtigen.
- Kraftarbeit: Arbeiten mit besonderer Kraftanstrengung (z.B. Kneten von Teig) und leicht nach vorne gebeugtem Oberkörper.
- Feinarbeit: Arbeiten, die eine ständige Blickkontrolle erforderlich machen (z.B. Schneiden von Obst und Gemüse, Ausstechen von Plätzchen) mit relativ hoher Armstellung.
- Spülarbeit: Arbeit im und über dem im Spülbecken befindlichen Wasser.

Neben der richtigen, tätigkeitsabhängigen Arbeitshöhe ergibt sich im Zusammenhang mit der individuellen Körperhöhe eine weitere Problematik, nämlich die Anbringung der Oberschränke. Hier ist darauf zu achten, daß einerseits die in den Oberschränken eingelagerten Gegenstände gut zu erkennen sind, andererseits aber auch ein ausreichender Bewegungsraum über den Arbeitsflächen zur Verfügung steht.

In Abbildung 3.**108** finden sich Empfehlungen für die erforderlichen Arbeitshöhen bei verschiedenen Tätigkeiten sowie die Höhen zur Anbrin-

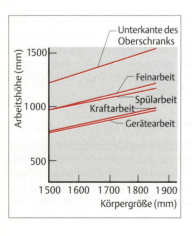

Abb. 3.**108** Empfehlung zu den Arbeits- und Oberschrankhöhen bei unterschiedlicher Körpergröße nach Bubb (1989)

gung der Oberschränke in Abhängigkeit von der individuellen Körpergröße.

Da sich die erforderlichen Arbeitshöhen für Fein- und Spülarbeit einerseits und Kraft- und Gerätearbeit andererseits kaum unterscheiden, sind letztlich bei einer gegebenen Körpergröße zwei unterschiedliche Arbeitshöhen erforderlich.

Nachfolgend finden sich stichpunktartige Anmerkungen zu wesentlichen Elementen der Küche:

Trittleiter: Um die in den höher angebrachten Schränken (Ober- und Aufsatzschränke eingelagerten Gegenstände erreichen zu können, sollte in jedem Fall eine kippstabile Trittleiter zur Verfügung stehen. Die hohen Unfallzahlen im Haushalt, insbesondere bedingt durch Stürze, sprechen u. a. dafür, daß in der Praxis häufig untaugliche Aufstiegshilfen (Stühle etc.) verwendet werden.

Fußboden: gleitsicher, pflegeleicht, möglichst gut wärmeisolierend.

Wandbelag: abwaschbar, zumindest im Bereich der Arbeitszentren „Kochen/Backen" und „Spülen/Reinigen".

Arbeitsplatten/Abstellflächen: abwaschbare, pflegeleichte Oberflächen (matt, glatt oder nur leicht strukturiert; schnitt- und schlagfest).

Schränke, Türen, Schubladen: leichtgängig mit Sicherungsanschlag, verstellbare Fächereinteilungen in den Schränken.

Türgriffe: leicht zu greifen, gut zu reinigen.

Mischbatterie: einhändig zu bedienende Einhebel-Mischbatterie, am günstigsten in Verbindung mit einer Handbrause.

Beleuchtung: blendfreie Arbeitsplatzbeleuchtung mit ca. 500 lux Beleuchtungsstärke; zentrale Beleuchtung in der Küche ca. 250 lux (umlaufende Indirektbeleuchtung unter den Oberschränken).

Barrierefreie Küche

Ein in Zusammenhang mit der Gestaltung von Küchen zunehmend an Bedeutung gewinnender Aspekt ist die Forderung nach deren „barrierefreier Gestaltung":

Die demographische Entwicklung in der bundesdeutschen Bevölkerung zeigt einen erheblich wachsenden Anteil an älteren Menschen. Während der Anteil von Menschen mit mehr als 60 Jahren im Jahr 1950 ca. 15% und 1991 ca. 21% betrug, wird er im Jahr 2030 etwa 30% betragen (Pichert 1996).

Um sicherzustellen, daß sich Senioren möglichst selbständig im eigenen Haushalt zurechtfinden, müssen die haushalttechnischen Einrichtungen verstärkt nach „barrierefreien" Gesichtspunkten gestaltet werden. Eine derartige Gestaltung ist ebenfalls für Personen mit körperlichen und geistigen Einschränkungen und für Kinder sinnvoll. Letztlich profitiert jeder Benutzer von einer bequemen, sicheren und problemlosen Nutzungsmöglichkeit haustechnischer Geräte, insbesondere in der Küche. Nach Pichert (1997) ist eine barrierefreie Küche eine benutzerfreundliche Küche für alle.

Zugehörige Anforderungen an die Gestaltung barrierefreier Haushalts- und insbesondere Küchenelemente sind beispielsweise (auszugsweise nach Pichert, 1996):

Allgemeine Forderungen:

- Wohnungsumfeld, Einrichtungen und Geräte sind auf die Belange von Kindern, Senioren und Personen mit zeitweiliger oder dauernder Behinderung auszulegen bzw. vorzubereiten.
- Die Gebrauchstauglichkeit muß hinsichtlich aller Kriterien dem Stand der Technik entsprechen.
- Geräte und Komponenten des Geräteumfeldes (z.B. Küchenmöbel) sollen grundsätzlich der Serienfertigung entstammen (kostengünstig, allgemeine Akzeptanz).
- Geräte und alle Komponenten des Geräteumfeldes sollen besonders pflegeleicht und reinigungsfreundlich sein.

Grundsätzliche Forderungen an Hausgeräte:

- Hausgeräte müssen hinsichtlich ergonomischer Kriterien optimiert sein. Bei der Bedienung sind insbesondere Bücken, Strecken und Heben zu vermeiden.
- Hausgeräte sollen möglichst von allen Benutzern einfach und „einhändig" (sowohl rechts- als auch linkshändig) zu bedienen sein.
- Hausgeräte sollen möglichst im Stehen und im Sitzen zu bedienen sein.

Forderungen an Gerätegestell und Geräteteile:

- Großgeräte einbaufähig oder zu befestigen (z.B. Sicherung mittels Wandbefestigung),
- Kleingeräte standsicher oder zu befestigen (z.B. Sicherung mittels Tischklemme).

Forderungen an Bedienelemente (Griffe, Hebel etc.):

- rasch, genau und zuverlässig einstellbar,
- gewählte Stellung leicht überprüfbar,

- mit angemessener Stellkraft bedienbar (Stellkraft evtl. individuell einstellbar).

Forderungen an Anzeigen und Signale:

- Anordnung und Gestaltung zur sicheren und schnellen Orientierung sowie zur eindeutigen Informationswahrnehmung,
- wichtige Informationen über mehrere Kommunikationskanäle,
- automatisch sich einstellende oder wählbare Signalintensität (z.B. gemäß Umgebungsgeräuschpegel),
- physiologisch günstige Tonfrequenzen, möglichst Mehrfachton.

■ *Beispiele:*
- Beispiel 1: Das akustische Signal eines Hausgerätes wird immer lauter, wenn der Benutzer nicht reagiert.
- Beispiel 2: Das Signal besteht aus einem Mehrfachton mit mehreren Frequenzen (parallel oder zeitversetzt), um „Hörfrequenzlöcher" des Menschen zu kompensieren oder fremde Signale zu „übertönen".

Forderungen an Zubehör:

- Sicherheitseinrichtungen sind vorzusehen (z.B. Wasser-, Rauch-, Feuermelder),
- Freisetzen von gesundheitsgefährdenden Stoffen im Störungsfall muß vermieden werden (z.B. bei Kurzschluß oder Überhitzung).

Forderungen zur Gebrauchsanweisung:

- Anzustreben sind „selbsterklärende Geräte" oder fest angebrachte Anweisungen bzw. leicht verständliche Symbole,
- gut lesbare Schrift und Zeichen,
- leicht verständlicher und übersichtlicher Text,
- kontrastreiche Abbildungen.

●●●● Arbeitsplatz Kfz

Die vieldiskutierten gesundheitlichen Nachteile der langandauernden sitzenden Körperhaltung treten beim Führen von Kraftfahrzeugen aus zwei Gründen verstärkt auf:

- Zum einen weist das Sitzen im Kfz aufgrund der zwangsläufigen Bewegungseinschränkung verstärkte statische Anteile auf;
- Zum anderen treten zusätzliche Belastungen infolge von Schwingungseinwirkungen (s. auch 3.2.3, Vibrationen, S. 327 ff) auf.

Aus den genannten Gründen ist es in Hinblick auf eine Vermeidung von skeleto-muskulären Beschwerden besonders wesentlich, den Sitzarbeitsplatz im Kfz - in erster Linie bei Berufsfahrern - nach ergonomischen Kriterien zu gestalten.

Die prinzipielle Auslegung von Sitzarbeitsplätzen im Kfz kann beispielsweise unter Verwendung der in 3.2.1, Anwendungshilfen, S. 271 ff, vorgestellten Zeichenschablonen erfolgen.

Die Positionierung des Fahrersitzes im Fahrzeuginnenraum beeinflußt maßgeblich:

- die Körperhaltung (Wirbelsäulenhaltung, Gelenkstellungen, Muskelspannungen),
- die Erreichbarkeit der Bedienteile (Lenkrad, Pedale, Schalthebel etc.),
- die Sichtverhältnisse nach innen (Instrumente) und nach außen (Fahrbahn),
- den Bewegungsfreiraum,
- den Überlebensraum in einer Unfallsituation.

Bei der Konzeption von Kfz-Sitzen sind folgende Prinzipien zu beachten:

- Möglichst großflächige Abstützung der individuellen Kontaktflächen zwischen Mensch und Sitz, gegebenenfalls mittels Anpassung der Sitztiefe und Lehnenlänge, um die Muskulatur von statischer Haltearbeit wirksam zu entlasten und niedrige Kontaktflächendrücke zu erzielen, damit die Durchblutung so wenig wie möglich behindert wird.

- Individuell einstellbare Lehnenkontur (in Höhenlage und Wölbungstiefe mechanisch oder pneumatisch einstellbare Beckenkamm-/Lendenstütze sowie ggf. Nacken-/Kopfstütze), damit vor allem die gefährdeten lenden- und hals-lordotischen Bereiche unterstützt werden und so eine Fehlbelastung der Bandscheiben vermieden wird.

- Anwenderfreundliche Gestaltung der Bedienelemente (Anordnung, Erkennbarkeit, Auslösekräfte, etc.).

- Um das Mikroklima im Sitzbereich zu verbessern, sollten wasserdampfdurchlässige Bezugsstoffe verwendet sowie ggf. die Sitz-/Lehnenschäume und die Schalenelemente perforiert werden. Grundsätzlich sollten Wasserdampfsperrschichten, wie z.B. vollverklebte Flächen, vermieden werden. Strukturierungen der Polsteroberfläche (sogenannte Klimakanäle) eignen sich zur Oberflächenableitung von Wärme und Feuchte dann, wenn einsatzbedingt (z.B. bei Traktorsitzen) wasserdichte Bezugsstoffe eingesetzt werden müssen.

❖ Um Schwingungen und Stöße, die beim Fahren auf den menschlichen Körper einwirken, zu dämpfen, müssen in Fahrzeugen besonders dann auch die Sitze gedämpft und gefedert werden, wenn bauartbedingt (Nutzfahrzeuge: z.B. Radlader, Gabelstapler, Traktoren) praktisch keine Fahrgestellfederung existiert, da die Gewichtsunterschiede zwischen beladenem und unbeladenem Fahrzeug extrem groß sind.

Pkw-Sitze

Bei Pkw-Sitzen besteht die wesentliche Anforderung in der richtigen Positionierung des Sitzes unter Berücksichtigung der Bezugspunkte *Pedalerie, Lenkrad und Augpunkt*.

Um eine sinnvolle Zuordnung zu unterschiedlich großen Personen (5. Perzentile Frau - 95. Perzentile Mann, s. Menschenbezogene Grundlagen, S. 271 ff) sicherzustellen, sind folgende Sitzeinstellungen erforderlich:
- Sitzhorizontaleinstellung,
- Sitzvertikaleinstellung,
- Lehnenneigungseinstellung.

Zudem einstellbar sollten die folgenden Funktionen sein:
- Sitzneigung,
- Sitztiefe,
- Kopfstütze,
- Armlehne.

Um den Aufwand der individuellen Anpassung klein zu halten, können Synchroneinstellungen vorgesehen sein (Abb. 3.**109**).

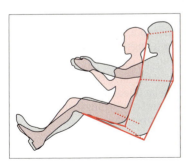

Abb. 3.**109** Schematische Darstellung einer synchronen Sitzverstelleinrichtung: gekoppelte Einstellung von Sitzneigung, Sitztiefe, Lehnenneigung und Lehnenhöhe nach Diebschlag, Heidinger, Dupuis, Hartung, Meiller (1992)

Lkw- und Bussitze

Da der Lkw- und Busfahrer als Berufskraftfahrer wesentlich mehr Zeit hinter dem Steuer verbringt als der durchschnittliche Fahrer eines privat genutzten Pkw, sind die Anforderungen an die Sitze entsprechend höher.

Zwar ist bei neueren Fahrzeugen durch Fahrgestell- und Führerhausfederung insbesondere bei gut ausgebauten Straßen eine gute Schwingungsisolierung gegeben, dennoch kann eine gut abgestimmte Sitzfederung deutlich zu weiterer Schwingungs- und damit Belastungsreduzierung beitragen. Dies ist besonders dann wichtig, wenn ungünstige Straßenverhältnisse vorherrschen. Lkw-Sitze sind in der Regel luftgefedert.

Damit die Wirbelsäule möglichst individuell abgestützt wird, muß sich die Lehnenkontur in Höhe und Tiefe stufenlos anpassen lassen, beispielsweise mit verstellbaren Bandscheibenstützen, die in die Rückenlehne integriert sind. Hierzu werden häufig pneumatische Systeme mit Luftkammern eingesetzt.

Als Bedienelemente eignen sich für den Lkw links am Sitz angebrachte Griffblöcke, die - in der Praxis häufig benötigt - das Einstellen während der Fahrt ermöglichen.

Sitze für Traktoren/Erdbaumaschinen/Gabelstapler

Für die Fahrer dieser Fahrzeuge ergeben sich häufig arbeitsbedingt zusätzlich hohe Belastungen (Abb. 3.**110**):

Die typischen Arbeitsabläufe (Bodenbearbeitung, Lastentransport) bedingen einerseits statische Körperhaltungen mit zudem häufig tordiertem Oberkörper und Kopf-/Nackenbereich (Nach-hinten-Drehen während der Fahrt). Weiterhin können hohe dynamische Belastungen auftreten: Infolge des im wesentlichen ungefederten Fahrgestells dieser Fahrzeuge wirken Schwingungsbelastungen z. B. infolge unbefestigter Fahrstrecken (Äcker, Baustellen) praktisch ungedämpft auf den Sitz ein.

Aus letztgenanntem Grund kommt bei diesen Fahrzeugtypen der Sitzfederung eminente Bedeutung zu. Luftgefederte Sitze sind hier besonders geeignet, um angepaßt an die individuellen Bedingungen des Fahrers (Körpermasse) und die streckenbedingten Schwingungseinwirkungen, eine maximale Schwingungsreduzierung zu ermöglichen.

• • • • Bettsysteme

Zwar beschäftigt sich die Ergonomie in erster Linie mit dem arbeitenden Menschen, doch spielt auch die Gestaltung der Erholbedingungen (z. B. Pausengestaltung; vgl. 3.1.6, S. 250 ff) unter dem Aspekt der Erhaltung von Gesundheit und Leistungsfähigkeit eine entscheidende Rolle.

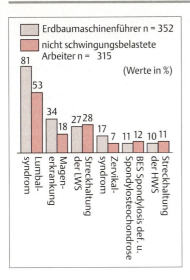

Abb. 3.**110** Medizinische Befunde bei Führern von Erdbaumaschinen und einer nicht schwingungsbelasteten Kontrollgruppe nach Diebschlag, Heidinger, Dupuis, Hartung, Meiller (1992)

Der Nachtschlaf stellt einen wesentlichen Bestandteil der täglichen Erholung dar, der Mensch verbringt ca. ein Drittel seines Lebens im Bett. Die zentrale Funktion des Nachtschlafs besteht darin, die tagsüber arbeitsbedingt auftretenden Ermüdungserscheinungen möglichst vollständig auszugleichen.

Die Schlafqualität wird durch eine Reihe äußerer Einflüsse wie z.B. Lärm, Licht oder Luftqualität beeinflußt (Abb. 3.**111**). Daneben ist das

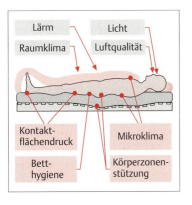

Abb. 3.**111** Umgebungsbedingte und Bettsystem-bedingte Einflüsse auf den schlafenden Menschen

Bettsystem mit den zugehörigen Elementen (Matratze, Lattenrost, Kopfkissen, Deckbett) ein zentraler Einflußfaktor auf den nächtlichen Erholvorgang.

In der Krankenpflegepraxis ist die Lagerung der Patienten insbesondere unter dem Aspekt der Dekubitusprophylaxe (Vorbeugung vor Druckgeschwüren) von Bedeutung. Durch entsprechende pflegerische Maßnahmen (regelmäßiges Umlagern etc.) läßt sich zwar Druckgeschwüren vorbeugen, ein sicheres Vermeiden ist jedoch nicht immer möglich. Vor allem Patienten, die nicht umgelagert werden dürfen, z.B. bei Becken- oder Wirbelfrakturen, sind anfällig für die Entstehung eines Dekubitus.

Insbesondere auch bei Patienten mit skeleto-muskulären Problemen im Bereich des Rückens und Nackens spielt die physiologisch richtige Lagerung der Wirbelsäule in Verbindung mit einer geringen Muskelverspannung eine wichtige Rolle für den Erholvorgang.

Untersuchungen von Schewe (1997) zu dieser Thematik ergaben, daß die Qualität der Liegeunterlage bei Personen mit Rückenbeschwerden die Schlafqualität deutlich beeinflußt: Während eine muskulär entspannte Lage - als Voraussetzung für den Einschlafvorgang - bei Rückengesunden offenbar weniger von der jeweiligen Unterlage abhängt, unterstützt eine weichelastische Lagerung bei Personen mit Rückenbeschwerden den Entspannungszustand der Muskulatur und wirkt sich damit positiv auf die Schlafqualität aus.

Schwerpunkte ergonomischer Anforderungen an Bettsysteme sind:

- ❖ biomechanische Aspekte (physiologische Wirbelsäulenlagerung, Kontaktflächendruck);
- ❖ mikroklimatische Aspekte (wärme- und feuchteableitende Eigenschaften).

Für eine wirkungsvolle Entlastung der Wirbelsäule im Rahmen der nächtlichen Regeneration (Versorgung mit Nährstoffen, Entsorgung von Stoffwechselmetaboliten) insbesondere der gefährdeten Bandscheiben ist es wichtig, daß ein Bettsystem (Matratze, Lattenrost, Kopfkissen) die physiologische Form der Wirbelsäule (Doppel-S in Rückenlage, geradlinig in Seitenlage) möglichst individuell unterstützt.

Als weiteres wesentliches Merkmal von Matratze und Kopfkissen gilt deren Oberflächenelastizität: Sowohl Matratze als auch Kopfkissen sollen an der Oberfläche so weich sein, daß der an der Kontaktfläche Mensch/Bettelement entstehende Druck niedrig gehalten wird, um die Blutversorgung des Gewebes möglichst wenig zu behindern.

Dieser Zusammenhang spielt insbesondere bei der Patientenlagerung im Rahmen der Entstehung eines Dekubitus eine entscheidende Rolle:

Die anhaltende Druckbelastung der Haut stellt die vorrangige Entstehungsursache eines Druckgeschwürs dar. Infolge der Druckeinwirkung kommt es zur Kompression der Arteriolen mit nachfolgender Minderdurchblutung und damit mangelnder Sauerstoff- und Nährstoffversorgung des betroffenen Gewebes. Für die Entstehung eines Druckgeschwürs besonders gefährdet sind diejenigen Körperpartien, an denen Knochen oberflächennah liegen und von wenig Unterhautfettgewebe abgepolstert sind, also z. B. Steißbein, Ferse und Schulterblätter (Neander u. Birkenfeld 1988).

Bei der Dekubitusprophylaxe ist neben der pflegerischen Qualität (regelmäßiges Umlagern) vor allem die druckarme Lagerung bedeutsam. Hierzu existieren verschiedene spezielle Antidekubitus-Liegeunterlagen (spezielle Schaumstoffmatratzen, Gelkissen, Wasserbetten, Wechseldrucksysteme etc.).

Liegequalität und elastische Eigenschaften

Die wichtigste Eigenschaft von Matratze, Lattenrost und Kopfkissen ist deren Elastizität. In Hinblick auf die genannten biomechanischen Funktionen (Wirbelsäulenlagerung, Druckentlastung) sind die „einfachen elastischen Eigenschaften" und die „kombinierten elastischen Eigenschaften" zu unterscheiden. Die einfachen elastischen Eigenschaften „Federelastizität", „Biegeelastizität" und „Punktelastizität" sind durch direkte physikalische Messungen an den jeweiligen Bettsystemkomponenten zu erfassen.

Demgegenüber geben die kombinierten elastischen Eigenschaften *Körperzonenunterstützung* und *Schulterzonenwirkung* das Zusammenspiel der verschiedenen elastischen Funktionen und die sich daraus ergebende Wirkung in der realen Liegesituation wieder.

Einfache elastische Eigenschaften

Federelastizität: Die Federelastizität (Abb. 3.**112**) kennzeichnet das Verhalten einer Matratze, sich eher größeren Übertragungsflächen anzupassen (Becken, Rücken) und damit stützend zu wirken. Durch eine, dem Benutzergewicht angepaßte Federelastizität soll eine physiologische Wirbelsäulenkontur - durch Einsinkung in die Matratze - unterstützt werden. Eine zu „harte" federelastische Abstimmung bewirkt speziell für kleinere leichtere Personen ein zu geringes Einsinken in die Matratze und führt zu einer Streckhaltung der Wirbelsäule mit der Folge muskulärer Verspannung und damit mangelnder Entlastung der Bandscheiben. Eine zu „weiche" Abstimmung bewirkt dagegen besonders für größere schwerere Personen eine zu starke Einsinkung in die Matratze

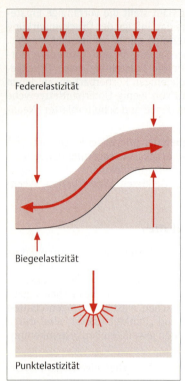

Federelastizität

Biegeelastizität

Punktelastizität

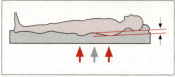

Abb. 3.113 Körperzonenstützung in Rückenlage: Stützung der Wirbelsäule in ihrer natürlichen Doppel-S-Form durch körperareal-angepaßte Stützkraft im Becken-, Lenden- und Brustbereich

◀ **Abb. 3.112** Schematische Darstellung der einfachen elastischen Matratzeneigenschaften

mit der Gefahr des Durchliegens und somit eine verminderte Stützwirkung für die Wirbelsäule.

Biegeelastizität: Die Biegeelastizität (Abb. 3.112) beschreibt die Eigenschaft einer Matratze, sich der individuellen Wirbelsäulen-Kontur und der Kontur des Lattenrostes anzupassen und somit eine vom Lattenrost ausgehende, individuelle Körperzonenunterstützung auf den Menschen zu übertragen. Eine biegesteife Matratze kann diese Funktion nicht oder nur unzureichend erfüllen: Individuelle körpergewichts-/ körperproportionsabhängige Lattenverformungen sowie individuelle Lattenhärteneinstellungen können an der Matratzenoberfläche nicht wirksam werden - der Lattenrost wird überflüssig. Ferner ist die Biegeelastizität der Matratze dann wesentlich, wenn diese in Verbindung mit einem Sitzrost eingesetzt werden, also ausgeprägt flexibles Matratzenverhalten gefordert ist.

Punktelastizität: Die Punktelastizität (s. Abb. 3.**112**) beschreibt die Fähigkeit von Matratzen und Kopfkissen, sich auch kleinen Übertragungsflächen (beispielsweise Ferse, Hinterkopf) anzupassen und nur unmittelbar im belasteten Bereich elastisch zu reagieren. Dadurch können sich punktelastische Matratzen und Kopfkissen stärker an die Oberflächenkonturen des Menschen anpassen, die lastübertragende Fläche steigt und es entstehen niedrigere Kontaktflächendrücke mit geringerer Gewebebelastung.

Kombinierte elastische Eigenschaften

Rückenlage: Die körperzonenstützende Wirkung in Rückenlage kennzeichnet das Verhalten von Matratze und Lattenrost, sich dem Benutzer anzupassen, so daß die einzelnen Körperareale mit ihren jeweiligen Teilgewichten entsprechend abgestützt werden. Dadurch können muskuläre Verspannungen vermieden werden. Als charakteristisches Maß für die Körperzonenunterstützung gilt diejenige Kraft, die vom Bettsystem im Bereich der Lendenlordose zur Stützung der Doppel-S-Form der Wirbelsäule ausgeübt wird (s. Abb. 3.**113**).

Seitlage: Um in Seitlage einen geradlinigen Verlauf der Wirbelsäule zu gewährleisten, ist im Bettsystem eine selektiv wirkende Schulterzone erforderlich: Damit ein „Aufbocken" der Schulter verhindert wird, muß die Schulter in Seitlage vom Liegesystem weich aufgenommen werden und entsprechend tief einsinken können (Abb. 3.**114**). Gleichzeitig muß die Schulterzone für die Rückenlage so hart sein, daß hierbei ein zu starkes Einsinken der Schulterpartie vermieden wird (Gefahr der Überstreckung der Wirbelsäule speziell im halslordotischen Bereich).

Nachfolgend finden sich kurzgefaßt Empfehlungen zur Gestaltung der einzelnen Bettelemente:

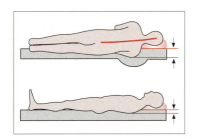

Abb. 3.**114** Anforderungen an die Einsinkung der Schulterpartie in
- Seitenlage (oben): hohe Einsinkung
- Rückenlage (unten): niedrige Einsinkung

Matratze (Abb. 3.115)

Die elastischen Eigenschaften des Matratzenkerns sind folgendermaßen zu beschreiben:
- *Federelastizität* zur individuellen Stützung der einzelnen Körperpartien,
- *Biegeelastizität* zur flexiblen Anpassung an die Körper- und Lattenrostkontur,
- *Punktelastizität* zur Druckentlastung des Gewebes an der Kontaktfläche.

Der Matratzenbezug muß neben günstigen hygienischen Eigenschaften (Waschbarkeit) vor allem eine hohe Elastizität aufweisen, damit die punktelastischen Eigenschaften des Matratzenkerns an der Oberfläche wirksam bleiben. Zusätzliche Futtermaterialien in der Matratze sollen vor allem eine gute Ableitung bzw. Zwischenspeicherfähigkeit für Feuchte aufweisen. Von besonderer Bedeutung ist auch hier deren Elastizität, um die punktelastischen Eigenschaften des Matratzenkerns nicht nachteilig zu beeinflussen.

Lattenrost (Federholzrahmen)

Der Lattenrost sollte über die Möglichkeit verfügen, die Lattenhärte im Lendenbereich einzustellen, um in Rückenlage eine möglichst effektive Stützung der Wirbelsäule - individuell anpaßbar - zu ermöglichen (Abb. 3.116). Speziell für Seitenschläfer ist eine automatische Absenkung der Schulterpartie in Seitenlage für eine physiologisch sinnvolle Lagerung der Halswirbelsäule wesentlich.

Soll ein Bett auch sitzend genutzt werden können (z. B. zum Lesen), dann setzt dies die Verstellmöglichkeit einzelner Rostelemente voraus: Kopf-,

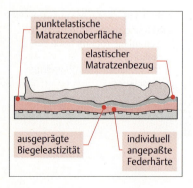

Abb. 3.**115** Prinzipielle Anforderungen an den Aufbau einer Matratze

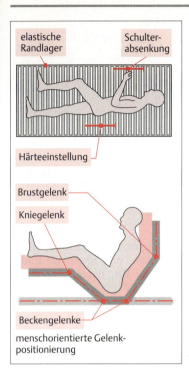

Abb. 3.**116** Prinzipielle Anforderungen an den Aufbau eines Lattenrostes

Rumpf- und Fußteile müssen so ausgelegt sein, daß die Gelenkpunkte des Lattenrostes passend zu den menschlichen Gelenken im Brust-, Becken- und Kniebereich angeordnet sind.

Kopfkissen (Nacken-Stützkissen)

Das Kopfkissen muß in Härte und Dicke so abgestimmt sein, daß in Rückenlage der Kopf in leicht vorgebeugter Haltung gehalten wird. Hierbei soll vor allem die Halslordose ausreichend unterstützt werden. In Seitenlage soll der Kopf so gelagert werden, daß die Wirbelsäule eine geradlinige Lagerung, also kein seitliches Abknicken aufweist.

In Seitenlage kommen Fehllagerungen der Halswirbelsäule dann vor, wenn die Höhe des Kopfkissens nicht ausreichend ist bzw. die Schulterpartie nicht genügend in das Matratzen-Lattenrostsystem einsinkt (Abb. 3.**117**).

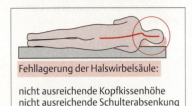
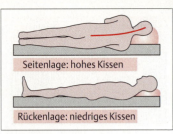

Abb. 3.**117** Mögliche Ursachen für eine Fehllagerung der Halswirbelsäule in Seitenlage

Abb. 3.**118** Unterschiedliche Anforderungen an die Kissenhöhe für Rücken- und Seitenlage bei nicht ausreichend wirksamer (selektiver) Schulterabsenkung

Bei einer nicht ausreichenden Schulterabsenkung des Matratzen-Lattenrostsystems ergeben sich für die Rücken- und Seitenlage unterschiedliche erforderliche Kissenhöhen (Abb. 3.**118**). Bei einer optimierten Schulterabsenkung des Matratzen-Lattenrostsystems ist dagegen eine Kissenhöhe für Rücken- und Seitenlage ausreichend.

Neuere Systeme berücksichtigen diese Anforderungen an eine selektiv wirkende Schulterzone (Abb. 3.**119**) bzw. eine hohe Flächenflexibilität der gesamten Liegefläche durch besondere Gestaltungsmaßnahmen bestimmter Liegezonen oder der gesamten Liegefläche (Abb. 3.**120**).

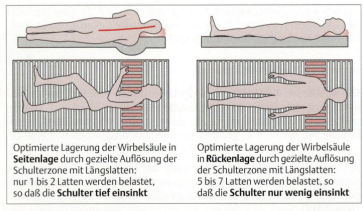

Optimierte Lagerung der Wirbelsäule in **Seitenlage** durch gezielte Auflösung der Schulterzone mit Längslatten: nur 1 bis 2 Latten werden belastet, so daß die **Schulter tief einsinkt**

Optimierte Lagerung der Wirbelsäule in **Rückenlage** durch gezielte Auflösung der Schulterzone mit Längslatten: 5 bis 7 Latten werden belastet, so daß die **Schulter nur wenig einsinkt**

Abb. 3.**119** Prinzip einer selektiv wirkenden Schulterabsenkung durch Längslatten im Schulterbereich

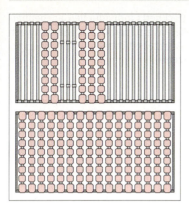

Abb. 3.**120** Möglichkeiten einer verbesserten Auflösung der Liegefläche durch Anordnung von Einzelstützelementen
- in der Schulter- und Beckenzone
- auf der gesamten Liegefläche

Die geforderten elastischen Matratzeneigenschaften werden in erster Linie von Latex- und Schaumstoffmatratzen erfüllt; Wasserbetten bieten bei entsprechendem Aufbau Vorzüge hinsichtlich der Druckentlastung, liefern aber hinsichtlich Körperzonenunterstützung nicht die Wirkung eines hochwertigen Matratzen-Lattenrostsystems.

Deckbett

Die wesentliche Funktion des Deckbetts liegt in dessen wärmeisolierender und feuchteableitender Wirkung: Ca. 80 % der von Menschen abgegebenen Feuchtigkeit wird über das Deckbett abgeleitet, nur ca. 20 % durch die Matratze (Abb. 3.**121**). Dies bedeutet, daß sich Veränderungen in der Matratze vergleichsweise geringfügig auf das klimatische Gesamtsystem „Bett" auswirken. Der Feuchte- und Wärmetransport durch das Deckbett spielt demgegenüber die ausschlaggebende Rolle. Folglich ist es ungleich sinnvoller, verschiedene Deckbetten für die unterschiedlichen jahreszeitabhängigen Bedingungen (Sommer, Übergangszeit, Winter) einzusetzen als Matratzen mit Sommer- und Winterseite. Wei-

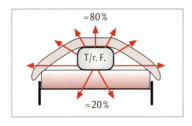

Abb. 3.**121** Anteile des Feuchtetransportes aus der Betthöhle

terhin sollten bei der Auswahl des Deckbetts individuelle Gegebenheiten berücksichtigt werden: eher hohes Wärmebedürfnis (eher schwach schwitzend) - durchschnittliches Wärmebedürfnis - eher niedriges Wärmebedürfnis (eher stark schwitzend).

3.2.6 Verhaltensergonomie
F. Heidinger

Wie in Abschnitt 3.1.2, S. 220 ff, erläutert bietet ein nach ergonomischen Grundsätzen gestalteter Arbeitsplatz (Verhältnisprävention) allein noch keine ausreichende Grundlage für ein ganzheitliches präventives Gesundheitskonzept. Erst in Verbindung mit dem gesundheitsbewußten Verhalten des einzelnen Arbeitnehmers - der Verhaltensprävention - wird eine solide Basis für eine längerfristige Gesunderhaltung des Organismus geschaffen.

Vor dem Hintergrund der Dominanz skeleto-muskulärer Erkrankungen, insbesondere der Volkskrankheit „Rückenbeschwerden" wird im vorliegenden Abschnitt Verhaltensergonomie auf zwei wesentliche Aspekte eingegangen, mit denen - berufs- und freizeitbezogen - Rückenbeschwerden entgegengewirkt werden kann.

Dieser Abschnitt ist für die praktische Tätigkeit des Physiotherapeuten aus zwei Gründen besonders von Bedeutung:

- Zum einen können die Arbeitsplatzgegebenheiten in der Regel nicht ohne weiteres verändert werden; das Verhalten des Patienten stellt aber durchaus einen möglichen Ansatzpunkt für Veränderungen dar.
- Zum anderen bietet der Arbeitsplatz des Physiotherapeuten selbst häufig nur begrenzte verhältnisergonomische Möglichkeiten zur Belastungsreduzierung; das richtige Verhalten bei der Therapietätigkeit bietet demgegenüber eher Ansatzmöglichkeiten.

Als zentrale, exogene (von außen wirkende) Auslöser für Rückenbeschwerden gelten:

- das jahrelange, in erster Linie berufsbedingte Heben und Tragen von Lasten,
- das jahrelange, in erster Linie berufsbedingte Sitzen - häufig in Verbindung mit Bewegungsarmut und damit mangelnder körperlicher Fitneß.

•••• Heben und Tragen von Lasten
G. Pressel

Beschwerden und Erkrankungen im Bereich des Rückens finden sich vor allem bei Überforderung durch häufiges Heben und Tragen schwerer Lasten wie sie beim Möbeltransport, beim Verladen von Gepäck und Gütern, Lagerarbeiten usw. üblich sind.

Medizinisch gesehen reicht das Spektrum von akuten Schmerzzuständen, die den Betroffenen als „Verheben" oft nur zu gut bekannt sind, bis hin zu Bandscheibenvorfällen (Prolaps), die u. U. neurologische Ausfälle (Lähmungen) zur Folge haben können. Aber auch ohne dramatische Krankheitserscheinungen können häufige oder chronische Schmerzzustände zur Aufgabe der beruflichen Tätigkeit zwingen.

Bei den beschriebenen Tätigkeiten fallen folgende Charakteristika auf:

- Arbeitserleichterungen durch mechanische oder automatische Hilfen sind nur begrenzt möglich. Deshalb ist das Prinzip des Arbeitsschutzes, das primär auf eine Reduzierung der Arbeitsbelastung abzielt, kaum anwendbar.

- Im Gegensatz zu anderen Berufen, zu deren Ausbildung das Erlernen und Einüben ergonomischer Arbeitstechniken gehört, ist Beschäftigten in diesen Arbeitsbereichen die Arbeitsweise häufig freigestellt. Die Folge ist, daß Hebe- und Tragearbeiten überwiegend „mit dem Rücken", d. h. unter Einsatz der Rückenmuskulatur, ausgeführt werden.

Anatomische Voraussetzungen

Die biologische Aufgabe des Stütz- und Bewegungsapparates besteht neben der für den Menschen arttypischen aufrechten Haltung vor allem darin, Bewegungen zu ermöglichen. Haltung und Bewegung sind also - in gewissen Grenzen- natürliche Funktionen. Heben und Tragen entsprechen dagegen nur in begrenztem Umfang der anatomischen Zweckbestimmung. Diese Leistung wird normalerweise von der Wirbelsäule und der Rückenmuskulatur erbracht. Dabei hat die Wirbelsäule den durch die Last verursachten Druck aufzunehmen und die Rückenmuskulatur einen großen Teil der Hebe- und Haltearbeit zu verrichten.

Besonders betroffen sind die Zwischenwirbelscheiben, die überwiegend die Druckbelastungen zu übernehmen haben (Abb. 3.**122**). Bei Druck kommt es zu einem raschen Flüssigkeitsaustritt mit entsprechender Volumenverminderung. Da die Zwischenwirbelscheibe selbst keine Versorgung über Blutgefäße besitzt, erfolgt der Stoffwechsel durch einen regelmäßigen Wechsel zwischen Be- und Entlastung, also durch Bewegung. Ob eine Belastung sich für die Zwischenwirbelscheibe schädigend auswirkt, hängt daher hauptsächlich von ihrer Höhe, Dauer und Dynamik ab.

Hinzu kommt, daß sich die Zwischenwirbelscheibe altersbedingt degenerativ verändert, was schon recht frühzeitig einsetzt und im mittleren

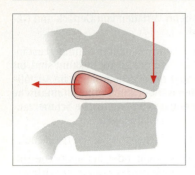

Abb. 3.**122** Wirkung der Druckbelastung auf die Zwischenwirbelscheibe bei gebeugtem Rücken

Lebensabschnitt zwischen dem 30. und 50. Lebensjahr einen Höhepunkt erreicht. Hierbei verliert das Gallertgewebe seine Festigkeit und neigt zu Verlagerungen der Substanz. Der zentrale mobile Nucleus pulposus kann sich dann nach außen schieben und in Kontakt mit druckempfindlichen Strukturen, wie den Wurzeln der aus der Wirbelsäule austretenden Nervenwurzeln, treten. Besonders bei einer Rundrückenbelastung wird eine Verlagerung nach dorsal provoziert. Als ausgesprochen schädlich erweist sich die Kombination einer asymmetrisch axialen Belastung mit Torsionsbewegungen, also Drehbewegungen des Rumpfes unter Belastung, da dann die Druckverteilung in der Zwischenwirbelscheibe extrem ungleichmäßig ist.

Aber auch die Rückenmuskulatur, die üblicherweise die Hebearbeit zu verrichten hat, kann in Mitleidenschaft gezogen werden. Muskuläre Dauerbeanspruchungen, zusätzliche Nässe- und Kälteeinwirkungen und fehlende Entspannungs- und Lockerungsmöglichkeiten dürften sogar die Hauptursache für akute Schmerzzustände (Myalgien) im Bereich des Rückens darstellen.

Aus alledem resultieren die 3 wichtigsten biomechanischen Grundsätze für eine arbeitsmedizinische Gestaltung der Hebe- und Tragearbeit:

- **Reduzierung der Druckbelastung:** Auch wenn die Lastgewichte selbst nicht zu beeinflussen sind, ergibt sich eine Reduzierung der Beanspruchung der Zwischenwirbelscheibe und der Rückenmuskulatur durch eine Verkürzung des Hebelarmes. Dies ist möglich, indem der Schwerpunkt der Last möglichst nahe zur Wirbelsäulenachse verlagert wird.
- **Vermeidung von ungleichmäßiger Druckbelastung der Zwischenwirbelscheiben:** Ungleichmäßige Druckbelastungen können vermieden werden, indem die Wirbelsäule in ihrer „Nullstellung" - mit den physiologischen Schwingungen - bleibt. Vorderkanten- oder punktuelle Druckbelastungen treten so nicht auf. Es entfällt auch die Beanspruchung der Rückenmuskulatur durch Hebearbeit.

❖ **Entlastung der Rückenmuskulatur:** Die zum Heben und Tragen erforderliche Muskelarbeit wird überwiegend von der Oberschenkelmuskulatur verrichtet.

Von der Methodik her spricht man hier von einer Intervention in der Belastungs-Beanspruchungs-Beziehung, d. h. bei gleicher Belastung wird die Beanspruchung durch eine Veränderung der Arbeitstechnik reduziert.

Praktische Umsetzung

Derartige Strategien sollten bei Berufen, bei denen häufig schwere Lasten gehoben und getragen werden, zur Anwendung kommen. Sie werden beispielsweise in „Rückenschulen" vermittelt, wie sie in manchen medizinischen Einrichtungen (z. B. orthopädischen oder sportärztlichen Praxen, Kliniken, Physiotherapie-Praxen) angeboten werden. Auch Betriebe haben inzwischen solche Programme aufgenommen.

Es wird von den Rückenschulen in erster Linie ein Personenkreis angesprochen, der unter Rückenbeschwerden leidet und deshalb mehr oder weniger intensiv therapiert wird. Abgestellt sind die Programme meist auf allgemeine Belastungssituationen des täglichen Lebens ohne besondere berufliche Schwerpunkte. Arbeitsplatzspezifische Fragen bleiben dabei häufig unberücksichtigt.

Besser ist es, wenn das Einüben der richtigen Hebe- und Tragetechnik im Rahmen der Berufsausbildung oder der Einarbeitung vermittelt wird. Deshalb sind Unternehmen oder Einrichtungen, für deren Mitarbeiter die Rückenbelastung durch Heben und Tragen ein besonderes Problem darstellt, dazu übergegangen, hierzu gezielte Übungsprogramme durchzuführen. Es geht dabei um das Einüben einer adäquaten Arbeitstechnik, die sich an sportliches Training anlehnt. Damit bewegt sich die Konzeption vom therapeutischen Ansatz hin zum ergonomischen Arbeitsschutz. Ein „Hebe- und Tragetraining" ist auch im Hinblick auf die Motivation der Mitarbeiter sprachlich positiver besetzt.

Für die praktische Umsetzung hat sich folgendes Vorgehen bewährt:

Eingangs erfolgt durch den Betriebsarzt eine theoretische aber anschauliche Einführung in Anatomie und Funktion des Stütz- und Bewegungsapparates, insbesondere der Wirbelsäule. Diese wird durch leicht verständliche Dias und Abbildungen sowie ein bewegliches Modell didaktisch unterstützt (Abb. 3.**123**). Dargestellt wird, warum bestimmte Bewegungen schädlich und welche Bewegungsabläufe schonender und deshalb zu bevorzugen sind.

Die praktischen Übungen übernimmt ein Übungsleiter (z. B. Sportlehrer) in einem mit entsprechenden Gepäck- und Frachtstücken (Gewich-

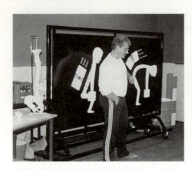 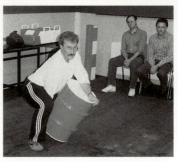

Abb. 3.**123** Demonstration am beweglichen Modell

Abb. 3.**124** Heben eines Fasses (Demonstration)

te, verschiedene Koffer, Kisten, Fässer usw.) ausgestatteten Trainingsraum (Abb. 3.**124**). Es wird in kleineren Gruppen mit etwa 10 bis 15 Personen gearbeitet. Jeder Teilnehmer hat genügend Gelegenheit zum praktischen Üben (Abb. 1.**125**). Von der Methode her erfolgt die Vermittlung analytisch deduktiv. So wird z. B. das Tragen eines Koffers vom Übungsleiter als vollständiger Bewegungsablauf demonstriert und anschließend in seine wichtigsten Teilbewegungen zerlegt, so daß jeder die einzelnen Bewegungselemente genau und langsam beobachten kann.

Anschließend werden die Übungen von allen Teilnehmern nachvollzogen. Wenn einer übt, erhalten die Umstehenden den Auftrag, die Bewegungsausführungen genau zu verfolgen und eventuelle Fehler zu registrieren. Diese werden vom Übungsleiter korrigiert. Es wird einzeln und in 2er-Gruppen geübt (Abb. 3.**126**). Videogeräte können eine didaktische Hilfe darstellen.

Inhaltlich liegt der Akzent auf folgenden Punkten (Abb. 3.**127**):

- Die Wirbelsäule wird in der physiologischen Mittelstellung gehalten.
- Der Schwerpunkt der Last ist so nahe wie möglich am Körper.
- Die Hebearbeit erfolgt überwiegend mit der Beinmuskulatur. Die Arme bleiben möglichst gestreckt.

Auf folgendes ist besonders zu achten:

- Der Oberkörper ist aufgerichtet, der Kopf wird gerade in der Verlängerung der Wirbelsäule gehalten.

3.2 Ergonomie

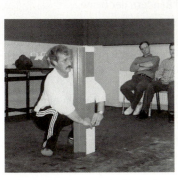

Abb. 3.**125** Heben eines Gewichtes (Demonstration)

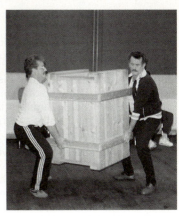

Abb. 3.**126** Heben einer größeren Last zu zweit (Demonstration)

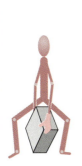

Die Kiste wird auf eine Kante gestellt

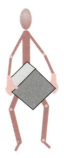

Sie wird angehoben durch die Streckung der Oberschenkel

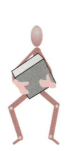

Sie wird auf den noch angewinkelten Oberschenkeln plaziert, um mit den Händen darunterzugreifen

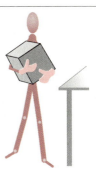

Durch die vollständige Streckung der Oberschenkel kann die Kiste bequem (vor der Brust) getragen und abgestellt werden

Abb. 3.**127** Aufheben einer Kiste von ca. 20 kg

- Beide Füße stehen mit der gesamten Sohle gleichmäßig fest auf dem Boden. Dies dient der Stabilität, vermeidet aber auch eine einseitige Beanspruchung von Muskeln und Bändern der Beine.
- Drehbewegungen der belasteten Wirbelsäule sind zu vermeiden.

Diese Übungen laufen im Prinzip alle darauf hinaus, die Wirbelsäule und die Rückenmuskulatur zu schonen. Die Arme dienen im wesentlichen zum Festhalten der Last. Die eigentliche Hebearbeit wird aus der Hocke heraus von den Oberschenkeln verrichtet.

Natürlich läßt sich diese Arbeitstechnik nicht durch einen einmaligen Lehrgang vermitteln. Angestrebt wird das Einüben der Bewegungsabläufe wie im Sport durch vielfaches Wiederholen mit dem Ziel, daß sie bei der Arbeit nahezu „automatisch" zur Anwendung kommen. Hierzu sind nicht nur mehrere Übungsstunden, sondern eine ständige berufsbegleitende Unterweisung und Korrektur ("training on the job") erforderlich (Abb. 3.**128** und 3.**129**). Letzteres kann auch durch Vorgesetzte (z. B. Lademeister erfolgen).

Ideal sind die Voraussetzungen, wenn das Heben und Tragen von Lasten in das berufliche Ausbildungsprogramm aufgenommen und Teil des Prüfungsinhaltes wird. Damit ist dann die arbeitsphysiologisch konzipierte Arbeitstechnik Bestandteil der beruflichen Qualifikation.

Richtig Sitzen
F. Heidinger

Die sitzende Körperhaltung stellt in den modernen Industriestaaten die überwiegende Arbeitshaltung (Büro, Bildschirmarbeitsplatz, S. 361 ff) dar. Außerdem sitzen wir zunehmend in unserer Freizeit (Auto, Fernsehen etc.)

Der Begriff, daß der Mensch der modernen Industriegesellschaft zum „homo sedens" - also zu einem sitzenden Menschen - wird, ist demnach

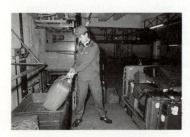

Abb. 3.**128** Aufnahme eines Gepäckstücks vom Transportband

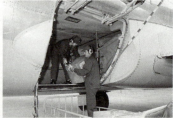

Abb. 3.**129** Verladen von Frachtgut in den Laderaum eines Flugzeugs

leicht nachzuvollziehen. Zur Optimierung der sitzenden Körperhaltung wird aus ergonomischer Sicht bereits eine Vielzahl von Hilfen angeboten, wie z.B. vielfach einstellbare Arbeitsstühle oder Kfz-Sitze (s. 3.2.5 Angewandte Arbeitsplatzergonomie, S. 360 ff). Im Freizeitbereich werden dagegen ergonomische Standards nur begrenzt umgesetzt, beispielsweise werden Sitzmöbel (Stühle, Sofas etc.) in Wohn- und Eßzimmern in aller Regel an designerischen Maßstäben orientiert, während ergonomische Gestaltungskriterien - wie sie im Bürobereich üblich sind - hier kaum angewendet werden.

Um so wichtiger ist es, daß zumindest das Sitzverhalten des Einzelnen verbessert wird.

Die Problematik der sitzenden Körperhaltung liegt in erster Linie darin, daß das Becken beim Übergang vom Stehen zum Sitzen die Tendenz aufweist, nach hinten zu drehen. Diese Beckenrotation provoziert, daß aus der physiologischen Lendenwirbellordose eine Kyphose (Rundrückenhaltung) wird mit nunmehr keilförmiger Belastungssituation für die Bandscheiben im Lendenwirbelbereich (Abb. 3.**130**).

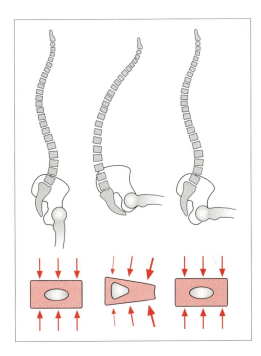

Abb. 3.**130** Schematische Darstellung der Beckenrückkippung beim Übergang vom Stehen (links) zum Sitzen (mitte) mit Übergang der Lendenlordose in eine Kyphose (Rundrückenhaltung) sowie ideale aufrechte Sitzhaltung (rechts)

Die negativen Folgen der keilartigen Bandscheibenpressung mit dorsaler Verlagerung des eigentlich zentral liegenden Bandscheibenkerngewebes gelten beim Sitzen prinzipiell in gleicher Weise wie beim oben beschriebenen Heben und Tragen von Lasten. Zwar ist im Unterschied zur Lastenmanipulation die Höhe dieser Bandscheibenfehlbelastung beim Sitzen geringer, dafür ist die Einwirkungsdauer - nämlich mehrere Stunden täglich - meist entsprechend höher. Die sitzhaltungsbedingte Schädigung der Wirbelsäule resultiert also nicht in erster Linie aus der Belastungshöhe, sondern aus der Belastungsdauer.

Zentraler Ansatzpunkt ergonomisch-arbeitsmedizinischer Bestrebungen ist es, auch im Sitzen eine möglichst aufrechte Wirbelsäulenhaltung mit ausgebildeter Lendenlordose anstelle der Kyphose zu erzielen. Dies kann einerseits unterstützt werden durch den nach ergonomischen Grundsätzen gestalteten Arbeitsplatz, also beispielsweise die richtige Arbeitshöhe (zur Vermeidung von Rundrückenhaltungen) oder den sinnvoll gestalteten Bürodrehstuhl (mit z.B. wirbelsäulengemäß konstruierter Lehnenfläche; s. 3.2.5, S. 365 ff), andererseits durch das richtige Sitzverhalten des Einzelnen.

Daß das richtige Sitzen erlernt werden muß, resultiert aus der Tatsache, daß der Mensch eine an sich unphysiologische Rundrückenhaltung nicht als solche empfindet, da die Bandscheiben nicht mit Rezeptoren ausgestattet sind, und Über- oder Fehlbelastungen folglich subjektiv nicht realisiert werden.

Die subjektiv als bequem empfundene Sitzhaltung wird in erster Linie anhand der erforderlichen Muskelspannung bewertet. Eine - aus Sicht der Bandscheiben sinnvolle - aufrechte Sitzhaltung erfordert in der Regel eine wesentlich höhere Muskelaktivität der Rückenmuskulatur als eine bandscheibenbelastende Rundrückenhaltung, bei der meist ein Teil der Oberkörpermasse über die Arme abgeleitet werden kann (Abb. 3.**131**).

Das richtige Verhalten am Sitzarbeitsplatz umfaßt vor allem folgende Punkte:

- den sinngemäßen Umgang mit dem Arbeitsplatz, also die richtige Nutzung der Einstellfunktionen, die die Arbeitsplatzelemente bieten (Büroarbeitsplatz: Stuhl, Tisch etc., Kfz: Sitz, Lenkrad), um eine möglichst ideale Sitzhaltung einnehmen zu können;

- das bewußt richtige Sitzen (aufrechte Wirbelsäulenhaltung, dynamisches Sitzen mit regelmäßigem Wechsel zwischen vorderer, mittlerer und hinterer Sitzhaltung), um fehlhaltungsbedingte Bandscheibenbelastungen sowie statische Belastungen der Muskulatur und Bandscheiben zu vermeiden;

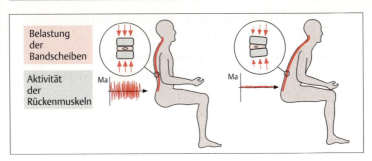

Abb. 3.**131** Schematische Darstellung der Bandscheibenbelastung und der Muskelaktivität (Ma) der Rückenmuskulatur bei aufrechter Sitzhaltung (links) und Rundrückenhaltung (rechts)

- das regelmäßige Unterbrechen der sitzenden Körperhaltung (z.B. Sitz-/Steharbeitsplatz, Bewegungspausen am Büroarbeitsplatz und beim Kfz-Fahren), um statische Dauerbelastungen zu vermeiden;
- das Ausführen von gezielter Ausgleichsgymnastik zur Entlastung der Wirbelsäule sowie Dehnung und Kräftigung der Muskulatur.

Grundlegend für die Qualität der eingenommenen Sitzhaltung ist die richtige, den individuellen Körpermaßen angepaßte Einstellung der Arbeitsplatzelemente. Dies gilt sowohl für die Bürotätigkeit, als auch für das Sitzen im Kfz.

Sitzen am Büroarbeitsplatz

Ist die Einstellung der Arbeitsplatzelemente (Stuhl, Tisch, Fußstütze) nicht an die individuellen anthropometrischen Gegebenheiten des sitzenden Menschen angepaßt, so werden hierdurch bestimmte Fehlhaltungen mit den zugehörigen gesundheitlichen Beschwerden provoziert:

- Eine - in Bezug auf die Arbeitstischhöhe - zu niedrige Sitzposition führt zu einem kompensatorischen Hochziehen der Schulterpartie mit der Gefahr von Muskelverspannungen in diesem Bereich.
- Eine - in Bezug auf die Arbeitstischhöhe - zu hohe Sitzposition bedingt eine Rundrückenhaltung mit unphysiologischer Bandscheibenbelastung insbesondere im Lendenwirbelbereich.
- Eine - in Bezug auf den Boden oder die Fußstützen - zu hohe Sitzposition führt zu einer Behinderung des venösen Blutrückflusses aus den Beinen, da auf die Blutgefäße des Oberschenkels im Bereich der Sitzflächenvorderkante erhöhter Druck ausgeübt wird.

Um eine physiologische Sitzgrundhaltung (Abb. 3.**132**) mit
- aufrechter Wirbelsäulenhaltung,
- etwa rechtwinkliger Oberarm-/Unterarmhaltung,
- etwa rechtwinkliger Oberschenkel-/Unterschenkelstellung,
- vollflächig am Boden oder der Fußstütze aufstehenden Füßen

einnehmen zu können, müssen die Elemente Arbeitstisch, Bürostuhl und Fußstützen nach den individuellen Gegebenheiten und den Arbeitsplatzgegebenheiten eingestellt werden. Die zugehörigen Einstellgrundsätze für höhenfeste und höheneinstellbare Arbeitstische wurden bereits unter „Büroarbeitsplatz", S. 361 ff, erläutert.

Die aufrechte Wirbelsäulenhaltung wird durch einen ergonomisch gestalteten Bürodrehstuhl dann unterstützt, wenn die Sitzposition auf der Sitzfläche so weit hinten ist, daß das Becken von der Lehne gestützt und damit dessen Rückkippung (Gefahr der Rundrückenhaltung) vermieden wird. Durch die Formgebung der Rückenlehne mit Becken-/Lordosenvorwölbung wird zudem die physiologische Lendenlordose unterstützt. Falls die Rückenlehne höheneinstellbar ist, muß die Einstellung so erfolgen, daß die maximale Vorwölbung der Lehne im Bereich der Lendenlordose positioniert wird. Falls die Armlehnen höheneinstellbar sind, müssen diese so justiert werden, daß die Unterarme bei aufrechtem Sitzen möglichst vollflächig in Kontakt kommen, da hierdurch eine Entlastung des Schultergürtels zu erzielen ist. Zu niedrig eingestellte Armlehnen provozieren eher Rundrückenhaltungen.

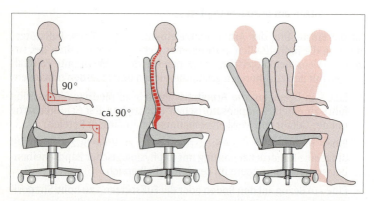

Abb. 3.**132** Schematische Darstellung zur richtigen Einstellung des Stuhles (links), zur richtigen Sitzposition auf dem Stuhl (Mitte) und zum dynamischen Sitzen (rechts)

In Hinblick auf das dynamische Sitzen ist es wesentlich, daß die Rückstellkraft der Bewegungsmechanik auf die individuellen Gegebenheiten eingestellt wird. Ein synchroner Bewegungsablauf des Stuhles mit regelmäßigem Wechsel der Sitzhaltungen (vordere, mittlere, hintere) wird nur dann genutzt, wenn die Rückstellkraft richtig, also so eingestellt ist, daß es einerseits ohne größere Kraftaufwendung möglich ist, den Bewegungsablauf zu nutzen und die Lehne andererseits genügend Stützwirkung bietet, um ein Nach-hinten-Fallen zu vermeiden.

Sitzen im Kfz

Unabhängig davon, welche Einstellfunktionen der Sitz und ggf. das Lenkrad des jeweiligen Kfz (Pkw, Lkw usw.) bieten, gelten folgende Grundaussagen zur individuellen Anpassung der Sitzposition:

Eine Sitzposition zu nah am Lenkrad oder zu steil aufrecht kann folgende negative Effekte bedingen:

- ein zu stark angewinkeltes Fußgelenk (Pedalbedienung) mit erhöhter Anspannung der Unterschenkelmuskulatur;
- ein zu stark angewinkeltes Kniegelenk mit Behinderung des venösen Blutrückflusses aus den Füßen und Unterschenkeln;
- einen zu engen Leisten-Öffnungswinkel mit behinderter Durchblutung, eingezwängten Bauchorganen und flacherer Atmung.

Eine zu weit nach hinten geneigte oder zu weit vom Lenkrad und den Pedalen entfernte Sitzhaltung kann dagegen u. a. zu kyphotischer Haltung im Lenden- und Halswirbelbereich führen.

Die Sitzposition im Kfz sollte so sein, daß die nachfolgend genannten Kriterien erfüllt sind:

- Die Sitzposition auf der Sitzfläche muß so weit hinten sein, daß das Becken durch die Lehne abgestützt und damit eine Beckenrückkippung vermieden wird.
- Der Sitzabstand zu den Pedalen muß so eingestellt sein, daß die Kniegelenke bei durchgetretenen Pedalen noch leicht angewinkelt sind.
- Die Entfernung vom Lenkrad soll so eingestellt sein, daß sich eine leicht angewinkelte Ellbogenhaltung ergibt (Hände am Lenkrad sollten etwa auf Herzhöhe sein).
- Die Sitztiefenanpassung (falls verfügbar) soll so eingestellt werden, daß zwischen Sitzvorderkante und Unterschenkel noch etwa 3 bis 5 cm Freiraum bleiben.
- Die Neigung der Rückenlehne sollte etwa 25° gegen die Vertikale nach hinten betragen. In Verbindung mit einer durchschnittlichen

Sitzflächenneigung von 15° ergibt sich dann ein günstiger Leisten-Öffnungswinkel von ca. 100° (zwischen Rücken und Oberschenkel).

Wichtig für die Sitzposition im Kfz ist, daß die Lendenwirbelsäule - ggf. unterstützt von einer einstellbaren Lordosenstütze - durch die Rückenlehne möglichst in ihrer physiologischen Kontur abgestützt wird, also keine Rundrückenhaltung entsteht und zudem die Halswirbelsäule nicht überstreckt wird. Weiterhin sollen die Gelenkstellungen (Knie-, Fußgelenke) etwa in der Mitte ihres Bewegungsspielraums liegen; die Oberschenkelauflage soll möglichst weit nach vorne reichen - ohne daß es im Bereich der Kniekehle zu überhöhter Druckempfindung und Behinderung des venösen Blutrückflusses aus den Unterschenkeln kommt.

Ergänzend zur richtigen Einstellung der Sitzarbeitsplatz-Elemente ist es wesentlich, daß der Einzelne richtig sitzt. Dies ist insofern nicht selbstverständlich, als der Mensch - wie oben beschrieben - seine Sitzhaltung subjektiv in erster Linie nach dem Grad der Muskelanspannung bewertet, also die bandscheibenschonende, aufrechte Wirbelsäulenhaltung zunächst nur dann einnimmt, wenn er dies bewußt tut. Ähnlich dem wirbelsäulengerechten Heben und Tragen muß das wirbelsäulengerechte Sitzen also zunächst bewußt gemacht und dann trainiert werden, bis es letztlich zu einer manifesten Verhaltensumstellung kommen kann. Diese Verhaltensumstellung, also das Erlernen wirbelsäulengerechten Verhaltens - Heben und Tragen von Lasten, Sitzen - ist zentrales Anliegen der Rückenschulen, die in zunehmendem Maß auch in der betrieblichen Praxis etabliert werden. Allerdings handelt es sich bei Rückenschulmaßnahmen in der Praxis mehrheitlich nicht um echte primäre Prävention, also um eine vorsorgende Maßnahme bevor subjektiv oder objektiv Beschwerden bestehen, sondern in der Regel um Maßnahmen der sekundären oder tertiären Prävention: Meist nehmen Personen daran teil, die zwar möglicherweise subjektiv noch keine, objektiv aber bereits eine Beeinträchtigung der Gesundheit aufweisen (sekundär) oder aber es besteht bereits eine manifeste Schädigung (tertiär).

Längerfristig muß das Konzept der Rückenschule im Betrieb zunehmend zu einem primär präventiven Instrumentarium werden; das richtige Verhalten muß vermittelt werden, bevor Schädigungen entstehen. Ein Ansatz hierzu ist es, bereits im Vorschul- und Schulalter Verhaltensmaßnahmen zu vermitteln und zu fördern, die den häufig „rückenfeindlichen" Randbedingungen der modernen Lebensweise - langandauerndes Sitzen bei gleichzeitig mangelnder körperlicher Fitneß - schon im Kindesalter entgegenwirken (Kempf 1996).

Ein weiterer Aspekt zur Prävention gegenüber Rückenbeschwerden besteht darin, diese Thematik interdisziplinär zu behandeln. Dies impliziert, daß nicht nur die Grundsätze der Biomechanik, also der funktionelle Zusammenhang zwischen der körperlichen Belastung durch das Heben und Tragen bzw. durch das Sitzen einerseits und der daraus resultierenden pathogenen Beanspruchung des Muskel- und Skelettsystems andererseits beachtet wird, sondern auch darüberhinausgehende Einflüsse, wie z.b. psychologische Ursachen als Auslöser für die Rückenschmerzproblematik, einbezogen werden.

So ist z.B. bekannt, daß übermäßiger Streß, sog. Disstreß, zu einer verstärkten Anspannung der Rückenmuskulatur führt und damit dazu beiträgt, Rückenprobleme zumindest aufrechtzuerhalten, wenn nicht sogar auszulösen (Eichler 1993; Straub 1993). Holfelder (1996) schätzt hierzu, daß 30% bis 40% aller Rückenleiden psychisch bedingt sind.

Vorläufig aber fußen die vorrangigen Abhilfemaßnahmen bei Rückenbeschwerden auf den bekannten biomechanischen Grundüberlegungen und beziehen sich auf den bewußten Umgang mit den Arbeitsplatzgegebenheiten (individuelle Einstellmöglichkeiten etc.), das Einüben rükkenfreundlicher Bewegungsabläufe (richtiges Heben und Tragen, richtiges Sitzen etc.) in Verbindung mit Ausgleichsgymnastik zur Mobilisation bzw. zur Kräftigung und Dehnung der Muskulatur.

Eine gezielte Ausgleichsgymnastik wird empfohlen, um einerseits sitzhaltungsbedingte Dauerbelastungen zu unterbrechen (z.B. Aktivpausen für den Büroarbeitsplatz bzw. zur Unterbrechung längerer Autofahrten) sowie andererseits eine Kräftigung und Dehnung der durch das Sitzen am meisten betroffenen Muskelgruppen zu erzielen.

Zur Durchführung derartiger Übungen existiert eine ganze Reihe von Empfehlungen seitens der Krankenkassen, der Rückenschulverbände sowie der verschiedenen Anbieter von Rückenschulprogrammen.

Für die Durchführung von Rückenschul- oder auch sonstigen Arbeitsplatzprogrammen im Betrieb ist es wesentlich, daß diese Programme so weit wie möglich in den Betriebsalltag integriert werden, da allein dadurch - wenn schon nicht gesichert, so doch zumindest in Aussicht gestellt werden kann - daß ein nachhaltiger Effekt bei den Beschäftigten auch nach Programmabschluß erhalten bleibt.

Inhaltlich müssen sich die Programme - neben allgemeinen Grundlagen zur Rückenproblematik - an den arbeitsplatztypischen Belastungen/Beanspruchungen orientieren, also beispielsweise Übungen zur Ausgleichsgymnastik enthalten, die den speziellen tätigkeitsbedingten Belastungen entgegenwirken. Organisatorisch müssen die Programme so strukturiert sein, daß die Übungen zum richtigen Verhalten sowie auch zur Ausgleichsgymnastik direkt am Arbeitsplatz - wenn möglich im Verlauf der üblichen Betriebszeiten - durchgeführt werden. Insgesamt muß erreicht werden, daß im Programmverlauf das richtige Verhalten am Arbeitsplatz - von der richtigen Einstellung der Arbeitsplatzelemente bis hin zur Ausführung von Ausgleichsgymnastik - möglichst organisch in den Betriebsalltag integriert wird.

•••• Anmerkungen zum Arbeitsplatz des Physiotherapeuten aus ergonomischer Sicht

Aus den typischen Arbeitsanforderungen bei Pflegeberufen resultieren in der Regel hohe physische und psychische Belastungen. Häufig müssen unter Zeitdruck Patienten und/oder schwere Lasten manipuliert und Pflege- bzw. Therapiemaßnahmen durchgeführt werden.

So stellt die Barmer Ersatzkasse (1997) vermehrt Rückenbeschwerden und psychische Erschöpfungszustände bei Pflegekräften fest. Das Ausmaß dieser Problematik wird auch darin deutlich, daß seit 1993 die BK 2108 (Bandscheibenbedingte Erkrankungen der Lendenwirbelsäule durch langjähriges Heben und Tragen schwerer Lasten oder durch langjährige Tätigkeiten in extremer Rumpfbeugehaltung) in die Liste der Berufskrankheiten aufgenommen wurde.

Als eine typische Berufsgruppe, für die epidemiologische Studien einen Zusammenhang zwischen berufsbedingtem Heben und Tragen sowie extremer Rumpfbeugehaltung und Erkrankungen der Lendenwirbelsäule ergeben haben, wird neben Bergleuten u.a. das Pflegepersonal genannt (Zerlett 1993).

Wie aus dem vorangegangenen Abschnitt bekannt, schließt ein umfassendes Präventionskonzept gegenüber Rückenbeschwerden - auch bei Personen, die im Pflege- und Therapiebereich tätig sind - verhältnis- und verhaltensorientierte Maßnahmen voraus. Hierzu ist festzustellen, daß verhältnispräventive Mittel - also arbeitsplatzbezogene oder arbeitsorganisatorische Maßnahmen, w.z.B. der Einsatz von Hebehilfen und höheneinstellbaren Patientenbetten oder das Arbeiten mit einer Hilfsperson - in der beruflichen Alltagstätigkeit oftmals nur begrenzt anwendbar sind. Aus diesem Grund kommt dem richtigen, also körperschonenden Verhalten in der physiotherapeutischen Tätigkeit hohe Bedeutung zu.

Die typischen Tätigkeiten des Physiotherapeuten, insbesondere auf der klinischen Station, beinhalten einerseits hohe dynamische Beanspruchungen (Therapiedurchführung mit z.B. hoher Muskel- und Gelenkbeanspruchung) sowie andererseits hohe statische Beanspruchungsanteile (Heben, Halten von Patienten über einen längeren Zeitraum mit statischer Beanspruchung z.B. der Rücken- und Extremitätenmuskulatur). Dazu kommt eine häufig gebeugte und/oder tordierte Oberkörperhaltung mit bekannt ungünstiger Beanspruchung der Wirbelsäule (Bandscheiben) bei der Patientenmanipulation oder Therapiedurchführung.

Insofern ist plausibel, daß derartige Arbeitsbedingungen vermehrt zu degenerativen Veränderungen insbesondere an der Wirbelsäule, die sich dann in chronischen Rückenschmerzen und Einschränkung der Beweglichkeit äußern können, bei Personen im Pflege-und Therapiebereich führen.

Kennzeichnend für die physiotherapeutische Tätigkeit ist das Heben und Tragen bzw. Durchführen von Therapiemaßnahmen in - im Praxisalltag - oftmals rückenbelastender Grundhaltung und ebensolchen Bewegungen. Folglich ist es von grundlegender Bedeutung für die Gesunderhaltung des Therapeuten, daß rückenschonende Haltungen und Bewegungen sowie gleichzeitig patientengerechte Techniken erlernt und auch konsequent angewendet werden.

Um die tätigkeitsbedingt auftretenden physischen Belastungen zu reduzieren, ist nach Hanke (1997) eine Reihe von Voraussetzungen aus verhaltens- und verhältnisorientierter Sicht erforderlich (Abb. 3.**133**):

- Einbeziehen des gesamten Körpers in den Bewegungsablauf und gezielte Körperschwerpunktsverlagerung,
- guter Trainings- und Dehnungszustand der Muskulatur,
- Einsatz von technischen Hilfsmitteln, soweit möglich (Arbeitsplatzgestaltung),
- Nutzen von Hilfspersonen bzw. Einbeziehen des Patienten, soweit möglich (Arbeitsorganisation).

Auffällig ist, daß gerade bei Personen, die im Pflege- und Therapiebereich tätig sind, bereits aus der Ausbildung die Rückenproblematik bekannt ist, demnach also ein entsprechendes Problembewußtsein exi-

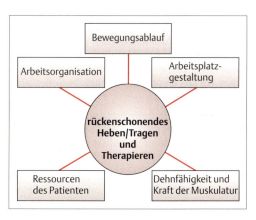

Abb. 3.**133** Einflußfaktoren auf rückenschonendes Heben und Tragen sowie Therapieren modifiziert nach Nahke (1977)

stieren müßte (Hanke 1997). Daß die Umsetzung dieses Wissens am eigenen Arbeitsplatz offenbar dennoch nur unzureichend praktiziert wird, dürften u.a an der mangelnden Umsetzung der theoretisch bekannten, körperschonenden Hebe-/Trage- und Therapietechniken in die Praxis, insbesondere bei schwierigen Therapiesituationen, liegen.

Diese Umsetzung der richtigen Haltungs- und Bewegungstechniken ist insofern problematisch, als Haltung und Bewegung größtenteils automatisiert und routinemäßig verlaufen. Derartige angeeignete Haltungs- und Bewegungsstereotypien können wirbelsäulenbelastend sein und dann unter einer bestimmten Arbeitsbelastung (Heben und Tragen, Therapieren) längerfristig zu gesundheitlichen Störungen führen. Neue, wirbelsäulenschonende Haltungs- und Bewegungsmuster werden erfahrungsgemäß am ehesten gelernt, wenn Denken und Handeln synchron verlaufen, also das Erlernte bewußt und konsequent über einen längeren Zeitraum hinweg in der Praxis regelmäßig umgesetzt wird. Dieser Prozeß der Umstellung von alten auf korrigierte Haltungs- und Bewegungsmustern kann jedoch trotz intensiven Trainings ein bis zwei Jahre dauern.

3.3 Arbeitsmedizin
G. Pressel

3.3.1 Krankheit im Beruf

•••• Berufskrankheiten

Vorgeschichte und Grundlagen

Berufskrankheit ist ein rechtlicher Begriff und zurückzuführen auf die sog. Sozialgesetze, die in den 80er Jahren des 19. Jahrhunderts unter Bismarck erlassen wurden. Damit wurden damals die wichtigsten materiellen Risiken durch Krankheit sowie Arbeits-, Berufs- und Erwerbsunfähigkeit abgesichert: Es handelte sich um die Kranken-, Renten- ("Invaliden"-) und Unfallversicherung. Diese gesetzlichen Versicherungen wurden in den vergangenen 110 Jahren oft überarbeitet, bestehen aber im Grundsatz bis heute.

Für die Arbeitswelt von besonderer Bedeutung war und ist die gesetzliche Unfallversicherung (1884). Sie kommt zum Tragen, wenn aus Arbeitsunfällen und (seit 1925) Wegeunfällen Krankheit oder Dauerschäden resultieren.

■ *Definition:* Unter einem Arbeitsunfall versteht man ein unerwartetes Ereignis, das durch plötzliche äußere Einwirkung oder durch die Arbeitsverrichtung selbst unfreiwillig in kurzer Zeit eine Gesundheitsschädigung hervorruft. Ähnlich steht es mit dem Wegeunfall, wenn er sich auf dem Wege von oder zur Arbeit ereignet.

Diese Definition des Unfallbegriffes schloß chronische Erkrankungen aus. Da sich Berufskrankheiten in der Regel chronisch entwickeln, konnten diese ursprünglich nicht durch die Unfallversicherung entschädigt werden. Erst als der Unfallbegriff gesetzlich auf durch berufliche Einwirkungen hervorgerufene chronische Krankheiten erweitert worden war, konnten ab 1925 (1. Berufskrankheiten-Verordnung) auch derartige Erkrankungen anerkannt und entschädigt werden.

Allerdings läßt sich der Begriff „Berufskrankheit" nicht so pauschal definieren wie der Arbeitsunfall. Deshalb wählte man ein sog. Listensystem: Hier wird genau beschrieben, welche Erkrankungen ggf. bei welchen Tätigkeiten und unter welchen Voraussetzungen als Berufskrankheit anerkannt werden können. Diese Liste ist wesentlicher Bestandteil der *Berufskrankheiten-Verordnung*, die im Abstand von einigen Jahren novelliert und damit den neuesten wissenschaftlichen Erkenntnissen angepaßt wird.

Voraussetzungen für die Aufnahme einer Krankheit in die Liste der Berufskrankheiten-Verordnung sind folgende gesetzlichen Bestimmungen:

▫ *Definition:* Eine Berufskrankheit ist eine definierte Krankheit, die nach den Erkenntnissen der medizinischen Wissenschaft durch bestimmte Einwirkungen verursacht ist, denen bestimmte Personengruppen durch ihre Arbeit in erheblich höherem Grad als die übrige Bevölkerung ausgesetzt sind.

Das heißt im Umkehrschluß, daß eine Anerkennung nicht möglich ist, wenn es sich um allgemeine Beschwerden oder Erkrankungen (z. B. „Verschleißerscheinungen") handelt, eine berufliche Verursachung nach dem derzeitigen Stand der wissenschaftlichen Erkenntnissen nicht anzunehmen (z. B. Herz- und Kreislauferkrankungen), eine bestimmte Ursache nicht erkennbar (z. B. „allgemeiner beruflicher Streß"), ein bestimmter Personenkreis nicht in besonderem Maße betroffen (vgl. „Volkskrankheiten") und ein Bezug zur Arbeit nicht herzustellen ist (z. B. Stoffwechselkrankheiten) sowie die berufliche Belastung sich von der Allgemeinbevölkerung nicht deutlich abhebt (vgl. Beschwerden beim Gehen, Stehen, Sitzen usw.).

Liste der Berufskrankheiten

In der ersten Fassung der Liste zur Berufskrankheiten-Verordnung waren nur elf Berufskrankheiten aufgeführt; es fehlten noch so bekannte und häufige Berufskrankheiten wie beispielsweise die Lärmschwerhörigkeit.

Im Abstand von jeweils etlichen Jahren wurde der Umfang dieser Liste aber – der Entwicklung der wissenschaftlichen Erkenntnisse folgend – immer mehr erweitert. Inzwischen sind weit über 60 Berufskrankheiten bzw. Gruppen von Berufskrankheiten anerkennungsfähig und es werden voraussichtlich auch in Zukunft weitere hinzukommen.

Die Liste der Berufskrankheiten ist nach folgenden Gruppen systematisch aufgebaut:

- Berufskrankheiten durch chemische Einwirkungen,
- Berufskrankheiten durch physikalische Einwirkungen,
- Berufskrankheiten durch Infektionserreger oder Parasiten sowie Tropenkrankheiten,
- Erkrankungen der Atemwege und der Lungen, des Rippenfells und Bauchfells, Hautkrankheiten.

Die Berufskrankheiten sind im dekadischen System durchnummeriert, so daß jede Krankheit durch eine vierstellige Nummer gekennzeichnet ist (z.B. Nr. 2301 = Lärmschwerhörigkeit). Der Umfang der Liste darf nicht zu Fehlschlüssen führen: Nicht alle Berufskrankheiten treten gleich häufig auf (Tab. 3.28). In Deutschland werden zur Zeit pro Jahr etwa 20000 Fälle anerkannt. Von allen anerkannten Berufskrankheiten entfallen auf die drei häufigsten Gruppen (Lärmschwerhörigkeit, Haut-

Tabelle 3.28 Häufigste anerkannte Berufskrankeiten nach BKV-Liste 1997

Rangplatz	BK-Nr.	Bezeichnung	Anzahl	Anteil in %
1	2301	Lärmschwerhörigkeit	7382	38,01
2	4101	Silikose	2430	12,51
3	4103	Asbestose	2062	10,62
4	5101	Hauterkrankungen	2029	10,45
5	4301	Allerg. Atemwegserkrankungen	1019	5,25
6	4104	Asbestose mit Lungenkrebs	679	3,50
7	4105	Mesotheliom (Asbest)	554	2,85
8	2108	Lendenwirbelschäden	434	2,23
9	2102	Meniskusschäden	384	1,98
10	3101	Infektionskrankheiten	305	1,57
11–64		Übrige Erkrankungen	2144	11,03
		Insgesamt	19422	100

krankheiten und Erkrankungen der Atemwege und Lungen) über 80% der Fälle. Von den übrigen Berufskrankheiten finden sich am häufigsten bandscheibenbedingte Erkrankungen der Lendenwirbelsäule, Meniskusschäden sowie Infektionskrankheiten mit jeweils rund 2% der Fälle. Die drei häufigsten Berufskrankheiten-Gruppen werden im folgenden dargestellt.

Lärmschwerhörigkeit

Die Lärmschwerhörigkeit (BK-Nr. 2301) ist die häufigste Berufskrankheit: mehr als ein Drittel aller anerkannten Berufskrankheiten entfällt hierauf. Dabei hat sie eine versicherungsrechtliche Entwicklungsgeschichte hinter sich: Ursprünglich (ab 1929) war sie nur in der exzessiven Form einer „Taubheit oder an Taubheit grenzenden Schwerhörigkeit" anerkennungsfähig. Diese restriktive Regelung wurde im Laufe der Jahre schrittweise gelockert, bis die Lärmschwerhörigkeit ab 1976 in der heutigen Form ohne Einschränkung anerkannt werden kann.

Voraussetzung ist eine Lärmexposition in der Vorgeschichte, die nach Intensität und Dauer geeignet war, das Gehör zu schädigen: Einmal muß der Lärm eine entsprechende Intensität erreicht haben. Die Grenze der Schädlichkeit für das Gehört liegt bei einem Dauerlärm von 85 bis 90 dB(A), wobei es individuelle Unterschiede in der Vulnerabilität des Gehörs gibt. Es handelt sich hierbei um einen Mittelungswert bezogen auf eine 8-Stunden-Schicht, das heißt Lärmspitzen und Lärmpausen sowie sonstige Schwankungen der Lärmintensität werden bei der Berechnung berücksichtigt. Zum anderen muß der Lärm regelmäßig, also praktisch täglich, und über einen langen Zeitraum, in der Regel jahrelang, eingewirkt haben. Je höher die Intensität und je länger die Einwirkung, desto größer ist das Risiko der Entstehung einer Lärmschwerhörigkeit. Umgekehrt: Gelegentliche Lärmeinwirkungen oder Lärmpegel unter den oben genannten Meßwerten führen zu keiner Lärmschwerhörigkeit, auch wenn sie subjektiv als belastend empfunden werden; die Lärmschwerhörigkeit hat eine ausgesprochen chronische Verlaufsform. Natürlich gibt es in Einzelfällen Ausnahmen von diesen Regeln.

Derartige Lärmbelastungen finden sich heute an vielen Arbeitsplätzen, vor allem bei der Metallver- und -bearbeitung, im Bereich von Verbrennungsmotoren und Düsenaggregaten, an Maschinen der verschiedensten Art (z. B. Sägen, Webmaschinen) oder bei der Arbeit mit Preßluftwerkzeugen.

Geschädigt wird das Innenohr, genauer die dort befindlichen Sinneszellen, die sog. „Haarzellen": Es kommt durch die Dauererregung der Haarzellen wahrscheinlich auf dem Wege der Stoffwechselerschöpfung zu deren irreversiblen Untergang. Lärmpausen geben umgekehrt den Haarzellen die Möglichkeit einer Erholung der Stoffwechselprozesse, so daß sich eine „Vertäubung" des Gehörs wieder zurückbildet, aber nur solange wie die Haarzellen noch nicht geschädigt sind.

Nachweisen läßt sich diese Schädigung im Tonschwellenaudiogramm durch eine Senke im Hochtonbereich, typischerweise im Bereich von 4000 Hz. Sie bildet sich nicht mehr zurück und ist auch therapeutisch nicht zu beeinflussen. Abbildung 3.**134** bis 3.**136** zeigen jeweils eine derartige beginnende, mittelgradige oder schwere Schädigung. Dabei verlaufen die Kurven für Luft- und Knochenleitung dicht beieinander bzw. sind im *Idealfalle* deckungsgleich. Eine Schalleitungsstörung (Mittelohrschaden) sieht dagegen ganz anders aus: große Differenz zwischen Luft- und Knochenleitung bei annähernd horizontalem Verlauf. Die Luftleitung ist also selektiv gestört (Abb. 3.**137**).

Beim Sprachverständnis äußert sich die Schädigung vor allem in einer Beeinträchtigung im Bereich der stimmlosen, zum Teil aber auch der stimmhaften Konsonanten, was zu einer Verzerrung der Sprache führt. Deshalb lassen sich Hörverluste durch Lärm nicht durch eine lineare

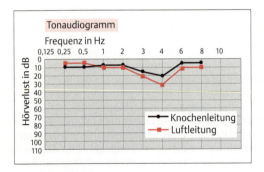

Abb. 3.**134** Beginnende Lärmschädigung

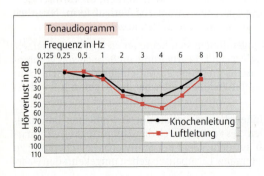

Abb. 3.**135** Mittelgradige Lärmschädigung

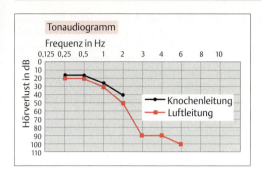

Abb. 3.**136** Schwere Lärmschädigung

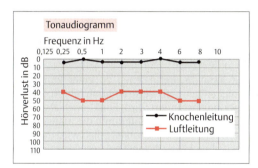

Abb. 3.**137** Schallleitungsschaden

Verstärkung der Schallintensität ausgleichen. Dies ist unter anderem wichtig für die Anpassung von Hörgeräten.

Die Lärmschwerhörigkeit stellt demnach eine Beeinträchtigung des „sozialen Gehörs" dar. Hierunter versteht man das Hörvermögen, das erforderlich ist, um einen Menschen im normalen Sprachabstand und bei normaler Lautstärke zu verstehen. Ein leichter Lärmschaden in Form einer mäßigen Senke bei 4000 Hz kann schon zu selektiven Ausfällen des Gehörs für bestimmte Frequenzen (z. B. Klingelgeräusche) führen, beeinträchtigt aber noch nicht das Sprachverständnis und stellt damit noch keine „Schwerhörigkeit" dar.

Wie bei jeder Berufskrankheit besteht auch beim Verdacht auf eine Lärmschwerhörigkeit eine Meldepflicht. Begründet wird der Verdacht durch das beigefügte Audiogramm. Hinsichtlich der Lärmexposition sollte vermerkt werden, in welchem Betrieb und an welchem Arbeitsplatz die Schädigung angenommen wird. Es sollte auch danach gefragt werden, ob arbeitsmedizinische Vorsorgeuntersuchungen durchgeführt wurden und gegebenenfalls von wem; denn bei Lärmarbeit besteht grundsätzlich eine Untersuchungspflicht.

Der weitere Gang nach erfolgter „Ärztlicher Anzeige" sieht folgendermaßen aus: Die Unfallversicherung (Berufsgenossenschaft) ermittelt die Lärmexposition. Wenn keine alten Meßwerte vorliegen (z. B. „Lärmkataster"), werden Messungen am Arbeitsplatz durchgeführt oder, wenn dieser nicht mehr existiert, durch Vergleiche oder Erfahrungswerte Schätzungen vorgenommen. Bestätigt sich die Annahme einer gehörschädigenden Lärmexposition, dann erfolgt eine gutachtliche klinische Untersuchung. Dabei stehen zwei Fragen im Vordergrund:
1. Wurde der Hörverlust durch Lärm verursacht (qualitative Beurteilung)? und
2. wie hoch ist das Ausmaß des Hörverlustes (quantitative Beurteilung)?

Letzteres ist für die Bestimmung der Minderung der Erwerbsfähigkeit (MdE) und damit für die Rentengewährung ausschlaggebend. Für diese gutachtliche Untersuchung sind bestimmte diagnostische Verfahren (z. B. Sprachaudiometrie) vorgeschrieben und für die Auswertung der Untersuchungsergebnisse einheitliche Tabellen anzuwenden.

Eine Lärmschwerhörigkeit kann im Berufsleben zu einer konkreten Minderung der Erwerbsfähigkeit beispielsweise dadurch führen, daß eine berufliche Weiterentwicklung behindert wird: Funktionen als Werkmeister oder ähnliche Führungspositionen sind durch die mangelnden Kommunikationsfähigkeiten verschlossen. Grundsätzlich wird die Minderung der Erwerbsfähigkeit aber wie auch sonst bei Berufskrankheiten abstrakt, bezogen auf den allgemeinen Arbeitsmarkt, bestimmt.

Ziel aller arbeitsmedizinischen Maßnahmen muß es sein, die Entstehung einer Lärmschwerhörigkeit zu verhindern. Dies hat in erster Linie durch eine Reduzierung der Lärmeinwirkung zu erfolgen, was beispielsweise durch lärmarme Arbeitsverfahren bzw. Maschinen, eventuell auch durch Kapselung der Lärmquelle geschehen kann. Man spricht dann von einem „primären Arbeitsschutz". Wenn dies nicht möglich ist, muß Gehörschutz getragen werden. Dabei besteht eine Auswahl zwischen *Gehörgangswatte* oder -stöpseln, sowie *Kapselgehörschützern*. Sie können durchaus bei konsequenter Benutzung die Entstehung einer Lärmschwerhörigkeit verhindern. Außerdem sind bei Arbeiten im Lärmbereich arbeitsmedizinische Vorsorgeuntersuchungen mit *Tonschwellenaudiometrie* vorgeschrieben. Diese dienen dazu, einen beginnenden Lärmschaden so frühzeitig zu erkennen, daß die Entstehung einer Lärmschwerhörigkeit verhindert werden kann. Dies kann durch Lärmminderung, konsequentes Tragen von Gehörschutz oder Wechsel des Arbeitsplatzes geschehen.

Daß heute noch in jedem Jahr viele neue Fälle von Lärmschwerhörigkeit als Berufskrankheit anerkannt werden, ist auf mangelhaften Lärmschutz, schlechte Tragedisziplin von Gehörschutzmitteln und fehlende

Konsequenzen aus den arbeitsmedizinischen Vorsorgeuntersuchungen zurückzuführen. Häufig wird bei Lärmarbeit der Prävention von allen Beteiligten zu wenig Aufmerksamkeit gewidmet. Dabei ist eine Lärmschwerhörigkeit durchaus vermeidbar.

Der Vollständigkeit halber sei erwähnt, da es auch psychosomatische oder extraaurale Beeinträchtigungen durch Lärm gibt: So können zum einen psychische Prozesse beeinflußt werden. Zum Beispiel werden Konzentration und Aufmerksamkeit herabgesetzt, und es kommt bei geistigen Arbeiten zu einer schnelleren Ermüdung. Des weiteren werden durch Lärm vegetativ-humorale Reaktionen wie Stoffwechselsteigerung, Anstieg des Blutdrucks und Steigerung der Herzfrequenz, Verminderung der Hautdurchblutung sowie Erhöhung der Katecholamine im Blut ausgelöst.

Von großer praktischer Bedeutung kann im privaten Bereich die Störung der Erholungsphase durch Lärm sein, insbesondere wenn man berücksichtigt, daß viele Menschen entgegen dem Biorhythmus leben müssen (Nachtarbeit). Auch kann die emotionale Verarbeitung zum Streßfaktor werden.

Diese Reaktionen besitzen für sich allein noch keinen Krankheitswert, insbesondere wenn sie nur von kurzer Dauer sind, können aber zusammen mit anderen Ursachen die Entstehung von Krankheiten, beispielsweise von Herz- und Kreislauferkrankungen, fördern. Es lassen sich allerdings keine bestimmten internistischen Krankheitsbilder etwa im Sinne einer „Lärmkrankheit" definieren. Da zudem die erwähnten Zusammenhänge zwischen Lärmexposition und einer Erkrankung sich in der Regel retrospektiv nicht verifizieren lassen, besteht keine Anerkennungsmöglichkeit als Berufskrankheit.

Wegen der genannten extraauralen Reaktionen des Organismus auf Lärmeinwirkungen dürfen Schwangere nach dem Mutterschutzgesetz nicht im Lärmbereich beschäftigt werden.

Berufsdermatosen

Die beruflich verursachten Hauterkrankungen zählen nach der Lärmschwerhörigkeit zu den häufigsten Berufskrankheiten. Mit etwa 40% der Verdachtsmeldungen liegen sie mit den Lärmschäden an der Spitze; etwa 10% der anerkannten Berufskrankheiten entfallen auf Berufsdermatosen. Sie stellen also für Betriebsärzte wie für die behandelnden Ärzte ein erhebliches Problem dar.

Unter der Berufskrankheit Nr. 5101 werden folgende Erkrankungsformen zusammengefaßt:

- allergische Ekzeme,
- degenerative Ekzeme,
- akneforme Hauterkrankungen und
- Hautpilzerkrankungen

Daneben kommen auch noch Hauterkrankungen im Zusammenhang mit anderen Berufskrankheiten vor:

- infektiöse Hauterkrankungen (z. B. Haut-Tuberkulose) – Nr. 3101 und 3102,
- Hautkrebs durch chemische Noxen (z. B. durch Ruß, Teer, Arsen) – Nr. 5102 und 1108 sowie
- Hauterkrankungen durch ionisierende Strahlen – Nr. 2402.

Am häufigsten finden sich allergische Ekzeme, die durch Kontaktallergien hervorgerufen werden. Sie sind in der Regel auf den Ort der Einwirkung begrenzt. Bei manuellem Kontakt sind also vor allem die Hände, evtl. auch die Unterarme betroffen und zwar vornehmlich auf den Streckseiten. Eine flächenhafte Verteilung der Hauterscheinungen ist meist auf einen Allergenkontakt durch verschmutzte Berufskleidung zurückzuführen. Gesicht und Hals sind besonders bei staub- oder dampfförmigen Allergenen betroffen.

Beispiele für Berufe mit starker Hautbelastung

- Friseure,
- Bäcker, Konditoren,
- Galvanikarbeiter,
- Floristen, Gärtner,
- Maurer, Betonarbeiter, Fliesen- und Estrichleger
- Löter,
- Metalloberflächenbearbeiter,
- Maschinisten, Mechaniker,
- Köche und sonstiges Küchenpersonal sowie
- Reinigungspersonal, Krankenschwestern.

Voraussetzung ist eine Sensibilisierung gegen bestimmte Arbeitsstoffe. Diese entwickelt sich häufig erst durch den Allergenkontakt, wobei eine bestehende Allergiebereitschaft, eine sog. „Atopie", die Entwicklung fördert. Hauptsächlich handelt es sich um allergische Reaktionen vom Typ IV. Typisch ist die Rückbildung oder Abheilung der Hauterscheinungen bei längerer Allergenkarenz, beispielsweise im Urlaub, und deren akute Exazerbation bei Wiederaufnahme der Arbeit.

Häufige berufliche Allergene

- Chromate,
- Kobaltverbindungen,
- Haarfärbe- und -wellmittel,
- Nickel und Nickelverbindungen,
- Desinfektionsmittel,
- Pestizide,
- Nahrungs- und Genußmittel,
- Schmierstoffe,
- Produkte bei der Kunststoffverarbeitung,
- Tierhaare.

Klinisch unterscheidet sich das Erscheinungsbild nicht von einem allergischen Ekzem nicht-beruflicher Verursachung, wenn man von der Lokalisation absieht. Es finden sich Rötung, Ödematisation, Bläschenbildung, Nässen, Krusten- und Schuppenbildung. Bei längerer Einwirkung bestehen diese Erscheinungsformen nebeneinander. Sie stellen dann ein Zeichen der beginnenden Chronifizierung dar.

Diagnostisch sind neben dem klinischen Bild und der Anamnese verschiedene Allergietests (Epikutantest, RAST) von Bedeutung. Therapeutisch ist eine Abheilung ohne Vermeidung des Allergenkontaktes nicht zu erwarten.

Das Tragen von dichten Handschuhen (Vorsicht: Latexallergie) oder die Vermeidung von staub- und dampfförmigen Allergenen durch technische Maßnahmen (z.B. Absaugung) können die Gefahr von Rückfällen verringern. Meist ist aber ein Wechsel in einen anderen, weitgehend allergenfreien Arbeitsplatz oder sogar als letzte Maßnahme der Berufswechsel erforderlich, wenn eine grundlegende Sanierung des Arbeitsplatzes nicht möglich ist.

Der Vollständigkeit halber sei erwähnt, daß im Berufsleben auch allergische Reaktionen im Sinne einer Urtikaria auftreten. Die Allergene können dabei auch über die Atemluft aufgenommen werden. Derartige Erkrankungen finden sich beim Umgang mit pflanzlichem Material (Gärtner, Floristen, Bäcker, Schreiner), Tierhaaren (Kürschner, Tierpfleger) und tierischen Eiweißen (Lebensmittelbetriebe). Es handelt sich um allergische Reaktionen vom Typ I. Auch hier bleibt als Lösung oftmals nur der Arbeitsplatz- oder Berufswechsel, wenn die Präventivmaßnahmen (s. oben) nicht den gewünschten Erfolg bringen.

Oftmals liegt ein degeneratives Ekzem vor. Dieses ist auf eine mechanische Dauerbelastung der Haut durch die reibende oder scheuernde Wirkung von Sand oder Metallpartikeln zurückzuführen. Dabei kommt es zu einem chronischen Abrieb der Epidermis. Häufig treten als weitere Noxen alkalisch wirkende Stoffe, wie Kalk oder Zement (Zerstörung des sauren Hautmilieus), Lösemittel (Entfettung der Haut) oder ständige Feuchtigkeit hinzu. Unzureichende Hautpflege und eine drastische Hautreinigung (beispielsweise mit Lösemitteln) können die Entwicklung beschleunigen.

Klinisch unterscheidet sich das degenerative Ekzem vom allergischen durch eine ausgeprägte Vergröberung der Hautfelderung, eine sog. „Lichenifikation", und dem Nebeneinander von Rhagaden, (nässenden) Bläschen und Krusten. Allerdings fördert eine degenerativ veränderte Haut das Eindringen von Allergenen, so daß häufig sekundär Mischformen in Form eines degenerativ-allergischen Ekzems vorliegen. Diese findet man beispielsweise bei Maurern und Betonarbeitern (Chromatallergie).

Durch sorgfältige Hautpflege (Hautschutzcremes), schonende Hautreinigung (keine aggressiven Reinigungsmittel, kein Scheuern der Haut) und Tragen von geeigneten Arbeitshandschuhen (evtl. mit Textileinlage) bei Arbeiten mit starker mechanischer Hautbeanspruchung läßt sich die Entwicklung eines degenerativen Ekzems verhindern.

Akneforme Hauterkrankungen werden im gewerblichen Bereich hauptsächlich durch chronischen Kontakt mit Mineralölen („Ölakne") oder mit chlorhaltigen organischen Verbindungen („Chlorakne") hervorgerufen. Die Ölakne findet sich bei Arbeiten, die regelmäßig mit einer Verschmutzung der Haut oder der Kleidung durch Öl einhergehen. Dies kommt beispielsweise bei Arbeiten an Drehbänken, Bohrmaschinen oder bei Verschalungen für Betonbauten vor. Die Chlorakne kann bei Kontakt mit Pestiziden auftreten.

Hautpilzerkrankungen werden hauptsächlich durch Trichophytie-Erreger und fakultativ pathogene Hefepilze hevorgerufen. Voraussetzung ist ein feucht-warmes Milieu, wie es beispielsweise in Badebetrieben, Molkereien, Brauereien, Küchenbetrieben und Schlachthöfen besteht.

Berufsdermatosen finden sich in vielen Berufen und können ganz unterschiedliche Ursachen haben. An der Spitze dürften Friseure/innen stehen (Haarfärbe- und -fixiermittel). Aber auch Bäcker und Konditoren sind häufig betroffen (Allergie auf Mehl und Backzusatzstoffe) sowie Galvaniseure (Chrom- und Nickelsalze), Bauberufe (Chromate im Zement) und Floristen (pflanzliche Allergene, Pestizide). All diesen Berufen ist ein Arbeiten im feuchten Milieu und zum Teil eine Hautbelastung durch sonstige aggressive Substanzen (Seifen, Säuren, alkalische Stoffe) gemeinsam, was die Bedeutung dieser Cofaktoren unterstreicht.

Die Prophylaxe ist in der Praxis häufig schwierig. Die medizinische Betreuung gefährdeter oder erkrankter Personen erfordert besondere Aufmerksamkeit und Kooperation von behandelndem Arzt und Betriebsarzt. Neben bekannten Noxen muß man auch auf eine besondere individuelle Gefährdung achten, wie sie beispielsweise durch eine allergische Diathese zum Ausdruck kommt. Solche Personen sollten auf das Risiko, das bei bestimmten Berufen oder an bestimmten Arbeitsplätzen besteht, hingewiesen werden.

Beim Auftreten von Erkrankungen ist es wichtig, daß sehr frühzeitig gezielt therapeutische und prophylaktische Maßnahmen ergriffen werden. Deshalb wurde von den Berufsgenossenschaften ein „Hautarztverfahren" geschaffen, in dessen Rahmen Hautkranke einem Hautfacharzt vorgestellt werden, der frühzeitig die erforderlichen weiteren therapeutischen und prophylaktischen Schritte in die Wege leitet.

Auch bei Berufsdermatosen besteht eine Anzeigepflicht beim Verdacht auf eine berufliche Verursachung. Dieser Verdacht ist insbesondere durch eine typische Lokalisation, die Krankheitsanamnese mit Hinweisen auf eine Abheilung in arbeitsfreien Zeiten, auf frühere Erkrankungen oder eine allergische Diathese und durch eine berufliche Gefährdung begründet.

Von Bedeutung ist die rechtliche Bestimmung, daß eine Anerkennung als Berufskrankheit mit Rentengewährung erst in Frage kommt, wenn andere Möglichkeiten einer Rehabilitation erschöpft sind. Dies ist dann der Fall, wenn die Erkrankung trotz Behandlung und Arbeitsschutzmaßnahmen wiederholt rückfällig war oder eine schwere Verlaufsform zeigt. Dies erklärt übrigens zum Teil die große Diskrepanz zwischen den gemeldeten und den dann letztlich anerkannten und entschädigten Fällen. Die Berufsgenossenschaften sind aber verpflichtet, schon im Vorfeld einer Anerkennung tätig zu werden. Dazu gehören Heilmaßnahmen, Schutzmaßnahmen am Arbeitsplatz und gegebenenfalls eine Umschulung.

Berufsbedingte Erkrankungen der Lungen und Atemwege

Die Gruppe der berufsbedingten Erkrankungen von Lunge und Atemwegen umfaßt sowohl vom Krankheitsbild als auch von der Ätiologie und Genese her recht unterschiedliche Erkrankungen.

Diese Erkrankungen ragen unter den Berufskrankheiten durch ihren Schweregrad hervor und machen insgesamt etwa ein Drittel aller anerkannten Berufskrankheiten aus. Die Tabelle 3.**29** zeigt die wichtigsten Erkrankungen. An der Spitze steht dabei mit ca. 12 % immer noch die Silikose oder Quarzstaublungenerkrankung.

Bei den *Pneumokoniosen* handelt es sich um Lungenveränderungen durch eingeatmeten Staub. Folgende Eigenschaften sind pathogenetisch den Pneumokoniosen gemeinsam: Der Staub durchdringt die Alveolarwand, wird im Lungengewebe abgelagert und übt dort eine pathogene Wirkung auf das Gewebe aus. Am wichtigsten sind die Silikose und die Asbestose.

Die *Silikose* wird hervorgerufen durch Quarzstaub in Form der freien kristallinen Kieselsäure (SiO_2). Arbeitsmedizinisch bedeutsam ist das Vorkommen von Quarz in Gesteinen und im Sand. Um eingeatmet zu werden, muß Quarz in Staubform vorliegen. Dabei werden Teilchen von mehr als 5 µm Durchmesser überwiegend an den Wänden der Atemwege niedergeschlagen und z. B. im tracheobronchialen Bereich durch dessen mukoziliare Reinigungsfunktion abtransportiert. Erst Teilchen, die kleiner als 5 µm sind, gelangen bis in die Alveolen, von wo aus sie ins Lungengewebe übertreten. Derartige kleine Teilchen kommen in der Natur kaum vor, sondern werden künstlich erzeugt. Tabelle 3.**30** zeigt wesentliche Entstehungsquellen von silikogenem Staub.

Es gibt Stäube, die im Lungengewebe nur abgelagert werden, ohne pathogen zu wirken (z. B. Kohlestaub); man spricht dann von inerten Stäuben. Quarzstaub dagegen übt auf das interstitielle Bindegewebe eine Reizwirkung aus, was zur Einsprossung von kollagenen Fasern führt. Es bilden sich allmählich Schwielenknötchen, durch deren Konfluenz größere Knoten und Schwielen entstehen.

Der Nachweis einer Silikose erfolgt in erster Linie röntgenologisch. Dabei kommt eine einheitliche Klassifizierung zur Anwendung, die auf ei-

Tabelle 3.**29** Die wichtigsten Erkrankungen der Lungen und der Atemwege

Pneumokoniosen	Silikose
	Asbestose
	Metallstaublungen
Bösartige Erkrankungen	durch Asbest
	durch Kokereirohgase
	durch Hartholzstäube
Erkrankungen durch organische Stäube	Alveolitis
Obstruktive Atemwegserkrankungen	durch allergisierende Stoffe
	durch chemisch-irritativ oder toxisch wirkende Stoffe

Tabelle 3.30 Häufige Gefährdungsmöglichkeiten durch silikogenen Staub

Bergbau:	durch mechanische Zerkleinerung quarzhaltigen Gesteins
Gießereien:	durch thermische Zerkleinerung der Sandpartikel im Formsand und durch mechanische Reinigung der Gußteile vom Formsand („Gußputzen")
Sandstrahlen:	durch die hohe Beschleunigungsenergie zerfallen die Sandkörner beim Aufprall auf harte Gegenstände
Keramische Industrie:	ebenfalls thermische Zerkleinerung beim Brennprozeß (im Volksmund: „Porzellinerlunge")
Industrieofenbau:	auch hier thermische Zerkleinerung. Der Staub entsteht bei Reparatur- oder Abbrucharbeiten

ner internationalen Vereinbarung beruht ("ILO-Klassifikation"). Es werden vier Kriterien verwendet, nach denen die Veränderungen beschrieben werden:
1. Kleine Schatten nach Form (rundlich, streifig), nach Größe und Dichte der Verteilung
2. Große Schatten
3. Pleuraveränderungen (Verdickungen, Ausdehnung, Verkalkungen)
4. Zusatzbefunde

Der beurteilende Arzt nimmt die Beurteilung der Lungenbefunde anhand von Standardröntgenfilmen vor.

Das klinische Bild der Silikose ist anfangs uncharakteristisch: Es entwickeln sich eine restriktive Ventilationsstörung und ein Emphysem. Die körperliche Leistungsfähigkeit wird durch die zunehmende Gasaustauschstörung immer stärker beeinträchtigt. Später kann noch ein chronisches unspezifisches respiratorisches Syndrom (CURS) hinzutreten. Das fortgeschrittene Stadium ist durch eine Ruhedyspnoe und ein Cor pulmonale gekennzeichnet. Gefürchtet ist die Neigung zum Spontanpneumothorax, der sich auf Grund der Rigität des Gewebes nur schlecht zurückbildet.

Eine Besonderheit stellt die *Silikotuberkulose* dar: Die gechädigte Lunge ist besonders anfällig für eine Tuberkulose-Infektion. Im weiteren Verlauf können sich Silikose und Tuberkulose gegenseitig in ihrer Entwicklung potenzieren.

Bei Beendigung der Exposition kommt es meist zum Stillstand der Entwicklung; die Silikose kann aber auch fortschreiten. Es gibt keine kausale Therapie der Silikose. Die symptomatische Behandlung ist unbefriedigend. Um so größere Bedeutung hat die Prävention, die vor allen in einem wirkungsvollen Schutz vor silikogenen Stäuben bzw. in Staubbekämpfungsmaßnahmen besteht. Hier wurden in den letzten Jahrzehnten gute Fortschritte erzielt, so daß Häufigkeit und Schwere von Silikosenerkrankungen deutlich zurückgegangen sind. Arbeitsmedizinische Vorsorgeuntersuchungen (mit Röntgen) sind vorgeschrieben. Wenn sich silikotische Veränderungen zeigen, dann muß rechtzeitig eine Umsetzung an einen staubfreien Arbeitsplatz erfolgen.

Die *Asbestose und Krebserkrankungen durch Asbest* werden durch Asbest-Staub hervorgerufen. Asbest ist ein natürlich vorkommendes Mineral, das aus Lagerstätten (nicht in Deutschland) abgebaut wird, die z. T. bis an die Erdoberfläche reichen. Es tritt in mineralogisch verschiedenen Formen, z. B. als Weißasbest ("Chrysotil") oder als Blauasbest („Krokydolith") auf. Chemisch handelt es sich hauptsächlich um Magnesiumsilikat. Es unterscheidet sich vom Quarz u. a. dadurch, daß es aus faserförmigen Kristallen besteht, die zu Bündeln zusammengefaßt sind. Sie sind sehr biegsam, haben aber die Eigenschaft, sich bei mechanischen Einwirkungen der Länge nach zu immer dünneren Nadeln aufzupleißen.

Asbest war früher wegen seiner hervorragenden mechanischen und physikalischen Eigenschaften ein in der Technik sehr geschätztes Material: Es ist hitze- und säurebeständig, mechanisch sehr widerstandsfähig und spinnbar. Demzufolge reichten die Anwendungsmöglichkeiten von Isoliermaterial für Maschinen und Heizungen, Feuerschutzeinrichtungen, Hitzeschutzkleidung bis hin zu Bremsscheiben und Asbestzementprodukten. Wegen der hohen Gesundheitsgefährdung, die von Asbest ausgeht, ist die Verwendung heute verboten.

Staub entsteht bei der Verarbeitung von Rohasbest (Mühlen, Krempeleien, Spinnereien) und der Bearbeitung von Asbest- oder asbesthaltigen Produkten. Dabei kommt es beim Zerfall der Asbestfasern zu Partikelgrößen, die Feinstaubcharakter haben. Fasern bis 250 µm Länge können in den Alveolarbereich gelangen. Dies ist möglich durch die geringe Masse, wenn der Faserdurchmesser weniger als 0,1 µm beträgt. Meist sind die Fasern noch beträchtlich kleiner.

Infolge ihrer Nadelform gelangen die Kristallfasern leicht durch die Alveolarwand ins Interstitium und können noch weiter wandern bis zur Pleura, zum Peritoneum und Perikard. Der chronische Reiz führt im Lungengewebe zu einer progredienten diffusen Fibrose und im Bereich der Pleura zu chronischen Entzündungen (Pleuritis). Das fibrotisch vermehrte interstitielle Gewebe zeigt im weiteren Verlauf eine starke Schrumpfungsneigung. Im Bereich der Pleura kommt es zu diffusen Pleuraverdickungen, Pleuraplaques und rezidivierenden Pleuraergüssen.

Röntgenologisch unterscheidet sich das Bild von der Silikose durch eine mehr feinmaschige, netzförmige Zeichnungsvermehrung. Klinisch finden sich zunächst Hustenreiz bzw. trockener Husten ohne Auswurf, Kurzatmigkeit und Knisterrasseln bei gleichzeitiger restriktiver Ventilationsstörung. Später treten obstruktive Ventilationsstörungen und Diffusionsstörungen hinzu. Schließlich kommt es zur chronischen Bronchitis und es entwickelt sich ein Emphysem und ein Cor pulmonale.

Typisch ist die Neigung der asbestinduzierten Veränderungen zur malignen Entartung: Es kann zum Bronchialkarzinom oder zum Mesotheliom im Pleura- und auch im Peritonealbereich kommen. Hierfür reicht schon eine relativ kurze und geringe Exposition. Die Latenzzeit ist bei asbestbedingten Tumoren häufig recht lange (evtl. Jahrzehnte), so daß auch künftig trotz des Verbotes des Asbests mit ihnen zu rechnen ist.

Vorsorgeuntersuchungen sind bei Asbestexposition vorgeschrieben, ebenso eine sogenannte „nachgehende" Untersuchung nach Beendigung der Exposition. Der Wert dieser Untersuchungen ist problematisch, da die Entstehung eines malignen Tumors auf diese Weise kaum verhindert werden kann. Nach dem Verbot von Asbest hat man es heute aber überwiegend mit diesen Spätfolgen zu tun. Die Therapie der Asbestose ist nur symptomatisch und meist wenig wirkungsvoll. Die Prognose ist ungünstig. Letzteres gilt ganz besonders für die Tumoren.

Es besteht die Möglichkeit der Anerkennung als Berufskrankheit für die durch Asbeststaub verursachte Pneumokoniose (Asbestose), Pleuraerkrankungen, Lungenkrebserkrankungen und Mesotheliome der Pleura, des Bauchfells oder des Perikards.

Durch *Metallstäube* von Aluminium, Hartmetallen und Beryllium kann es ebenfalls zu Pneumokoniosen kommen. Auch Thomasmehl hat eine ähnliche Wirkung. Klinisches Bild und Verlauf ähneln den oben beschriebenen Pneumokoniosen. Diese Berufskrankheiten sind heute durch Prävention sehr selten geworden.

Die asbestinduzierten Tumoren wurden oben schon erwähnt. Daneben gibt es eine ganze Reihe von Kanzerogenen, die in Staub- oder Gasform über die Atemwege aufgenommen werden und im Bereich der Atemwege und Lungen bösartige Tumoren hervorrufen können. Hierzu gehören z. B. 6wertige Chromverbindungen (Chromate), Nickel, Uran und andere radioaktive Substanzen, Nitrosamine und polyzyklische aromatische Kohlenwasserstoffe (Tab. 3.**31**).

Eine Besonderheit stellen die *Adenokarzinome der Nasenhaupt- und -nebenhöhlen* dar, die durch Stäube von Eichen- und Buchenholz hervorgerufen werden.

Von großer praktischer Bedeutung sind die *obstruktiven Atemwegserkrankungen,* die durch allergisierende, aber auch durch chemisch-irritativ oder toxisch wirkende Stoffe hervorgerufen werden.

Tabelle 3.31 Beispiele für berufliche Krebsgefährdungen der Lungen und Atemwege

Radioaktive Erze	Uranbergbau (s. Wismut AG)
Chrom	Chromgewinnung, Produktion von Chromfarben und Chromeisen, Bearbeitung und Schweißen chromhaltiger Metalle
Nickel	Nickelschmelze, Bearbeitung und Schweißen nickelhaltiger Stähle
Nitrosamine	Gummiherstellung, Kühlschmiermittel bei der Metallverarbeitung, Räuchereien
Polyzyklische aromatische Kohlenwasserstoffe (PAH)	Kokereien, Teerproduktion und Kohlegasherstellung, Verbrennungsmotoren

Am häufigsten sind die allergischen Wirkungsmechanismen. Bei den Allergenen handelt es sich meist um organische Substanzen. Eine hohe Gefährung besonders für Atopiker besteht bei Tierhaaren (Tierpfleger, Pelzverarbeiter), Mehlstaub, Enzymen, bestimmten Holz- und Pflanzenstäuben, aber auch bei Arzneimitteln (beispielsweise Antibiotika). Bei den irritativ oder toxisch wirkenden Substanzen handelt es sich meist um chemische Stoffe wie Azetaldehyd, Akrolein, Phosgen, Isozyanate, Ammoniak, Chlorwasserstoff, nitrose Gase, Schwefeldioxid, Schwefelwasserstoffe oder Metallstäube und -rauche von Nickel, Platin, Kobalt oder Zink,

Das klinische Bild der beruflich verursachten obstruktiven Atemwegserkrankungen entspricht dem der außerberuflich entstandenen. Vorgeschichte, Anamnese und Verlauf zeigen Parallelen zu den Berufsdermatosen. Wie dort ist auch bei den beruflich verursachten Erkrankungen eine wirkungsvolle Therapie ohne konsequente Meidung der Noxe kaum möglich. Deshalb sind auch hier meist ein Arbeitsplatzwechsel, eine Umschulung bzw. ein Berufswechsel unumgänglich. Die Kosten hierfür werden vom Träger der Unfallversicherung übernommen.

Um eine derartige Rehabilitation nicht zu gefährden, hat der Verordnungsgeber die Aufgabe der gefährdenden Tätigkeit zur Voraussetzung einer Anerkennung als Berufskrankheit gemacht.

Bei der *exogen-allergischen Alveolitis* handelt es sich um eine allergische Reaktion der Alveolen auf meist organische, seltener chemische Stäube. Entsprechend der Vielfältigkeit der Noxen ist die Erkrankung weitverbreitet. Betroffen sind oft Personen, bei denen man vielleicht eine Berufskrankheit der Lungen nicht erwarten würde (z.B. Landwirte, Büropersonal, Gärtner). Die Tabelle 3.**32** zeigt eine Zusammenstellung der häufigsten Noxen und deren Vorkommen.

Tabelle 3.**32** Beispiele für berufliche Gefährdungen bei der Entstehung einer exogen-allergischen Alveolitis

Farmerlunge	Sporen von Schimmelpilzen aus verschimmeltem Heu
Befeuchterlunge	Mikroorganismen aus Luftbefeuchter- und Klimaanlagen
Vogelzüchterlunge	Mikroorganismen aus Vogelkot, Federschuppen
Isocyanatlunge	Herstellung von Polyurethanen, 2-Komponenten-Lacken und -Klebern
Proteasenlunge	Herstellung von „bioaktiven" Waschmitteln, Pharmaka
Schimmelpilzlunge	Umgang mit Blumenerde, Käseherstellung

Die allergischen Reaktionen sind dem Typ III zuzuordnen. Klinisch zeigen sich anfangs meist einige Stunden nach der Exposition Husten, Fieber und Dyspnoe. Im Urlaub und bei sonstigen Arbeitsunterbrechungen (eventuell schon am Wochenende) besteht Beschwerdefreiheit oder wenigstens eine deutliche Rückbildung der Beschwerden. Bei chronischem Verlauf entwickelt sich eine Lungenfibrose. Auch hier tritt die Allergiekarenz therapeutisch in der Vordergrund.

Berufsbedingte Erkrankungen durch mechanische Einwirkungen

Die Gruppe der durch mechanische Einwirkungen hervorgerufenen Berufskrankheiten – sie gehören überwiegend in das chirurgisch-orthopädische Fachgebiet – soll wegen ihres möglichen Bezuges zur Physiotherapie eingehender behandelt werden.

Durch mechanische Einwirkungen verursachte Berufskrankheiten:

- Erkrankungen der Sehnenscheiden oder der Sehnenansätze (Nr. 2101)
- Meniskusschäden (Nr. 2102)
- Erkrankungen durch Preßluftwerkzeuge (Nr. 2103)
- vibrationsbedingte Durchblutungsstörungen an den Händen (Nr. 2104)
- chronische Erkrankungen der Schleimbeutel (Nr. 2105)
- Drucklähmungen der Nerven (Nr. 2106)
- Abrißbrüche der Wirbelfortsätze (Nr. 2107)
- bandscheibenbedingte Erkrankungen der Wirbelsäule (Nr. 2108 – 2110)

Erkrankungen der Sehnenscheiden oder der Sehnenansätze

Echte krepitierende oder exsudative Sehnenscheidenentzündungen sind relativ selten. Häufiger kommen sogenannte *Ansatztendinosen* vor.

Ursachen sind vor allem ungewohnte Tätigkeiten mit einseitiger, langdauernder mechanischer Beanspruchung. Eine wesentliche Rolle spielen falsche Arbeitstechnik und/oder fehlende Übung. Es kommen alle handwerklichen Tätigkeiten in Frage; oftmals sind sie für den jeweiligen Beruf untypisch.

Beispiele sind langdauerndes Arbeiten mit dem Schraubenzieher oder stereotype Schreibmaschinenarbeit. Bekannt ist die Epicondylitis lateralis, die auch im Sport bei einseitiger langdauernder Belastung bei schlechter Technik („Tennisellenbogen") auftritt.

Als Prävention kommen vor allem eine gute Einarbeitung mit steigender Belastung, eine abwechslungsreiche Arbeit, ergonomische Gestaltung des Arbeitsplatzes (vgl. Bildschirmarbeitsplatz, „richtige" Arbeitshaltung) und ausreichend Kurzpausen (möglichst mit Lockerungsübungen) in Frage. Diese Maßnahmen sind sogar ausschlaggebend für den therapeutischen Erfolg: Nur so können in der Regel nach längerer Arbeitsunfähigkeit und Ruhigstellung (z. B. durch Gipsverband) Rezidive vermieden werden.

Meniskusschäden

Es handelt sich um eine degenerative Erkrankung der Menisken der Kniegelenke (Meniskopathie). Betroffen können alle vier Menisken sein; häufiger erkranken allerdings die Innenmenisken. Durch den degenerativen Gewebsumbau wird das ansonsten sehr widerstandsfähige Meniskusgewebe mürbe und brüchig, so daß es schon bei geringfügigen Anlässen (z. B. Stolpern oder Drehbewegung) zum Einriß kommt. Die Folgen können in Gelenkergüssen, Bewegungsschmerz, Gelenkblockaden u. ä. bestehen; die Beschwerden sind in der Regel nicht sonderlich stark und können sogar fehlen.

Im Gegensatz hierzu kommt es beim gesunden Meniskus nur bei ganz erheblichen Gewalteinwirkungen (z. B. bei Verkehrs- oder Sportunfällen) zur Zerreißung. Dann sind meist die Menisken nicht isoliert betroffen, sondern es treten zusätzliche Zerreißungen der Kreuz- und/oder Seitenbänder und evtl. auch Knorpelläsionen und Knochenfrakturen hinzu. Die Symptomatik ist dramatisch: das Kniegelenk kann weder bewegt noch belastet werden, es kommt schnell zu einem erheblichen Erguß und es bestehen starke Schmerzen. Klinisch sind somit die Folgen eines Meniskusschadens und die einer traumatischen Zerreißung in der Regel recht gut voneinander abzugrenzen.

Verursacht wird der Meniskusschaden durch eine unphysiologische Meniskusbeanspruchung. Diese tritt dann ein, wenn die Menisken in starker Beugehaltung unter starkem Druck zwischen Femurrolle und Tibiaplateau stehen und gleichzeitig Scherkräfte und Drehbewegungen im Kniegelenk einwirken.

Dies ist dann der Fall, wenn in Dauerzwangshaltung, wie Knien oder in der Hocke, Kraftaufwendungen durch schwere körperliche Arbeit erforderlich werden. Beispiele hierfür sind die Arbeit des Bergmannes unter Tage oder Berufe, die sich überwiegend am Fußboden abspielen (Fliesen-, Parkett-, Estrich-, Teppichleger usw.).

Eine für die Menisken ungünstige Situation tritt auch dann ein, wenn zu schwungvollen Bewegungen im Kniegelenk Scherbewegungen hinzutreten. Auch hier werden die Menisken stark beansprucht, besonders wenn aus einer starken Beugung heraus kraftvolle Bewegungen mit Drehungen im Kniegelenk ausgeführt werden. Als Beispiele mögen Fußballspiel und andere Sportarten (Abfahrtski) oder Springen und Laufen auf Schotter (Rangierarbeiter) genügen.

Natürlich reichen nicht vereinzelte derartige Situationen für die Entstehung eines Meniskusschadens. Vielmehr muß eine derartige Belastung regelmäßig und über Jahre bestehen, bevor der degenerative Umbau so weit fortgeschritten ist, daß sich der Meniskusschaden klinisch bemerkbar macht. Versicherungsrechtlich ist erforderlich, daß diese berufliche Belastung erheblich höher als die der Allgemeinbevölkerung ist.

Meniskusschäden können auch ohne überdurchschnittliche Kniegelenkbelastung durch Beruf (oder Sport) auftreten. Jedenfalls finden sich derartige Erkrankungen auch im Gefolge von sonstigen Erkrankungen (z. B. Arthrosen) oder Verletzungen (z. B. Frakturen, Bänderläsionen) der Kniegelenke, evtl. auch ohne erkennbare Ursachen.

Eine Therapie (arthroskopische Entfernung – ganz oder teilweise – des Meniskus) wird bei stärkeren Beschwerden, insbesondere wenn diese bei der beruflichen Tätigkeit auftreten, erforderlich. Als Spätfolgen kann sich eine Kniegelenkarthrose einstellen, auch wenn der Meniskus entfernt wurde. Dies ist vor allem dann zu erwarten, wenn die Kniegelenkbelastung weiterbesteht.

Erkrankungen durch Preßluftwerkzeuge

Es handelt sich um chronische Ab- und Umbauvorgänge im Bereich der Armgelenke, die hervorgerufen werden durch die Rückstoßerschütterungen von Preßluftwerkzeugen (z. B. Preßlufthämmer, -meißel und -bohrer). Das klinische Bild ist gekennzeichnet durch degenerative Gelenkveränderungen im Sinne einer Arthrosis deformans oder Osteochondrosis dissecans an den Hand-, Ellenbogen- und Schultereckgelenken. Sonderformen sind der Mondbeintod (Lunatummalazie) und der Ermüdungsbruch mit Ausbildung einer Pseudarthrose des Os naviculare.

Eine derartige Erkrankung entsteht, wenn entgegen der Rückstoßrichtung des Preßluftverkzeuges mit Muskelkraft gearbeitet wird. Dann überträgt sich die Rückstoßenergie auf die Knochen- und Gelenkkette und wird insbesondere im Gelenkraum im Bereich des weicheren Knorpelgewebes freigesetzt. Deshalb ist nur der Arbeits- und nicht der Haltearm betroffen. Die röntgenologisch nachweisbare Seitendifferenz ist ein wichtiges Indiz für eine berufliche Verursachung. Ansonsten unterscheiden sich die Krankheitsbilder kaum von derartigen Gelenkerkrankungen aus nicht-beruflichen Ursachen.

Ein Fortschreiten der Erkrankung ist nur durch eine umgehende Beendigung der Arbeit mit Preßluftwerkzeugen zu verhindern. Die Therapie unterscheidet sich nicht von der bei ähnlichen Erkrankungen aus anderen Ursachen.

Vibrationsbedingte Durchblutungsstörungen an den Händen

Durch Werkzeuge, die mechanische Schwingungen auf die haltenden und arbeitenden Hände übertragen, kann es zu Durchblutungsstörungen an den Fingern kommen. Es handelt sich beispielsweise um Motorsägen (Forstwirtschaft) oder ebenfalls um preßluftgetriebene Werkzeuge – aber mit höherer Frequenz (hochtourige Geräte).

Die Erkrankung äußert sich in anfallsartig und örtlich begrenzt auftretenden Störungen der Durchblutung und Sensibilität an den Fingern. In den meisten Fällen sind die Finger II bis V betroffen. Die Erkrankung kann sowohl an der Bedienungs- als auch an der Haltehand auftreten. Die Durchblutungsstörung äußert sich in einem Weißwerden der Haut ("Weißfingerkrankheit"), gelegentlich mit nachfolgender Rötung oder zyanotischer Verfärbung. Anfangs kommt es nur bei der Arbeit mit den vibrierenden Werkzeugen zu derartigen Erscheinungen; später können auch andere Reize (z.B. Kälte) diese anfallsartigen Durchblutungsstörungen auslösen. Wenn diese Erkrankung länger besteht, kann es zu Dauerschäden (z.B. tropischen Schäden) im Bereich der Finger (Gangrän) kommen.

Die Pathogenese erklärt sich aus Spasmen der Arteriolen der Finger, die durch Vibrationen ausgelöst werden. Eine Erkrankungsbereitschaft (Anlage) ist die Voraussetzung. Eine Besserung der Beschwerden ist nur durch eine Aufgabe der Arbeit mit vibrierenden Werkzeugen zu erreichen.

Chronische Erkrankungen der Schleimbeutel

Es handelt sich hierbei um degenerative Veränderungen der Schleimbeutel, die durch ständigen Druck hervorgerufen werden.

Schleimbeutel besitzen an Stellen, die einer besonderen mechanischen Druck-, Stoß- oder Scherbelastung ausgesetzt sind, die Funktion eines Druckpolsters oder Gleitlagers. Dies gilt beispielsweise für bestimmte Gelenke, die nicht durch Muskel- oder Fettpolster geschützt sind. Die Anzahl der Schleimbeutel ist groß und individuell unterschiedlich; sie sind überwiegend anlagebedingt vorhanden, können aber auch durch äußere Einflüsse (mechanische Dauerreize) entstehen. Sie bestehen aus einer äußeren Kapsel, die mit einer viskösen Flüssigkeit gefüllt sind, und sind normalerweise weder sicht- noch tastbar.

Für die Arbeitsmedizin sind folgende Schleimbeutel von besonderer Bedeutung:

- Schultergelenk: Bursa subcutanea acromialis als Gleitlager und Druckpolster der Schulter (Tragen von Lasten oder Rucksäcken auf den Schultern),
- Ellenbogengelenk: Bursa subcutanea olecrani beim ständigen Aufstützen des Ellenbogens auf einer harten Unterlage (Glas- und Steinschleifer, Schreibtischarbeiten),
- Kniegelenk: Bursa praepatellaris, -subcutanea, -infrapatellaris usw. als Schutz bei häufigem und langdauerndem Knien (Fliesen-, Teppich-, Parkett-, Fußbodenleger, Pflasterer, Gärtner, Installateure, Schweißer usw.).

Der chronische Reizzustand des Schleimbeutels führt durch eine seröse Exsudatbildung zur Vermehrung des flüssigen Inhaltes. Es bildet sich ein flüssigkeitsgefüllter Sack mit verdickter Wand, das *Hygrom*. Dieses imponiert klinisch als umschriebene prallelastische Geschwulst. Die Haut über dieser Schwellung ist gut verschiebbar und oftmals schwielig verändert.

Häufig bestehen keine wesentlichen Beschwerden, so daß die Erkrankung mehr ein kosmetisches Problem darstellt. Durch Verletzungen oder lymphogen durch Furunkel oder Abszesse der Umgebung kann es zu einer Infektion des Hygroms kommen. Diese Bursitis kann auf die Gelenkhöhle übergreifen und zu einer infektiösen Arthritis führen.

In vielen Fällen führt die Vermeidung einer mechanischen Belastung des Schleimbeutels allein schon zur Abheilung. Bei Therapieresistenz trotz konservativer Behandlung und bei stärkeren Beschwerden ist die totale operative Entfernung des Schleimbeutels erforderlich.

Bei Arbeiten mit besonderer Belastung der Schleimbeutel sollten Knieschoner bzw. Polster für Ellenbogen und Schulter getragen werden. Besser ist es, wenn die Polsterungen auf den Auflageflächen angebracht werden. Ansonsten sind hier ergonomische Maßnahmen am Arbeitsplatz von besonderer Wichtigkeit.

Drucklähmungen der Nerven

Drucklähmungen der Nerven sind heute selten und fanden sich früher vor allem bei Tätigkeiten in körperlicher Zwangshaltung und dadurch bedingtem Druck auf bestimmte Nerven. Gefährdet sind relativ oberflächlich und auf knöcherner Unterlage verlaufende Nerven. Bekannt waren früher die Peronäusneuropathie der Rübenzieherinnen und die Plexuslähmung der Lastenträger. Der N. ulnaris kann durch Arbeiten mit Aufstützen der Ellenbogen, der N. fibularis durch Arbeiten bei extrem gebeugtem Kniegelenk und der N. tibialis durch Arbeiten im Knien mit Zurücklagern des Körpers geschädigt werden.

Die Therapie entspricht der von Nervernschäden allgemein. Wichtige Voraussetzung ist die Beseitigung der schädigenden Belastung.

Erkrankungen der Wirbelsäule

Eine gewisse historische Bedeutung haben die *Abrißbrüche der Wirbelfortsätze*. Es handelt sich um Ermüdungsfrakturen der Dornfortsätze im Bereich der unteren Hals- oder der oberen Brustwirbelsäule.

Diese Erkrankungen sind besonders in den dreißiger Jahren beim Bau der Reichsautobahnen durch den Arbeitsdienst und in den Wiederaufbaujahren nach dem 2. Weltkrieg aufgetreten und auf langandauernde Schaufelarbeiten zurückzuführen. Betroffen waren vor allem Neulinge, die die körperlich schweren Arbeiten nicht gewohnt waren.

Durch langandauernde unphysiologische Beanspruchung bei mangelndem Training bzw. falscher Arbeitstechnik kommt es an den Dornfortsätzen, an denen die bei Schaufelarbeiten in Aktion tretenden Muskeln ansetzen, zu Umbauzonen und schließlich zum Ermüdungsbruch. Betroffen sind insbesondere C7 und Th1. Die Symptome sind typisch: bei schweren Schaufelarbeiten tritt plötzlich ein heftiger Schmerz zwischen den Schulterblättern auf. Es ist dem Betroffenen unmöglich, die Arbeit fortzusetzen. Als Therapie genügt in der Regel entsprechende Schonung für einige Wochen; Verbände, Bandagen, Bettruhe oder gar Operation sind meist nicht erforderlich. Als Prävention kommt ein Einüben der richtigen Arbeitstechnik mit allmählich steigender Belastung in Frage.

Neueren Datums sind in der Liste der Berufskrankheiten die *bandscheibenbedingten Erkrankungen*. Betroffen sind die stärker lordosierten Teile der Wirbelsäule, also die Hals- und Lendenwirbelsäule. Die Erkrankungen sind auf degenerative Veränderungen der Bandscheiben zurückzuführen. Sie treten entsprechend der Lokalisation der Bandscheibendegeneration z. B. als Zervikalsyndrom, zervikobrachiales oder zervikozephales Syndrom, Lumbalsyndrom, mono- oder polyradikuläres Wurzelsyndrom der Lendenwirbelsäule („Ischias") oder als Kaudasyndrom in Erscheinung.

Die Erkrankungen im Bereich der *Halswirbelsäule* sind auf langjähriges Tragen schwerer Lasten auf der Schulter zurückzuführen. Hinzu kommen meist Zwangshaltung und seitliche Verbiegung der Halswirbelsäule durch eine einseitige Belastung. Eine derartige kombinierte Belastung kommt beispielsweise bei Fleischträgern vor, die Tierhälften auf dem Kopf oder einer Schulter tragen. Ähnliche Belastungen treten beim Tragen von Säcken oder anderen schweren Gegenständen auf. Es handelt sich um Gewichte von über 50 kg.

Erkrankungen der *Lendenwirbelsäule* können durch langjähriges Heben und Tragen schwerer Lasten hervorgerufen werden. Die schädigenden Gewichte liegen je nach Alter und Geschlecht bei 10 bis 25 kg und mehr. Natürlich müssen diese Hebe- und Tragearbeiten mit einer gewissen Regelmäßigkeit vorkommen. Betroffen sind z. B. Lade- und Lagerarbeiter, aber auch viele andere Tätigkeiten in Produktion und Transport bis hin zum Gesundheitswesen (Umbetten von Patienten).

Auch eine Tätigkeit in extremer Rumpfbeugehaltung kann zu derartigen Erkrankungen führen. Arbeitsplätze mit dieser Belastung finden sich beispielsweise in niedrigen Räumen, z. B. beim Schiffsbau, Apparatebau, im Untertagebergbau oder beim Betonbau (Flechten der Stahlmatten).

Eine weitere Ursache stellen vertikale Ganzkörperschwingungen im Sitzen dar. Derartige Belastungen treten beim Fahren bestimmter schlechtgefederter Fahrzeuge (z. B. Baustellenfahrzeuge, Bagger, Forstmaschinen, Kettenfahrzeuge) besonders auf unebenem Boden auf.

Die Prävention besteht in erster Linie in entsprechenden ergonomischen Maßnahmen, durch die die genannten Belastungen vermieden oder wenigstens deutlich verringert werden. Ist es erst einmal zu einer bandscheibenbedingten Wirbelsäulenerkrankung gekommen, so muß in der Regel die belastende Tätigkeit aufgegeben werden.

Infektionskrankheiten

Die Infektionskrankheiten stellen eine bemerkenswerte Gruppe von Berufskrankheiten dar, insbesondere wenn man die von Tieren auf Menschen übertragbaren Krankheiten und die Tropenkrankheiten mit einbezieht.

Nach der Liste der Berufskrankheiten handelt es sich insbesondere um die Berufskrankheiten-Nummern 3101 (Infektionskrankheiten), 3102 (Zoonosen) und 3104 (Tropenkrankheiten).

Eine erhöhte Infektionsgefahr wird vom Verordnungsgeber besonders für Beschäftigte im Gesundheitsdienst, in der Wohlfahrtspflege und in medizinischen Laboratorien angenommen, natürlich nur, wenn dort auch eine entsprechende Infektionsquelle besteht. Allein der Kontakt mit Menschen, z. B. in öffentlichen Verkehrsmitteln, beim Publikumsverkehr, in Banken und Behörden oder bei Menschenansammlungen, auch wenn er beruflicher Natur ist, gilt nicht als erhöhtes berufliches Risiko, da dieses sich kaum von dem der Allgemeinbevölkerung unterscheidet.

Die wichtigsten berufsbedingten Infektionsgefahren stellen sich für den obengenannten Personenkreis heute folgendermaßen dar:

Ganz an der Spitze steht die *Hepatitis B*. Der Erreger ist ein Virus (HBV), das beruflich durch Kontakt mit Blut oder Blutprodukten, Sekreten und anderen Körperflüssigkeiten von Hepatitis-B-Kranken oder -Infizierten übertragen werden kann. Es dringt in den Körper durch (u. U. kleinste) Verletzungen der Haut ein. Infektiös können auch Virusträger sein, die klinisch (noch) nicht erkrankt sind. Die Inkubationszeit kann 40 bis 160 Tage betragen. Es handelt sich häufig um eine schwere und langdauernde Erkrankung, die in etwa 10% der Fälle in ein chronisches Stadium einmündet. Am Ende der Entwicklung steht dann häufig eine Leberzirrhose.

Wegen der hohen Infektionsgefahr für den exponierten Personenkreis (Personal insbesondere in allen operativen Bereichen, in Ambulanzen, Intensivstationen, medizinischen Laboratorien, Dialysezentren, pathologischen Instituten, aber auch Zahnärzte, u. U. Reinigungspersonal usw.) sind für diesen entsprechende Schutzmaßnahmen zwingend erforderlich. Dazu gehört vor allem das Tragen von flüssigkeitsdichten Handschuhen bei entsprechenden Tätigkeiten mit Kontaminationsgefahr und die Vermeidung von Stich-und Schnittverletzung z. B. durch Kanülen und Skalpelle. Da aber hierdurch eine Infektion (z. B. Stichverletzung durch den Handschuh hindurch) nicht völlig ausgeschlossen werden kann, muß das gefährdete Personal durch eine Schutzimpfung gegen Hepatitis B immunisiert werden. Kein erhöhtes Risiko besteht bei normalen Hautkontakten (wenn die Haut der Kontaktperson unverletzt ist) und bei sozialen Kontakten. Deshalb sind hier keine besonderen Schutzmaßnahmen erforderlich, die über das übliche Maß (allgemeine Arbeitshygiene wie Händewaschen, regelmäßiger Wechsel der Arbeitskleidung usw.) hinausgehen.

Anders liegen die Verhältnisse bei der Hepatitis A. Hier wird das Virus (HAV) beruflich hauptsächlich durch fäkal-orale Schmierinfektionen übertragen. Gefährdet ist deshalb besonders Pflegepersonal überall da, wo Körperpflege bei hilflosen oder unselbständigen Menschen erforderlich wird, beispielsweise in Pflegeheimen, auf Intensivstationen oder in der Kinderpflege. Aber auch in medizinischen Laboratorien (Stuhluntersuchungen), bei Installationsarbeiten an Sanitär- und Abwasseranlagen und vielen südlichen Ländern (geringer allgemeiner Hygienestandard bei hoher Durchseuchung der einheimischen Bevölkerung) besteht ein erhöhtes Infektionsrisiko.

Die Erkrankung beginnt nach einer Inkubationszeit von 10 bis 40 Tagen und heilt in aller Regel aus, ohne in ein chronisches Stadium überzuleiten. Zwar gibt es hier keine klinisch unauffälligen chronischen Virusträger wie bei der Hepatitis B, doch verläuft die Erkrankung häufig anikterisch, so daß die Infektionsgefahr nicht erkannt wird. Auch besteht schon in der Inkubationszeit die Möglichkeit einer Übertragung. Deshalb ist auch hier das Tragen von Schutzhandschuhen bei Pflegearbeiten oder sonstigen Kontaktmöglichkeiten mit Stuhl und Ausscheidungen erforderlich. Der Schutz gegen eine Infektion bei beruflichen Reisen in südliche Länder kann durch eine aktive Schutzimpfung gewährleistet werden. Eine derartige Immunisierung ist im übrigen bei allen Gefährdeten anzuraten.

Bei dem durch HBV gefährdeten Personenkreis besteht in der Regel auch eine Infektionsmöglichkeit durch den *AIDS-Virus* (HIV), doch finden sich nachgewiesene berufliche Infektionen relativ selten. Der berufliche Übertragungsmodus entspricht dem bei der Hepatitis B, wobei das Infektionsrisiko aber wesentlich geringer ist. Normale Hautkontakte und der soziale Umgang mit AIDS-Kranken stellen kein Infektionsrisiko dar. Da es z. Zt. noch keine Schutzimpfung gibt, müssen die bei der Hepatitis-B-Prophylaxe beschriebenen Schutzmaßnahmen konsequent beachtet werden.

Für viele im Gesundheitswesen Beschäftigte stellte früher die Gefahr einer *Tbc-Infektion* ein ernstes Problem dar, doch sind heute beruflich verursachte Tuberkuloseerkrankungen deutlich zurückgegangen, kommen aber immer noch vor.

Bei anderen Infektionskrankheiten (z. B. Diphtherie, Scharlach, Poliomyelitis, Keuchhusten, Windpocken, Masern, Syphilis u. a.) besteht bei Beachtung einschlägiger Hygieneregeln für die meisten Bereiche des Gesundheitswesens kein wesentlich erhöhtes Infektionsrisiko, zumal häufig auch hochwirksame und gut verträgliche Schutzimpfungen zur Verfügung stehen. Letzteres ist für Frauen im gebärfähigen Alter bei der Gefahr einer Rötelinfektion während der Schwangerschaft wegen der Möglichkeit einer hieraus resultierenden Empryopathie des Kindes von besonderer Wichtigkeit.

Bei den von Tieren auf den Menschen übertragbaren Krankheiten, den *Zoonosen*, sind naturgemäß bestimmte Berufsgruppen (Metzger, Landwirte, Jäger u.ä.) einem erhöhten Risiko ausgesetzt. In Frage kommen hauptsächlich Milzbrand, Tollwut, Borreliose und Frühsommer-Meningoenzephalitis (FSME) durch Zecken sowie Hautpilzerkrankungen (Trichophytie).

Durch die internationalen Verflechtungen von Wirtschaft und Politik kommen viele Menschen beruflich in warme Länder (Monteure, Berater, Kaufleute, Entwicklungshelfer u.a.). Damit haben die *Tropenkrankheiten* auch in der Arbeitsmedizin erheblich an Bedeutung gewonnen.

In erster Linie ist hier die Malaria, vor allem in ihrer schweren Form der Malaria tropica, zu erwähnen. Andere Krankheiten, für die ein erhebliches Erkrankungsrisiko bestehen kann, sind beispielsweise Bilharziose, Amöbenruhr, Meningokokken-Meningitis, Gelbfieber, Dengue-Fieber und Wurmerkrankungen der verschiedensten Art. Es handelt sich ausschließlich um Infektions- bzw. parasitäre Erkrankungen. Daneben besteht in den Tropen oftmals auch eine erhöhte Infektionsgefährdung gegenüber Krankheiten, die es auch bei uns gibt (Poliomyelitis, Diphtherie, Hepatitis, Tuberkulose, Wundstarrkrampf u.a.). Auch das Klima kann eine gesundheitliche Belastung darstellen.

In jedem Falle sind rechtzeitig vor der Abreise eine Beratung durch einen tropenmedizinisch erfahrenen Arzt und ggf. eine entsprechende Infektionsprophylaxe (Impfungen, medikamentöse Malariavorsorge) neben der Überprüfung einer allgemeinen „Tropentauglichkeit" erforderlich. Bei unklaren Krankheitsbildern muß man selbst Wochen nach einer Rückkehr aus den Tropen auch an eine Tropenkrankheit denken.

Für den beruflich gefährdeten Personenkreis sind von den Berufsgenossenschaften gezielte arbeitsmedizinische Vorsorgeuntersuchungen vorgeschrieben, so bei einer Gefährdung durch Hepatitis A oder B oder durch Tuberkulose und vor und nach einem Aufenthalt unter besonderen klimatischen und gesundheitlichen Belastungen.

Durch chemische Einwirkungen verursachte Berufskrankheiten

Bei den übrigen Berufskrankheiten soll jede Gruppe an einem typischen Beispiel dargestellt werden.

Metalle und Metallverbindungen

Für die durch chemische Einwirkungen verursachten Berufskrankheiten ist dies bei der Gruppe der durch Metalle und Metallverbindungen hervorgerufenen Erkrankungen *Blei*.

Gefährdungsmöglichkeiten bestehen durch staubförmiges Blei und Bleioxid bei der Verhütung von Bleierzen, der Aufarbeitung von bleihaltigem Schrott, der Entfernung bleihaltiger Farbanstriche sowie bei der Herstellung von Akkumulatoren und Bleiglas. Staub kann auch in Form von Rauch (z. B. beim Schweißen bleifarbenbeschichteter Metallteile) oder Aerosolen (z. B. Farbspritzverfahren mit Mennige) vorliegen. Die Resorption erfolgt in erster Linie über die Lungen; demgegenüber ist die orale Bleiaufnahme (z. B. bei mangelhafter Hygiene) von untergeordneter Bedeutung.

Auch durch organische Bleiverbindung besteht eine Gefährdungsmöglichkeit. Diese Verbindungen wurden früher als Antiklopfmittel (Bleialkyle) den Vergaserkraftstoffen zugesetzt. Sie sind leicht flüchtig und werden dann eingeatmet, können aber auch über die Haut resorbiert werden.

Im Organismus kann Blei zu recht verschiedenen Störungen, Erkrankungen und Schäden führen: So blockiert Blei eine Reihe von Enzymsystemen, insbesondere diejenigen die für die Blutbildung von Bedeutung sind. Klinisch tritt dies als Anämie in Erscheinung. Im Bereich der Verdauungsorgane finden sich anhaltende Darmkrämpfe („Bleikoliken") und hartnäckige Stuhlverstopfungen. Auch Nervenlähmungen (z. B. N. radialis) kommen vor. Als Folge einer massiven Exposition kann eine Enzephalopathie mit Seh-, Sprach- und Gedächtnisstörungen auftreten.

Akute Erkrankungen und schwere chronische Schäden sind heute infolge der strengen Arbeitsschutzvorschriften selten. Leichtere Formen äußern sich in einer allgemeinen Abgeschlagenheit, in Appetitlosigkeit, Reizbarkeit, Kopfschmerzen, Schwindelzuständen, Magen-Darm-Störungen und anderen uncharakteristischen Erscheinungen.

Bei den seltenen Vergiftungen mit den hochtoxischen organischen Bleiverbindungen stehen Symptome seitens des Zentralnervensystems im Vordergrund. Diese können innerhalb weniger Stunden zum Tod führen.

Der Nachweis einer erhöhten Bleiaufnahme ist durch Nachweis des Bleigehaltes im Blut, charakteristische Blutbildveränderungen und Störungen der Hämoglobinsynthese möglich.

Bei allen Erkrankungen durch Blei handelt es sich um eine Berufskrankheit (Nr. 1101). Bei entsprechender Exposition sind arbeitsmedizinische Vorsorgeuntersuchungen vorgeschrieben.

Erstickungsgase

Eine typische Erkrankung durch Erstickungsgase tritt bei der Einwirkung von *Kohlenmonoxid* auf.

Kohlenmonoxid (chem.: CO) ist ein farb-, geruch- und geschmackloses Gas, das bei der unvollständigen Verbrennung kohlenstoffhaltiger Substanzen entsteht. Dies ist meist der Fall, wenn für die Verbrennung zu wenig Sauerstoff zur Verfügung steht. Das normale Verbrennungsprodukt von Kohlenstoff ist Kohlendioxid (CO_2); es ist ungiftig. Eine berufliche Gefährdung besteht an Hochöfen, in Kokereien, Gaswerken, Gießereien, an Generatoren und Motorenprüfständen von Otto-Motoren, aber auch im Untertagebergbau, wo CO von Natur aus vorkommen kann.

Am häufigsten sind akute Vergiftungen. Diese beruhen auf einer Blockade des Hämoglobins für den Sauerstofftransport, was zu einer inneren Erstickung führen kann. Sie beginnen mit Kopfschmerzen, Schwindel, Brechreiz, Benommenheit u. ä. und können schnell über Bewußtlosigkeit und Krampfzustände zum Tod durch Atemlähmung oder Herzversagen führen. Charakteristisch ist die „kirschrote" Farbe der Lippen, Gesichtshaut und Akren.

Therapeutisch sind als Sofortmaßnahmen die Entfernung des Vergifteten aus dem CO-Milieu (wichtig: Selbstschutz der Helfer) und wenn möglich Sauerstoffbeatmung erforderlich. Bei Atemstillstand muß künstliche Beatmung erfolgen.

Chronische CO-Vergiftungen zeigen ein vielgestaltiges und uncharakteristisches Beschwerde- und Krankheitsbild, wie Müdigkeit, Kopfschmerzen, Schwindelzustände, Appetitmangel, Herzbeschwerden usw. Der klinische Nachweis einer chronischen CO-Vergiftung ist schwierig.

Vergiftungen durch Kohlenmonoxid sind als Berufskrankheit anerkennungsfähig (Nr. 1201). Bei beruflicher Gefährdung müssen arbeitsmedizinische Vorsorgeuntersuchungen vorgenommen werden. Daneben sind Schutzvorkehrungen am Arbeitsplatz (z. B. CO-Rettungsmasken) erforderlich.

Übrige Verbindungen

Die übrigen Verbindungen zeigen ein recht unterschiedliches physikalisches und chemisches Verhalten. Gleichermaßen variieren die Auswirkungen auf die menschliche Gesundheit. In diesem Rahmen stellen die *Halogenkohlenwasserstoffe* eine in der Praxis weitverbreitete Gruppe dar.

Hierzu gehören bekannte Lösemittel wie Methylenchlorid, Chloroform, Tetrachlorkohlenstoff, Trichlorethylen – kurz: „Tri" und Perchlorethylen – kurz: „Per", Gefrierflüssigkeiten („Freon"), Feuerlöschmittel, Pestizide (z. B. DDT, Lindan, Endrin), Kunststoffmonomere (z. B. Vinylchlorid), Weichmacher, Gleitmittel, Anästhetika (z. B. Halothan) usw.

Die Resorption geschieht überwiegend über die Lungen, ist z.T. aber auch über die Haut möglich. Die teilweise recht unterschiedlichen toxischen Wirkungen zielen hauptsächlich auf das Nervensystem (neurotoxisch) und die Leber (hepatotoxisch). Vor allem die Lösemittel wirken meist neurotoxisch, insbesondere narkotisch; daneben können auch andere neurologische Störungen auftreten. Die Leber ist als zentrales Entgiftungsorgan betroffen. Es kann zu Leberparenchymschäden bis hin zur Zirrhose kommen. Hauterscheinungen von leichten Reizungen bis zu Hauterkrankungen (z.B. „Chlorakne") können auftreten.

Besonders erwähnt sei Vinylchlorid, die Vorstufe für die weitverbreiteten PVC-Produkte. Hier ist es zu osteolytischen Prozessen im Bereich der Fingerendglieder, sklerodermieartigen Hautveränderungen sowie vasomotorischen Störungen an den Fingern ähnlich dem Raynaud-Syndrom gekommen. Auch die Leber wird stark betroffen: Es entwickeln sich Leberfibrosen und gelegentlich Hämangiosarkome der Leber.

Die Gruppe der durch chemische Einwirkungen verursachten Berufskrankheiten ist recht groß und reicht von der Nr. 1101 bis zur Nr. 1316. Bei vielen sind arbeitsmedizinische Vorsorgeuntersuchungen vorgeschrieben.

Durch ionisierende Strahlen verursachte Berufskrankheiten

Schon wegen des allgemeinen öffentlichen Interesses sollen Erkrankungen durch ionisierende Strahlen erwähnt werden, obgleich deren Zahl relativ gering ist.

Eine Gefährdung besteht beim Umgang mit radioaktivem Material und elektromagnetischer Strahlung (z.B. Röntgen, Kernkraftwerke) im medizinischen und technischen Bereich. Eine besondere Gefährdung bestand im ehemaligen Uranbergbau der einstigen DDR („Wismut AG"). Dort wirkte neben dem radioaktiven Uranstaub auch noch das radioaktive Edelgas Radon ein.

Während bei der seltenen akuten Strahleneinwirkung („Strahlenunfall") die Symptome meist unspezifisch sind (Fieber, Magen-Darm-Beschwerden mit Übelkeit und Erbrechen, Müdigkeit), kann sich bei einer hohen Strahlendosis jedoch ein Schockzustand entwickeln. Auf der Haut kann es zu Erythemen und Nekrosen kommen. Außerdem muß mit genetischen Schäden gerechnet werden.

Bei einer chronischen Strahleneinwirkung kommt es zunächst zur gutartigen Bindegewebsdegeneration insbesondere im Bereich der Gefäße, die aber im Laufe der Zeit maligne entarten kann. Karzinome und Leukämien können aber auch unmittelbar entstehen. Typisch sind die Veränderungen der Haut mit Erythemen, Teleangiektasien, Pigmentveränderungen, Atrophie und Hyperkeratosen.

Bei der Einatmung von radioaktiven Stäuben und Gasen können sich Bronchialkarzinome entwickeln. Seit dem Mittelalter sind aus den späteren Uranbergbaugebieten um Schneeberg im Erzgebirge, in denen aber früher Silberbergbau betrieben wurde, kachektische Lungenkrankheiten bekannt. Erst seit Ende des vergangenen Jahrhunderts weiß man, daß es sich hierbei um einen Lungenkrebs handelt. Diese Erkrankung ist als „Schneeberger Lungenkrankheit" in die Medizingeschichte eingegangen.

Erkrankungen durch ionisierende Strahlen können nach Nr. 2402 als Berufskrankheit anerkannt werden. Da die Latenzzeit, d.h. die Zeit zwischen Exposition und Ausbruch der Erkrankung besonders bei den Lungen-Krebserkrankungen recht lange sein kann, muß man aus dem einstigen Uranbergbau auch in Zukunft mit Erkrankungen rechnen.

Der Arbeitsschutz ist insbesondere durch die Strahlenschutzverordnung und die Röntgenverordnung geregelt. Für exponiertes Personal besteht eine Verpflichtung zu arbeitsmedizinischen Vorsorgeuntersuchungen.

Berufskrankheiten-Verfahren

Rechtsgrundlage für das Verfahren ist das Sozialgesetzbuch VII (1996). Inhaltlich wurde der Verfahrensweg, wie er in der Berufskrankheiten-Verordnung (seit 1925) festgelegt war, weiterentwickelt.

Danach wird das Berufskrankheiten-Verfahren in der Regel durch die Meldung (bzw. „Anzeige") durch einen Arzt ausgelöst. Hierzu ist jeder Arzt oder Zahnarzt gesetzlich verpflichtet. Dabei reicht der Verdacht auf eine Berufskrankheit; dieser muß nur begründet sein (z.B. durch entsprechende Befunde). Der Arzt muß also keine weitergehende Abklärung vornehmen. Auch der Versicherte selbst oder eine Krankenkasse können den Verdacht auf eine Berufskrankheit melden. Adressat ist in jedem Fall der zuständige Träger der Unfallversicherung (z.B. eine Berufsgenossenschaft). Dieser Träger der Unfallversicherung führt dann das Verfahren durch. Hierzu muß er die entsprechenden Ermittlungen zur Exposition und zum Krankheitsbild anstellen.

- Die berufliche Exposition muß grundsätzlich geeignet sein, eine bestimmte Berufskrankheit hervorzurufen (vgl. hierzu auch die Formulierung der Berufskrankheiten, S. 421). Zu diesem Zweck werden – meist durch den technischen Aufsichtsdienst des Trägers der Unfallversicherung – Ermittlungen am Arbeitsplatz des Versicherten (z.B. Messungen) vorgenommen, wenn derartige Messungen noch nicht vorliegen (z.B. in einem betrieblichen Belastungskataster).

- Das Krankheitsbild muß dem der angenommenen Berufskrankheit entsprechen. Dies wird durch einen auf diesem Gebiet erfahrenen Arzt geprüft. Wenn es erforderlich ist, wird der Erkrankte auf Kosten des Trägers der Unfallversicherung untersucht.

- Besonderes Gewicht hat im Berufskrankheiten-Verfahren die Frage des ursächlichen Zusammenhanges (Kausalität) zwischen einer bestimmten beruflichen Belastung und der festgestellten Erkrankung. Anders als im Strafrecht reicht es im Sozialrecht, wenn der Kausalzusammenhang ausreichend wahrscheinlich ist. Dies ist in der Regel Gegenstand einer Begutachtung durch einen Experten. Dabei wirkt auch die für den medizinischen Arbeitsschutz zuständige staatliche Stelle (z. B. Landesgewerbearzt) mit.

Für die Anerkennung gibt es z.T. einschränkende Voraussetzungen, wenn z. B. die Erkrankungen erst zur Unterlassung der gefährdenden Tätigkeit gezwungen haben muß.

Im Sonderfall kann auch eine Krankheit, die nicht in der Liste der Berufskrankheiten aufgeführt wird, über die *Öffnungsklausel* wie eine Berufskrankheit anerkannt werden. Voraussetzung ist, daß seit der letzten Novellierung der Berufkrankheitenliste hierzu neue wissenschaftliche Erkenntnisse gewonnen werden konnten.

Grundsätzlich ist der Träger der Unfallversicherung in seiner Entscheidung unabhängig; er hält sich aber in der Praxis in der Regel an die Empfehlungen der Experten. Die Entscheidung selbst wird im Rentenausschuß, der wie alle anderen Gremien paritätisch von Arbeitgeber- und Arbeitnehmervertretern besetzt ist, gefällt. Dem Versicherten bleibt ggf. noch die Möglichkeit, den Widerspruchsausschuß anzurufen, wenn er mit der Entscheidung nicht einverstanden ist. Die letzte Möglichkeit ist für ihn dann noch der Gang zum Sozialgericht.

Die Leistungen das Trägers der Unfallversicherung können unterschiedlicher Art sein:

- Die Gewährung einer Rente steht ganz am Ende der Möglichkeiten. Voraussetzung hierfür ist eine *meßbare* Minderung der Erwerbsfähigkeit (MdE) auf dem allgemeinen Arbeitsmarkt.

- Nach dem Grundsatz „Rehabilitation geht vor Rente" sollen die Träger der Unfallversicherung aber vorher versuchen, dem Erkrankten den Arbeitsplatz zu erhalten. Die praktischen Möglichkeiten reichen von Heilmaßnahmen über speziellen Arbeitsschutz am Arbeitsplatz bis hin zu einer Verhaltensschulung des Erkrankten.

- Verspricht all dies keinen Erfolg, so kann eine Umschulung in Betracht kommen.

Sämtliche Kosten werden von den Trägern der Unfallversicherung getragen. Sie belaufen sich in der Bundesrepublik Deutschland auf über 2 Mrd. DM im Jahr.

•••• Arbeitsbedingte Erkrankungen

Dieser Begriff stammt ursprünglich aus dem *Arbeitssicherheitsgesetz*. Danach gehört es mit zu den Aufgaben des Betriebsarztes, die „Ursachen von arbeitsbedingten Erkrankungen zu untersuchen, die Untersuchungsergebnisse zu erfassen und auszuwerten und dem Arbeitgeber Maßnahmen zur Verhütung dieser Erkrankungen vorzuschlagen" (§ 3 ASiG).

Unter „arbeitsbedingten Erkrankungen" sind nach Konietzko (s. Lit.) Gesundheitsstörungen zu verstehen, die ganz oder teilweise durch die Arbeitsumstände verursacht werden, aber über den Definitionsbereich der Berufskrankheiten hinausgehen. Damit wird dem Umstand Rechnung getragen, daß der betriebsärztliche Alltag weniger durch Berufskrankheiten als durch Beschwerden, Schäden und Erkrankungen, die nicht in der Liste zur Berufskrankheitenverordnung aufgeführt werden, bestimmt wird. Es handelt sich um Gesundheitsstörungen der verschiedensten Art wie „Verschleißerscheinungen" des Stütz- und Bewegungsapparates, Beschwerden und Erkrankungen des Herzens und des Kreislaufs, der Verdauungsorgane, des Nervensystems u. a., bei denen die berufliche Belastung eine Teilursache darstellen kann oder ein derartiger Zusammenhang zu vermuten ist. Es handelt sich also häufig um sog. „Volkskrankheiten", d. h. um Erkrankungen, die auch in der Allgemeinbevölkerung häufig anzutreffen sind, über deren Ursachen aber z. Zt. noch wenig bekannt ist.

Sinn dieser Bestimmung des Arbeitssicherheitsgesetzes ist es, neue Erkenntnisse über die Ursachen derartiger Erkrankungen zu sammeln, um letztere ggf. in die Liste der Berufskrankheiten aufnehmen zu können und so früh wie möglich entsprechende Präventionsmaßnahmen am Arbeitsplatz in die Wege zu leiten.

Dies setzt im besonderen Maße eine gute Kooperation zwischen Betriebsarzt und den Therapeuten voraus.

•••• Sonstige Erkrankungen mit Auswirkungen auf den Beruf

Nur ein Teil der Erkrankungen läßt sich auf berufliche Einflüsse zurückführen, sondern sie entstehen hiervon unabhängig und schicksalsmäßig. Trotzdem haben sie häufig Rückwirkungen auf die berufliche Tätigkeit. Arbeitsunfähigkeit, Erwerbsunfähigkeit, Behinderungen u.ä. sind äußere Erscheinungsformen dessen. Meist wirken sich Erkrankungen aber nur graduell, d. h. für bestimmte Teilbereiche des Berufes aus. Erkrankungen des Stütz- und Bewegungsapparates sind Beispiele hierfür.

Zu einem arbeitsmedizinischen Problem werden diese Erkrankungen, wenn therapeutisch keine vollständige Heilung zu erzielen ist. Dann resultieren bleibende Leistungseinschränkungen. In der Praxis spielen in diesem Sinne insbesondere folgende Erkrankungen eine Rolle:

Herz-Kreislauf-Erkrankungen

Beim Bluthochdruck (Hypertonie) hängt die berufliche Belastbarkeit von der Höhe des Blutdruckes und der therapeutischen Beeinflußbarkeit ab. In der Regel sind leichte bis mittelgradige körperliche Arbeiten möglich. Sehr ausgeprägte Formen oder schwierige medikamentöse Einstellbarkeit können körperliche Arbeit grundsätzlich ausschließen. Arbeit unter Zeitdruck oder mit regelmäßigen Streßsituationen ist ebenfalls zu vermeiden.

Infarktpatienten können meist nach frühzeitiger Mobilisation und konsequenter Umstellung und Anpassung der Lebensweise (körperliches Training, Ernährung, Verzicht auf Rauchen usw.) auch mittelschwere körperliche Arbeit noch verrichten. Zu vermeiden sind Arbeitsplätze mit besonderen psychischen Belastungen. Die Eignung für Fahr-, Steuer- und Überwachungstätigkeiten ist im Einzelfalle zu prüfen und hängt u. U. vom Verantwortungsdruck und einer Eigen- oder Fremdgefährdung ab.

Diabetes

Bei einer guten diätetischen und medikamentösen Einstellung mit regelmäßigen Blutzuckerkontrollen können Diabetiker, auch insulinpflichtige, die meisten beruflichen Tätigkeiten verrichten, solange keine gravierenden Sekundärfolgen (z. B. Retinopathie, Durchblutungsstörungen, Nephropathie) bestehen. Allerdings sind berufliche Tätigkeiten mit potentieller Selbst- oder Fremdgefährdung (z. B. mit Personentransport, Absturzgefahr, gewisse Fahr-, Steuer- und Überwachungstätigkeiten) kritisch zu sehen. Auch Berufe, bei denen eine Diät schwer einzuhalten ist (z. B. Gastwirt, Koch, Bäcker) sowie Tätigkeiten mit unregelmäßiger Arbeitsweise (z. B. Schichtarbeit, Außendienst) können u. U. dem Diabetiker verschlossen sein.

Erkrankungen der Atmungsorgane

Am häufigsten sind chronische Erkrankungen wie Bronchialasthma, chronische Bronchitis und Lungenemphysem. Bekanntlich sind alle therapeutischen Maßnahmen darauf ausgerichtet, die Lungenfunktion und körperliche Leistungsfähigkeit auf einem möglichst hohem Niveau zu stabilisieren und ein Fortschreiten der Erkrankung möglichst zu vermeiden oder wenigstens zu verzögern. Bei der Verfolgung dieses Konzeptes sind bestimmte berufliche Belastungen zu vermeiden. Dazu gehören vor allem Einwirkungen von Staub, Rauch oder Aerosolen, Reizstoffen, Kältereizen, Nässe und Zugluft. Auch die körperliche Leistungsfähigkeit ist mehr oder weniger eingeschränkt. Wenn sich ein Cor pulmonale herausgebildet hat, kann körperliche Arbeit nicht mehr geleistet werden.

Diese Einschränkungen der Leistungsfähigkeit haben häufig zur Folge, daß bestimmte berufliche Tätigkeiten nicht mehr verrichtet werden können. Die Konsequenz sind Arbeitsplatzwechsel und evtl. Berufswechsel mit allen sozialen Folgen. Beim allergischen Asthma bronchiale müssen die Allergene ganz konsequent gemieden werden, was u.U. eine frühzeitige Umsetzung oder Umschulung erforderlich macht.

Weitere Erkrankungen

Weitere Erkrankungen, die zum Teil erhebliche Auswirkungen auf die berufliche Tätigkeit haben, sind u.a. chronische Nierenkrankheiten (Dialysepatienten), Schwerhörigkeit, Augenerkrankungen, Anfallsleiden und psychische Erkrankungen sowie Alkoholismus. Auch unfallbedingten Schäden oder Erkrankungen gehören hierher.

Ziel aller Rehabilitationsmaßnahmen muß es sein, den Patienten solange wie möglich an seinem gewohnten Arbeitsplatz zu belassen. Daß dem im Berufsleben oftmals Grenzen gezogen sind, soll nicht verschwiegen werden.

• • • • Psychosomatische Erkrankungen und Beschwerden

Beschwerden und Erkrankungen werden im Berufsleben mitunter nicht nur durch materielle Einwirkungen, sondern auch durch Bedingungen der sozialen Arbeitsumwelt hervorgerufen. Wenn dies zu körperlichen Beeinträchtigungen führt, spricht man von psychosomatischen Beschwerden oder Erkrankungen.

In den Betrieben spielen derartige Zusammenhänge häufig eine große Rolle. So ist beim Problem der Fehlzeiten bekannt, daß diese zum großen Teil psychosozial bedingt sind. Bei schlechtem Betriebsklima, permanentem Leistungsdruck und überzogenem Konkurrenzkampf untereinander stellen sich bei vielen Arbeitnehmern auch körperliche Beschwerden und Erkrankungen ein. Man kann deshalb sagen, daß der Krankenstand ein Spiegel des Betriebsklimas ist.

Meist handelt es sich um unspezifische Symptome wie Kopfschmerz, ständige Müdigkeit, Schlafstörungen, Kreislaufbeschwerden, Verdauungsstörungen u.ä. Auch bei chronischen oder rezidivierenden Rückenschmerzen ist bekannt, daß oftmals psychische Ursachen mitspielen.

Ernstere Formen können die somatischen Reaktionen annehmen, wenn ihnen Existenzangst, ein unerträgliches Verhältnis der Mitarbeiter untereinander oder zu den Vorgesetzten bis hin zur psychopathologischen Übersteigerung des Mobbings zugrunde liegen. Herz-Kreislauf-Erkrankungen wie Bluthochdruck oder Herzinfarkt oder Magen-Darm-Erkrankungen wie Ulzera können die Folgen sein.

Obgleich es sich beim Krankenstand um einen erheblichen innerbetrieblichen Kostenfaktor handelt, werden in vielen Betrieben die Zusammenhänge nicht richtig gesehen. So versuchen die Unternehmensleitungen durch wohlgemeinte Gesundheitsprogramme gegenzusteuern und die Arbeitnehmer wiederum vermuten vordergründig die Ursachen in materiellen Faktoren, wie z.B. Luftzusammensetzung, Beleuchtung oder „Ausdünstungen" von Farbanstrichen, Holzimprägnierung, Dämmplatten usw.

Bewährt haben sich zur Vermeidung psychosomatischer Beschwerden und Erkrankungen Formen der Mitarbeiterbeteiligung in Arbeitszirkeln. Besonders die „Gesundheitszirkel" können zur Offenlegung betriebsinterner Problem- und Spannungsfelder beitragen. Hier besprechen Vertreter der Arbeitnehmer und des Betriebsrates mit Vorgesetzten, Betriebsarzt und der Fachkraft für Arbeitssicherheit gesundheitliche Probleme und ihre möglichen Ursachen und entwickeln gemeinsam Strategien zur Abhilfe. In diesem Kreise fällt es leichter, Tabus, hierarchische Schranken und psychologische „Verkrustungen" zu überwinden.

• • • • Versicherungsmedizin

Schäden und Erkrankungen, die durch Einwirkungen am Arbeitsplatz hervorgerufen wurden, werden von der Gesetzlichen Unfallversicherung erfaßt. Der Leistungsumfang erstreckt sich u.a. auf die Übernahme der Heilkosten, Rehabilitationsmaßnahmen der verschiedensten Art – vom Heilverfahren („Kur") über Maßnahmen am Arbeitsplatz, medizinische Hilfsmittel (z.B. Prothesen, Hörgeräte) bis hin zur Umschulung – sowie ggf. Rentenleistungen. Träger der Gesetzlichen Unfallversicherung sind gewerbliche und landwirtschaftliche Berufsgenossenschaften sowie „Eigenunfallversicherungen" der Öffentlichen Institutionen (Länder, Gemeinden usw.). Die Beiträge zur Unfallversicherung werden ausschließlich vom Arbeitgeber getragen.

Leistungen der Gesetzlichen Unfallversicherung werden gewährt bei Schäden und Erkrankungen durch

- Arbeitsunfälle,
- Wegeunfälle und
- Berufskrankheiten.

Während die Ursache einer Erkrankung sowohl in der Kranken- wie in der Rentenversicherung unerheblich ist, wird in der Unfallversicherung der Nachweis eines Kausalzusammenhanges zwischen der beruflichen Tätigkeit und der Erkrankung bzw. des Schadens gefordert. Dieser Kausalzusammenhang ist bei Unfällen meist unproblematisch, kann bei Berufskrankheiten aber manchmal erhebliche Schwierigkeiten bereiten.

- Ein *Unfall* ist ein unerwartetes und plötzlich von außen eintretendes Ereignis, das innerhalb kurzer Zeit (d. h. innerhalb einer Arbeitsschicht) zur Gesundheitsschädigung führt. Hier ist die Ursache der Erkrankung meist klar.

- Demgegenüber handelt es sich bei den Berufskrankheiten in der Regel um chronische Erkrankungen, die sich über einen längeren Zeitraum entwickeln. Dadurch ist der ursächliche Zusammenhang zwischen Noxe und Erkrankung nicht mehr so offenkundig.

Im Rahmen der Gesetzlichen Unfallversicherung existieren einige Sonderregelungen, die für die Praxis von Bedeutung sind.

Als erstes sei das *Durchgangsarzt-Verfahren* („D-Arzt-Verfahren") genannt. Bei einer zu erwartenden Arbeitsunfähigkeit von mehr als 3 Tagen muß der Verletzte einem in der Unfallbehandlung besonders erfahrenen Arzt („Durchgangsarzt") vorgestellt werden. Dieser entscheidet, ob eine ambulante Behandlung (durch Hausarzt oder Facharzt) ausreicht oder ob und welche stationäre Heilbehandlung notwendig ist und ob ggf. ein berufsgenossenschaftliches Heilverfahren einzuleiten ist.

Daneben gibt es noch einige *spezielle Verfahren* (z. B. Verletzungsverfahren bei bestimmten besonders schweren Verletzungen, Hautarzt-, Augenarzt- sowie Ohrenarztverfahren), die wie das D-Arzt-Verfahren zum Ziele haben, den Verletzten möglichst schnell einer gezielten Behandlung bei einem fachlich qualifizierten Arzt und in einer entsprechend ausgerüsteten Einrichtung zuzuführen.

3.3.2 Gruppen mit besonderer gesundheitlicher Problematik

•••• Jugendliche

Aus arbeitsmedizinischer Sicht stellen Jugendliche im Arbeitsleben nicht mehr die Problemgruppe wie vor Jahrzehnten dar. Dies hat folgende Gründe:

- Das Eintrittsalter ins Berufsleben ist immer höher geworden. Es gibt heute kaum noch Jugendliche im Alter von 14 oder 15 Jahren im Beruf.
- Jugendliche stehen meist in einer Berufsausbildung, für die andere Regeln als im Produktionsprozeß gelten. Vor allem gibt es inzwischen strenge Rechtsvorschriften, die die Jugendlichen vor Gefährdungen schützen sollen. Die wichtigste ist das Jugendarbeitsschutzgesetz.

Gesetz zum Schutz der arbeitenden Jugend

Das Jugendarbeitsschutzgesetz (abgekürzt: JArbSchG) stammt aus dem Jahre 1960 und wurde in der Zwischenzeit mehrfach novelliert, hat aber seine Wurzeln im Beginn des 19. Jahrhunderts mit dem Einsetzen der Industrialisierung in Deutschland. Die Beschäftigung von Jugendlichen und Kindern damals in den neuen Fabriken oder in Bergwerken blieb nicht ohne gravierende Auswirkungen auf deren Gesundheit und Entwicklung. Man sah sich deshalb zu einer gesetzlichen Korrektur, dem ersten Arbeitsschutzgesetz im heutigen Sinne, gezwungen: 1839 kam es zum „Regulativ über die Beschäftigung jugendlicher Arbeiter in Fabriken"; hierin wurde unter anderem die Arbeit von Kindern unter 9 Jahren verboten und 1847 wurde für diesen Personenkreis der 10-Stunden-Tag, immerhin bei 6 vollen Arbeitstagen in der Woche, festgelegt. Es handelt sich nach unserem heutigen Verständnis also mehr um eine Kinderarbeitsschutzgesetz.

Der Gedanke des Schutzes des heranwachsenden Menschen vor beruflichen Belastungen, die zu einer Entwicklungsstörung oder gesundheitlichen Schädigung des noch nicht voll ausgebildeten Organismus führen können, liegt auch dem Jugendarbeitsschutzgesetz zugrunde. In den letzten Jahren hat jedoch eine gesundheitliche Berufsberatung durch den Arzt mehr an Bedeutung gewonnen, um Fehlentscheidungen der Jugendlichen bei der Berufswahl zu vermeiden. Es sei nur an die allergische Diathese, Farbsinnstörungen, Morbus Scheuermann o. ä. erinnert.

Jugendliche im Sinne des Gesetzes sind Menschen im Alter von 14 bis 17 Jahren. Das Gesetz gilt nicht bei geringfügigen, gelegentlichen Hilfeleistungen, Mithilfe im Familienhaushalt (Familienbetriebe, Landwirtschaft), aktivem Sport und in der Schule, und es gilt nicht ab dem 19. Lebensjahr. Aufsichtsbehörde ist das Staatliche Gewerbeaufsichtsamt bzw. das Amt für Arbeitsschutz. Dort gibt es Sachbearbeiter, die sich mit dem Jugendarbeitsschutzgesetz intensiv beschäftigen und auch Auskunft erteilen.

Die Schutzbestimmungen selbst bestehen aus einer ganzen Reihe von Verboten und Geboten mit vielen Sonderregelungen und Ausnahmebestimmungen. Letztere erfolgen hauptsächlich aus Gründen der Berufsausbildung. Die wichtigsten sind in Tabelle 3.**33** aufgeführt.

Für den Arzt ist von besonderer Wichtigkeit, daß die Jugendlichen ärztlich untersucht werden müssen. Eine Beschäftigung darf nur erfolgen, wenn dem Arbeitgeber eine Bescheinigung über eine erfolgte Untersuchung vorliegt. Die in Frage kommenden Untersuchungen sind in Tabelle 3.**34** dargestellt.

Tabelle 3.**33** Die wichtigsten Schutzbestimmungen des JArbSchG

Arbeitsverbote	– nach Lebensalter (Kinderarbeit; Mindestalter 15 Jahre; Ausnahmen)
	– bzgl. Arbeitsdauer (max. 8 Std. tgl. u. 40 Std. wöchtl.; Schichtzeit bis 10 Std.)
	– Nachtarbeit (vor 6.00 Uhr und nach 20.00 Uhr; Ausnahmen)
	– Feiertagsarbeit (Ausnahmen)
	– Gefährliche Arbeiten (Leistungsfähigkeit, sittliche Gefährdung, besondere Unfallgefahren, gefährl. Stoffe, Lärm, Strahlen u. dgl.)
	– Akkordarbeit (Ausnahmen)
	– Arbeit unter Tage (Ausnahme: Ausbildung von Bergleuten)
Gebote	– Ruhepausen (z. B. 60 Min. bei Arbeitszeit > 6 Std.)
	– besondere Aufenthaltsräume (bei mehr als 10 Jgdl.)
	– Freistellung für Berufsschule
	– Ununterbrochene Freizeit von mind. 12 Std.
	– Mindesturlaub
	– Unterweisung über Gefahren
	– Aushang über Arbeitszeit und Pausen
Verbote	– Züchtigungsverbot
	– Abgabe von Alkohol und Tabak (< 16 Jahre)
	– Branntweinverbot

Tabelle 3.**34** Untersuchungen nach dem JArbSchG

Vorgeschrieben	– Erst-Untersuchung (bei Eintritt in das Berufsleben, Vorlage einer Bescheinigung beim Arbeitgeber)
	– Erste Nachuntersuchung (nach 1 Jahr, keine Weiterbeschäftigung ohne Vorlage einer Bescheinigung beim Arbeitgeber)
freiwillig	– Weitere Nachuntersuchungen (nach jeweils 1 Jahr)
auf Anforderung des Arztes	– Ergänzungs-Untersuchung (durch Facharzt, Zahnarzt usw.)
	– Außerordentl. Nachuntersuchung (wenn Entwicklungszustand, Erkrankungen, Schäden dies erforderlich machen oder Auswirkung der Arbeit auf die Gesundheit noch nicht zu übersehen ist).

Grundsätzlich darf jeder Arzt diese Untersuchungen vornehmen. Es sind einheitliche Formularsätze zu verwenden. Die Kosten trägt das jeweilige Bundesland.

Der Arzt ist verpflichtet, sowohl die Eltern (im Text: *Personensorgeberechtigte*) als auch dem Arbeitgeber über das Ergebnis der Untersuchung zu berichten (Tab. 3.**35**). Dabei bleibt die ärztliche Verschwiegenheitspflicht über Befunde, Diagnosen und dergleichen gewahrt. Der Arzt spricht demnach nur Empfehlungen aus, kann dies den Eltern gegenüber aber durchaus im Sinne einer ärztlichen Beratung tun.

Dadurch daß das Eintrittsalter ins Berufsleben immer höher liegt (fortführende Schulen) hat das Jugendarbeitsschutzgesetz an Bedeutung verloren.

Tabelle 3.**35** Mitteilungspflichten des Arztes

→ Eltern	– wesentliches Untersuchungsergebnis
	– Gefährdungen durch best. Arbeiten
	– erforderliche Gesundheitsmaßnahmen
	– erforderliche Nachuntersuchung
→ Arbeitgeber	– Bestätigung der Untersuchung
	– Gefährdungen durch best. Arbeiten

•••• Ältere Arbeitnehmer

Von *älteren* Arbeitnehmern spricht man schon, wenn das 40. Lebensjahr überschritten ist. Es entwickeln sich degenerative Veränderungen und Abbauerscheinungen der verschiedensten Art, die den Betroffenen oft nicht bewußt sind und ihn in seinem physischen und psychischen Wohlbefinden kaum beeinflussen. Allerdings treten diese Erscheinungen nicht bei allen in gleicher Weise auf, so daß kalendarisches und biologisches Alter häufig nicht deckungsgleich sind.

Im wesentlichen handelt es sich um ein Nachlassen der Muskelkraft, des kardiopulmonalen Leistungsvermögens, der Reaktionsfähigkeit sowie des Hör- und Sehvermögens. Das verminderte Kurzzeitgedächnis erschwert das Erlernen neuer Techniken und Verfahrensweisen und damit eine flexible Einsetzbarkeit.

Vieles kann der ältere Arbeitnehmer durch Erfahrung, Übung und den ökonomischen Einsatz der Kräfte kompensieren. Außerdem arbeitet er meist verantwortungsbewußter, sorgfältiger und zuverlässiger, was allerdings auf Kosten der quantitativen Arbeitsleistung gehen kann.

Ältere Arbeitnehmer sind nicht so häufig, dafür aber oft länger arbeitsunfähig als jüngere Beschäftigte. Auch die Unfallrate ist relativ niedrig; schwere Unfälle kommen allerdings überproportional häufiger vor.

Die Personengruppe der älteren Arbeitnehmer bedarf einer besonderen betriebsärztlichen Betreuung, um eine Überforderung zu vermeiden. Auch die Eignung für Arbeiten mit Eigen- oder Fremdgefährdung (z. B. Fahr- und Steuertätigkeiten, Absturzgefahr u.ä.) ist kritisch zu prüfen. Dafür können ältere Arbeitnehmer wertvolle Arbeit in Positionen verrichten, die Berufs- und Lebenserfahrung voraussetzen (Leitung von Arbeitskreisen, Beratung und Kontaktpflege usw.). Von diesen Möglichkeiten wird allerdings wenig Gebrauch gemacht; vielmehr werden häufig ältere Arbeitnehmer bei dem Streben der Betriebe nach Produktionssteigerung bevorzugt „abgebaut" (z. B. durch *Vorruhestandsregelungen*). Innerbetriebliche Umsetzungen, die mit einem sozialen Abstieg verbunden sind, führen oftmals zu psychosomatischen Störungen.

•••• Frauen

Früher waren Frauen aufgrund ihrer geringeren Muskelmasse und geringeren kardiopulmonalen Leistungsfähigkeit viele Berufe verschlossen, die mit einer stärkeren körperlichen Belastung einhergingen. Durch die starke Mechanisierung und Automatisierung in den letzten Jahrzehnten hat sich dies jedoch stark relativiert, so daß Frauen heute Zugang zu den meisten Berufen haben. Es gibt jedoch noch Bereiche, die im überdurchschnittlichen Maße Muskelkraft voraussetzen (Baugewerbe, Bergbau, Ladearbeiten u. a.).

Ein Problem stellt die Doppel- bzw. Mehrfachbelastung durch Beruf, Familie, Haushalt und Kindererziehung dar. Letzteres trifft in besonderem Maße für alleinerziehende Mütter zu. Viele Beschwerden und Erkrankungen sind auf diese – auch psychisch – belastende Situation zurückzuführen.

Die hergebrachte Vorstellung einer Leistungsänderung durch den Menstruationszyklus ist heute umstritten. Eine Leistungsabnahme in der Menopause ist ebenfalls weniger hormonell bedingt, als vielmehr auf physiologische Alterungserscheinungen zurückzuführen.

Auch in Führungspositionen haben sich Frauen bewährt. Allerdings haben sie es aufgrund der Mehrfachbelastung, aber auch aus soziokulturellen Gründen immer noch schwer, sich gegenüber der männlichen Konkurrenz durchzusetzen. Dies kann zu einer permanenten Streßsituation mit entsprechenden psychosomatischen Reaktionen führen.

• • • • Schwangere, Mütter

Werdende und stillende Mütter fallen unter den Schutz des *Mutterschutzgesetzes* (*„Gesetz zum Schutze erwerbstätiger Mütter"*).

Werdende Mütter dürfen hiernach u. a. nicht mit schweren körperlichen Arbeiten und nicht mit Arbeiten beschäftigt werden, bei denen sie schädlichen Einwirkungen von gesundheitsgefährdenden Stoffen oder Strahlen, von Staub, Gasen oder Dämpfen, von Hitze, Kälte oder Nässe, von Erschütterungen oder Lärm oder bei denen sie erhöhten Unfallgefahren ausgesetzt sind. Auch Arbeiten, bei denen regelmäßig Lasten von mehr als 5 kg Gewicht oder gelegentlich Lasten von mehr als 10 kg Gewicht von Hand gehoben, bewegt oder befördert werden müssen, sind nicht zulässig, desgleichen Akkordarbeit, Mehrarbeit („Überstunden"), Nachtarbeit zwischen 20 und 6 Uhr und Arbeit an Sonn- und Feiertagen. Andere Arbeiten, beispielsweise im Stehen, in Zwangshaltung, auf Beförderungsmitteln (z. B. als Busschaffnerin oder -fahrerin) u. ä., sind nur zeitlich begrenzt erlaubt oder gänzlich unzulässig.

Dies kann zu erheblichen Einschränkungen der Einsetzbarkeit am Arbeitsplatz führen, wie am Beispiel der Heil- und Pflegeberufe dargestellt werden soll: So dürfen hier keine Arbeiten verrichtet werden, die mit einer Infektionsgefährdung (z. B. auch keine Blutabnahme) und die mit Hebearbeit (Umbetten, Pflege von bettlägerigen Patienten) verbunden sind. Arbeiten im Laborbereich und mit Strahlengefährdung (z. B. Röntgen) sind nicht zulässig, desgleichen Nachtdienst und Arbeit am Wochenende und an Feiertagen.

Die Aufsichtsbehörde (Staatliches Gewerbeaufsichtsamt bzw. Amt für Arbeitsschutz) kann Ausnahmen bewilligen, wenn eine Beeinträchtigung der Gesundheit von Mutter und Kind nicht zu befürchten ist. Auf der anderen Seite darf eine werdende Mutter gar nicht beschäftigt werden, wenn ärztlicherseits eine Gefährdung von Mutter oder Kind anzunehmen ist.

Der Arbeitgeber muß eine Sitzgelegenheit wenigstens zum kurzen Ausruhen und einen Liegeraum zur Verfügung stellen. Bei ständig sitzender Tätigkeit muß die Gelegenheit zu kurzen Unterbrechungen der Arbeit gegeben werden.

Werdende Mütter dürfen in den letzten sechs Wochen vor der Entbindung nicht beschäftigt werden, sofern sie sich nicht ausdrücklich zur Arbeitsleistung bereit erklären. Nach der Geburt besteht ein Beschäftigungsverbot bis zum Ablauf von acht Wochen (bei Mehrlings- und Frühgeburten von zwölf Wochen). In den ersten Monaten nach Arbeitsaufnahme kann die Einsetzbarkeit im Beruf durch ein ärztliches Attest eingeschränkt werden.

Stillende Mütter dürfen keine Arbeiten verrichten, wenn davon eine Gefährdung für das Kind ausgeht (z. B. bei toxischen Stoffen, die in die Muttermilch gelangen können, oder Infektionsmöglichkeiten). Zum Stillen ist die erforderliche Zeit freizugeben.

Werdende Mütter sollen dem Arbeitgeber ihre Schwangerschaft und den voraussichtlichen Tag der Entbindung bekannt geben. Der Arbeitgeber hat dann die Aussichtsbehörde (s. oben) zu benachrichtigen.

Eine Kündigung des Arbeitsverhältnisses ist während der Schwangerschaft und bis zu vier Monaten nach der Entbindung unzulässig.

•••• Ausländische Arbeitnehmer

Bedingt durch sprachliche Barrieren sowie kulturelle und religiöse Unterschiede weisen ausländische Arbeitnehmer häufig Anpassungsprobleme an die Lebens- und Arbeitsbedingungen in Deutschland auf. Integrationsschwierigkeiten können auch in der zweiten, in Deutschland aufgewachsenen Generation noch bestehen.

Hieraus resultieren gesundheitliche Probleme: Typisch sind Erkrankungen des Magen-Darm-Traktes, zu denen die psychosoziale Situation der Ausländer sicher wesentlich beiträgt.

Auch in der Therapie ergeben sich Schwierigkeiten aus einer manchmal ganz anderen Einstellung zu Krankheit und Heilung, weshalb auch häufig der sozialen und betriebsärztlichen Betreuung dieses Personalkreises Grenzen gesetzt sind. Darüber hinaus scheitern Versuche der Hinführung zu einer anderen, gesünderen Lebensweise oder der Einbeziehung in Selbsthilfegruppen (z. B. ehemalige Alkoholiker, Rückenschulen, Gymnastik) häufig allein schon aus sprachlichen Gründen. Es empfiehlt sich deshalb, Mittelspersonen aus dem betreffenden Sprach- und Kulturkreis bei der Therapie mit hinzuzuziehen.

•••• Schichtarbeiter

Etwa 20% aller Arbeitnehmer (überwiegend Männer) arbeiten in irgendeiner Wechselschichtform oder zu ungewöhnlichen Zeiten (z. B. Dauernachtschicht).

Da Schichtarbeit dem natürlichen Biorhythmus zuwiderläuft, bleiben häufig negative Auswirkungen auf Leistung und Körperfunktionen nicht aus. Am ungünstigsten wirkt sich hierbei die Nachtschicht aus. Dies ist darauf zurückzuführen, daß bei vielen Körperfunktionen der normale Tag-Nacht-Rhythmus grundsätzlich auch bei längerer Schichtarbeit erhalten bleibt, so daß die Arbeitsleistung zu einer Zeit erbracht werden muß, in der die Körperfunktionen die geringste Leistungsbereitschaft aufweisen. Die Arbeitsleistung muß dann durch erhöhte Willensanstrengung und unter Einsatz der Leistungsreserven erbracht werden. Da auch Konzentrationsfähigkeit und Reaktionsvermögen nachts vermindert sind, steigt zu dieser Zeit das Unfallrisiko (Arbeitsunfälle, Verkehrsunfälle).

Die gesundheitlichen Folgen der Schichtarbeit bestehen häufig in Schlafstörungen und Störungen im Bereich des Magen-Darm-Traktes. Zum einen hat der Tagschlaf nach Länge und Tiefe ohnehin nicht die Qualität des Nachtschlafes; außerdem sind die Störfaktoren (Lärm, soziale Umwelt) am Tag größer. Bei den Beschwerden seitens des Magen-Darm-Traktes handelt es sich meist um funktionelle Störungen, die einmal durch die Essensaufnahme zur unphysiologischen Zeit, zum anderen durch die in der Regel in der Nacht mindere Essensqualität (Kantine bietet meist kein warmes Essen an) bedingt sind. Aber auch schwerere Erkrankungen (Magen- oder Zwölffingerdarmgeschwüre) kommen vor. Dagegen ließ sich bisher ein häufigeres Vorkommen von Herz-Kreislauf-Erkrankungen nicht nachweisen. Bestehende Erkrankungen (z. B. Diabetes, neurovegetative Störungen oder psychiatrische Erkrankungen) können sich jedoch verschlimmern.

Erheblich beeinträchtigt sind Schichtarbeiter in ihrem familiären und sozialen Leben. So steht häufig für die Familie zu wenig und zu unregelmäßig Zeit zur Verfügung. Kulturelle, politische oder sportliche Veranstaltungen sowie Kontakte mit Freunden und Verwandten können nur eingeschränkt wahrgenommen werden. Dem Schichtarbeiter droht die Gefahr einer sozialen Isolation.

Da in unserer hochtechnisierten Gesellschaft ein Verzicht auf Schichtarbeit nicht realisierbar ist, sind Vorkehrung zur Vermeidung von gesundheitlichen Schäden erforderlich. So sollten die Schichtpläne sorgfältig und unter Berücksichtigung der biologischen Gegebenheiten und der sozialen Bedürfnisse der Arbeitnehmer ausgewählt werden. Dabei sind langfristige Planbarkeit der Arbeitszeit und optimale Regelung der Freizeiten von besonderer Wichtigkeit. Im Rahmen arbeitsmedizinischer Vorsorgeuntersuchungen sollten gesundheitlich besonders gefährdete Arbeitnehmer (bei schon bestehenden Schlafstörungen, bei Magen-Darm-Erkrankungen, vegetativer Labilität, Diabetes, Herz-Kreislauf-Erkrankungen u.ä.) von der Schichtarbeit abgehalten werden.

Montagearbeiter, Auslandsaufenthalte

Arbeiten auf Montage und im Ausland sind oft dadurch gekennzeichnet, daß die Arbeitnehmer dürftig untergebracht und mangelhaft versorgt werden (auch ärztlich) sowie sozial (allein oder in einer kleinen Gruppe) isoliert sind. Die Selbstversorgung kann zu einer unzureichenden Ernährung führen. Langeweile und Isolierung haben leicht Alkoholmißbrauch und das Fehlen der Familie bzw. des gewohnten Umfeldes gelegentlich eine erhöhte Gefährdung durch Geschlechtskrankheiten (z.B. AIDS) zur Folge. Hinzu kommt ggf. eine gesundheitliche Belastung durch die Klimaumstellung oder eine Gefährdung durch am Einsatzort endemische oder häufiger auftretende Infektionskrankheiten.

Arbeitnehmer auf Montage oder im Ausland bedürfen deshalb einer sorgfältigen Vorbereitung. Vor Auslandsaufenthalten ist in bestimmten Fällen eine Beratung und erforderlichenfalls eine Untersuchung durch einen erfahrenen Arzt vorzunehmen. Eine fortlaufende Betreuung durch den Heimatbetrieb sollte die Regel sein. Bei längerer Abwesenheit ist es von Vorteil, wenn die Familie mitreist.

Schwerbehinderte

Durch das *Schwerbehindertengesetz* sollen Behinderte in der Arbeitswelt gefördert werden. Betriebe sind deshalb verpflichtet, Schwerbehinderte zu beschäftigen (bei mehr als 16 Arbeitsplätzen müssen mindestens 6% der Arbeitnehmer Schwerbehinderte sein). Es besteht ein besonderer Kündigungsschutz. Außerdem werden Schwerbehinderte im Betrieb zusätzlich durch die hierfür zuständige Hauptfürsorgestelle betreut.

Schwerbehinderte weisen einen Grad der Behinderung von mindestens 50% auf (festgestellt durch das Versorgungsamt). Meist handelt es sich um schwere körperliche Defekte (z.B. Verlust von Gliedmaßen), neurologische Schäden (z. B. Querschnittslähmung), Taubheit, Blindheit oder geistige Behinderungen.

Selbst schwere Behinderungen lassen sich in erheblichem Umfange kompensieren. Voraussetzung sind eine entsprechende Gestaltung des Arbeitsplatzes und der Arbeitsaufgabe sowie Verständnis der Vorgesetzten und Kollegen. Schwerbehinderte entwickeln oftmals einen erstaunlichen Ehrgeiz, leistungsmäßig mit Nichtbehinderten mitzuhalten. Dessen ungeachtet besteht in vielen Betrieben wenig Neigung, sich für Schwerbehinderte zu engagieren; die Betriebe umgehen dann die gesetzliche Verpflichtung zur Beschäftigung Schwerbehinderter durch Ausgleichszahlungen.

Alkoholiker, Drogenabhängige

Alkoholismus spielt in nahezu allen Betrieben eine Rolle. Das Problem besteht am Anfang darin, daß diese Mitarbeiter von ihren Kollegen gedeckt werden; Alkoholiker sind im Anfangsstadium nämlich oftmals recht kontaktfreudige Menschen. Erst wenn sie in ihrer Leistung nachlassen, häufig ausfallen, an Unfällen beteiligt sind, versuchen Vorgesetzte und Kollegen, sie loszuwerden. Dann ist für die Therapie oftmals wertvolle Zeit verstrichen.

Nach einer Entzugsbehandlung („*Entziehungskur*") sollen Alkoholkranke sich einer Selbsthilfegruppe anschließen (z. B. *Anonyme Alkoholiker*), wie sie in größeren Betrieben oftmals vorhanden ist. Alkoholismus ist eine Krankheit, die einer lebenslangen Betreuung bedarf. Wichtig ist daher, daß auch im Betrieb die Umgebung den „trockenen" Alkoholiker in seiner absoluten Alkoholabstinenz unterstützt. Trotz aller Bemühungen ist nicht in jedem Falle eine Reintegration in den alten Arbeitsbereich möglich. Viele Alkoholkranke werden zudem rückfällig und sinken allmählich sozial ab.

Drogenabhängige sind im Betrieb viel schwerer zu erkennen, da sie sich meist nicht grob auffällig verhalten. Die Dunkelziffer ist deshalb entsprechend groß. Laborchemische Screening-Tests sind nur in bestimmten Ausnahmefällen zulässig. Eine erfolgreiche Therapie und die Reintegration im Betrieb sind sehr schwierig. Die Betriebe, vor allem kleinere haben auf diesem Gebiet auch häufig wenig Erfahrung.

3.3.3 Sozialmedizinische Aspekte

Arbeitsunfähigkeit

Arbeitsunfähigkeit ist ein Begriff aus der gesetzlichen Krankenversicherung und dem Lohnfortzahlungsgesetz.

- *Definition:* Arbeitsunfähigkeit liegt vor, wenn ein Arbeitnehmer seine zuletzt ausgeübte oder eine ähnliche Erwerbstätigkeit überhaupt nicht oder nur unter der Gefahr einer Verschlimmerung des Leidens verrichten kann.

Die Feststellung der Arbeitsunfähigkeit erfolgt durch den behandelnden Arzt. Es gehört nicht zu den Aufgaben des Betriebsarztes, Krankmeldungen auf ihre Berechtigung zu überprüfen (§ 3 ASiG). Letzteres nimmt ggf. der medizinische Dienst der Krankenversicherungen vor. Dessen ungeachtet ist es von Vorteil, wenn der behandelnde Arzt oder sonstige Therapeut zur Klärung der beruflichen Anforderungen, zur Prüfung der Frage einer beruflichen Verursachung der Erkrankung und im Rahmen der - evtl. stufenweisen - Wiedereingliederung in den Arbeitsprozeß Verbindung mit dem Betriebsarzt aufnimmt. Allerdings wird von dieser Möglichkeit in der Praxis noch wenig Gebrauch gemacht. Auch im Rahmen einer Rehabilitation nach längerer Krankheit ist eine Ausrichtung auf den bisherigen oder künftigen Arbeitsplatz hin sehr wichtig.

In den Betrieben spielen u. a. wegen der Kosten durch die Lohnfortzahlung im Krankheitsfalle Ausfallzeiten durch Arbeitsunfähigkeit (kurz: „Krankenstand") eine erhebliche Rolle bei den Lohnnebenkosten. Das Interesse, diese Kosten zu senken, ist daher groß. Die getroffenen Maßnahmen sind aber oftmals wenig effektiv; sie reichen von wohlmeinenden Maßnahmen der Gesundheitsförderung „nach dem Gießkannenprinzip" über Appelle an die Mitarbeiter bis hin zu Pressionen. Auch über die Ursachen eines hohen Krankenstandes gehen je nach Standort die Meinungen in den Betrieben auseinander („arbeits-, motivations-, schicksalsbedingt"). Dabei ist unbekannt, was als „normaler" Krankenstand gelten kann. Bezogen auf die Jahresarbeitszeit reicht die Spannweite von wenigen Prozentpunkten bis zu weit über 10%. Man kann allenfalls einen branchenbezogenen Mittelwert errechnen oder die Fehlzeiten über mehrere Jahre beobachten und daraus Rückschlüsse ziehen.

Da wo es gelungen ist, den Krankenstand deutlich und dauerhaft zu senken, erfolgte dies meist im Rahmen einer von allen akzeptierten Unternehmensphilosophie, die alle Beteiligten in die Pflicht nimmt („Gesunde Mitarbeiter in einem gesunden Unternehmen"). Dabei muß das Unternehmen Hilfen bieten (z.B. durch gezielte Maßnahmen der Gesundheitsförderung) und die Mitarbeiter müssen im Bewußtsein einer Eigenverantwortung für ihre Gesundheit diese Hilfen auch annehmen.

•••• Erwerbsunfähigkeit

Der Begriff stammt aus der Rentenversicherung.

- *Definition:* Erwerbsunfähigkeit liegt vor, wenn „eine Erwerbstätigkeit wegen Krankheit oder Behinderung auf nicht absehbare Zeit nicht in einer gewissen Regelmäßigkeit verrichtet werden kann oder nicht mehr als nur geringfügige Einkünfte erzielt werden können".

Dabei ist die zuletzt ausgeübte Tätigkeit nicht maßgebend. Der Versicherte kann vielmehr auf eine Reihe ähnlicher Tätigkeiten verwiesen werden, sofern dies zumutbar ist.

Erwerbsunfähigkeit begründet einen Rentenanspruch durch die gesetzliche Rentenversicherung. Meist ist hierfür eine ärztliche Begutachtung erforderlich.

Dagegen ist die „Minderung der Erwerbsfähigkeit" ein Begriff aus dem Unfallversicherungsrecht. Der erlernte Beruf und die zuletzt ausgeübte Tätigkeit sind dabei nicht maßgebend.

- *Definition:* Die *„Minderung der Erwerbsfähigkeit"* (MdE) bezeichnet die Minderung der individuellen Fähigkeit, auf dem allgemeinen Arbeitsmarkt einer Erwerbstätigkeit nachzugehen, und wird in Prozent ausgedrückt.

Bei einer Minderung der Erwerbsfähigkeit von mindestens 20% besteht ein Rentenanspruch („Teilrente") im Rahmen der gesetzlichen Unfallversicherung. Auch hier ist eine ärztliche Begutachtung erforderlich.

•••• Rehabilitation

Ziel der Rehabilitation ist es, einem Erkrankten oder Behinderten die Wiederaufnahme der Arbeit am alten Arbeitsplatz zu ermöglichen oder die bestmögliche Reintegration ins Berufsleben zu bewerkstelligen. Rehabilitationsmaßnahmen sollen so früh wie möglich einsetzen, auch wenn vorerst nur die Gefahr einer längeren Krankheit oder bleibenden Schädigung abzusehen ist.

Lange Arbeitsunfähigkeit oder Arbeitslosigkeit führen zu einem Trainingsverlust und schließlich zur Resignation, wodurch die Bereitschaft des Patienten zu Mitwirkung und damit der Erfolg der Rehabilitation in Frage gestellt wird.

Die Rehabilitation beginnt schon bei der Früherkennung von Gesundheitsschäden und reicht über die medizinische Behandlung und sonstige therapeutische Maßnahmen, die Versorgung mit Prothesen und anderen Hilfsmitteln bis zu Hilfen bei der Erhaltung oder Erlangung eines Arbeitsplatzes, zu Berufsfindungsmaßnahmen und zur Arbeitserprobung, Umschulung, Fortbildung u. a. Dies setzt ein Zusammenwirken von Ärzten und anderen Berufen im therapeutischen Bereich, Psychologen, Sozialarbeitern, Pädagogen und Technikern voraus. Von großer Bedeutung sind detaillierte berufskundliche Kenntnisse aller im Rehabilitationsverfahren beteiligten Fachleute.

Es besteht ein gegliedertes System der Rehabilitation, in dem – allerdings in unterschiedlichem Maße – verschiedene Träger tätig werden. Es sind dies: die Gesetzliche Krankenversicherung, die Gesetzliche Rentenversicherung, die Gesetzliche Unfallversicherung, die Arbeitsverwaltung (Arbeitsförderung), das Versorgungswesen und die Sozialhilfe.

Folgende Rehabilitationseinrichtungen stehen zur Verfügung:

- Einrichtungen der *medizinischen Rehabilitation* (Phase I). Krankenhäuser mit spezieller medizinischer Indikation. Sie übernehmen Patienten unmittelbar nach Abschluß einer stationären Akutbehandlung (*Anschlußheilbehandlung*) oder bei drohender Arbeits- oder Erwerbsunfähigkeit.

- Einrichtungen der *medizinisch-beruflichen Rehabilitation* (Phase II). Sie stellen den Übergang zwischen medizinischer Versorgung und der beruflichen Rehabilitation dar. Hier soll geklärt werden, inwieweit der Patient rehabilitierbar ist, d. h. ob er seine frühere Arbeit wieder aufnehmen kann, eine Umsetzung oder Umschulung in Frage kommt bzw. welche beruflichen Möglichkeiten überhaupt noch bestehen.

- Einrichtungen der *beruflichen Rehabilitation* (Phase III). Diese *Berufsförderungswerke* führen die berufliche Wiedereingliederung durch. Meist handelt es sich um die Erlernung eines neuen Berufes (*Umschulung*). Dabei wird ein regulärer Abschluß der Berufsausbildung angestrebt.

Bei den *Berufsbildungswerken* handelt es sich dagegen um Einrichtungen, die die erstmalige Eingliederung jugendlicher Behinderter vornehmen, denen wegen der Art und Schwere ihrer Behinderung eine allgemeine Berufsausbildung und damit der Zugang zum allgemeinen Arbeitsmarkt verschlossen ist.

3.3.4 Gesundheitliche Prävention im Betrieb

Unter *Prävention* versteht man alle Maßnahmen, die geeignet sind, Krankheiten und Unfälle zu verhindern und die Gesundheit, zumindest den derzeitigen Zustand, zu erhalten. Hierfür gibt es unterschiedliche Ansatzpunkte:

- *Individuelle Prävention.* Damit sind einmal die eigenen Bestrebungen des Einzelnen gemeint, seine Gesundheit zu erhalten. Zum anderen fällt hierunter die ärztliche Vorsorge, z. B. in Form von gesundheitlicher Beratung oder von arbeitsmedizinischen Vorsorgeuntersuchungen.

- *Umweltbezogene Prävention.* Diese gestaltet die Arbeitsumwelt so, daß von ihr keine schädigenden Einwirkungen auf den Einzelnen ausgeht. Sie ist das Aufgabenfeld des technischen und organisatorischen Arbeitsschutzes sowie der Ergonomie. Vieles ist inzwischen durch rechtliche Vorschriften geregelt.

Häufig wird eine Einteilung in primäre, sekundäre und tertiäre Prävention vorgenommen:

- Die *primäre Prävention* schließt alle Maßnahmen ein, die geeignet sind, eine Erkrankung oder Schädigung zu verhindern. Dazu gehört die Verhaltensprävention des Einzelnen mit dem Ziel, so weit beeinflußbar seine Gesundheitsrisiken selbst zu vermindern (z. B. durch richtige Ernährung, Sport, Einschränkung von Genuß- und Meidung von Suchtmitteln, sicherheitsbewußtes Verhalten). Auch Schutzimpfungen und persönliche Schutzausrüstung (Schutzhandschuhe, Atemschutzmasken u.ä.) dienen diesem Zweck. Daneben beinhaltet die primäre Prävention alle Maßnahmen am Arbeitsplatz oder im Arbeitsumfeld zur Verhinderung von Gesundheitsgefahren (*Arbeitsschutz*). Arbeitsmedizinisch kann dies durch die Feststellung von persönlichen Risikofaktoren unterstützt werden (z. B. im Rahmen von arbeitsmedizinischen Vorsorge- oder von Jugendarbeitsschutzuntersuchungen).

- Die *sekundäre Prävention* kann einen Schaden nicht verhindern, durch Früherkennung aber in seinem Ausmaß beherrschen und ggf. schnelle Heilung herbeiführen. Sofern durch arbeitsmedizinische Vorsorgeuntersuchungen Personen mit individuellem Erkrankungsrisiko nicht grundsätzlich von Tätigkeiten mit erhöhtem Risiko abgehalten werden, haben sie eine Früherkennung zum Ziele.

- Mit einer *tertiären Prävention* bezeichnet man mitunter Maßnahmen, die ein Fortschreiten von Erkrankungen verhindern sollen. Im Grunde handelt es sich aber um therapeutische und rehabilitative Maßnahmen.

Von Prävention wird viel gesprochen, ohne daß unterstellt werden kann, daß immer das gleiche gemeint ist. Dies gilt insbesondere für die Betriebe; hier steht häufig ein tradiertes Rollenverständnis („Medizin ist gleich Therapie") im Wege. Immerhin ist inzwischen eine Reihe von Präventivmaßnahmen in der Arbeitswelt etabliert.

• • • • Körperliche Eignung

Dieses Thema ist sozialpolitisch nicht unumstritten. Kritiker befürchten, daß durch ein Ausleseverfahren („Bestauslese") nur besonders widerstandsfähige Arbeitnehmer eingestellt werden und der Arbeitsschutz dabei vernachlässigt wird. Zum anderen könnte hierdurch das Recht auf freie Wahl des Berufes und des Arbeitsplatzes eingeschränkt werden.

Dem steht gegenüber, daß dem Arbeitnehmer nicht gedient ist, wenn er den Anforderungen des Berufes bzw. des Arbeitsplatzes körperlich bzw. gesundheitlich nicht gewachsen ist, vielleicht voraussehbar sogar die Gefahr einer Erkrankung besteht.

Zudem hat grundsätzlich der Arbeitgeber ein Recht darauf, sich die Mitarbeiter auszusuchen. Dieses gilt auch in gesundheitlicher Hinsicht, z. B. durch Einstellungsuntersuchungen. Dabei darf er aber nur feststellen lassen, ob der Bewerber überhaupt in der Lage ist, die vorgesehene Arbeit zu übernehmen. Eine Langzeitprognose in gesundheitlicher Hinsicht ist hiermit nicht verbunden; auch werden die medizinischen Möglichkeiten hierzu oftmals überschätzt. (Der Arbeitgeber erfährt nur das Ergebnis der Untersuchung, d. h. ob Eignung besteht oder nicht bzw. in welchem Umfange, aber er erfährt keine Diagnosen und Befunde).

Die Kriterien einer Eignung für einen Beruf oder einen bestimmten Arbeitsplatz ergeben sich einmal aus Vorschäden und Erkrankungen, zum anderen aus individuellen Besonderheiten, die meist keinen Krankheitswert besitzen.

Daß Vorschäden und Erkrankungen Konsequenzen für den Beruf oder den Arbeitsplatz haben können, ist meist einzusehen. So wäre es medizinisch in der Regel nicht zu vertreten, wenn z. B. ein Beinamputierter Briefträger wird oder ein Patient mit Wirbelsäulenschaden Ladearbeiten, nach einem Herzinfarkt schwere körperliche Arbeiten oder mit Diabetes Schichtarbeit verrichtet.

Nicht so ohne weiteres wird dagegen akzeptiert, wenn sich aus anlagemäßigen Besonderheiten Einschränkungen ergeben. Da der Betroffene diese Besonderheiten nicht als Krankheit empfindet, fehlt oftmals die Einsicht. Dies sei an Beispielen erläutert:

- *Farbsinnstörungen* sind ganz überwiegend angeboren (etwa 8 % der männlichen Bevölkerung), keiner Therapie zugänglich und mit Hilfsmitteln nicht zu korrigieren. Die Betroffenen sind hierdurch keineswegs behindert und können auch den meisten beruflichen Tätigkeiten nachgehen. Es gibt aber Ausnahmen, bei denen ein intaktes Farberkennungsvermögen gefordert wird, z. B. wenn die Farbe eine Information beinhaltet (bestimmte Bildschirmtätigkeiten, im Verkehrsbereich, in der Elektrobranche us.) oder in irgendeiner Form Bestandteil der Tätigkeit ist (Kunsthandwerk, Innenausstattung usw.).

- Unter *allergischer Diathese* versteht man die Bereitschaft des Körpers zu allergischen Erkrankungen. Sie kann sich in Vorerkrankungen (Milchschorf, Heuschnupfen), manchmal aber auch nur durch diskrete Zeichen äußern. Derartige Personen sind in einigen Berufen in hohem Maße gegenüber Hautekzemen oder Asthmaerkrankungen gefährdet (z. B. als Bäcker und Konditor, Friseur, Tierpfleger und Kürschner).

Die Feststellungen zur beruflichen Eignung kann jeder Arzt treffen, wenn er über entsprechende berufskundliche Kenntnisse verfügt. Sie sind aber in besonderem Maße Inhalt von Vorsorgeuntersuchungen. Der Arzt selbst kann aber nur beraten; er entscheidet nicht über Berufswahl, Einstellung usw., sondern äußert ggf. nur seine Bedenken.

Vorsorgeuntersuchungen

Im Rahmen gesundheitlicher Vorsorge sind für bestimmte Arbeitnehmer, deren Arbeit mit außergewöhnlichen Unfall- oder Gesundheitsgefahren verbunden ist, nach staatlichen Rechtsvorschriften oder berufsgenossenschaftlichen Unfallverhütungsvorschriften spezielle ärztliche Untersuchungen vorgeschrieben.

Arbeitsmedizinische Vorsorgeuntersuchungen erfolgen teils nach staatlichen, teils nach berufsgenossenschaftlichen Vorschriften. Die entsprechenden chemischen, physikalischen und biologischen Gefährdungen werden in der berufsgenossenschaftlichen Unfallverhütungsvorschrift „Arbeitsmedizinische Vorsorge" zusammengefaßt. Für die Durchführung wurden mit den „*Berufsgenossenschaftlichen Grundsätzen für arbeitsmedizinische Vorsorgeuntersuchungen*" (oftmals kurz „G-Untersuchungen" genannt) einheitliche und allgemein verbindliche Regeln erstellt. Sie beruhen auf anerkannten wissenschaftlichen Erkenntnissen und legen den jeweilig erforderlichen Untersuchungsumfang und die Kriterien für die Bewertung der Befunde fest. Die Untersuchungen erfolgen immer gezielt auf bestimmte Schädigungsmöglichkeiten hin.

Man unterscheidet zwischen Erst-, Nach- und nachgehenden Untersuchungen.

- *Erstuntersuchungen* erfolgen vor der Aufnahme einer Tätigkeit mit Gefährdungspotential. Es ist dabei zu ermitteln, ob hiergegen gesundheitliche Bedenken bestehen.

- *Nachuntersuchungen* werden in vorgeschriebenen Zeitabständen durchgeführt. Sie dienen der Feststellung von inzwischen evtl. eingetretenen Schäden oder Änderungen der gesundheitlichen Voraussetzungen.

- *Nachgehende Untersuchungen* sind erforderlich, wenn früher unter der Einwirkung krebserregender Stoffe gearbeitet wurde. Diese sind wegen der z.T. langen Latenzzeit zwischen Exposition und Erkrankung erforderlich.

Die Beurteilung erfolgt in Form von „Bedenken" oder „keine Bedenken" u.ä.; Hinweise auf Befunde oder Diagnosen sind nicht erlaubt. Es ist Aufgabe des Arbeitgebers, die Empfehlungen des Arztes umzusetzen, wie er auch für die fristgerechte Vorstellung der betroffenen Mitarbeiter beim Arzt verantwortlich ist. Er wie auch der Arbeitnehmer haben ein Widerspruchsrecht bei der zuständigen Arbeitsschutzbehörde.

Die arbeitsmedizinischen Vorsorgeuntersuchungen dürfen nur von eigens hierfür beauftragten („ermächtigten") Ärzten vorgenommen werden. Voraussetzungen sind die besondere Fachkunde für die jeweilige Untersuchung sowie eine geeignete räumliche und apparative Ausstattung.

Eine für die berufliche Weichenstellung oftmals entscheidende Untersuchung ist die nach dem *Jugendarbeitsschutzgesetz* (s. dort), die aber leider nicht immer im Hinblick auf die gesundheitliche Eignung konsequent durchgeführt wird. Sie kann von jedem Arzt vorgenommen werden, ist also nicht an eine besondere Beauftragung gebunden.

Gerade für den medizinischen Bereich sind die Untersuchungen nach der *Röntgenverordnung* und der *Strahlenschutzverordnung* wichtig. Die Untersuchungen werden grundsätzlich ähnlich wie die o.a. Untersuchungen vorgenommen. Es ist eine Ermächtigung des untersuchenden Arztes erforderlich.

Innerbetriebliche Maßnahmen zur Erhaltung der Gesundheit

Nach allen Rechtsvorschriften des Arbeitsschutzes ist der Arbeitgeber für den gesundheitlichen Schutz seiner Mitarbeiter zuständig und verantwortlich. Er kann diese Aufgaben an Fachleute delegieren, bleibt aber grundsätzlich in dieser Verpflichtung. Dies wird in speziellen Arbeitsschutzvorschriften im einzelnen ausgeführt, wie in den folgenden Beispielen dargestellt wird:

■ *Beispiele:* Nach dem Arbeitssicherheitsgesetz sind für den Bereich des Arbeits- und Gesundheitsschutzes *Betriebsärzte* und *Fachkräfte für Arbeitssicherheit* zu bestellen. Sie beraten den Arbeitgeber in allen Fragen des Gesundheitsschutzes, so z.B. bei der Planung von Betriebsanlagen, der Beschaffung von Maschinen, bei der Einführung von Arbeitsverfahren und Arbeitsstoffen, bei der Arbeitszeitplanung, der Gestaltung der Arbeitsplätze, der Arbeitsumwelt und der Arbeitsabläufe. Gemeinsam haben sie die Arbeitsstätten in regelmäßigen

Abständen zu begehen und auf Mängel hin zu untersuchen.
Die Betriebsärzte haben zudem bei der Auswahl und Erprobung von Körperschutzmitteln mitzuwirken, die Erste Hilfe im Betrieb zu organisieren, bei Arbeitsplatzwechsel zu beraten und schließlich die Arbeitnehmer selbst zu untersuchen und zu beraten. Betriebsärzte unterliegen wie alle Ärzte der ärztlichen Verschwiegenheitspflicht. Sie sind wie die Fachkräfte für Arbeitssicherheit bei der Anwendung ihrer Fachkunde weisungsfrei.

In einem *Arbeitsschutzausschuß* (kurz: ASA) werden alle zentralen Anliegen des Arbeitsschutzes und der Unfallverhütung vom Arbeitgeber, Betriebsrat und Betriebsarzt sowie von der Fachkraft für Arbeitssicherheit und den Sicherheitsbeauftragten gemeinsam für den Betrieb beraten und beschlossen.

Nach dem Arbeitsschutzgesetz muß der Arbeitgeber alle *Gefährdungsmöglichkeiten* ermitteln, die erforderlichen Schutzmaßnahmen treffen und die betroffenen Mitarbeiter davon unterrichten. Bei Gefahrstoffen ist ein Kataster aller im Betrieb verwendeten Stoffe mit entsprechenden Schutzanweisungen zu erstellen.

•••• Außerbetriebliche Einwirkungsmöglichkeiten

Hier sind insbesondere die Überwachungsinstitutionen des Arbeitsschutzes zu erwähnen:

- *Staatliches Gewerbeaufsichtsamt* oder *Amt für Arbeitsschutz*. Es handelt sich um eine Aufsichtsbehörde mit weitreichenden Befugnissen. Sie können jederzeit den Betrieb betreten und haben das Recht der direkten Einwirkung (bis hin zur Stillegung von Maschinen, Anlagen oder Betrieben).

- *Technischer Aufsichtsdienst* der Träger der Unfallversicherung (z. B. der Berufsgenossenschaften). Sie überwachen insbesondere die Umsetzung der Unfallverhütungsvorschriften.

- *Staatlicher Gewerbearzt* oder *Landesgewerbearzt*. Er berät das staatliche Gewerbeaufsichtsamt in allen Fragen des medizinischen Arbeitsschutzes und kann auf diese Weise ebenfalls auf die innerbetrieblichen Verhältnisse einwirken.

- *Gesetzliche Krankenkassen* können bei der Verhütung arbeitsbedingter Gesundheitsgefahren mitwirken, wenn Zusammenhänge zwischen Erkrankungen und Arbeitsbedingungen anzunehmen sind.

•••• Gesundheitsförderung im Betrieb

Manche Unternehmen treffen über die rechtlichen Vorschriften hinaus Maßnahmen zum Gesundheitsschutz und zur Verbesserung des Gesundheitszustandes ihrer Mitarbeiter. Meist handelt es sich um Angebote im sportlichen Bereich (Ausgleichsgymnastik Fitnessprogramme, Rückenschule u.ä.), um die Einrichtung von Selbsthilfegruppen (z.B. ehemalige Alkoholiker), therapeutische Angebote (Massage, Diätberatung u.ä.) oder eine gesundheitsbewußte Orientierung des Kantinenprogrammes. Eine Einflußnahme auf die Arbeitsbedingungen besteht durch die Mitarbeiterbeteiligung im Rahmen von *Gesundheitszirkeln*. Es handelt sich hierbei um ein Verfahren, bei dem Mitarbeiter in einer hierarchiefreien Umgebung zusammen mit Vorgesetzten, Vertretern des Betriebs- oder Personalrates sowie mit Betriebsarzt und Fachkraft für Arbeitssicherheit Fragen des Arbeits- und Gesundheitsschutzes, die ihre Arbeitsplätze betreffen, besprechen und gemeinsam Lösungsvorschläge entwickeln.

Der Wirkungsgrad all dieser Maßnahmen hängt wesentlich davon ab, wie sehr die Unternehmensleitung sich damit identifiziert („Unternehmensphilosophie").

•••• Rechtsvorschriften (Übersicht)

Der Arbeitsschutz im Betrieb und die Arbeitsmedizin im speziellen sind heute in erheblichem Umfange durch Rechtsvorschriften reglementiert. Es handelt sich um Normen der Europäischen Union, Gesetze und Verordnungen sowie Vorschriften der Unfallversicherungsträger. Die wichtigsten werden im folgenden aufgeführt.

- *Vorschriften der Europäischen Union.* Diese haben inzwischen starken Einfluß auf die nationale Gesetzgebung. Sie sollen die nationalen Rechtssysteme der einzelnen Staaten einander angleichen und europaweit Mindeststandards gewährleisten.

- *Arbeitsschutzgesetz (ArbSchG).* Hier werden die Grundpflichten des Arbeitgebers im innerbetrieblichen Arbeitsschutz zusammengefaßt. Mit dem Gesetz werden außerdem die EU-Richtlinien in deutsches Recht umgesetzt.

- *Sozialgesetzbuch (SGB) VII.* Es löst die Reichsversicherungsordnung (RVO) bezüglich der Unfallversicherung ab.

- *Arbeitssicherheitsgesetz (ASiG).* Die Betriebe werden verpflichtet, Betriebsärzte und Fachkräfte für Arbeitssicherheit zu bestellen, deren Aufgaben beschrieben werden.

- *Gerätesicherheitsgesetz (GSG).* Alle technischen Arbeitsmittel müssen sicherheitstechnischen Anforderungen entsprechen. Das Gesetz gilt für Hersteller, Importeure und den Handel in gleicher Weise.
- *Jugendarbeitsschutzgesetz (JArbSchG).* Betroffen sind Jugendliche bis zur Vollendung des 18. Lebensjahres. Das Gesetz beinhaltet Vorschriften u.a. über Beschäftigungsbeschränkungen, Dauer der Arbeits- und Freizeit und ärztliche Untersuchungen.
- *Mutterschutzgesetz (MuSchG).* Es gilt für Schwangere und Stillende und soll Mutter und Kind vor Gefahren schützen, die bei der beruflichen Arbeit auftreten können.
- *Gefahrstoffverordnung (GefStoffV).* Es handelt sich um eine umfangreiche Zusammenstellung der gesundheitsgefährdenden Stoffe, deren Gefahrenpotential, der Kennzeichnung, der Schutzvorschriften und Verbote, der erforderlichen Vorsorgeuntersuchungen usw.
- *Arbeitstättenverordnung (ArbStättV).* Festlegung von Mindestanforderungen an Arbeitsräume hinsichtlich Mindestgröße, Luftraum, Bewegungsfläche usw., an Arbeitsplätze hinsichtlich Beleuchtung, Belüftung, Klimatisierung, Schutz gegen Lärm, Stäube, schädliche Stäube und Dämpfe, an Sozial- und Sanitärräume sowie an die ergonomische Gestaltung der Möbel.
- *Röntgenverördnung (RöV)* und
- *Strahlenschutzverordnung (StrlSchV).* Sie regeln den Umgang mit Röntgenstrahlern bzw. mit radioaktiven Stoffen oder Anlagen zur Erzeugung ionisierender Strahlen, was den Strahlenschutz und die erforderlichen Vorsorgeuntersuchungen anbelangt.
- *Berufskrankheitenverordnung (BKV).* Erweitert die Zuständigkeit der Unfallversicherung auf chronische Erkrankungen, die durch Einwirkungen bei der Arbeit entstehen.
- *Unfallverhütungsvorschriften (UVV).* Umfangreiches Regelwerk der Unfallversicherungsträger zum Arbeitsschutz. Sie enthalten meist detaillierte Vorschriften für bestimmte Branchen, Arbeitsplätze, Arbeitsstoffe, Tätigkeiten usw.

Literatur

Literaturverzeichnis Kapitel 1

Allard P, Cappozzo A, Lundberg A, Vaughan C. Three-dimensional Analysis of Human Locomotion. Chichester: Wiley; 1997.

Ballreich R, Kuhlow A. Beiträge zur Biomechanik des Sports. Schorndorf: Hofmann; 1980.

Bauman W. Grundlagen der Biomechanik. Schorndorf: Hoffmann; 1989.

Beckers D, Deckers J. Ganganalyse und Gangschulung. Berlin: Springer Verlag; 1997.

Bergmann G. In vivo Messung der Belastung von Hüftimplantaten. Berlin: Köster 1997.

Boenick U, Näder M. Gangbildanalyse - Stand der Meßtechnik und Bedeutung in der Orthopädie-Technik. Duderstadt: Mecke Verlag; 1991.

Braune W, Fischer O. The Human Gait. Berlin: Springer Verlag. 1987.

Braune W, Fischer O. Bestimmung der Trägheitsmomente des menschlichen Körpers und seiner Glieder. Leipzig: Hirzel; 1892.

Braune W, Fischer O. Über den Schwerpunkt des menschlichen Körpers mit Rücksicht auf die Ausrüstung des deutschen Infantristen. Leipzig: Hirzel; 1889.

Breuer H. Taschenatlas Physik für Mediziner. Berlin: Springer Verlag; 1989.

Brinckmann P. Skriptum zu den Vorlesungsstunden. Münster: WWU; 1983.

Bührle M (Hrsg.). Grundlagen des Maximal- und Schnellkrafttrainings. Schorndorf: Hofmann Verlag; 1985.

Burstein AH, Wright TM. Biomechanik in Orthopädie und Traumatologie. Stuttgart: Thieme Verlag; 1997.

Cochran GVanB. Orthopädische Biomechanik. Bücherei des Orthopäden. Bd. 51. Stuttgart: Enke Verlag; 1988.

Debrunner HU, Jacob, Hilaire A. Biomechanik des Fusses. 2. Auflage. Stuttgart: Enke Verlag; 1998.

Debrunner HU. Biomechanik und Orthopädie. Orthopäde 3. Springer Verlag; 1974; 102–103.

Debrunner AM. Orthopädie. Bern: Verlag Hans Huber; 1995.

Dobrinski, Krakau, Vogel. Physik für Ingenieure. Teubner Verlag; 1974.

Ducroquet R. Walking and Limping. Philadelphia: Lippincott; 1968.

Feldkamp M. Ganganalyse bei Kindern mit zerebraler Bewegungsstörung. München: Pflaum Verlag. 1979.

Fock, Weber. Lehrbuch der Physik Bd. 1. Otto Salle Verlag; 1967.

Güth V, Overbeck M, Klein D. Einführung in die Biomechanik der Hüfte. KG-Intern 6/94; 3–10.

Harten HU. Physik für Mediziner. 7. Auflage. Springer Verlag; 1995.

Höfling. Lehrbuch der Physik, Oberstufe. Ausgabe A. Dümmler Verlag; 1966.

Högel G. Deutsches Tauchersportabzeichen DTSA-Bronze. 4. Auflage. Stuttgart: Nagelschmidt Verlag; 1996.

Holzapfel RB. Richtig tauchen. 8. Auflage. BLV Sportpraxis; 1997.

Hatze H. Methoden biomechanischer Bewegungsanalyse. Wien: Österreichischer Bundesverlag; 1986.

Kamke D, Walcher W. Physik für Mediziner. 2. Auflage. Stuttgart: Teubner Verlag; 1994.

Kassat G. Biomechanik für Nicht-Biomechaniker. Bünde: Fitness-Contur Verlag; 1993.

Krabbe B, Baumann W. Zur Begrifflichkeit Belastung-Beanspruchung in der Biomechanik. 4. Biomechanik-Symposium der DVS. Oldenburg; 1997.

Kuchling H. Physik: Nachschlagebücher für Grundlagenfächer. VEB Leipzig; 1985.

Kuchling H. Taschenlehrbuch der Physik. 16. Auflage. Hanser; 1996.

Kummer B. Einführung in die Biomechanik des Hüftgelenks. Berlin: Springer Verlag; 1985.

Marquart R, Thallmair H. Tauch Know-How. München: BLV; 1992.

Marées. Sportphysiologie. Köln: Tropon; 1992.

Morscher E. Funktionelle Diagnostik in der Orthopädie. Enke Verlag: 1979.

Niethard FU, Pfeil J. Orthopädie. Duale Reihe. Stuttgart: Hippokrates Verlag; 1989.

Nordin M, Frankel VH. Basic Biomechanics of the Musculoskeletal System. 2nd Edition. Philadelphia: Lea & Febinger; 1989.

Pauwels F. Biomechanics of the Locomotor Apparatus. Berlin: Springer Verlag; 1980.

Pauwels F. Biomechanics of th Normal and Diseased Hip. Berlin: Springer Verlag; 1976.

Perry J. Gait Analysis, Normal and Pathological Function. Thorofare: Slack; 1992.

Rosser M. Die sportliche Bewegung. München: BLV-Verlag; 1982.

Saziorski WM, Aruin AS, Selujanow WN. Biomechanik des menschlichen Bewegungsapparates. 1. Auflage. Berlin: Sportverlag; 1984.

Schaff P, Mitternacht J. Die Kraft als biomechanische Größe und ihre praktische Relevanz. Sportorthopäde - Sporttraumatologie 11/3; 1995; 146–152.

Schröder UG. Physik für Mediziner. Stuttgart: Enke Verlag; 1993.

Seibt W. Physik für Mediziner. 3. Auflage. Weinheim: Chapman & Hall; 1996.

Silbernagl S, Despopoulos A. Taschenatlas der Physiologie. Stuttgart: Thieme; 1979.

Wie funktioniert das: Technik im Leben von heute. Meyers Lexikonverlag; 1978, 1986.

Willimczik K. Biomechanik der Sportarten. Rowohlt Verlag; 1989.

Literaturverzeichnis Kapitel 2

Akeson WH, Amiel D, Kwan M, Abitbol JJ, Garfin SR. Stress Dependence of Synovial Joints. In: Kittall B, ed. Bone: Fracture Repair and Regeneration. CRC Press; 1992;5:33–61

Agence Nationale pour le Développement de l'Évaluation Médicale (ANDEM). Recommandations de la 1re conférence de consensus en kinésithérapie respiratoire. Annales de Kinésithérapie. vol. 22 1995;1: 49–57.

Agence Nationale pour le Développement de l'Evaluation Médicale (ANDEM). Recommandations de la 1re conférence de consensus en kinésithérapie respiratoire. Annales de Kinésithérapie. vol. 22. 1995; 1: 49–3e de couverture.

Baumann A. Physik. Essen: Verlag W Girardet; 1980.

Bergmann G, Rohlmann A, Graichen F. In vivo Messung der Hüftgelenkbelastung, 1. Teil: Krankengymnastik/Orthopädie. Stuttgart: Enke Verlag; 1989: 672–679.

Beyer E. Wörterbuch der Sportwissenschaft: dt., engl., franz. Schorndorf: Karl Hofmann; 1987.

Bogduk N. The innervation of the intervertebral discs. In: Boyling JD, Palastanga N. eds. Grieve's Modern Manual Therapy: The Vertebral Column. Edinburgh: Churchill Livingstone;1994:149–161.

Brockhaus. Der Brockhaus in fünf Bänden. Mannheim; 1993

Butler DS. Mobilisation des Nervensystems. Berlin: Springer-Verlag; 1995.

Burri C. Unfallchirurgie. 3. Auflage. Berlin Heidelberg New York: Springer Verlag; 1982.

Castelain JC. Question: Quelles sont les possibilités biomécaniques d'adaptation à la fonction en accourcissement ou allongement des tissus conjonctifs, et en particulier de l'unité tendon-muscle?. Annales de Kinésithérapie. tome 18, N° 10. Paris: Masson; 1991: 529–532 pp.

Cometti G. Les Methodes modernes de Musculation. Tome 1, Données théoriques. Université de Bourgogne; 1988.

Cyriax J. Textbook of Orthopaedic Medicine. Volume One. London: Ballière Tindall; 1982.

Daggfeldt K. La mise en lordose de la colonne vertébrale soulage-t-elle le dos lors du lever d'un fardeau?, (repris de: Svensk Idrotts forskning 1994; 3(2): 11–12), Annales de Kinésithérapie, 6. 23, n° 3. Paris: Masson; 1996: 113–115 pp.

de Bisschop G, Aaron C, Dumoulin J, Duranceau J, Durand C. Processus de guerison du ligament et du tendon: apport de l'électrophysiothérapie, in Rééducation 84, Journée de médecine physique et de rééducation sou la présidence des professeurs S. de Sèze, J. Debayre et J. P. Held, Expansion Scientifique Française, 15, rue S. Benoît, Paris 6e

Debrunner AM. Orthopädie, Orthopädische Chirurgie. 3. Auflage, Bern: Verlag Hans Huber; 1995.

de Morree JJ. Bindegewebsheilung. Manuelle Therapie. 1997; 3: 16–23.

Dhenin Th. A propos du disque intervertébral. Annales de Kinésithérapie. 1990; 10: 513–517.

Drevet JG, Lelong C, Auberge Th. Les pressions intradiscales lombaires in vivo, Application aux techniques de rééducation des lomboradiculalgies, Annales de Kinésithérapie. 1990; 10: 509–512.

Dumoulin J, Petit B, Bisschop G, Rijm C. Dossiers de kinésithérapie. Kinésiologie et biomécanique. Paris 1991;8.

Ehlenz H, Grosser M, Zimmermann E. Krafttraining, Grundlagen – Methoden – Übungen – Leistungssteuerung – Trainingsprogramme. München: BLV Verlagsgesellschaft mbH. 1991.

Esnault M. Stretching

Evjenth O, Hamberg J. Muscle stretching in Manual Therapy: a clinical manual. Volume I and II. Alfta, Sweden: Alfta Rehab Förlag; 1984.

Forte M. Trattato di Medicina Manipolativa. Volume secondo. Scuola Italiana Medicina Manipolativa. Asti; 1981.

Gehrke A, Drexel H. Grundlagen der Bäderbehandlung. In: Kneipp-Therapie. Brüggemann W, Hrsg. Berlin: Springer-Verlag; 1980.

Gray H. Gray's Anatomy. 37th ed. Williams PL et al. eds. Edinburgh: Churchill Livingstone;1989.

Hollmann W. Training: Grundlagen und Anpassungsprozesse. Schorndorf: Verlag Karl Hofmann; 1990.

Hüter-Becker A. Ein neues Denkmodell für die Physiotherapie. Krankengymnastik. 1997; 4, 49: 565–569.

Ippolito E, Ferretti A, Tudisco C. La zone d'insertion du tendon. In: Rodineua J, Simon L. Microtraumatologie du Sport et Surmenage Articulaire. Paris: Masson; 1990: 30–31 pp.

Junqueira LC, Carneiro J. Histologie. 3. Aufl. Berlin: Springer-Verlag; 1991.

Kahle W. Nervensystem und Sinnesorgane. Taschenatlas der Anatomie. Bd 3 Stuttgart: Thieme Verlag; 1979.

Kaltenborn FM. Manuelle Mobilisation der Extremitätengelenke. Oslo: Olaf Norlis Bokhandel; 1992.

Kapandji IA. Funktionelle Anatomie der Gelenke. Bd 3. Rumpf und Wirbelsäule. Stuttgart: Ferdinand Enke Verlag; 1985.

Klümper A. Knochenerkrankungen: Röntgen wie? wann?. Bd VIII. Frommhold W, Hrsg. Stuttgart: Georg Thieme Verlag; 1982.

Krstic RV. Illustrated Encyclopedia of Human Histology. Berlin: Springer-Verlag; 1984.

Leutert G, Schmidt W. Systematische und funktionelle Anatomie des Menschen für medizinische Assistenzberufe. 8. Aufl. Wiesbaden: Ullstein Mosby Verlag; 1997

Mac Conaill MA, Basmajian JV. Muscles and Movements: a basis for human kinesiology. 2nd ed. Huntington, New York: R E Krieger Publishing Company; 1977.

Masuhr KF. Neurologie. Stuttgart: Hippokrates; 1989: S. 337.

Mandal AC. L(influence de la hauteur du mobilier sur la lombalgie. Annales de Kinésithérapie. vol. 17. 1990;4: 151–156.

McMahon TA. Spring-like properties of muscles and reflexes in running. In: Winters JM, Woos. LY. Multiple muscle systems: biomechanics and mouvement organization. Berlin: Springer; 1990: 578–590.

Maitland G. Manipulation der Wirbelsäule. Berlin: Springer; 1994

Morgan D. Principles of Soft Tissue Treatement. The Journal of Manual & Manipulative Therapy. vol 2. 1994; 2: 63–65.

Müller-Gerbl M, Putz R. Funktionelle Morphologie der Bandscheibe unter besonderer Berücksichtigung von Altersveränderungen. Manuelle Therapie. 1997; 4.

Nachemson A, Elfström G. Intravital Dynamic Pressure Measurements. In: Lumbar Disk. Stockholm: Almqvist & Wiksell; 1970.

Palastgna N, Field D, Soames R. Anatomy and Human Movement. 2nd ed. Oxford: Butterworth-Heinemann; 1994.

Pauwels F. Gesammelte Abhandlungen zur funktionellen Anatomie des Bewegungsapparates. Berlin: Springer; 1965.

Pauwels F. Atlas zur Beomechanik der gesunden und kranken Hüfte: Prinzipien, Technik und Resultate einer kausalen Therapie. Berlin: Springer; 1973.

Pierron G, Leroy A. Analyse des systèmes d'organisation en chaîne musculaire et conséquences sur la stratégie thérapeutique. Kinésithérpaie Scientifique. mars 1987; 255: 19–53.

Platzer W. Taschenatlas der Anatomie: Bewegungsapparat. Bd 1. Stuttgart: Georg Thieme; 1979.

Pschyrembel W. Klinisches Wörterbuch. Berlin: Walter de Gruyter; 1994.

Rauber A, Kopsch F. Anatomie des Menschen, Bewegungsapparat. Bd 1. Stuttgart: Georg Thieme; 1987.

Reifferscheid M, Weller S. Chirurgie. 8. Aufl. Stuttgart: Georg Thieme 1989.

Roesler H. Stoßdämpfung – biomechanisch. Krankengymnastik. November 1996; 11 : 1667–70.

Schmidt KL, Drexel H, Jochheim KA. Lehrbuch der Physikalischen Medizin und Rehabilitation. Stuttgart: Gustav Fischer; 1995.

Schomacher J. Manuelle Therapie: Bewegen und Spüren Lernen. Stuttgart: Georg Thieme; 1998.

Schuh I. Bindegewebsmassage. Stuttgart: Gustav Fischer; 1986.

Schumpe G, Meßler H. Biomechanischer Vergleich des Bewegungsablaufes zwischen dem gesunden und dem endoprothetisch versorgten Kniegelenk. Orthopädische Praxis. 1987; 4: 290–300.

Silbernagl S, Despopoulos A. dtv-Atlas der Physiologie. 2. Aufl. Stuttgart: DTV und Thieme; 1983.

Sohier R. La Kinésithérapie de la Hanche. Bruxelles: Mecaprint sc; 1974.

Supik LF, Broom MJ. Sciatic Tension Signs and Lumbar Disc Herniation. Spine. Vol. 19.1994; 9: 1066–1069.

Tardieu G, Tabary JC, Tardieu C, Tabary C, Gagnard L, Lombard M. L'ajustement du nombre des sarcomères de la fibre musculaire à la longueur qui lui est imposée. Révue Neurologique. vol. 129. 1973; 1: 21–42.

Turbelin G, Peyranne J. Influence de deux types de suspension sur l'activité électrique des muscles spinaux lombaires. Annales de Kinésithérapie, vol. 20. 1993; 3: 123–127.

Van Coppenolle, Heyters ChrM. Étude de l'importance et de la rémanence à court terme des gains obtenus par 4 techniques d'étiration musculaire. Kinésithérapie Scientifique. Janvier 1986; 242: 18–27.

van den Berg F. Bandscheibe spezial. In: Laser T. Lumbale Bandscheibenleiden. München: W. Zuckschwerdt; 1994 : 6–11.

Voisin Ph, Vanvelcenaher J, Vanhee JL, Bibre Ph, Divay E. Programme de Restauration Fonctionnelle du Rachis (R.F.R.): Pour une prise en charge active des lombalbiques chroniques. Annales de Kinésithérapie. vol. 21. 1994; 7: 337–350.

White AA, Panjabi MM. Clinical Biomechanics of the Spine. Philadelphia: J. B. Lippincott Company; 1990.

Wilkinson A. Stretching the truth: A review of the literature on muscle stretching. Australian Physiotherapy. vol. 38. 1992: 4.

Winters JM. Hill-based muscle models: a systems engineering perspective. In Winters JM, Woo SLY. Multiple muscle systems, biomechanics and mouvement organization. New York: Springer; 1990: 69–93.

Woestyn J. Etude du mouvement: la mécanique. vol. 1. Bruxelles: Editions Prodim; 1977.

Woestyn J. Etude du mouvement: l'anatomie fonctionnelle. vol. 2, Bruxelles: Editions Prodim; 1977.

Weiterführende Literatur zur Mechanik des kardiopulmonalen Systems:

Busse R. Gefäßsystem und Kreislaufregulation. In: RF Schmidt, G Thews Hrsg. Physiologie des Menschen. 26. Aufl. Berlin: Springer; 1995.

Harten HU. Physik für Mediziner. Berlin: Springer; 1987.

Minor WR. Hemodynamics. Baltimore: Williams; 1982.

Postiaux G. Kinésithérapie respiratoire et auscultation pulmonaire. Bruxelles: Editions universitaires; 1990.

Thews G. Lungenatmung. In: RF Schmidt, G Thews. Hrsg. Physiologie des Menschen. 26. Aufl. Berlin: Springer; 1995.

Literaturverzeichnis Kapitel 3

Barmer Ersatzkasse (Hrsg.). Rückenschule für Pflegekräfte. Freiburg im Breisgau: Lambertus; 1997.

Berquet KH. Sitz- und Haltungsschäden: Auswahl und Anpassung der Schulmöbel. Stuttgart - New York: Thieme; 1988.

Berquet KH (Hrsg.). Neue Erkenntnisse über Schulmöbel. Uelzen: Mediz. Lit. Verlagsgesellschaft; 1989.

Bubb H. Ein Beitrag zur ergonomischen Gestaltung der Kücheneinrichtung. Zeitschrift für Arbeitswissenschaft. 1989; 43 (15 NF): 152–157.

Bullinger HJ. Ergonomie. 1. Auflage. Stuttgart: Teubner Verlag; 1994.

DIN 5035: Innenraumbeleuchtung mit künstlichem Licht.

Bundesamt für Wehrtechnik und Beschaffung (Hrsg.). Handbuch der Ergonomie (HdE). Bd. 3. 2. Auflage. München, Wien: Hanser; 1989.

Bundesverband der Betriebskrankenkassen. Krankheitsarten- und Arbeitsunfallstatistik 1991. Essen; 1992.

Bundeszentrale für gesundheitliche Aufklärung (Hrsg.). Gesundheitsförderung in der Arbeitswelt. Heidelberg: Springer Verlag; 1989.

Chapanis A, Lindenbaum L. A reaction time study of four control display linkages. Human factors. 1959; 1: 1–7.

Colquhoun WP, Rutenfranz J (Hrsg.). Studies of Shiftwork. London: Taylor & Francis Ltd.; 1980.

De Jours P. Respiration. New York: Oxford Univ. Press; 1966.

Diebschlag W, Heidinger F, Dupuis H, Hartung E, Meiller H. Ergonomie des Sitzens. Die Bibliothek der Technik. Bd. 68. Landsberg/Lech: Verlag moderne Industrie; 1992.

Diebschlag W, Heidinger F, Kurz B. Ergonomische Anforderungen an Schulmöbel. In: Berquet KH (Hrsg.). Neue Erkenntnisse über Schulmöbel. Uelzen: Mediz. Lit. Verlagsgesellschaft; 1989.

Diebschlag W, Heidinger F. Ergonomische Sitzgestaltung zur Prävention sitzhaltungsbedingter Wirbelsäulenschädigungen. Arbeitsmed. Sozialmed. Präventivmed. (ASP). 1990; 3: 123–126.

Diebschlag W. Stoffwechsel und Energieumsatz. In: Landau K, Stübler E (Hrsg.). Die Arbeit im Dienstleistungsbetrieb: Grundzüge einer Arbeitswissenschaft der personenbezogenen Dienstleistung. Stuttgart: Ulmer; 1992.

DIN 33400: Gestaltung von Arbeitssystemen nach arbeitswissenschaftlichen Erkenntnissen.

DIN 33401: Stellteile.

DIN 33402: Körpermaße des Menschen. Teil 2: Werte.

DIN 33403: Klima am Arbeitsplatz und in der Arbeitsumgebung.

DIN 33405: Psychische Belastung und Beanspruchung.

DIN 33408: Körperumrißschablonen für Sitzplätze.

DIN 33411: Körperkräfte des Menschen: Begriffe, Zusammenhänge, Bestimmungsgrößen.

DIN 33414: Ergonomische Gestaltung von Warten, Sitzarbeitsplätze: Begriffe, Grundlagen, Maße.

DIN 33416: Zeichnerische Darstellung der menschlichen Gestalt in typischen Arbeitshaltungen.

DIN 4551: Bürodrehstühle und Bürodrehsessel.

DIN 45641: Mittelungspegel und Beurteilungspegel zeitlich schwankender Schallvorgänge.

DIN 45675: Einwirkungen mechanischer Schwingungen auf das Hand-Arm-System.

DIN 66354: Kücheneinrichtungen: Formen Planungsansätze.

DIN 68901: Kücheneinrichtungen: Koordinationsmaße für Küchenmöbel und Küchengeräte.

DIN 68903: Kücheneinrichtungen: Haushaltsherde, Begriffe.

DIN/ISO 5970: Stühle und Tische für Bildungseinrichtungen: Funktionsmaße.

Duelli B. Kosten-Nutzen-Analyse zum Nachweis der Wirksamkeit gesundheitsrelevanter betrieblicher Maßnahmen. Diss. TU-München. 1997.

Dupuis H, Hartung E, Christ E, Konietzko H. Mechanische Schwingungen: Kenntnisstand über Beanspruchung, Belastung, Minderung und Richtwerte. Schriftenreihe der Bundesanstalt für Arbeitsschutz. 1988; Fb 552.

Eichler J. Psychologische Aspekte im Wirbelsäulengeschehen. In: Rieder H, Eichler J, Kalinke K (Hrsg.). Rükkenschule interdisziplinär: Medizinische, pädagogische und psychologische Beiträge. Stuttgart, New York: Thieme; 1993.

Eissing G, Hering M. Arbeitswissenschaft rechnet sich. Teil 1: Maßliche Gestaltung und muskuläre Arbeit. Angewandte Arbeitswissenschaft. 1991; 129: 47–49.

Eissing G. Arbeitswissenschaft rechnet sich. Teil 2: Umgebungsgrößen und Arbeitsablauf. Angewandte Arbeitswissenschaft. 1991; 131: 83–102.

Euler HP. Das ergonomische und sozialwissenschaftliche Belastungs-Beanspruchungskonzept: Ein Versuch der Integration. In: Rühmann HP (Hrsg.). Umsetzung arbeitswissenschaftlicher Erkenntnisse in die Praxis. Dokumentation Arbeitswissenschaft. Bd. 29. Köln; 1991.

Fanger PO. Thermal Comfort. New York: McGraw-Hill Book Comp.; 1972.

Forth W, Henschler D, Rummel W (Hrsg.). Pharmakologie und Toxikologie. 5. Auflage. Mannheim: Wissenschaftsverlag; 1988.

Ganong WF. Medizinische Physiologie. Berlin, Heidelberg, New York: Springer; 1971.

Geberzahn WO, Redemann P. Der Arbeitsplatz im Büro. Aspekte der modernen Bürogestaltung. Die Bibliothek der Technik. Bd. 101. Landsberg/Lech: Verlag moderne Industrie; 1995.

Gesellschaft für Arbeitswissenschaft (GfA). Denkschrift: Arbeitswissenschaft in der Gesetzgebung. 2. Auflage. Frankfurt; 1974.

Graf O. Arbeitsablauf und Arbeitsrhythmus. In: Lehmann G, Baader EW (Hrsg.). Handbuch der gesamten Arbeitsmedizin. Bd. 1. Berlin, München, Wien: Urban & Schwarzenberg; 1961.

Grandjean E. Physiologische Arbeitsgestaltung. 4. Auflage. Landsberg: ecomed; 1991.

Grandjean E. Physiologische Arbeitsgestaltung. 4. Auflage. Thun: Ott Verlag; 1979.

Griefahn B. Arbeitsmedizin. 3. Auflage. Stuttgart: Enke Verlag; 1996.

Gulowson J. A Measure of Work Group autonomy. In: Davis LE, Taylor JC (eds.). Design of Jobs. Harmondsworth: Penguin Books; 1972.

Hackstein R. Arbeitswissenschaft im Umriß: Bd. 1, Essen; 1997.

Hahn D, Link J. Motivationsfördernde Arbeitsstrukturierung in der Industrie. Zeitschrift für Organisation. 1975; 44/2: 65–71.

Hanke A. Rückenschule für Pflegekräfte. Freiburg im Breisgau: Lambertus; 1997.

Hardt H. Wirtschaftslehre für Berufsfachschulen - Typ Ernährungs- und Hauswirtschaft. Hamburg; 1980.

Hauptverband der gewerblichen Berufsgenossenschaften (Hrsg.). Berufsgenossenschaftliche Grundsätze für arbeitsmedizinische Vorsorgeuntersuchungen. 2. Auflage. Stuttgart: Gentner Verlag: 1998.

Heidinger F, Jaspert B, Diebschlag W. Ergonomische Bewertung von Bürodrehstühlen: Ein erweitertes Prüfprogramm. Zeitschrift für Arbeitswissenschaft. 1995; 49 (21 NF): 33–38.

Heidinger F, Jaspert B. Ergonomische Anforderungen an Sitzmöbel und Betten zur Vermeidung von Wirbelsäulenschädigungen. In: Netzer N (Hrsg.). Schmerz laß' nach! Rückenprobleme – Rückenschmerzen: Naturheilverfahren können helfen. München: Helix; 1994.

Heidinger F. Sitzentwicklung aus arbeitsphysiologischer Sicht. In: Faust E (Hrsg.). Optimale Sitzgestaltung. Renningen - Malmsheim: expert; 1994.

Hettinger Th, Hahn B. Schwere Lasten - leicht gehoben. Schriftenreihe des Bayerischen Staatsministeriums für Arbeit, Familie und Sozialordnung. München; 1991.

Hettinger Th. Isometrisches Muskeltraining. 2. Auflage. Stuttgart: Thieme; 1966.

Hettinger Th. Energieumsatz. In: Bundesamt für Wehrtechnik und Beschaffung (Hrsg.). Handbuch der Ergonomie. 2. Auflage. Bd. 1. München, Wien: Hanser; 1989.

Hettinger Th, Wobbe G (Hrsg.). Kompendium der Arbeitswissenschaft. 1. Auflage. Ludwigshafen: Kiehl Verlag; 1993.

Höfling G. Augenärztliche Erfordernisse bei der Auswahl von Schulmöbeln. In: Berquet KH (Hrsg.). Neue Erkenntnisse über Schulmöbel. Uelzen: Mediz. Lit. Verlagsgesellschaft; 1989.

Holfelder G. Zit. in: AGR-Newsletter. 1996; 9: 4.

Hüter-Becker A, Schewe H, Heipertz W (Hrsg.). Physiotherapie. Band 2. 1. Auflage. Stuttgart: Thieme Verlag; 1996.

Jerosch J, Witting U, Brunsmann D (Hrsg.). Berufsbedingte Erkrankungen der Wirbelsäule: Arbeitsplatzgestaltung und orthopädische Begutachtung. Stuttgart: Enke Verlag; 1996.

Jungbluth A. Industrielle Arbeitswissenschaft. Fachberichte Nr. 2/April 1962. Zentralblatt für Arbeitswissenschaft und Fachberichte aus der sozialen Betriebspraxis. 1962; 16.

Kastner M. Streßbewältigung: Leistung und Beanspruchung optimieren. Wiesbaden: Gabler Verlag; 1994.

Kempf HD. Die Sitzschule. Reinbek bei Hamburg: Rowohlt; 1994.

Kempf HD. Die Rückenschule. 2. Auflage. Reinbek bei Hamburg: Rowohlt; 1996.

Kempf HD. Jetzt sitzen Sie richtig. Reinbek bei Hamburg: Rowohlt; 1997.

Kirchner JH, Baum E. Ergonomie für Konstrukteure und Arbeitsgestalter. REFA Fachbuchreihe Betriebsorganisation. München: Hanser; 1990.

Knauth P, Hornberger S. Schichtpläne mit einer durchschnittlichen Arbeitszeit von 36 Stunden pro Woche und einer Betriebszeit zwischen 80 und 144 Stunden pro Woche. Angewandte Arbeitswissenschaft. 1993; 135: 23–48.

Knauth P, Rohmert W, Rutenfranz J. Arbeitsphysiologische Kriterien zur Schichtplangestaltung bei kontinuierlicher Arbeitsweise. Zeitschrift für Arbeitswissenschaft. 1976; 30 (2 NF): 240–244.

Knauth P, Rutenfranz J, Karvonen MJ, Undeutsch K, Klimmer F, Ottmann W. Analysis of 120 shift systems of the police in the Federal Republic of Germany. Appl. Ergonomics. 1983; 14: 133–137.

Knauth P, Schönfelder E. Gestaltung diskontinuierlicher Schichtpläne für die Metall- und Elektro-Industrie unter Berücksichtigung arbeitswissenschaftlicher Erkenntnisse. Angewandte Arbeitswissenschaft. 1992; 132: 1–31.

Konietzko J, Dupuis H (Hrsg.): Handbuch der Arbeitsmedizin: Arbeitsphysiologie, Arbeitspathologie, Prävention. Landshut: ecomed Verlag; seit 1989.

Krüger D. Untersuchungsreihe zur Steh-Sitz-Dynamik. In: Officeplus GmbH & Co. KG (Hrsg.). Bewegung bringt Gewinn. Rottweil; 1996.

Krüger H. Arbeiten mit dem Bildschirm - aber richtig!. Schriftenreihe des Bayerischen Staatsministeriums für Arbeit, Familie und Sozialordnung. München; 1989.

Krüger H. Richtig Sitzen !. Schriftenreihe des Bayerischen Staatsministeriums für Arbeit, Familie und Sozialordnung. München; 1995.

Landau K, Stübler E (Hrsg.). Die Arbeit im Dienstleistungsbetrieb. 1. Auflage. Stuttgart: Ulmer Verlag; 1992.

Lange W. Kleine ergonomische Datensammlung. Köln: Verlag TÜV Rheinland; 1985.

Laurig W. Grundzüge der Ergonomie: Erkenntnisse und Prinzipien. REFA-Fachbuchreihe Betriebsorganisation. 4. Auflage. Berlin: Beuth; 1992.

Lehmann G (1962). Zit. in: Mayer A, Herwig B (Hrsg.). Handbuch der Psychologie. Bd. 9. Göttingen: Verlag für Psychologie; 1970.

Lehmann G. Physische Belastung. In: Mayer A, Herwig B (Hrsg.). Handbuch der Psychologie. Bd. 9. Göttingen: Verlag für Psychologie; 1970.

Lenhardt U, Elkeles T, Rosenbrock R: Betriebsproblem Rückenschmerz. Weinheim, München: Juventa Verlag; 1977.

Lipmann O. Grundriß der Arbeitswissenschaft und Ergebnisse der arbeitswissenschaftlichen Statistik. Jena; 1926.

Luczak H, Volpert W, Raeithel A, Schwier W. Arbeitswissenschaft: Kerndefinition - Gegenstandskatalog - Forschungsgebiete. 3. Auflage. Eschborn: RKW-Verlag; 1989.

Luczak H. Ermüdung. In: Rohmert W, Rutenfranz J (Hrsg.). Praktische Arbeitsphysiologie. 3. Auflage. Stuttgart: Thieme; 1993.

Marx G, Wirth D. ‚Dynamisches Sitzen' im Vergleich zu statischen Sitzhaltungen - eine experimentelle Studie. Zeitschrift für Arbeitswissenschaft. 1996; 50 (22 NF): 51 – 59.

Müller EA, Karrasch K. Der Einfluß der Pausenanordnung auf die Ermüdung bei Schwerarbeit. Internat. Zeitschrift für angewandte Psychologie. 1995; 16: 45.

Neander KD, Birkenfeld R. Die Effektivität von Antidekubitusmatratzen. Deutsche Krankenpflegezeitschrift. 1988; 6: 443 – 452.

Neumann D. Uni-Horror-Picture-Show. Unicum / Uni Journal. 1995; 7: 14.

Neumann J, Timpe KP. Arbeitsgestaltung. Psycho-physische Probleme bei Überwachungs- und Steuertätigkeiten. Berlin: VEB Deutscher Verlag der Wissenschaften; 1970.

Otte R. Gesundheit im Betrieb: Leistung durch Wohlbefinden. Frankfurter Allgemeine Zeitung; 1994.

Peters Th. Büropraxis. Ludwigshafen (Rhein): Kiehl; 1993.

Pichert H, Gassner I. Die barrierefreie Küche - Teil 1: Theorie und Konzept. Hauswirtschaft und Wissenschaft. 1997; 2: 71 – 77.

Pichert H. Barrierefreie Hausgeräte. fundus. 1996; 2: 10 – 12.

Pichert H. Die barrierefreie Küche - Teil 2: Die Aktionsküche des fränkischen Überlandwerkes - ein Pilotprojekt im Jahr 1995. Hauswirtschaft und Wissenschaft. 1997; 3: 132 – 137.

Pressel G, Gaber W, Krieg L. Hebe- und Tragetraining bei Ladearbeitern zur Prävention von Rückenbeschwerden und –erkrankungen. Arbeitsmed. Sozialmed. Präventivmed. 1991; 26: 328 – 332.

Pressel G, Slesina W. Gesundheitszirkel im Dienstleistungsbereich. Arbeitsmed. Sozialmed. Präventivmed. 1994; 29: 387 – 392.

Rohmert W, Landau K. Das Arbeitswissenschaftliche Erhebungsverfahren zur Tätigkeitsanalyse (AET), Handbuch mit Merkmalheft. Stuttgart: Huber Verlag; 1979.

Rohmert W, Weg FJ. Organisation teilautonomer Gruppenarbeit, Betriebliche Projekte - Leitregeln zur Gestaltung. In: RKW (Hrsg.). Beiträge zur Arbeitswissenschaft. Reihe 1: Angewandte Forschung. München; 1976.

Rohmert W. Methoden und Grenzen arbeitswissenschaftlicher Forschung. Zeitschrift für Führungskräfte im Arbeitsstudium und im Industrial Engineering. 1967; 1.

Rohmert W. Untersuchung über Muskelermüdung und Arbeitsgestaltung. Berlin: Beuth; 1967.

Rohmert W. Aufgaben und Inhalt der Arbeitswissenschaft. Die Berufsbildende Schule. 1972; 24: 3 – 14.

Rohmert W. Konzepte der Arbeitsstrukturierung. In: Schmidtke H (Hrsg.). Lehrbuch der Ergonomie. München, Wien: Hanser; 1981.

Rohmert W. Das Belastungs-Beanspruchungs-Konzept. Zeitschrift für Arbeitswissenschaft. 1984; 38 (20 NF): 193 – 200.

Rohmert W. Arbeitsbelastung und -beanspruchung sowie Methoden ihrer Erfassung. In: Institut für angewandte Arbeitswissenschaften e. V. (Hrsg.). Arbeitsgestaltung in Produktion und Verwaltung. Köln: Wirtschaftsverlag Bachem; 1989.

Rohmert W. Körperkräfte. In: Institut für angewandte Arbeitswissenschaften e. V. (Hrsg.). Arbeitsgestaltung in Produktion und Verwaltung. Köln: Wirtschaftsverlag Bachem; 1989.

Rohmert W. Biomechanische Grundlagen. In: Schmidtke H (Hrsg.). Ergonomie. 3. Auflage. München, Wien: Hanser; 1993.

Rompe G, Erlenkämper A (Hrsg.): Begutachtung der Haltungs- und Bewegungsorgane. 3. Auflage. Stuttgart: Thieme Verlage; 1998.

Rühmann HP, Heidinger F, Jaspert B. Entwicklung eines ergonomisch optimierten Hörsaalgestühls. Zeitschrift für Arbeitswissenschaft. 1997; 51 (23 NF): 137 – 148.

Rühmann HP. Isometrische Stellungskräfte an Stellteilen und Betriebsmitteln. In: Schmidtke H (Hrsg.). Ergonomie. 3. Auflage. München, Wien: Hanser; 1993.

Rutenfranz J, Knauth P, Nachreiner F. Arbeitszeitgestaltung. In: Schmidtke H (Hrsg.). Ergonomie. 3. Auflage. München, Wien: Hanser; 1993.

Rutenfranz J, Knauth P. Organisatorische Probleme der Schichtarbeit aus arbeitsmedizinischer Sicht. wt - Zeitschrift für industrielle Fertigung. 1981; 71: 297 – 302.

Rutenfranz J, Knauth P. Schichtarbeit und Nachtarbeit. Schriftenreihe des Bayerischen Staatsministeriums für Arbeit, Familie und Sozialordnung. München; 1987.

Sabath JM. Sitzhaltung und Gestühl aus pädagogischer Sicht. In: Berquet KH (Hrsg.). Neue Erkenntnisse über Schulmöbel. Uelzen: Mediz. Lit. Verlagsgesellschaft; 1989.

Schardt LP. Mischarbeit im Büro: Arbeitswissenschaftliche Kriterien und Konzepte. In: Dt. Gewerkschaftsbund (Hrsg.). Mischarbeit und Mitbestimmung. Düsseldorf: Druckerei Dehl; 1985.

Schewe H, Greiff H. Aktivität der Rückenmuskulatur im Liegen. Krankengymnastik Zeitschrift für Physiotherapeuten. 1997; 3: 1 – 7.

Schmidtke H, Rühmann HP. Isometrische Zug- und Druckkräfte von Frauen und Männern. München: Selbstverlag; 1983.

Schmidtke H. Ergonomie als Teildisziplin der Arbeitswissenschaft. In: Bundesamt für Wehrtechnik und Beschaffung (Hrsg.). Handbuch der Ergonomie. 2. Auflage. Bd. 1. München - Wien: Hanser; 1989.

Schmidtke H (Hrsg.). Ergonomie. 3. Auflage. München: Hanser Verlag; 1993.

Schmidtke H. Lehrbuch der Ergonomie. 1. Auflage. München: Hanser Verlag; 1981.

Schmidtke H. Ergonomische Bewertung von Arbeitssystemen. 1. Auflage. München: Hanser Verlag; 1976.

Schmidtke H, Fraczek IJ. Ergonomisches Datenbank-System. München: Ingenieurbüro für Ergonomie; 1996.

Scholz JF, Wittgens H. Arbeitsmedizinische Berufskunde. 2. Auflage. Stuttgart: Gentner Verlag; 1992.

Seidel HJ, Bittighofer PM. Checkliste: Arbeits- und Betriebsmedizin. Stuttgart: Thieme Verlag; 1997.

Spitzer H, Hettinger Th, Kaminsky G. Tafeln für den Energieumsatz bei körperlicher Arbeit. 6. Auflage. Berlin: Beuth; 1982.

Straub S. Ergebnis chronischer Überforderung oder erfolgsorientierter Überforderung. In: Rieder H, Eichler J, Kalinke K (Hrsg.). Rückenschule interdisziplinär - Medizinische, pädagogische und psychologische Beiträge. Stuttgart, New York: Thieme; 1993.

Ulich E, Grosskurth P, Bruggemann A. Neue Formen der Arbeitsgestaltung - Möglichkeiten und Probleme einer Verbesserung der Qualität des Arbeitslebens. Frankfurt; 1973.

Ulich E. Arbeitspsychologie. Stuttgart: Poeschel; 1991.

Valentin H. Lehrbuch der Arbeitsmedizin. Stuttgart: Gentner Verlag [in Vorbereitung]

VDI 2057: Einwirkungen mechanischer Schwingungen auf den Menschen.

Verwaltung-Berufsgenossenschaft (Hrsg.). Hilfen für die Gestaltung der Arbeit an Bildschirmgeräten in Büro und Verwaltung. SP 2.1; 1997.

Welford AT. Performance, biological mechanism and age: a theoretical sketch. in: Welford AT (Hrsg.): Behavior ageing and the nervous system. Springfield 1965.

Wenzel HG, Piekarski C. Klima und Arbeit. 2. Auflage. München: Bayerisches Staatsministerium für Arbeit, Familie und Sozialordnung; 1982.

Wildemann H. Flexible Arbeits- und Betriebszeiten - wettbewerbs- und mitarbeiterorientiert. Schriftenreihe des Bayerischen Staatsministeriums für Arbeit, Familie und Sozialordnung. München; 1991.

Zander E. Arbeits- und Leistungsbewertung. Heidelberg: Sauer Verlag; 1970.

Zerlett G. Auswirkungen der Erweiterung der Liste der Berufskrankheiten-Verordnung (BEKV) auf bandscheibenbedingte Erkrankungen der Hals- und Lendenwirbelsäule. In: Rieder H, Eichler J, Kalinke K (Hrsg.). Rückenschule interdisziplinär - Medizinische, pädagogische und psychologische Beiträge. Stuttgart, New York: Thieme; 1993.

Sachverzeichnis

Halbfette Ziffern verweisen auf Hauptfundstellen, *kursive* Ziffern auf Abbildungen

A

Abduktionsachse 84
Abduktions-Hinken 165
Achse 84
– frontosagittale 85
– frontotransversale 84
– sagittofrontale 85
– sagittotransversale 84
– transversofrontale 84
– transversosagittale 84
Adduktionsachse 84
Adduktions-Hinken 165–167
Adhäsion 64, 101
AET 346–351
– Merkmale 347ff
– Praxisbeispiel 351
– Ziele 350
Aids-Virus 445
Aktinfilamente 173
Aktin-Myosin-Komplex 96
Aktionsarm 51
Alkoholiker, gesundheitliche Problematik 465
Alkoholismus, berufliche Auswirkungen 454
Allergene, berufliche 429
Alveolitis, exogen allergische 436
Ampère 10
Amphiarthrosen 85
Ämter für Arbeitsschutz 219
AMTI-Meßplatte 116
Analyse, biomechanische, Aspekte 121
Anemometer, thermisches 313
Anfallsleiden, berufliche Auswirkungen 454
Anhaftkraft 64
Anhangskraft 64
Anisotropie 100
Anordnungsparameter, Tastatur 309
Anpassungsvorgänge 122
Ansatz, chondral-apophysär 174
– periostal-diaphysär 174
Ansatzstrukturen, mechanische Bedeutung 175
Anschlußheilbehandlung 468
Antetorsionswinkel, Hüftgelenksüberdachung 170f
– vergrößerter, Umstellungsosteotomie 171
Anthropometrie 271
Anulus fibrosus 144
Anzeigen 303f
– ergonomische Forderungen 391
– Kompatibilität 308
Anziehungskraft, molekulare 64
Appetitstörungen 257
Arbeit, Ausführbarkeit 227
– Bewertungsebenen 227–244
– Definition 59, 214
– Erträglichkeit
– Humanisierung 262
– körperlich schwere 247f
– Persönlichkeitsförderlichkeit 227
– Typen 231
– Zumutbarkeit 227
Arbeiter, angelernte 340
– gelernte 340
– ungelernte 340
Arbeiterbewertung 340
Arbeiterbewertungsverfahren 340
Arbeitnehmer, ältere, gesundheitliche Problematik 460
– ausländische, gesundheitliche Problematik 462f
Arbeitnehmerpflichten 212

Sachverzeichnis

Arbeitsanalyse 216, **339–360**
Arbeitsaufgaben, Analyse 297
Arbeitsbedingungen 247
Arbeitsbelastung, Arten 246
Arbeitsbereicherung 265 f
Arbeitsbewertung, analytische 341, **343–345**
- ergonomische 345 f
- Lohngruppenverfahren 342 f
- Rangfolgeverfahren 341 f
- Rangreihenverfahren 343 f
- Stufenwertzahlverfahren 344 f
- summarische 341
Arbeitsebenen 365
Arbeitserweiterung 264 f
Arbeitsfeldsänderung 262
Arbeitsfeldstrukturierung, Grundformen 263
Arbeitsfeldvergrößerung 262
Arbeitsfeldverkleinerung 262
Arbeitsgegenstand 272
Arbeitsgestaltung 214, 227
- ergonomische, Elemente 270
- Grundsatz 289
- Klassifikation 227
- konzeptive 220
- korrektive 220
- Leitsätze 290
Arbeitshaltung 272
- sitzende 221
Arbeitshandhaltung 298
Arbeitshöhe, Küche 387 f
Arbeitskörperstellung 298
Arbeitsmedizin, Aufgaben 211
- Definition 217
- historischer Rückblick 224–226
- Rechtsvorschriften 474 f
- Spezialgebiete 218
- Ziel 217 f
Arbeitsmittel 296–309
Arbeitsmittelgestaltung, Schwerpunkte 296 f
Arbeitsmittel-Hand, Kopplung 299
Arbeitsorganisation 250–269
Arbeitspathologie 218
Arbeitspausen 243
Arbeitsphysiologie 218, **219 f**
- Grundlagen 226–244
Arbeitsplatz Kfz 391–394
– – Auslegung 287–289
Arbeitsplatzanalyse 339–360
Arbeitsplatzauslegung, praktische 291
Arbeitsplatzergonomie 360–420
Arbeitsplatzgestaltung 271–269
Arbeitsplatzmaße, beeinflussende Faktoren 273
Arbeitsplatzwechsel 263
Arbeitsschutz 218 f, 469
- Ansatz 212
- technischer, Aufgaben 211
Arbeitsschutzgesetz 474
Arbeitsschutzvorschriften 218 f
Arbeitsschwierigkeit 340
Arbeitssicherheitsgesetz 226, 452, 474
Arbeitsstrukturierung 261–269
Arbeitstättenverordnung 475
Arbeitstisch, höhenfest 362
- höhenverstellbar 363
Arbeitstischanordnung 371
Arbeitstoxikologie 218
Arbeitsumgebung 309–339
- ergonomische Ziele 309
- Klima 311–317
Arbeitsumsatz 240
Arbeitsunfähigkeit 465 f
- Definition 466
Arbeitsunfall, Definition 420
- Versicherung 456
Arbeitsunfallversicherung 225
Arbeitsweise, diskontinuierliche 255
- kontinuierliche 255
Arbeitswissenschaft, aktuelle 220 f
- Definitionen 213
- Disziplinen 215
- Inhalte 214 f
- Kerndefinition 212
- Privatbereich 214 f
Arbeitswissenschaften, Spezialisierungen 215
Arbeitszeit 251
Arbeitszeitgestaltung 251–261
Arbeitszentrum 276
- erweitertes 276
Arbeitszonen, Küche 385

Sachverzeichnis

Archimedes, Prinzip 67 f, 71
Aristoteles 1
Arthrokinematik 103
Arthrose, Probebehandlung 164
Arthrosebehandlung, physiotherapeutischer Ansatz 164
Arthrose-Entstehung 163–165
Asbestfasern 434
Asbestose 434 f
– Vorsorgeuntersuchung 435
Aspirationspsychrometer 313
Asthma bronchiale 206
Atemluft, Gefahrstoffinhalt 336
Atemminutenvolumen 336
Atemsystem, Druckdifferenzen 204
– Funktion 202 f
– Gasaustausch 207 f
– Gesamtwiderstand
– laminare Strömung
– Lufttransport 203
– Selbstreinigung **208**
– Strömungen 204 f
Atemvolumen 203 f
Atemwegserkrankungen, berufliche Auswirkungen 453 f
– berufsbedingt 431–437
Atemzyklus 203
Aufsichtsdienst, technischer 473
Auftrieb 67
Augenerkrankungen, berufliche Auswirkungen 454
Ausführbarkeit 227
Ausgleichsgymnastik 417
– innerbetrieblich 474
Auslandsaufenthalte, gesundheitliche Problematik 464
Außenklima 311
Autonomie-Status, Arbeitsgruppe 266
Axialstrom 77
Axon 187
Axoplasmaströmung 190

B

Balkendiagramm 12
Bandinsuffizienz, passive Stabilisierung 88

Bandscheibe, Aufbau 144–146
– Aufgaben 146
– Biomechanik 144–157
– Druckentlastung 154
– Elastizitätsverlust im Alter 145
– funktionelle Reize 147
– Gleitkräfte 155
– physiologische Belastung 148
– Überlastung 148
– Unterbelastung 148 f
– Wasserbindungskapazität 145
– Zugspannung 146
Bandscheiben, Druckverteilung 48
Bandscheibenbelastung beim Gleiten 157
– – – beeinflussende Faktoren 147
– – – verschiedene 153
Bandscheibenvorfall 146
Barometer 69
Basiseinheiten **10**, 11
Basiseinheiten, Vielfache 11
Basisgrößen **10**
BAT-Werte s. Biologische-Arbeitsstoff-Toleranz-Werte
Baufett 131
Baukastenmodelle 251
Beanspruchung, Definition 103, 140, 228
– kombinierte 229
Beanspruchungsarten 230
Beanspruchungsbeurteilung 232
Beanspruchungsermittlung 232
Beckeninstabilität 90
Bedienelemente, ergonomische Forderungen 390
Behaglichkeitsstörungen 311
Beinmuskelpumpe 207
Bekleidungssystem 311
Belastbarkeitsgrenze 121
– beeinflussende Faktoren 122
Belastung, Definition 103, 140, 228
– psychomentale 249 f
Belastungen, arbeitsbedingte, Grenzwerte 240
– arbeitstypische, Verhaltensergonomie 417 f
– psychosoziale 250

Belastungsarten 229
Beleuchtung 323–327
- Bedeutung 323
- Blendung 326
- Gestaltungsmaßnahmen 327
- Kontraste 326
- Messung 324
Beleuchtungssituation, Beurteilung 325
Beleuchtungsstärke, Definition 324
Beleuchtungsverhältnisse, Wohlbefinden 324
Berufsanamnese 246
Berufsbildungswerk 468
Berufsdermatosen 427–431
- Diagnostik 429
- Erkrankungsformen 427 f
- Klinik 429
- Prävention 429
Berufsförderungswerk 468
Berufsgenossenschaften 219
- Aufsichtsdienst 225
Berufskrankheiten 226, 245, **420–452**
- chemische Ursache 446–449
- Definition 421
- häufige 422
- mechanische Ursache 437–443
- Meldepflicht 450
- Versicherung 456
Berufskrankheiten-Liste 421–423
- Gruppeneinteilung 422
- Öffnungsklausel 451
Berufskrankheiten-Verfahren 450–452
Berufskrankheiten-Verordnung 421, 475
Berufskunde, arbeitsmedizinische 244–250
Berufswahl, körperliche Eignung 470
Beschäftigungsverbot, Mutterschutzgesetz 462
Beschleunigung 20
- Definition 26
Beschleunigungen, physiologische 27
Betriebe, gesundheitliche Prävention 468 f
Betriebspausen 251
Bettelemente, Empfehlungen 399–404

Bettsysteme 394–404
- elastische Eigenschaften 397
- ergonomische Anforderungen 396
- Liegequalität 397
- Rückenlage 399
- Schulterabsenkung 402
- Seitlage 399
Bewegung 2
- angulär 22
- Definition 21
- gleichförmig 22
- im Raum 16
- linear 22
- räumlich 22
- ungleichförmig 22
- zeitlich 22
- zusammengesetzt 22
Bewegungsanalyse 90, 120
- quantitative 18
Bewegungsapparat, Belastungen, physiologische 121
- Belastungsanpassung 122
Bewegungsarten 22
Bewegungsenergie 61 f,
Bewegungsergonomie 364
Bewegungsgeschwindigkeit 20
Bewegungsmaxima 27
Bewegungsmessung 92
Bewegungsräume 274–276
Bewegungstechniken, Umsetzung 420
Bewegungsumfang 83–87
Bewegungszuordnung 298
Bewertung, ergonomische, von Arbeitssystemen s. EBA
Biegebeanspruchung, Beeinflussung durch Muskelkontraktion 184–186
Biegeelastizität 398
Biegefestigkeit 101
Biegung 49
Bildschirm, störende Reflexionen 375
Bildschirmarbeitsplatz 370–380
- Anordnung im Raum 372 f
- Arbeitsplatzelemente 370
- ergonomische Gestaltung, Aspekte 361
- Rechtslage 376–380
- Tastaturbedienung 372

Sachverzeichnis

- Umgebungseinflüsse 370
Bildschirmarbeitsplatzverordnung 377–380
Bildschirmgestaltung 373–375
Bildschirmposition 371
Bildschirmrichtlinien 377–380
Bilharziose 446
Bindegewebe, Aufbau 123–129
- Biomechanik 123–138
- dichtes, faserreiches, straffes, kollagenes 129
- Differenzierung 123
- elastisches 130
- gallertiges 131
- Grundsubstanz, Aufbau 124f
- – Funktion 124
- Hypomobilität 135
- lockeres, kollagenes 129
- Rehabilitationsreize 123
- retikuläres 130
- Überbelastung 131f
- Unterbelastung 135f
- Wundheilung 132–135
- – Dehnreize 133
Bindegewebsanteil 97
Bindegewebsarten 129–132
Bindegewebsdehnung 136–138
- Durchführung 137f
Bindegewebsfasern, Funktion 125
Bindegewebszellen 128f
- freie 129
- ortsständige 128
- retikuläre 128
Biologische-Arbeitsstoff-Toleranz-Werte, Definition 338
Biomechanik, Anwendungsbereiche 5
- Definition 4
- Entwicklung 1
- Ergonomie 5
- funktionelle Anatomie 5
- Medizin 5f,
- orthopädische Chirurgie 7
- Physiotherapie 5f,
- Prävention 5
- Rehabilitation 5
- Ziele 7
Bleivergiftung 447

Blendung 326
Blickfeld 284–287
- Definition 286
Blut, Transportmechanismus 203
Blutdruck-Messung 69
Bluthochdruckkrankheit 206
Blutkreislaufsystem, Strömungen 75–78
Blutviskosität 207
Borelli, Giovanni Alfonso 2
Borreliose 446
Bouton terminal 190
Boyle-Mariotte-Gesetz 70, 78
Brückenbildungen 96
Büro-Arbeitsplatz 361–380
Büroarbeitsplatz, ergonomische Gestaltung, Aspekte 361
- Risiken 221
- Sitzverhalten 413
Bürodrehstuhl 365
- Drehpunktanordnung 367
- Gestaltungskriterien 365
- Rückstellkraft 367
Bussitze 394

C

Canales centrales 140
- perforantes 140
Candela 10
Caput femoris, Überdachung 170
Chondroblasten 124
Chorda dorsalis 145
Chronaxie 13
Coxa valga 163
- vara 164
Coxarthrose, Entlastungsmechanismen 165–168
- Entstehung 163–165
- Subluxationsform 164

D

Daten, menschenbezogene 271f
Dauerleistungsgrenze, Definition 238

Dauer-Nachtschicht 253
Dauerzwangshaltung 249, 439
Deckbett, ergonomische Forderungen 403 f
Dehnfähigkeit 101
Dehntechniken, Durchblutungserhöhung 136
Dehnungsmeßstreifen 69, 116
Dekubitusprophylaxe 48, 396
Delordosierung 155
Dendriten 187
Dengue-Fieber 446
Dezi-Meter 11
Diabetes, berufliche Auswirkungen 453
Diaphyse 138
Diarthrosen 85
Diathese, allergische 457
– allergische, berufliche Eignung 471
Dichte 33 f,
– Definition 33
– Einheit 10
Dimension 10
Direktblendung 373
Doppelbelastung 259
Drahtelektroden 102
Drehachse, Gelenk 85
Drehachsen 9
Drehmoment 50 f,
– Definition 51
– Gelenkstabilisation 87
– Messung 90
– muskuläres 102
– – Messung 102
Drehpunktanordnung, Bürodrehstuhl 367
Drehpunkte 9
Drehsinn 50
Drogenabhängige, gesundheitliche Problematik 465
Druck 47 – 50
– Definition 48
– dynamischer 73
– Flüssigkeiten 65 – 69
– hydrostatischer 65
– intradiskaler 153
– Registrierung 69
– statischer 73
Druckbelastungen, Muskulatur 175
Druckdifferenz, Atemsystem 204
– Flüssigkeiten 67
Drucksensoren, biologische 69
– technische 69
Duchenne-Hinken 165
Dura mater 189
Durchblutungsstörungen, vibrationsbedingt 440
Durchgangsarzt-Verfahren 456
Durchschlafstörungen 257
Dynamik 29 – 32
– Definition 8
– Grundgesetz 31
– inverse 90, 119

E

EBA 353 – 360
– Bewertungsskala 354 f
– Einzelmerkmale 353
– Merkmalsklassen 353 f
– Praxisbeispiel 355 – 360
Ebenenprojektion 15
Einhandzone 276
– erweiterte 276
Einheit, Definition 10
– funktionelle 85
Einheiten 9 – 11,
– Teile 11
Einkaufstasche 167 f
Einschlafstörungen 257
Einstellfunktionen, Bürodrehstuhl 366
Einwirkzeit 13
Einzelbewegungen 9
Einzelrotationen 85
Ekzem, degeneratives 430
Elastizität 100
Elektromyogramm 101
Eltgol 208 f
Emmissionskonzentration, maximale 339
Endknöpfchen 190
Endoneurium 188
Endoprothesen, kraftmessende 91

Sachverzeichnis

Endost 138
Endotendineum 174
Energie, Definition 61
– kinetische 61 f,
– potentielle 61
Energieumsatz 230, **240 f**
Engpaßsyndrome 201
Entlastungsmechanismen, Coxarthrose 165 – 168
Entspannungstechniken, tonussenkende 138
Entziehungskur 465
Epineurium 188
Epiphyse 138
Epitendineum 174
Erdbaumaschinensitze 394
Ergonomie, Definition 216
– Inhalte 269
Erhebungsverfahren, arbeitwissenschaftliche, Tätigkeitsanalyse s. AET
Erholung 241 – 244
Erholwert 243 f
Erkrankungen, arbeitsbedingte 452
– arbeitsbedingte, Definition 452
– psychosomatische, berufsbedingt 454 f
Ermüdung 229, 241 – 244
– allgemeine körperliche 243
– Definition 241
– periphere 243
– zentrale 243
Erschöpfung, Definition 243
Erstickungsgase, Berufskrankheiten 447 f
Erstuntersuchung 471
Erträglichkeit 227
Erwerbsfähigkeit, Minderung, Definition 467
Erwerbsunfähigkeit 467
Euler-Liljestrand-Reflex 206
Explosivkraft 93

F

Fabrikärzte 225
Fahrersitz, Positionierung 392
Fallbeschleunigung, Definition 26
Farbsinnstörung 457
– berufliche Eignung 470
Faserknorpel, Aufbau 157
– Vorkommen 157
Fasern, elastische, Aufbau 126
– elastische, Vorkommen 126
– retikuläre 128
Fast-Fatigue-Resistant-Faser 173
Fast-Twitch-Faser 173
Fast-Twitch-oxidativ-Faser 173
Federelastizität 397 f
Federwaage 115
Feinarbeit 287
– Küche 388
Feinstarbeit 286
Fensternähe-Blendungs-Effekt 372
Fettgewebe 131
Feuchttemperatur 313
Fibroblasten 124
– Aufbau 128
– Wundheilung 128
Fibrozyten 125
Fingergangrän 440
Fläche, Einheit 10
Flaschenzug 57
Fließkraft 101
Flimmerepithel, Reinigungsmechanismus 336
Flügelradanemometer 313
Flüssigkeit, Gesamtdruck 73 f,
– interstitielle 125
– Mechanik 62 – 78
Flüssigkeiten, bewegte, Eigenschaften 71 – 78
– Druck 65 – 69
– ruhende, Eigenschaften 63 – 69
Flüssigkeitsmanometer 69
Flüssigkeitssäule 65
Folgevektor 36
Fraktur 121
Frakturheilung 142 f
– Ablauf 143
– beeinflussende Faktoren 142
– Belastungssteigerung 143
Frakturkallus 142
Frau, durchschnittliche 287

Frau, größte 287
- kleinste 287
Frauen, gesundheitliche Problematik 460 f
Freiheitsgrade 83–87
Freizeit, echte 251
Freizeitumsatz 240
Frontalebene 84
Frühsommermeningoenzephalitis 446
Frustration, berufliche 249
Führungskompetenz 249
Funktionsparameter, Tastatur 309
Fußabrollen, Kraftübertragung 18
Fuß-Boden-Reaktionskraft, Messung 90, 116
- Raumdarstellung 13
- Vektordarstellung 14
Fuß-Boden-Reaktionskräfte, Erfassung 40
Fußdeformitäten 48

G

Gabelstaplersitze 394
Gamma-Motoneurone 174
Gang, Harmonien 16
Ganganalysesystem 115
Gangbild, Muskellähmung 89 f,
Ganzkörperschwingungen 330
Gas, Druck und Masse 70
Gasaustausch, Strömungsverhalten 207 f
Gase, bewegte, Eigenschaften 71–78
- ideale, Zustandsgleichung 71
- Mechanik 62–78
- ruhende, Eigenschaften 69–71
Gay-Lussac-Gesetz 70
Gebrauchsanweisungen, ergonomische Forderungen 391
Gefahrstoffaufnahme 336
- beeinflussende Faktoren 336
Gefahrstoffbeladung, Beurteilung 338
Gefahrstoffe 333–339
- Expositionsdauer 336
- Gestaltungsmaßnahmen 339
- Inhalationstiefe 335
- Partikelgröße 335
- technische Richtkonzentration 339
Gefahrstoffkonzentration 335 f
- Messung 336–338
Gefahrstoffverordnung 334, 475
Gefälle 71
Gefäßbett, Gesamtquerschnitt 207
Gefäßkaliber, Strömungsverhalten 204
Gefäßquerschnitt 77
Geflechtknochen 139
Gehen, Kraftübertragung 87
Gehör, soziales 425
Gehörgangswatte 426
Gehstock 167 f
Gelbfieber 446
Gelenk, Drehachse 85
- Einteilung 85
- Funktionen 85
- Hypermobilität 131
Gelenkachsen, Bestimmung 91
- Lage 90
Gelenkdruckverteilung, Messung 90
Gelenke, Biomechanik 103–114
- Winkelmessung 114 f
Gelenkflächen 90
Gelenkknorpel 158–163
- Belastungsentzug 163
- Dickenwachstum 160
- Elastizität 159
- Ernährung 158
- Innervation 159
- mechanische Eigenschaften 159
- Motorschiene 161
- Regeneration 162
- Regenerationsfähigkeit 161
- regressive Veränderungen 162
- Überbelastung 160–163
- Unterbelastung 163
Gelenkkraft, Komponenten 90
Gelenkkraftbestimmung 90–102
- Schwierigkeiten 91
Gelenkkräfte im Hüftgelenk 168–170
– – – Untersuchungsmethoden 90
Gelenkstabilisation 87
- Drehmoment 87
Gelenkveränderungen, degenerative 439

Genfer Schema 344
Gerätearbeit, Küche 388
Gerätesicherheitsgesetz 475
Geräusch, Definition 318
Gesamtströmungswiderstand, Blutkreislaufsystem 75
Geschwindigkeit, Definition 24
– Einheit 10
– mittlere 24
Geschwindigkeitsabnahme 28
Geschwindigkeitsprofil, parabolisches 73, 76
Geschwindigkeitszunahme 28
Gesichtsfeld 284–287
– Definition 286
Gesundheitsentwicklung 221
Gesundheitserhaltung, außerbetriebliche Einwirkung 473
– betriebliche Maßnahmen 472 f
Gesundheitsförderung 218, 220
– innerbetrieblich 473
Gesundheitsschutz, Ansatz 212
Gewebe, epidurale, Fixationen 193
– epidurales 193
Gewerbearzt, staatlicher 473
Gewerbeaufsichtsamt 219, 225, 473
Gewicht 2
– spezifisches 33
Gewichtskraft 32
Giga-Hertz 11
Gleichgewicht, indifferentes 83
– labiles 82
– mechanisches 78–83
– metastabiles 83
– stabiles 82
Gleichgewichtsarten 81–83
Gleichgewichtsbedingung 53
Gleichgewichtslänge, Muskel 97
Gleiten 103
Gleitreibung 45
Globethermometer 313
Golgi-Sehnenapparat 174
Goniometer 114
Gravitation 26
Greifart 298
Greifraum, anatomisch maximaler 274
– kleiner 276

– physiologisch maximaler 274
Greifräume 275–276
Grenzflächenschmierung 159 f
Grenzlast 281
Grenzstrang 187
– Irritation 196
Griffgestaltung 299
Grobarbeit 297
Größen 9–11,
– abgeleitete 9 f,
Grundgrößen 9
Grundhaltung, rückenbelastende 419
Grundumsatz 240
Gruppenarbeit, teilautonome 266 f
Gymnastikball, Sitzgelegenheit 369 f

H

Haftreibung 44
Hagen-Poiseuille-Gesetz 204
Halbwertszeiten 11
Halogenkohlenwasserstoff, Berufskrankheiten 448 f
Haltungsanalysen 120
Haltungstechniken, Umsetzung 420
Haltungswechsel 365
Hand-Arbeitsmittel, Kopplung 299
Hand-Arm-Schwingungen 330
Harmonien 16
Hausgeräte, ergonomische Forderungen 390
Hautbelastung, berufsbedingt 428
Hauterkrankung, akneforme 430
Hautpilz 430 f
Havers-Kanäle 140
Hebel, einarmig 53
– einseitiger 52
– einseitiger, Beispiel 54 f,
– zweiarmig 53
– zweiseitiger 52
– zweiseitiger, Beispiel 55 f,
Hebelanwendung 51
Hebelarm, effektiver 56
– wirksamer 51
Heben und Tragen **404–410**
– – – anatomische Voraussetzungen 405 f

Hebe-Tragearbeit, biomechanische Grundsätze 406 f
Hebe-Trage-Technik, Umsetzung 407
Heilkostenübernahme 455
Heilungsreize, physiologische 123
Heilverfahren, Kostenübernahme 455
Henry-Gesetz 78
Hepatitis A 444 f
- Verlauf 445
Hepatitis B 444
Herzfunktion, Alter 234
Herz-Kreislauf-Erkrankungen, berufliche Auswirkung 453
Herz-Kreislauf-System (s. auch System, kardiopulmonales)
Herzmuskulatur 171
Hilfsmittel, medizinische, Kostenübernahme 455
Hill-Muskelschema 178
Himmelsrichtungen, Winkelgrade 20
Hinkmechanismen 165–167
Hintereinanderschaltung 75
Hirnhaut 189
Hochdruckgebiet 71
Homogenität 100
Hörgeräte, Kostenübernahme 455
Hörleistung, Alter 235
Hörsaalgestühl, optimiertes 383 f
Hörsaalmobiliar 382
Hörschwelle 319
Huffing 208
Hüftgelenk, Arthrokinematik 104–112
- Belastung, Einbeinstand 105 f
- - Zweibeinstand 104
- Belastungsspitzen 109
- dynamische Belastung 110–112
- Gelenkkräfte 168–170
Hüftgelenksüberdachung 108 f
Hüft-Hinken 165–167
Husten 203
Hydrostatik 63–69
Hygrom 441
Hygrometer 313
Hypermobilität der unteren LWS 157
Hypermobilitätsbehandlung 132
Hypertonie, pulmonale 206
Hysterese 101

I

Immissionskonzentration, maximale 339
Impuls 2
Impulsleitung, Beeinträchtigung durch Druck 191
Inaktivitäts-Osteoporose 143
Individualfaktoren 236
Infektionskrankheiten 443–446
Informationsausgabe-Element 302
Informationseingabe-Element 303
Infraktion 143
Infrarotmeßsonden 313
Inhalationstiefe, Gefahrstoffe 335
Innenrotationslaufen, Therapie 171
Innervationsstärke 92, 101
Invalidenversicherung 225
Invariant 11
Isotropie 100
IT-Kurve 13

J

JArbSchG s. Jugendarbeitsschutzgesetz
Job enlargement 264 f
- enrichment 265 f
- Rotating 263 f
- Sharing 251
Jugendarbeitsschutzgesetz 457–459, 475
- Bestimmungen 458
- Mitteilungspflicht 459
- Untersuchungen 459
Jugendliche, gesundheitliche Problematik 457–459

K

Kalorimetrie, indirekte 241
Kapillaranhebung 64
Kapillardepression 64
Kapillarität 64
Kapselgehörschützer 426
Kelvin 10

Sachverzeichnis

Kfz, Sitzverhalten 415 f
Kfz-Sitzposition, ergonomische Forderungen 415
– negative Effekte 415
Kieler Puppe 289
Kilogramm 10 f
Kilo-Meter 11
Kinderarbeit 224 f
Kinematik 21–29,
– Definition 8
– Gelenke 83–90
Kinetik, Definition 8
Kirchhoff'sche Regel 75
Kistler-Kraftmeßplatte 116
Klang, Definition 318
Klima, Definition 311
Klimafaktoren 312
– Beurteilung 314 f
– Gestaltungsmaßnahmen 315–317
Klimamessung 313 f
Kniebeugewinkel 113
Kniegelenk, Arthrokinematik 112–114
Kniehockersitz 370
Kniescheibe, Vorverlagerung 113
Knochen, Aufbau 138–140
– Beanspruchung 140–142
– Belastung 140–142
– Bestandteile 139
– Biomechanik 138–144
– Funktion 138
– Unterbelastung 143 f
Knochenbälckchen 138
Knochenfraktur 142
Knochenfrakturheilung 142 f
Knochenhebel 144
Knochenzellen, Formen 139
Knorpel, Aufbau 157
– Biomechanik 157–171
– elastischer 157 f
– hyaliner 158 f
Knorpelzellen, Bildung 123
Kohäsion 63
Kohlenmonoxid, Berufskrankheiten 447 f
Kohlenmonoxidvergiftung 448
Kollagen, physiologischer Umbauprozeß 131

Kollagenfasern, Aufbau 125 f
– Dehnbarkeit 126
– Länge 126
– Vorkommen 126
– Zugfestigkeit 126
Kollagenfibrillen 125
Kollagentypen 127
Kompartmentsyndrom 176 f
Kompressibilität 62 f,
Kompressionsfähigkeit 101
Kontaktfläche, funktionelle 104
Kontaktgriff 298
Kontinuitätsgleichung 73
Kontraktion, auxotonische 92
– dynamische 92
– dynamisch-exzentrische 92
– dynamisch-konzentrische 92
– konzentrische 99
Kontraktionsart 92
Kontraktionsbedingungen, optimale 97
Kontraktionsdauer 92
Kontraktionsgeschwindigkeit 92
Kontraste 326
Kontusion 121
Koordinaten, kartesische, Anwendung 19
Koordinatensystem, kartesisches 12
Kopfkissen, ergonomische Forderungen 401
Kopplung, Hand/Arbeitsmittel 298
Körper, menschlicher, Abmessungen 272
– menschlicher, Strömungen 75–78
Körperebenen 84
Körperhaltung 276 f
– Definition 277
Körperkräfte 278–284
– beeinflussende Faktoren 278
– dynamische 280–284
– statische 280
Körperpunktbestimmung, akustoelektronische Verfahren 120
– fotografische Verfahren 119
– optoelektronische Verfahren 120
– videotechnische Verfahren 120
Körperpunkte, Positionsbestimmung 119

Sachverzeichnis

Körperstellung 276 f
- Definition 277
Kostotransversalgelenke, Dysfunktion 196
Kraft 2
- Angriffspunkt 57
Kraftangriffspunkt, Verlauf 116
Kraftarbeit, Küche 388
Kraftarm 53
Kraftausdauer 93
Kräfte 8
- Beispiele 31
- Definition 30
Kräftegleichgewicht 31, 36
Kraftentwicklung 98
Kräftepaar 51
Kräftezerlegung 9
Kraft-Längen-Kurve, summarische 98
Kraft-Längen-Relation 97
Kraftmeßmaschinen 102
Kraftmessung 90, 115–119
- in vivo 90
Kraftsensoren 116
Kraftübertragung, Gehen 87
Kraftvektoren 34–43
- Addition 35–39
- Zerlegung 40–43
Kraftvektorkomponenten 116
Kraftwirkungslinie 51
Krankenversicherung 225
Kreisgeschwindigkeit 24
Kreuzbandruptur 7
Küche, Arbeitshaltungswechsel 387
- barrierefreie 389–391
- - allgemeine Forderungen 390
Küchenarbeitsplatz 384–391
Küchenelemente 389
- vertikale Anordnung 387 f
Küchengestaltung, Aspekte 385
Küchengrundrißformen 385–387
Kugelgelenk 85
Kündigungsschutz, Mutterschutzgesetz 462
Kybernetik 2

L

Lageenergie 61
Lamellenknochen 139
Landesgewerbearzt 473
Länge, Einheit 10
Längsachse 84
Lärm 317–323
- Definition 317
- Gestaltungsmaßnahmen 322 f
Lärmarbeit 425
- Mutterschutzgesetz 427
- Vorsorgeuntersuchung 426
Lärmbelastung, Folgen 423 f
Lärmbeurteilung 321
Lärmintensität 423
Lärmkataster 426
Lärmkrankheit 427
Lärmminderungsmaßnahmen 322 f
Lärmpausen 423
Lärmschwerhörigkeit 317, 423–427
- Meldepflicht 425
- Prophylaxe 426
Lärmspitzen 423
Lastarm 53
Lasten, große, Komplikationen 247
Lattenrost, ergonomische Forderungen 400
Leistung, Definition 62, 230
Leistungsbereitschaft 233
- Tagesrhythmus 237
Leistungsdruck 249
Leistungsfähigkeit 233
- Alter 233–236
- körperliche, Veränderung 233
Leistungsreserven, mentale 237
- Notfall 238
- physiologische 237
- realisierbare 237
Leistungsvoraussetzungen 233
Leuchtdichte, Definition 324
Leukozyten 129
Lichtausbeute, Definition 324
Lichtbedarf, Altersabhängigkeit 325
Lichtstärke, Definition 324
- Einheit 10
Lichtstrom, Definition 324

Sachverzeichnis

Lkw-Sitze 394
Logensyndrom 176 f
Lohngruppenverfahren, Arbeitsbewertung 342 f
Lot 79
Luft, Transportmechanismus 203
Luftbewegung 313, **314**
Luftdruck 68
Luftfeuchte 313
Luftschall 318
Luftströmungsgeschwindigkeit 313
Lufttemperatur 313
Lufttransport, inspiratorischer 203
Lunatummalazie 440
Lungenerkrankungen, berufliche Auswirkungen 453 f
- berufsbedingt 431–437
Lungenfunktion, Alter 234
Lungenkapillaren, Gesamtquerschnitt 207
Lungentumoren, berufsbedingt 435
Luxmeter 325
Lymphgefäßsystem 209
Lymphozyten 129

M

MAK s. Maximale-Arbeitsplatz-Konzentration
Makroklima 311
Makrophagen 129
Malaria 446
Mann, durchschnittlicher 287
- größter 287
- kleinster 287
Manometer 69
Maschinen, einfache mechanische 56
- krafterzeugende 56
- kraftumformende 56
Masse 8
- Einheit 10
Massenelemente, Körper 79
Massenmittelpunkt 78
Mastzellen 129
Materialhomogenität 100
Materialien, nichtbiologische 101

Matratze, ergonomische Forderungen 400
Maximale-Arbeitsplatz-Konzentration 228
Maximalkraft 93
Mechanik, feste Körper 21
- Grundgesetz 31
- klassische, Grundgesetze 1
- Teilgebiete 8
Medien, deformierbare, Mechanik 62–78
- strömende, Druckmessung 74
Mega-Hertz 11
Mehrfachbesetzung, Arbeitsplätze 251
Mehrkomponenten-Meßplatte 18
Mehrkomponenten-Meßplattformen 116
Meissner Körperchen 69
MEK s. Emmissionskonzentration, maximale 339
Membranmanometer 69
Meningokokken-Meningitis 446
Menisken, Druckverteilung 48
- Funktion 113
Meniskopathie 438
Meniskusschaden 438
Mensch-Maschine-Schnittstelle 299–308
Mesoneurium 188
Meßsysteme, isokinetische 98
Meßwerte, Definition 12
Metalle, Berufskrankheiten 446 f
Metallstaub, Lungenerkrankungen 435
Meter 10
MIK s. Immissionskonzentration, maximale 339
Mikrofibrillen 125
Mikroklima 311
Mikro-Meter 11
Milli-Meter 11
Milli-Sekunde 11
Milzbrand 446
Mischarbeit 267–269
- belastungsmindernde 268
- qualifizierte 268
Mobbing 250, 455
Mobilität 85

Modellbildungen 2
Mol 10
Molekularbewegung, Brown'sche 70
Momentarm 51
Mondbeintod 440
Montagearbeiter, gesundheitliche Problematik 464
Morbus Scheuermann 457
Muskel, Aktivitätsmessung 101 f
- Gleichgewichtslänge 97
- Kraftmessung 102
- - Vorsichtsmaßnahmen 102
- Materialeigenschaften 100 f
- Ruhelänge 96, 173
- Vordehnung, elastische 97
Muskelarbeit, dynamische 239
- Einteilung 239
- statische 239
Muskeldehnung 96, **178–180**, 182 f
- 3-Stufen-Technik 180
Muskelelemente 93
- kontraktile 93
- parallelelastische 93, 178 f
- serienelastische 95, 178 f
Muskelfaser 93
- intermediäre 173
- intrafusale 174
- rote 173
- weiße 173
Muskelfaseranteile 100
Muskelfasern, langsame 100
- schnelle 100
Muskelfaserrisse 176
Muskelfaszien 174
Muskelgewebe, Biomechanik 171–186
Muskelheilung 176 f
Muskelkater 176
Muskelkette, parallele 184–186
- serielle 184–186
Muskelkomponenten 93
Muskelkraft 90, 92, 102
- biologische 92
- Faktoren 92
- Wirkung auf passiven Bewegungsapparat 181–186
Muskelkraftmessung 102

- Vorsichtsmaßnahmen 102
Muskelkraftqualitäten 93
Muskellänge 92
Muskelmechanik 92–102
Muskelpumpe, zweikammrige 203
Muskelquerschnitt 92, 100
- physiologischer 100
Muskelschema nach Hill 178
Muskel-Sehnen-Übergang 174
Muskelspindel 174
Muskelwirkung, dynamische Maximalkraft 181
- exzentrische Kontraktion 181
- konzentrische Kontraktion 181
Muskelzelle 93
Muskulatur, bindegewebige Anteile 179
- Druckbelastungen 175
- Elastizität 179
- Endgefühl 178
- glatte 171
- Reaktion auf Dehnen 179 f
- Viskosität 179
Mutterschutzgesetz **461 f**, 475
- Beschäftigungsverbot 462
- Kündigungsschutz 462
- Lärmeinwirkung 427
Myofibroblasten, Wundkontraktion 128
Myosinfilamente 173

N

Nachtarbeit 253–261
- Schlafstörungen 257
Nachtschlaf 243
- Bedeutung 395
Nachuntersuchung 471
Nadelelektroden 102
Nano-Meter 11
Naturkräfte 2
Negativbeschleunigung 26
Negativdarstellung 372
Nerv, peripherer, Durchblutung 189
- - Innervation 189
Nerven, Drucklähmungen 442

Nervenbeweglichkeitstests 195 f, **198–201**
Nervenfasern, marklose 188
- ummarkte 188
- wellenförmige Anordnung 192
Nervenfaszikel 188
Nervengewebe, Aufbau 187–190
- bindegewebige Strukturen 193 f
- Biomechanik 187–201
- maximale Entfaltung 194
- Provokationen 197
- Spannungserhöhung 198
Nervenkompressionen 193
Nervenplexus 187
Nervensystem, Aufgaben 190
- Druckbelastung 191
- funktionelles System 190
- mechanische Überbelastung 191–197
- peripheres 187
- somatisches 187
- – maximale Verlängerung 196
- sympathisches, maximale Verlängerung 196
- Unterbelastung 197 f
- Untersuchungsmöglichkeiten 190
- vegetatives 187
- zentrales 187
- Zugbelastung 192–197
Nervenverschieblichkeit 194
Nervenwurzelverletzungen 193
Nervi nervorum 189
Nervus femoralis, Beweglichkeitstest 200
- ischiadicus, Beweglichkeitstest 200
- medianus, Beweglichkeitstest 200
- meningeus 189
- radialis, Beweglichkeitstest 200
- ulnaris, Beweglichkeitstest 200
Neurit 187
Newton, Isaak 2, 29
- – Gesetze der Mechanik 2
Newton-Axiom, 1. 29 f,
- 2. 31
- 3. 31
Notfallreserven 238
Nucleus pulposus 145

O

Oberfläche, hydrophile 64
- hydrophobe 64
Oberflächenelektroden 101
Oberflächenspannung 63
Obstruktion 203
Ödem, intraneurales 191
Orthosympathikus 187
Ossifikation, desmale 142
- enchondrale 142
Osteoblasten 124, 139
Osteoklasten 139
Osteophyten 163
Osteoporose 142
Osteotomie, varisierende 108
Osteozyten 139

P

Parallelschaltung 76
Parameter, kinematische, Definition 24
Parästhesien 191, 196
Parasympathikus 187
Paratendineum 174
Pascal (Pa) 48
- Blaise 48
Patellarsehnenreflex 174
Pausen 243 f
Perimysium 174
Perineurium 188
Periost 138
Peritendineum 174
Personensorgeberechtigte 459
Persönlichkeit, psychopathische 250
Persönlichkeitsförderlichkeit 227
Perzentilwert, Definition 272
Pfannendysplasie, 163
Physiotherapeut, Arbeitsplatz 418 f
- Verhaltensergonomie 419
Pia mater 188
Pitot-Rohr 74
Pkw-Sitze 393 f
Plastizität 100
Pneumokoiosen 432, 435
Polarkoordinaten 19

Polygon 37
Positivdarstellung 374
Potentialdifferenz 101
Potentiometer 114
Prävention, individuelle 468
- primäre 469
- sekundäre 469
- tertiäre 469
- umweltbezogene 469
Prellung 121
Preßluftwerkzeuge, Berufskrankheiten 439 f
Privatbereich, Arbeitswissenschaft 214 f
Produkt, skalares 59
Projektion 15
Prokollagen 125
Prolaps 146
Prone Knee Bending 200
- - Flexion 200
Proteoglykane 124
Prothesen, Kostenübernahme 455
Protrusio acetabuli 164
Protrusion 146
Pseudarthrose 143
Punctum fixum 95
Punktelastizität 399
Pythagoras-Satz 17

Q

Quetschung 121

R

Rangfolgeverfahren, Arbeitsbewertung 342 f
Räuspern 208
Reflexionsgrad, Definition 324
Regelarbeitszeit, Definition 253
Regulationsstörungen 248
Rehabilitation 451, 467 f
- Kostenübernahme 455
- medizinisch-berufliche 468
Reibung 101
- äußere 44–46, 72
- innere 44–46, 72
- Kreislauf 203
Reibungskräfte 43
Reihenschaltung 75
Reizarmut 243
Reizüberflutung 243
Relativgeschwindigkeit 45
Rente 451
Rentenversicherung 225
Resonanzen 331
Restriktion 203
Resultierende 36
Revolution, industrielle 224
Rheobase 13
Rheologie 100
Rhythmik, zirkadiane 256
Richtkonzentration, technische 339
Riva-Rocci 69
Rolle, feste 57
- lose 57
Rollen 56–59, 103
Rollreibung 45
Röntgenverordnung 472, 475
Rotation 22
Rötelnembryopathie 445
Rötelninfektion 445
Rückenmarkshaut 189
Rückenmarkskanal 189
Rückenmuskulatur, Entlastung 407
Rückenschule 148
- betriebsintern 416
- Inhalt 408
- innerbetrieblich 474
- Praxis 407–410
- Ziehen und Schieben 151
Rückstellkraft 82
- Bürodrehstuhl 367
Ruheatmung 203
Ruhedehnungskurve 95
Ruhelänge, Muskel 96
Ruptur 121

S

Sagittalebene 84
Sarkolemm 173
Sarkomer 93, 173
Sarkoplasma 173
Schall, Definition 318
Schalldruck 319
Schallpegelmessung 319–321
Scharnierbewegung 84
Scharniergelenk 85
Schenkelhalswinkel, Arthrokinematik 106–109
– flacher 108
Schichtarbeit 253–261
– arbeitsmedizinische Aspekte 259–261
– Problematik 253
Schichtarbeiter, Biorhythmus 463
– gesundheitliche Problematik 463 f
– soziale Beeinträchtigung 463
– Unfallrisiko 463
Schichtplangestaltung 258 f
– Kriterien 258
– ungünstige 260
Schichtsystem, permanentes 255
Schichtsysteme 255
Schichtzeit 251
Schlafstörungen 257
Schleimbeutelerkrankungen 441 f
Schmierung 101
Schnellkraft 93
Schubkarre 54
Schülerarbeitsplatz 380–382
– Mindestanforderungen 381
Schülergestühl 381 f
Schulterabsenkung, ergonomische Forderungen 402
Schulter-Hinken 165
Schwangere, gesundheitliche Problematik 461 f
Schwann-Zellen 188
Schwedenschichten 255
Schwerbehindert, Definition 464 f
Schwerbehinderte, gesundheitliche Problematik 464 f
Schwerbehindertengesetz 464
Schweredruck 65
Schwerelinie 80
Schwerhörigkeit, berufliche Auswirkungen 454
Schwerhörigkeitsmessung 424
Schwerkraft 90
Schwerpunkt, Bestimmung 79
– Definition 78
Schwingungsbelastung, Folgen 330
Sehabstand 286
Sehachse 286
Sehleistung, Alter 235, 325
Sehne 174
– Dehnbeanspruchung 99
– Kraftspeicherung 99
Sehnen 130
– Heilungsdauer 130
Sehnen-Band-Apparat, mechanische Eigenschaften 99
Sehnen-Knochen-Übergang 174
Sehnenscheiden 130
Sehnenscheidenerkrankungen 438
Sehvermögen, Reduzierung 324
Seile 56–59
Sekrettransport 209
Sekunde 10
Selbsthilfegruppen, innerbetrieblich 474
Sharpey-Fasern 175
Signale, ergonomische Forderungen 391
Silikose 432 f
– Klinik 433
– Nachweis 432
Silikotuberkulose 433
Sinnfälligkeit, Anzeigen und Stellteile 308
SI-System 10
Sitz-/Steharbeitsplatz 364 f
Sitzarbeitsplatz 294, 362–364
Sitzball 369 f
Sitzen, richtig 410–418
– Verhaltensumstellung 416 f
Sitzenverhalten, Kfz 415
Sitzgelegenheit, Gestaltungskriterien 365
Sitzgrundhaltung, physiologische 414

Sitzgrundposition, Einstellung 363 f
Sitzhaltung, hintere 366
- krumme, Wirkung auf Wirbelsäule 150
- vordere 366
Sitzmaße, wesentliche 366 f
Sitzvarianten 369 f
Sitzverhalten 411
Skalar 31
Skelettmuskel, Längenzunahme 177
- Regenerationsdauer 176
- Überbelastung 176 f
- Unterbelastung 177
Skelettmuskelfibrillen, Querstreifung 173
Skelettmuskulatur, quergestreifte 171
- quergestreifte, Aufbau 172 – 174
- quergestreifte, Feinbau 172
Sklerosierung, subchondrale 163
Slow-Twitch-Faser 173
Slump-Test 194 f, 200
- vegetative Symptome 196
Software-Ergonomie 375 f
Sozialgesetzbuch 474
Spannungsenergie 61
Spannungserhöhung, Nervengewebe 198
Spannungslinien 140
Spannungspunkte 193
Speicherfett 131
Spin 85
Spinalganglion 187
Spongiosaarchitektur 140, 142
Spritze 50
Spülarbeit, Küche 388
Stabilisierung, aktive 88
- Bedeutung 88 – 90
- passive 88
Stabilität 85
Standfestigkeit 80
- verbessern 81
- vermindern 81
Standfläche 80
Stärke 100
Starrheit 101
Statik, Definition 8
Stäube, biologische Wirkung 337

Steharbeitsplatz 294
Steifigkeit 101
Stellteile 305
- Kompatibilität 308
Stempeldruck 68
Stereotypien, Definition 309
Stoffmenge, Einheit 10
Stofftransport, axonaler, Beeinträchtigung durch Druck 191
Strahlen, ionisierende, Berufskrankheiten 449 f
Strahleneinwirkung, chronische, Folgen 449 f
Strahlenschutzverordnung 472, 475
Straight Leg Raising 200
Strom, elektrischer, Einheit 10
Strombahnen 72
Stromlinien 71 f
Stromlinienform 45
Stromstärke 13
- Definition 71
- ideale 73
- laminare 72, 206
- Systeme, verzweigte 75
- turbulente 72, 207
Strömungen, Körper, menschlicher 76 – 78
Strömungsabnahme 73
Strömungsfeld 71
Strömungsgeschwindigkeit 76
Strömungswiderstand, Definition 75
- Steuerung 206
- Zunahme 73
Strömungszunahme 73
Strukturen, elastische, Überbeanspruchung 104
Strukturproteine 124
Studentenarbeitsplatz 382 – 384
Stützgewebe 131
Substantia compacta 138
- corticalis 138
- spongiosa 138
Summenpotentiale 101
Summenvektor 36
Symphysen 85
Symptome, vegetative, Ursachen 196
Synarthrosen 85

Sachverzeichnis

Synchondrosen, Suturen 85
Synchronprinzip 371
Syndesmosen 85
Synostosen 85
Synovia 43
- kardioplulmonales, Biomechanik 201
- - äußerer Druck 201
- - Gesamtwiderstand 206
- - laminare Strömung 206
- - Stoffaustausch 207 f
- - Strömungsverhalten 202

T

Tageselemente 251
Tastaturbedienung 372
Tastaturen 305
- Gestaltung 375
Tastaturparameter 309
Tastenparameter 309
Tätigkeitsanalyse 346
Taylorismus 261
Tbc-Infektion 445
Technischer-Aufsichtsdienst 225
Temperatur, Einheit 10
Tennisellenbogen 438
Thermometer 313
Thoracic-Outlet-Syndrom 201
Thoraxmuskulatur 203
Thoraxvorspannung 204
Tiefdruckgebiet 71
Tollwut 446
Ton, Definition 318
Tonschwellenaudiometrie 424
Tortendiagramm 12
Totraum 78
Trägheit 29 f,
Trägheitsgesetzt 29 f,
Traktorensitze 394
Translation 22
Transversalebene 84
Trendelenburg-Hinken 165 – 167
Trendelenburg-Zeichen 90
Trichophytie 446
TRK s. Richtkonzentration, technische
Trockentemperatur 313
Tropenkrankheiten 444
Tropokollagen 125

U

Überlagerungspotentiale 101
Überlappungsfläche 96
Umblickfeld, Definition 286
Umfassungsgriff 298
Umgebungsdruck 68
Umschulung 451, 468
Umstellungsosteotomie, vergrößerter Antetorsionswinkel 171
Unfall, Definition 456
Unfallrisiko, Schichtarbeiter 463
Unfallverhütungsvorschriften 225, 219, 475
Unfallversicherung, gesetzliche, Leistungen 456
- Leistungen 451
Unterdruck 69
Unterforderung, körperliche 248
Unterstützungsfläche, Definition 80
Untersuchung, nachgehende 472
Untersuchungsmethoden, biomechanische 114 – 120
Untersuchungspflicht, Lärmarbeit 425
Upper limb tension test 200
Urkilogramm 11
Urlaubszeiten 243
Urmeter 11
Ursprung, Koordinatensystem 16

V

Vastus-medialis-Insuffizienz 39
Vektor 31
Vektoren, Definition 34
Verhaltensergonomie **404 – 420**
- Ausgleichsgymnastik 417
- Definition 223
- Rückenschule 416
Verhältnisergonomie, Definition 223
Verschleißerscheinungen 452

Versicherungsmedizin 455 f
Verstauchung 50
Vertauschungsgesetz 36
Vibration, Periodendauer 329
Vibrationen 327–333
- Berufskrankheiten 439 f
- Beurteilung 333
- Durchblutungsstörungen 440
- Gestaltungsmaßnahmen 333
Vibrationsmessung 331
Vinci, Leonardo da 1
Viskoelastizität 101
Viskosität 45, 63, 100
Volkmann-Kanäle 140
Volumen, Einheit 10
Vordehnung, elastische, Muskel 97
Vorruhestandsreglung 460
Vorsorgeuntersuchungen, arbeitsmedizinische 227, 471 f
vt-Kurve 23

W

Wärmebilanz 311
Wärmedichte 313
Wärmestrahlung 313, **314**
Wechselschicht 253
Wechselschichtsystem 255
Wegeunfall 420
- Versicherung 456
Weg-Zeit-Kurve 29
Weißfingerkrankheit 440
Windkesselfunktion 204
Winkelhebel 51
Winkelmesser, mechanische 114
Wippe 55 f
Wirbelsäule, Belastungen reduzieren 150
- Belastungswaage 149
- Hebel der Ligamente 150
- physiologische Mittelstellung 408
- Übergewicht 150
Wirbelsäulenerkrankungen, berufsbedingt 442 f

Wirkungsgrad 62
Wochenendruhe 243
Wundheilung, Entzündungsphase 132–134
- physiologische Belastungsreize 135
- Proliferationsphase 133
- Remodellierungsphase 134 f
- Reorganisationsphase 134 f

X

XY-Diagramm, Definition 12

Z

Zahnpastatuben-Effekt 208
Zapfengelenk 85
Zeichen-Schablonen 287
Zeit 9
- Einheit 10
- freie 251
Zeitlupenstudien 119
Zenti-Meter 11
Zerreißfestigkeit 101
Zerrung 50
Ziliarepithel, Selbstreinigung 203
Zoonosen 444
Z-Scheibe 173
Zubehör, ergonomische Forderungen 391
Zufassungsgriff 298
Zug 49 f
Zugfestigkeit 101
Zugluferscheinung 316
Zumutbarkeit 227
Zustandsgleichung, ideale Gase 71
Zwangshaltung 248 f
Zwerchfell 203
Zwischenwirbelscheibe, Alter 405 f
- Druckbelastung 406
- Heben und Tragen 405 f
Zysten, bindegewebige 163